Igarashi
Yasuhiko
五十嵐康彦

足ツボ・リンパマッサージ

爽快!
すぐ効く

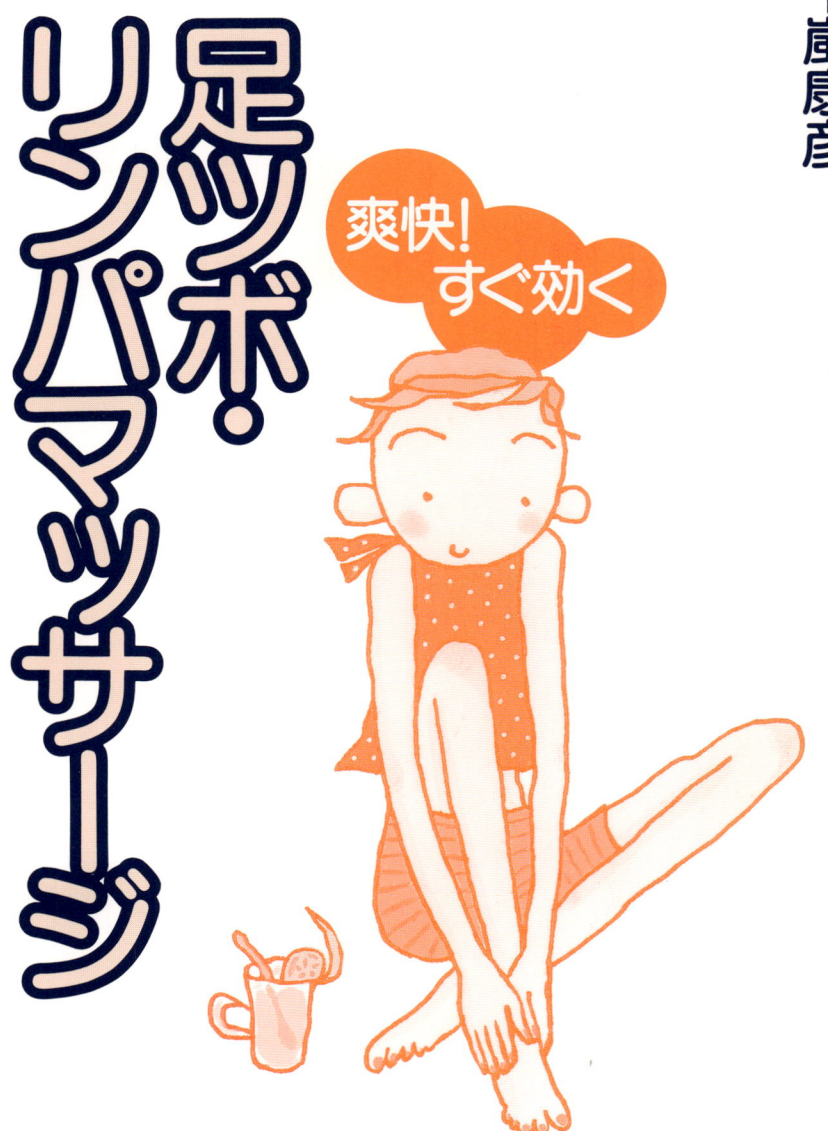

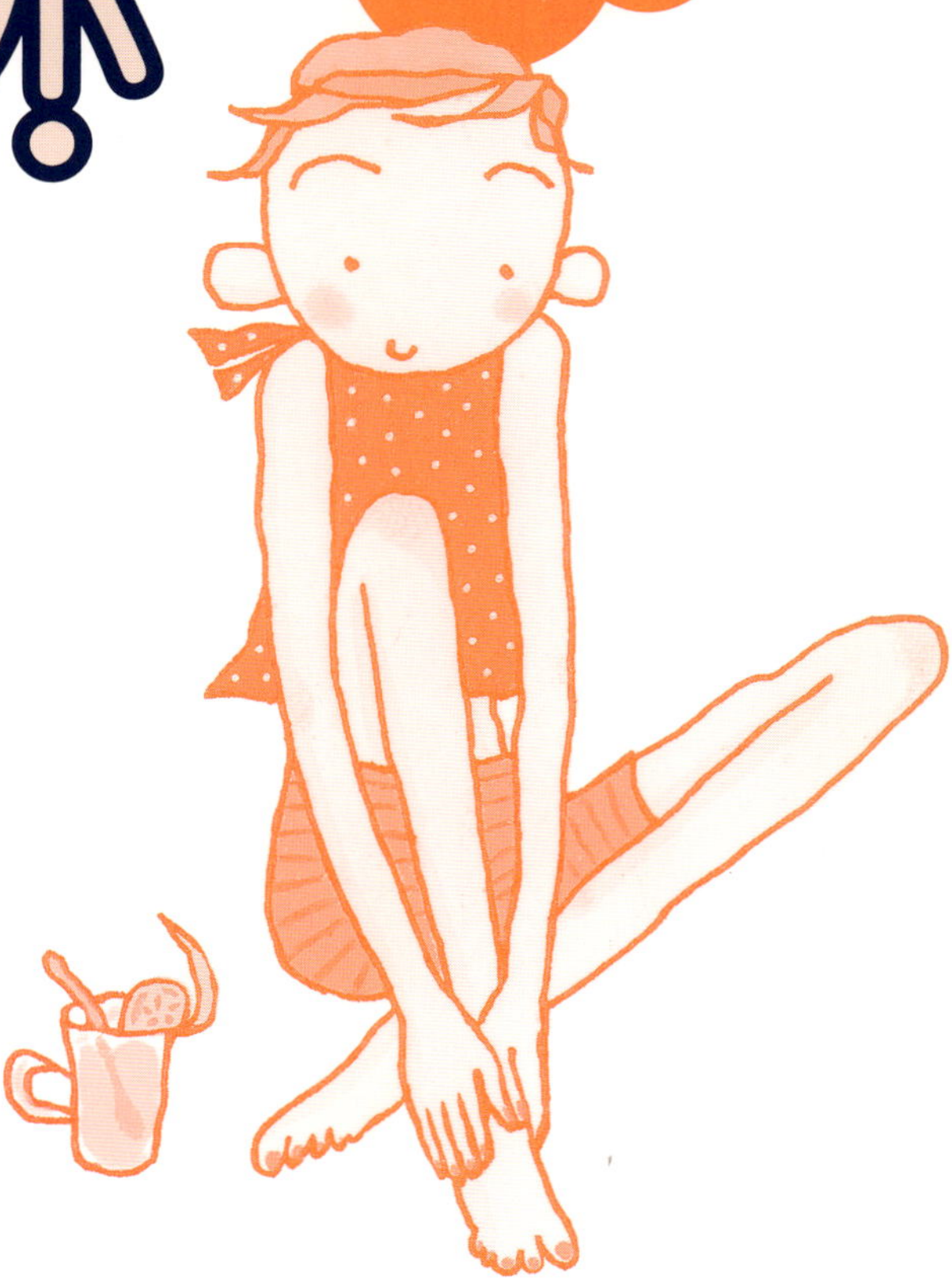

高橋書店

はじめに

〝足マッサージ〟はカンタン、よく効く！

頭痛や肩こり、低血圧、生理痛、足のむくみやだるさなどの様々な症状に悩んでいらっしゃる女性に、ぜひおすすめしたいのが〝足マッサージ〟です。足マッサージは、からだの機能を整えて、不快な症状を解消するばかりでなく、ボディーラインをスッキリ引き締める効果があります。

本書では足マッサージ法として、リンパマッサージとツボをとり上げています。これは、リンパマッサージが古代エジプトの時代から行われてきたもので、失敗の恐れや副作用がまったくなく、とても安全で気持ちのよいものだからです。道具もいらず、女性にはぴったりだと思います。

また、人間の足にはツボがコンパクトにまとまっていて刺激しやすく、ほかの場所のツボよりも、すみやかで大きな効果が期待できます。

症状をやわらげたい人、ボディーラインが気になる人は、とにかくやってみてください。押してください。こすってください。もんでください。やらないと、だめ。気軽に実行していただければ、そのすばらしい効果が実感できるはずです。

五十嵐康彦

ひとめでわかる

リンパの流れ

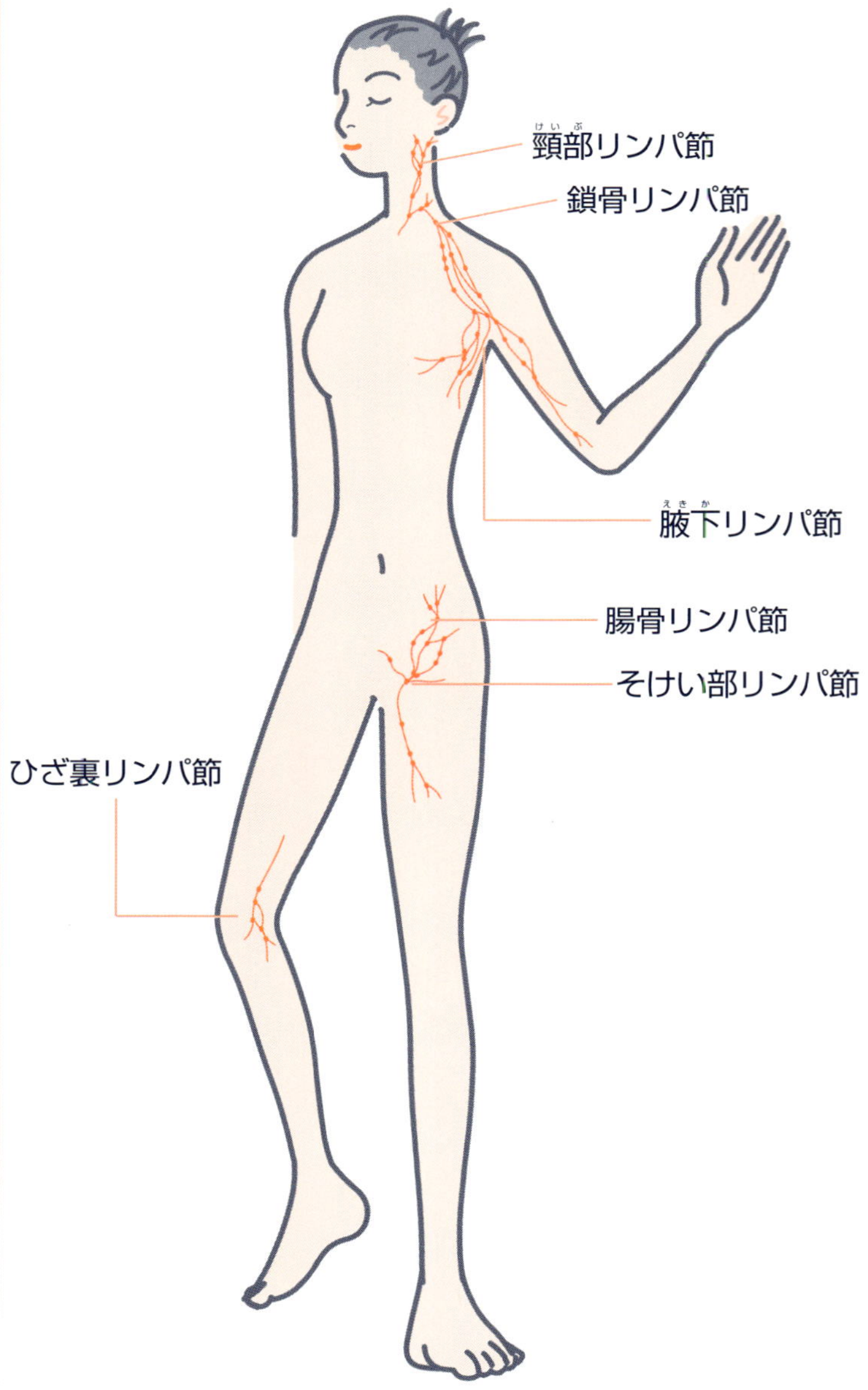
頸部《けいぶ》リンパ節
鎖骨リンパ節
腋下《えきか》リンパ節
腸骨リンパ節
そけい部リンパ節
ひざ裏リンパ節

●リンパ管とリンパ節●

リンパ液は体液の一種で、リンパ管内を流れています。リンパ管の要所要所にはリンパ節があり、免疫機能に関わるリンパ球を作り出しています。リンパマッサージでは、首や鎖骨のくぼみ、わきの下などのリンパ節がとくに集まっている部位をていねいに刺激することが大切です。

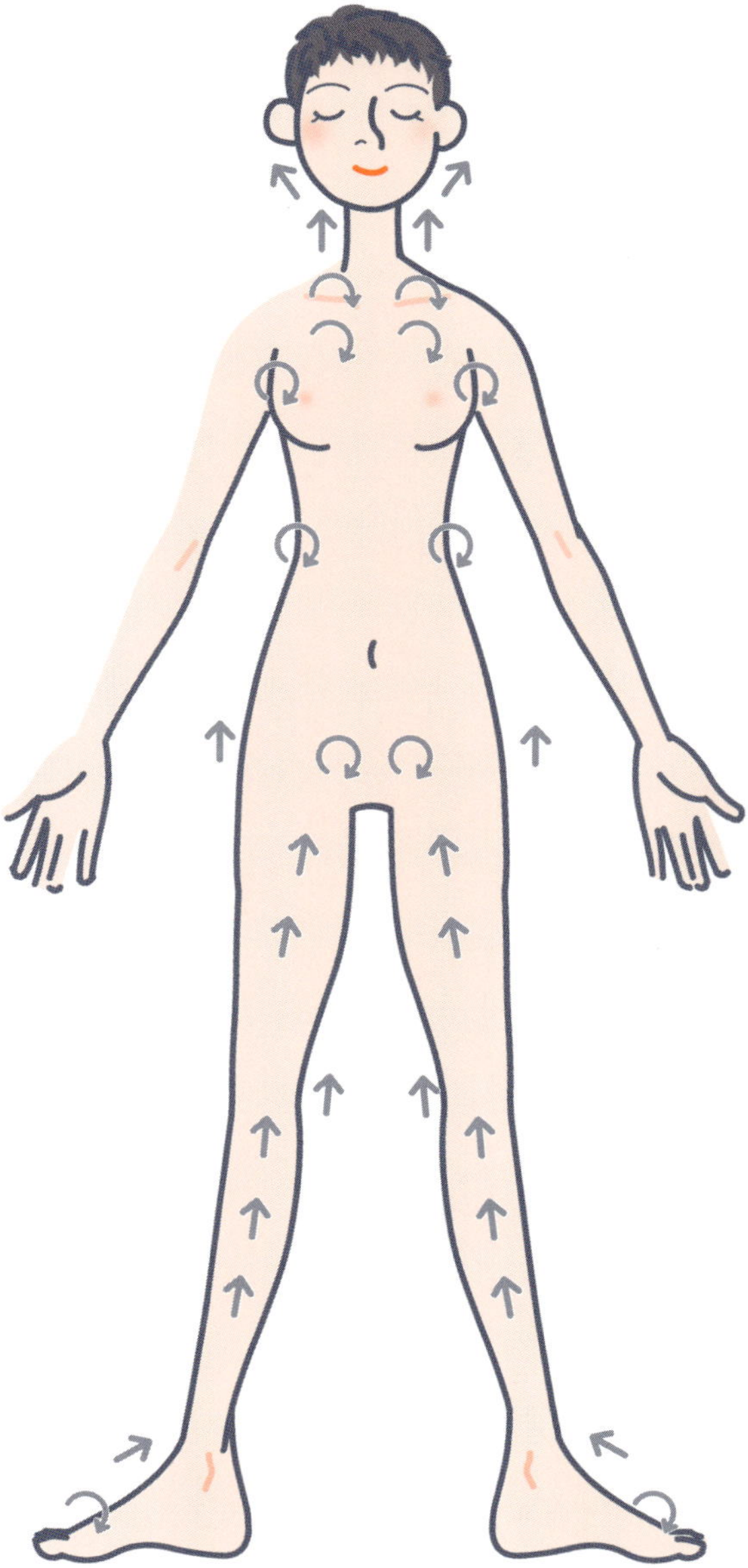

●マッサージの方向●

リンパ液は、血液と同じように全身を流れていますが、循環する血液の流れとは異なり、心臓に向けて一定方向に流れています。マッサージは、この流れに逆らわないように行うことが大切です。やさしく、リズミカルに周辺の皮膚を刺激してやりましょう。

ひとめでわかる

ツボの位置

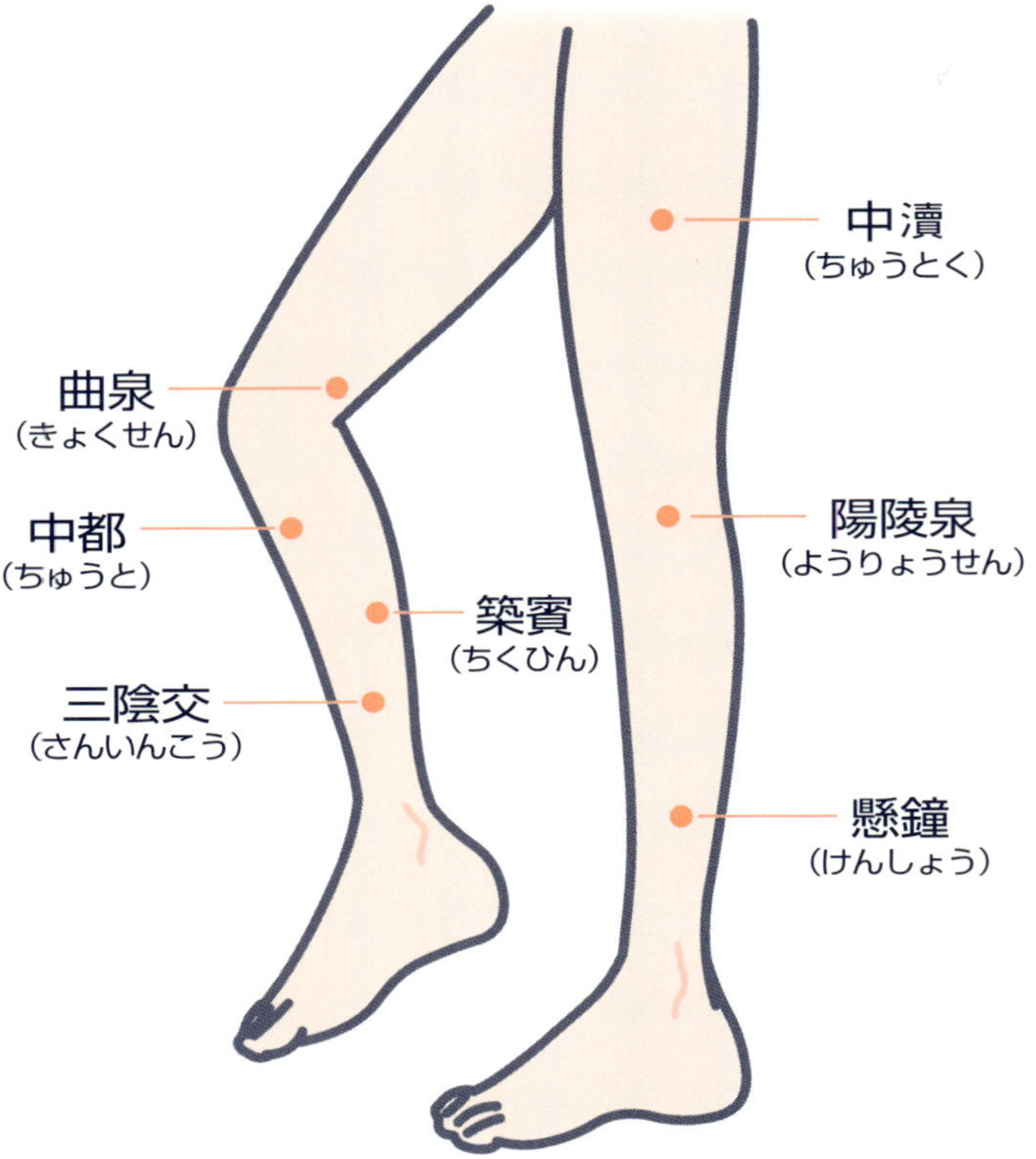

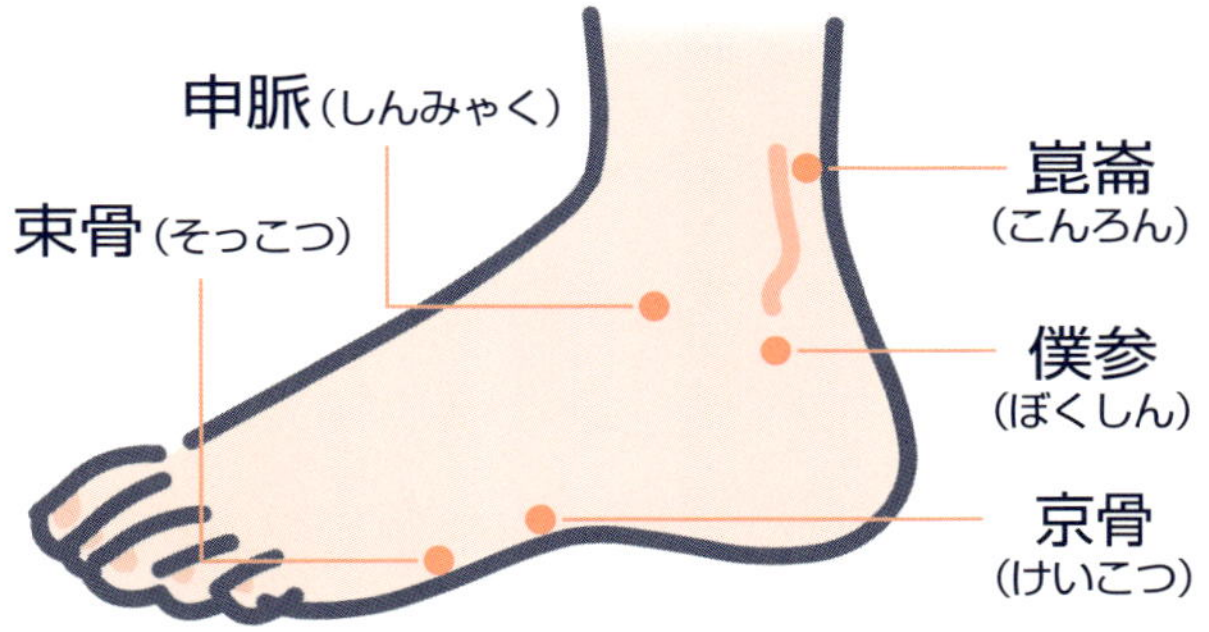

● 下肢のツボ ●

人間のからだには、1000を超えるツボが存在するといわれます。とくに足の表裏、足の指を含む下肢には、五臓六腑などに対応する重要なツボが多く集中しています。からだの異常や不快症状の緩和、体質の改善に役立つおもなツボの位置を覚えておきましょう。

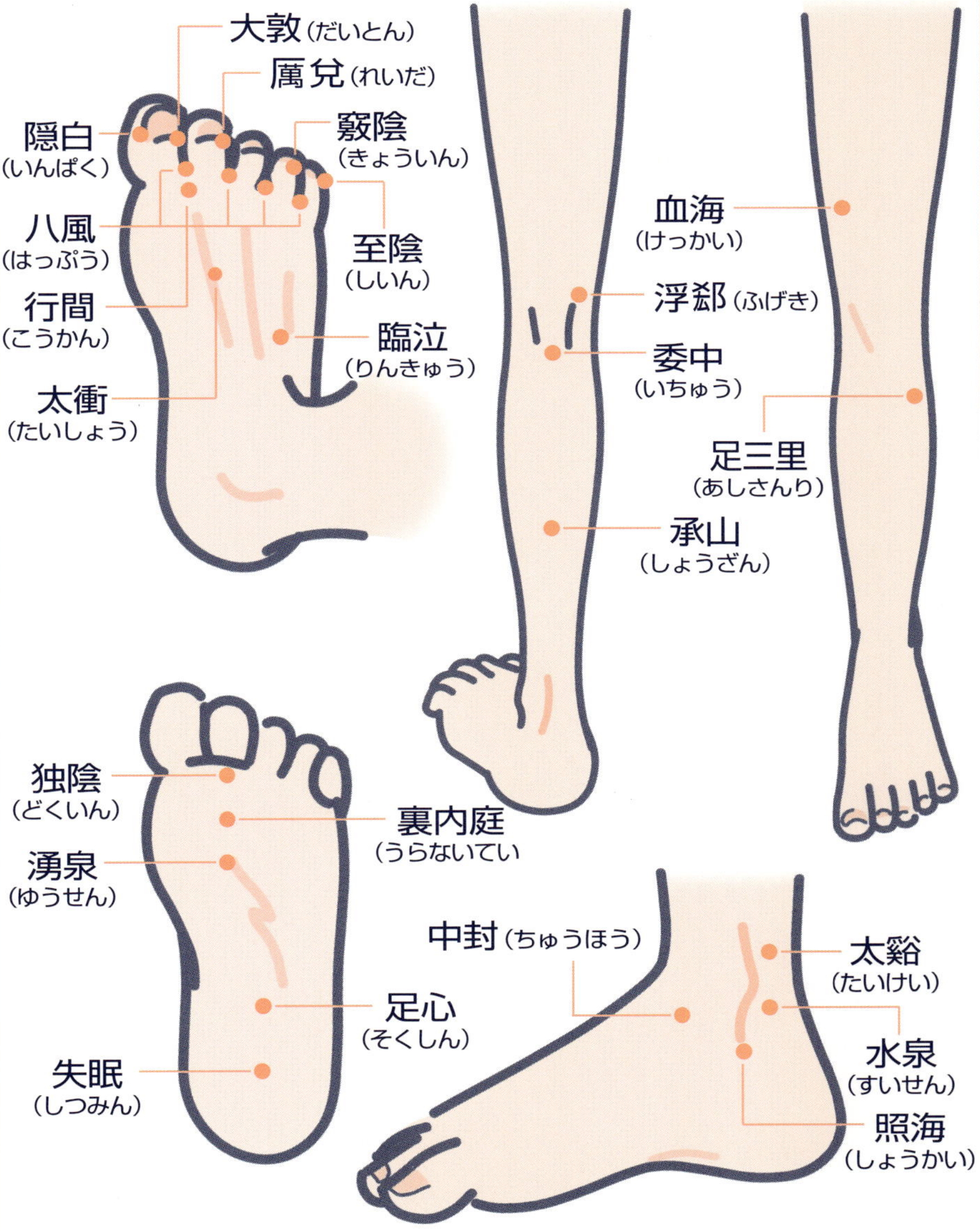

●ツボの探し方●

ツボ療法では、ツボを正確に見つけ、そこへ確実に刺激を加えることが何より重要です。慣れるまでは難しいかもしれませんが、図を参考に、探したいツボの周辺を軽く押してみてください。ズンと響くところ、気持ちよい痛みを感じるところが、効果的なツボです。

目次

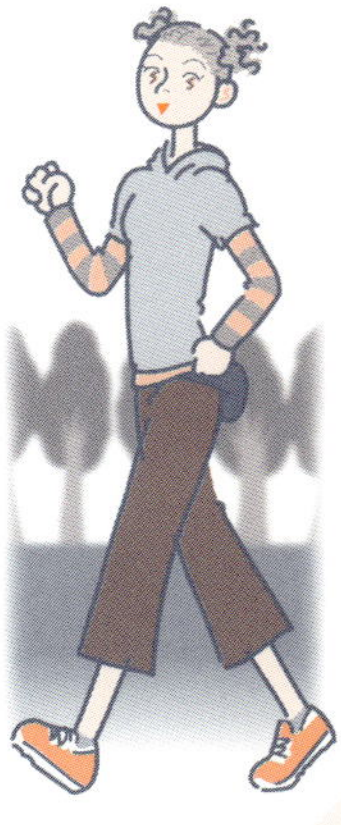

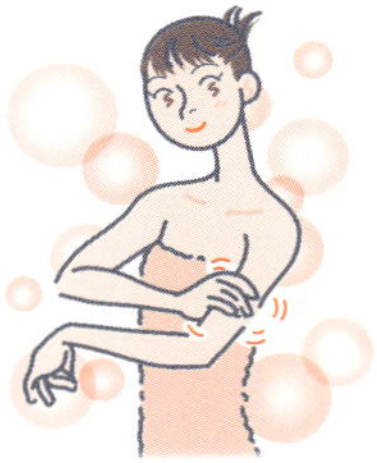

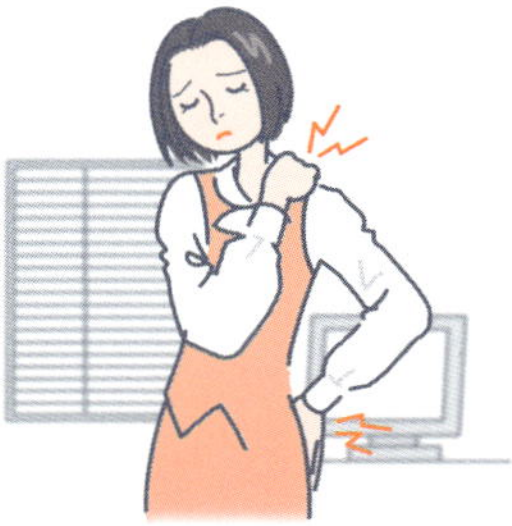

第3章 ツボ 痛み、不調に効く

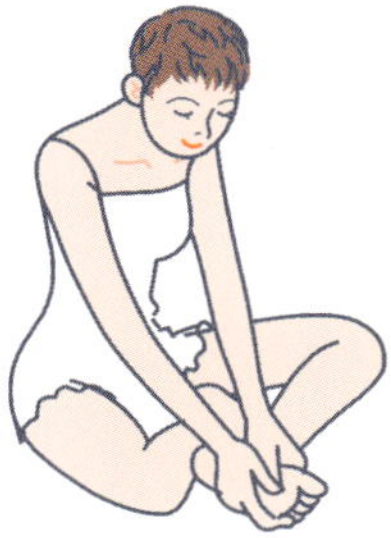

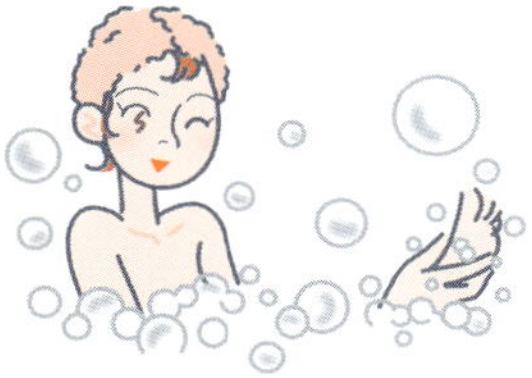

第4章　これで完璧！　美しい足になる

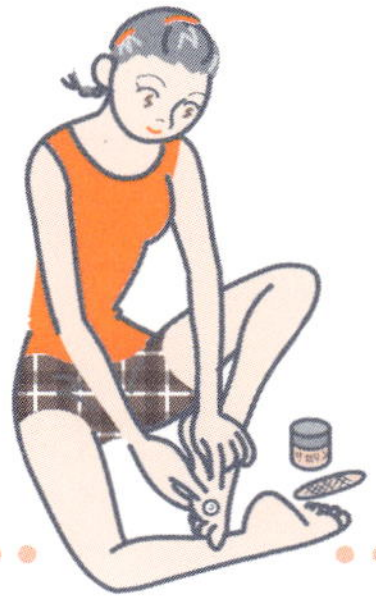

●イラスト／上杉久代
●写真／大久保恵造
●モデル／安斉美緒

第1章

……スッキリ爽快！……
足マッサージの基本

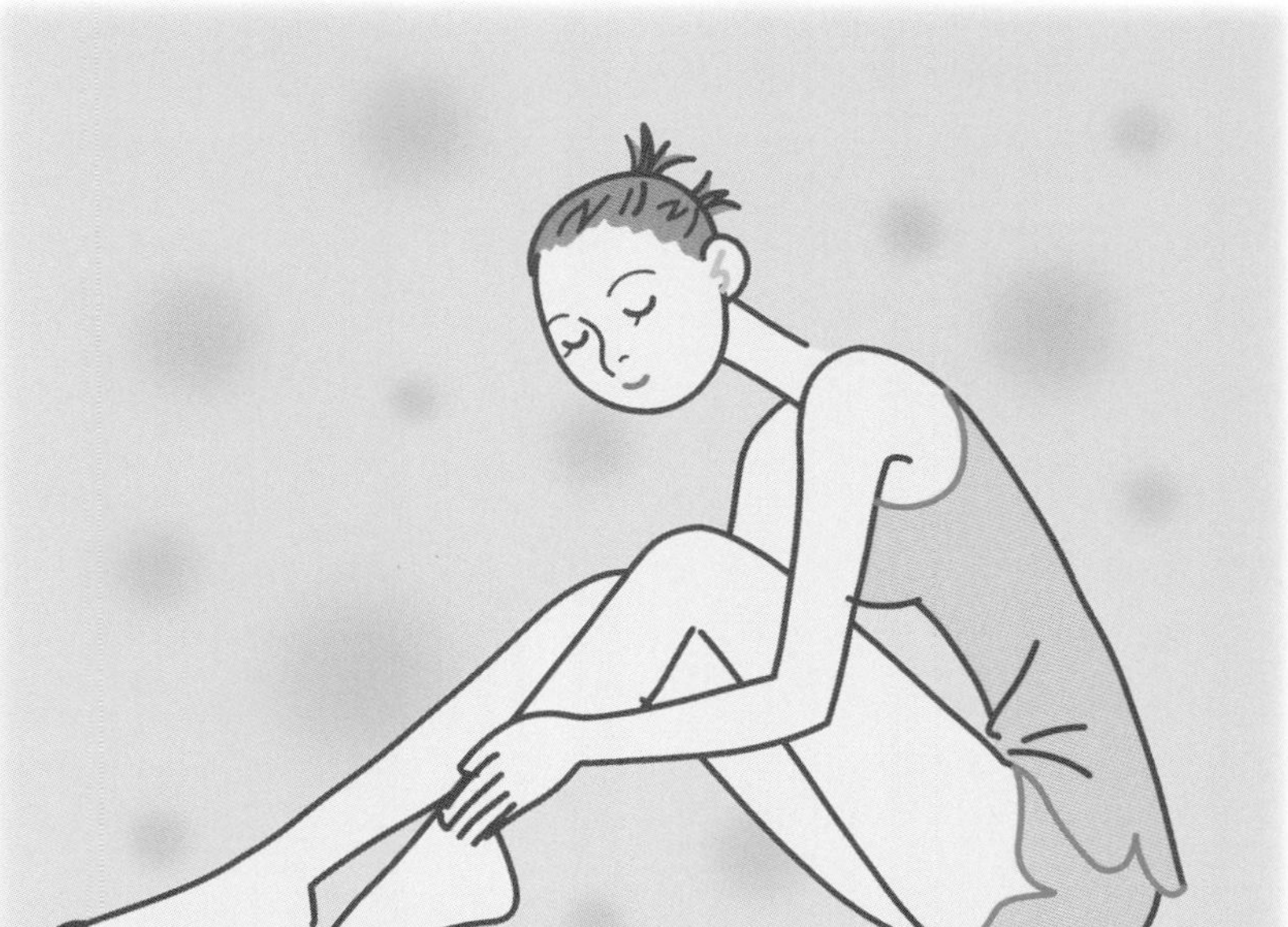

食事の量を変えないで、
ボディラインをスッキリさせる
方法ってない？

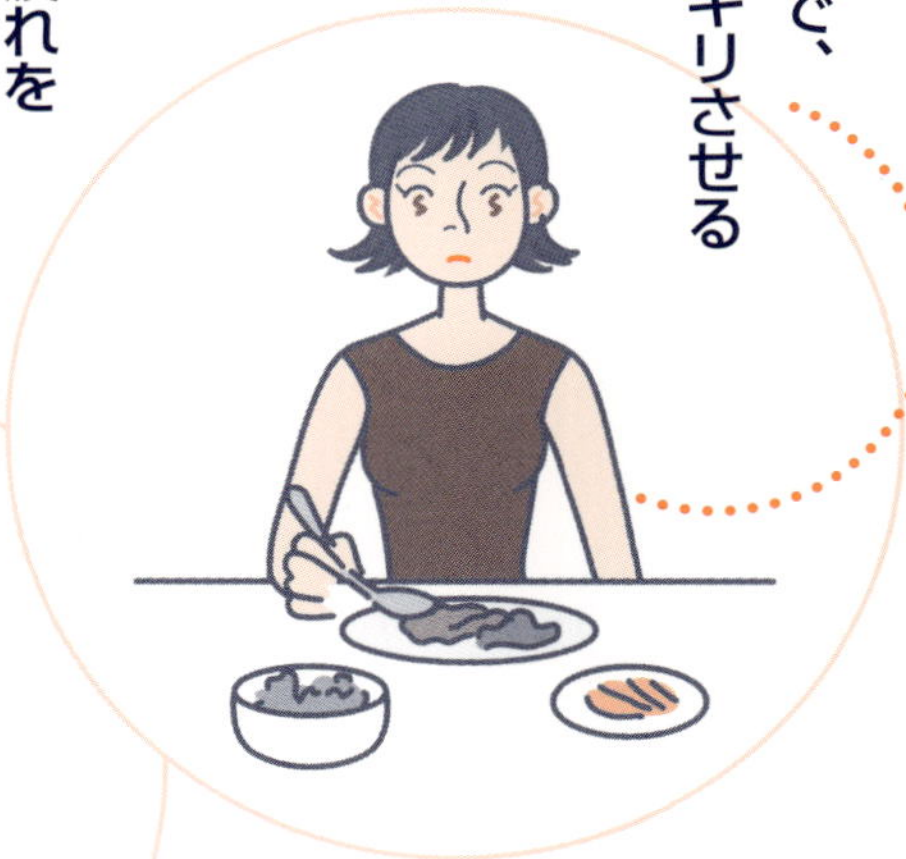

仕事疲れ、遊び疲れを
その日のうちに解消して、
爽快な気分で目覚めたい！

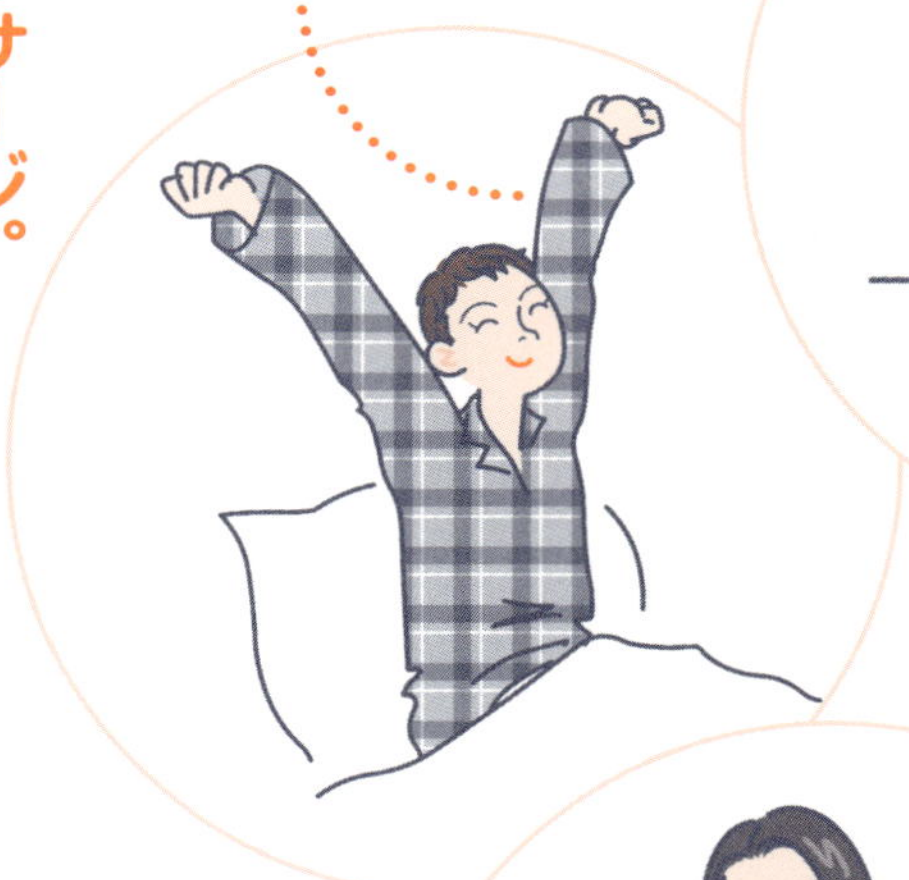

肩こり、頭痛、便秘…
気になる症状を自分で
簡単に治したいんだけど。

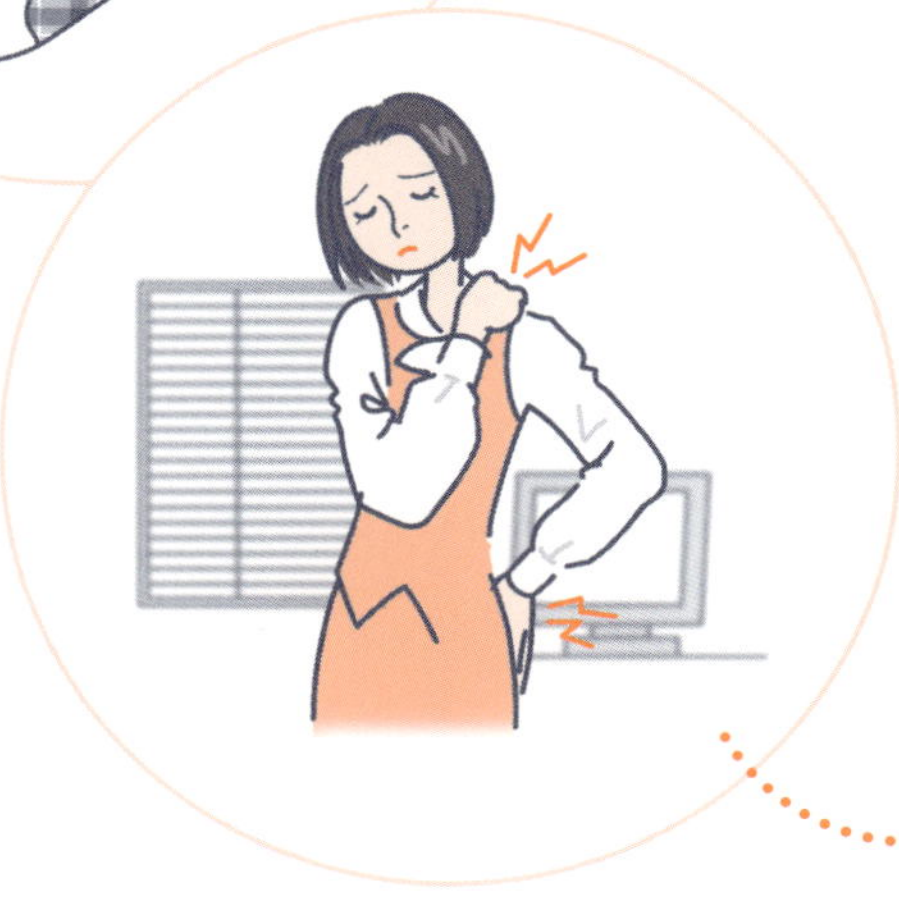

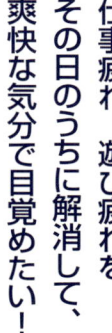

この切実な願いを
全部かなえてくれる足マッサージ。
手軽さが魅力です。

足マッサージ─どんな〝いいこと〟あるの？

足を見れば、その人の健康状態がわかる

足は、心臓から送り出された血液が再び心臓に戻る、いわば折り返しの中継点。足の血液の流れが滞ると、全身の臓器器官に血液がうまく運ばれないという事態に陥ってしまいます。

東洋医学でも、足は全身の臓器器官を活性化するツボが数多く集まっているところとして、重視されてきました。

まさに〝足は第2の心臓〟。足を刺激するだけで、血液やリンパ液の流れが促され、全身の新陳代謝が活発になって、からだが正常な状態に保たれるようになります。全身をマッサージしたときと同じくらいの健康効果を得ることができるのです。

そのため、古くから行われている東洋の足ツボ療法ばかりでなく、近年では西洋医学の立場からも足のゾーンマッサージが注目されています。

からだの調子に大きな影響力を持つ足を意識的に刺激してやりましょう。歩くことが少なくなった現代人に忍び寄る糖尿病や脳・心血管障害といった生活習慣病の予防にもつながってくるはずです。

知識は不要、一人で簡単にできる

足マッサージの基本動作は、「なでる」「さする」「もむ」「たたく」「押す」「ひっぱる」「回す」の7種類。これらは、日常生活の中でだれもが容易にできる動作です。

足マッサージの魅力の一つは、全身マッサージほど専門的な知識や技術を必要とせず、人の力を借りずに一人でできるということでしょう。

自分の手で行うのが原則で、特殊な器具や道具を使う必要もありません。

効果が即現れるから、がんばれる

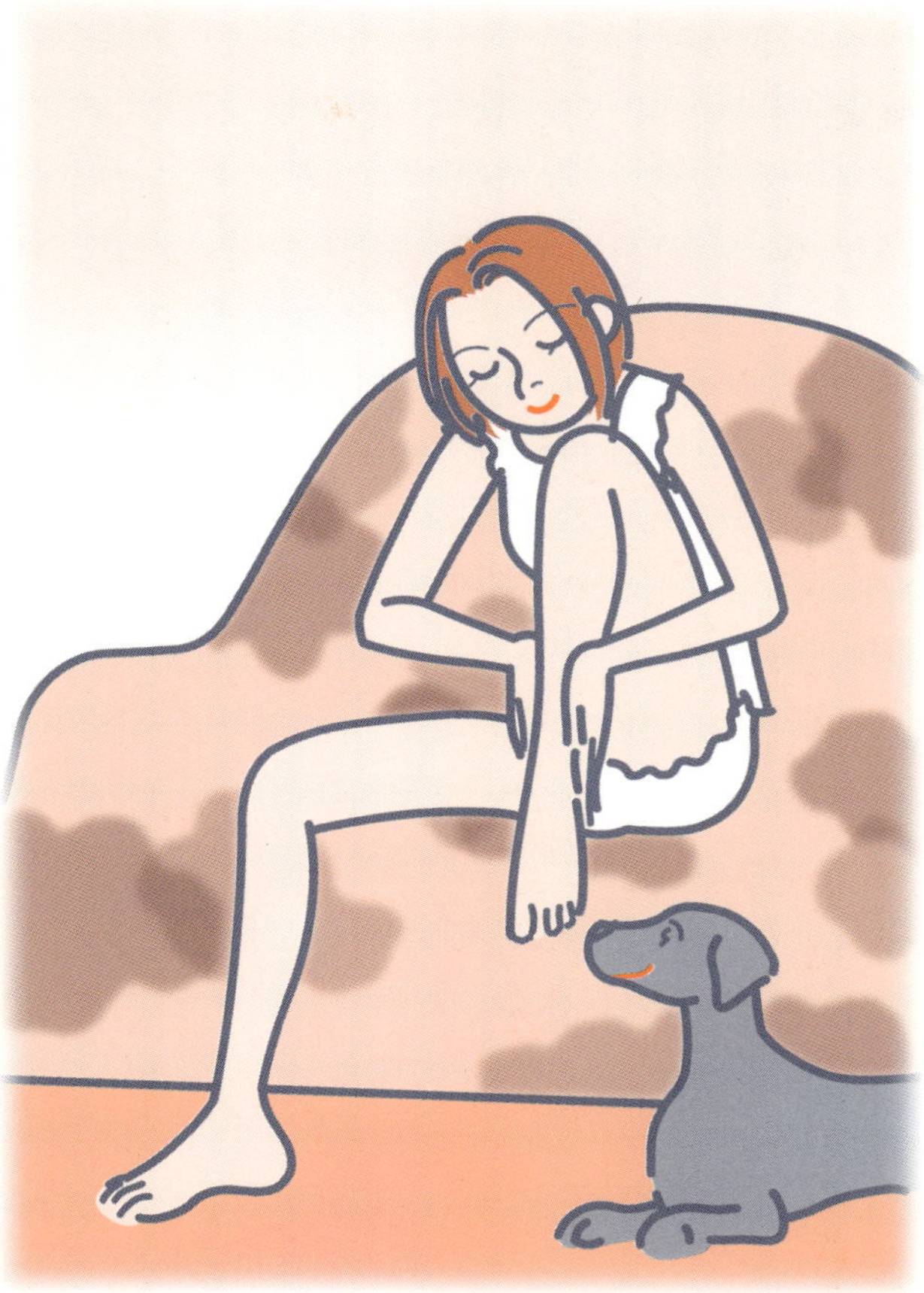

足マッサージのおもな効果

❶ 全身の血液循環を促進する。

❷ リンパ液の流れをよくして、体内組織に蓄積された老廃物の排泄を促進する。

❸ 気分を高揚させる物質（エンドルフィンなど）の血液中への分泌を促進する。

これらの効果は絶大です。しかもその効果は、短時間のうちに実感できます。これは脳および神経系、感覚系、各種内臓器官などが、足への刺激を敏感にキャッチし、活発に働くようになるためです。

たとえば、15～30分ほどマッサージするだけで、下肢を中心にからだ全体がポカポカと温かくなり、しだいにからだが軽くなって、気分も爽快になります。マッサージの3大効果により、筋肉の緊張はほぐれ、心身はなごみ、リラックスできるのです。

足マッサージは、とくに運動後や疲れているときなどの疲労回復に大きな効果を発揮しますが、もちろん、それだけではありません。

心地よい刺激によって、本来備わっている自然治ゆ力が高まり、細菌などに対する抵抗力も増大します。つまり、病気予防の効果も期待できるのです。

リンパマッサージとツボは何が違うの？

リンパとツボの共通点

　リンパマッサージとツボ療法は、基本的には異なるものですが、共通点も少なくありません。

- 皮膚に直接触れて刺激する。
- 血液、リンパ液といった体液の流れが促進され、全身の臓器器官が活性化される。
- からだ全体の調子が整えられ、自然治ゆ力が高まる。
- 疲労回復などについて速効性がある。
- 精神的にいやされ、気分が爽快になる。

リンパマッサージ

むくみや肥満を予防

　リンパ系は、不要になった細胞組織の老廃物や余分な水分を押し流して、からだ全体の調子を整えるという重要な役割を担っています。

　リンパ液の流れが滞り、老廃物や水分が処理されずに蓄積されると、まず、むくみの症状が現れます。リンパ系と深くかかわっている静脈の流れが悪くなり、皮下組織から老廃物などがうまく排泄されないと、このむくみはさらに助長されます。

　そして、このような状態を放置しておくと、やがて肥満につながります。慢性化して自家中毒を起こした場合には、肌あれ、吹き出物、便秘といったトラブルなどもみられるようになります。つまり、からだが正常な状態を維持するためには、リンパ液がつねによどみなく流れている必要があるのです。

　リンパ液は、周辺からどんどん刺激を与えてやると、流れが促されます。マッサージで、刺激して、よい流れを取り戻しましょう。

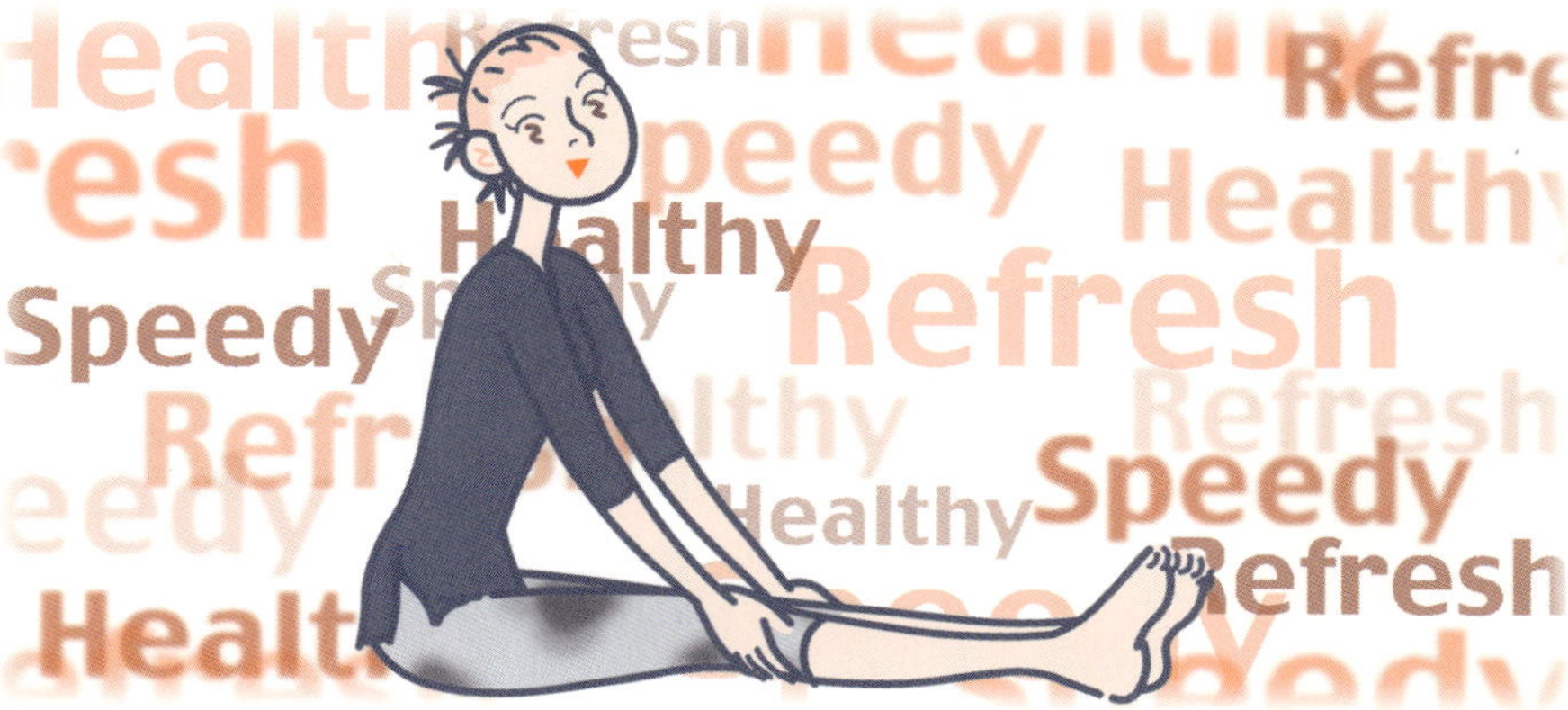

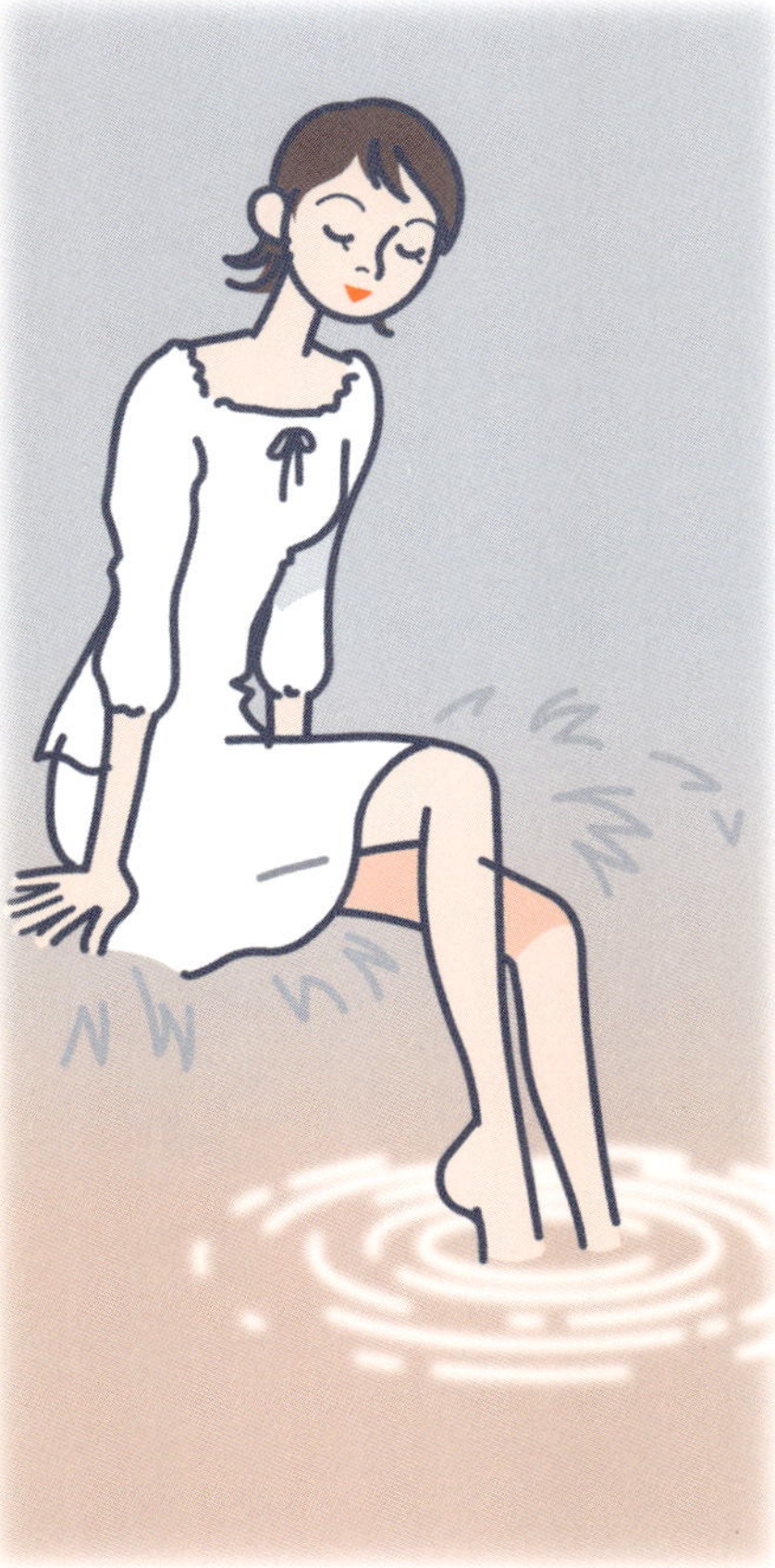

からだの痛みに効く ツボ療法

ツボを刺激すると、内臓の働きや血液、体液などの流れが促進され、全身の新陳代謝が活発化します。からだ全体の健康維持に貢献するという点ではリンパ系と同じといえますが、リンパ系と異なる点もあります。その最大の特徴は、からだ中に点在する一つ一つのツボが、肝臓や腎臓などの全身の各器官に呼応しているということです。

そのため、からだのどこかに異変が起きたとき、それに対応するツボを正しく探し出して、ダイレクトに刺激すると、その特定の症状を改善することができます。

リンパマッサージの〝ここがポイント〟

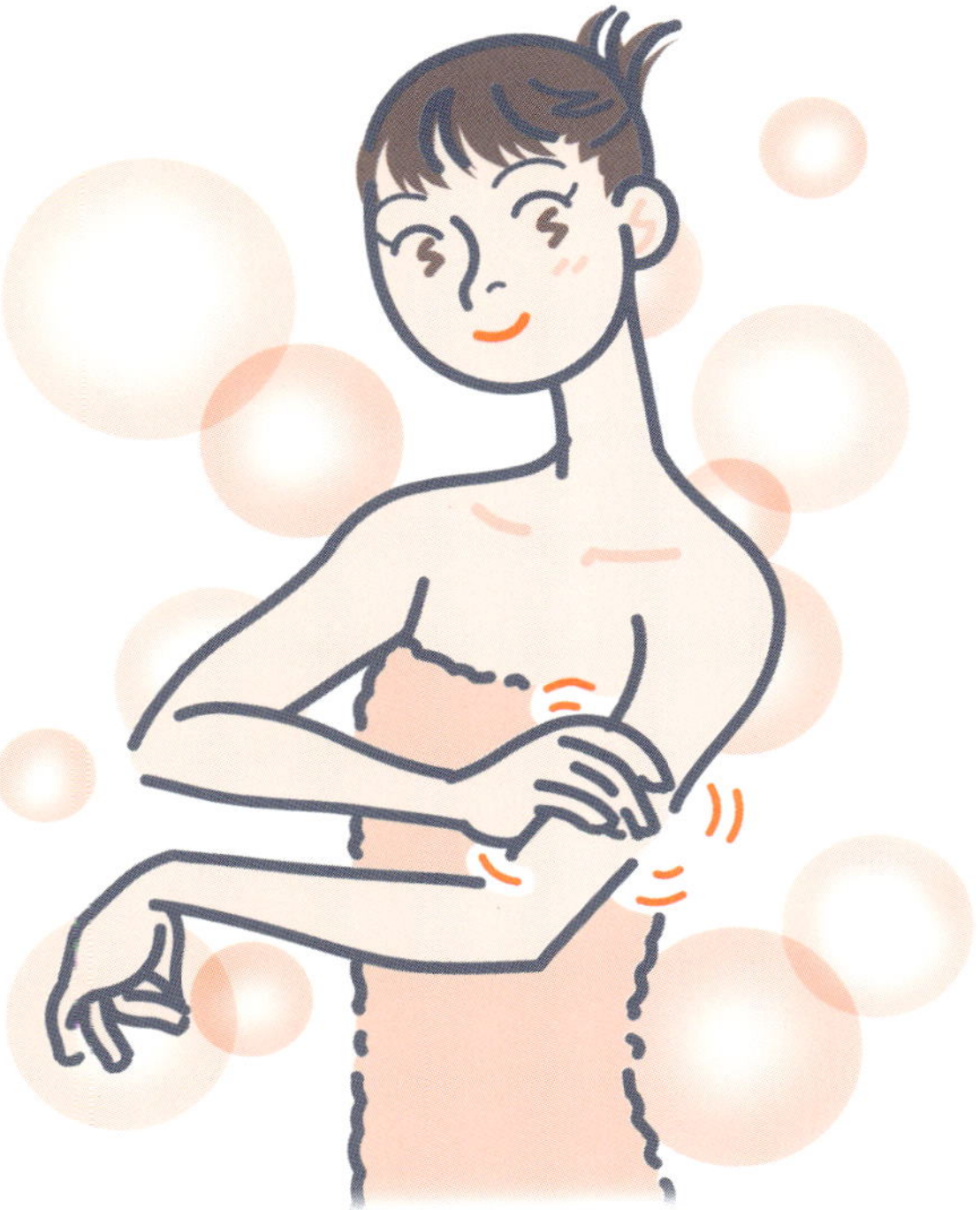

リンパマッサージの基本動作は「やさしく」

手のひらをできるだけ大きく当て、その重みを利用して、皮膚の表面をこすり上げたり、一定の位置で円を描くようにゆっくりと動かします。お風呂上がり、また熱湯につけて絞ったタオルで温湿布するなどして、からだを温めてから行うと、いっそう効果的です

力任せではダメ!! 〝やさしく〟が基本

リンパマッサージの第一のポイントは、「やさしくソフトに行う」ということです。

マッサージというと、より大きな効果を得ようと、つい手に力が入りがちですが、リンパ液は皮膚の表面近くを流れているので、強い力は必要ありません。刺激が強すぎると、逆にむくみや血行障害を起こす原因にもなります。

手のひらの重みだけを利用する気持ちでなで上げたり、円運動を繰り返したりしましょう。

リンパ液の流れに沿って心臓の方向へ

マッサージを行う際のもう一つの大きなポイントとして、「リンパ液の流れに逆らわない」ことがあげられます。

リンパ液は通常、筋肉の動きや脈拍などに押し出されるようにしてリンパ管内を流れています。リンパ液の逆流を防ぐために、リンパ管内には半月状の弁がついています。つまり、どんなに一生懸命マッサージしても、流れに逆らっていたのでは、弁は固く閉じたままで、効果はまったく得られません。

リンパ液の流れをイメージしながら、心臓に向けてゆっくりと一方向へマッサージしましょう。

さらに効果を上げるには、順序もポイントになります。リンパ節が多く集まっている頸部、鎖骨部、わきの下、太ももの付け根などの要所をまずマッサージしてリンパ液の流れをよくしておくと、各部位から集めてきたリンパ液が流れ込みやすくなり、効果的です。

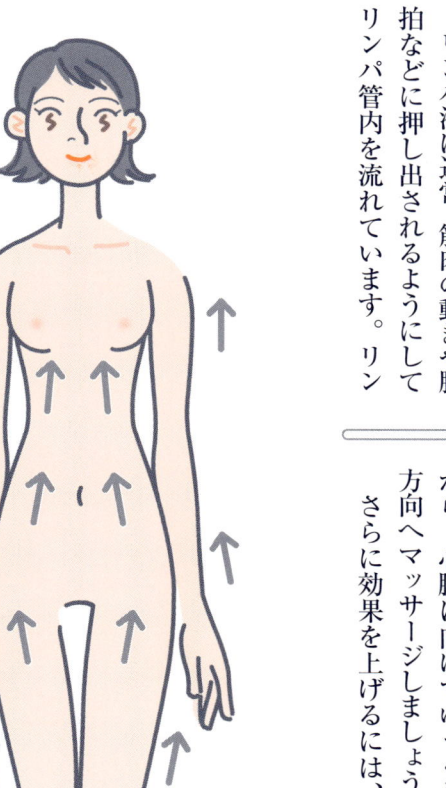

1回の所要時間は、10～15分が目安。1日に2～3回繰り返すとベストです。

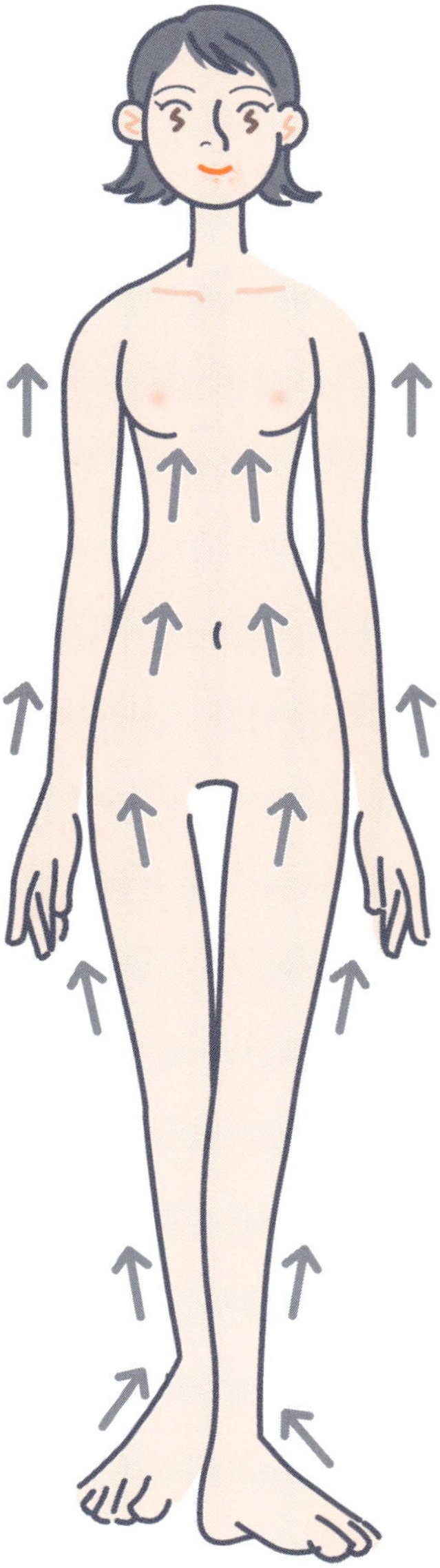

リンパ液の流れる方向へマッサージする

リンパ液は、足の付け根やわきの下にあるリンパ節で合流し、心臓へと運び込まれます。リンパマッサージでは、末端から心臓へと向かうリンパ液のこの一定の流れに逆らわないようにすることが重要です

ツボの〝ここがポイント〟

指《し》腹《ふく》圧迫

基本の圧迫法。親指の腹をツボに当て、グッと力を込めます。上下にこすったり、こねるようにもむのも効果的

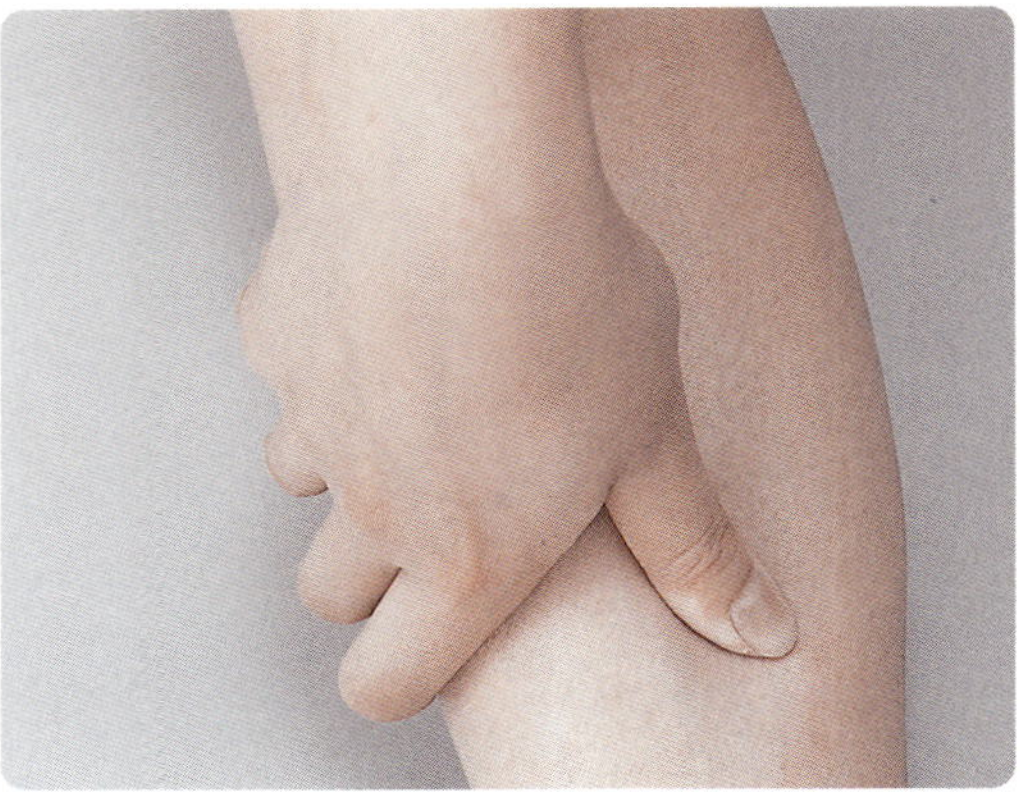

指《し》尖《せん》圧迫

力の弱い女性におすすめの、圧迫法。親指の第1関節を直角に曲げ、力を入れて押します

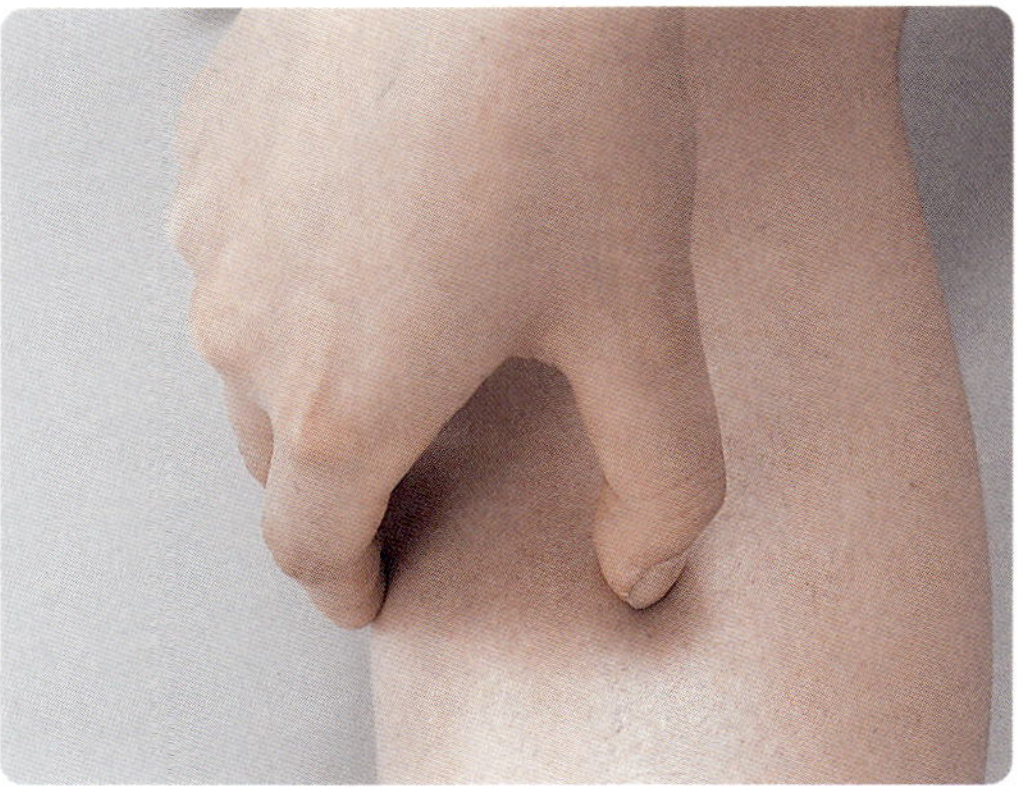

ツボの位置を正確に探し出そう

ツボの位置は、人によって微妙に異なります。ツボは正確に刺激しないと効果がないので、自分のツボをしっかり確認することが肝心です。探したいツボの周辺を、親指の腹で押してみてください。気持ちよい痛みを感じるところが、あなたの効果的なツボです。

はじめは軽く短時間。慣れてきたら強く長めに

ツボを刺激した場合、からだのどこかに悪いところがあると、痛

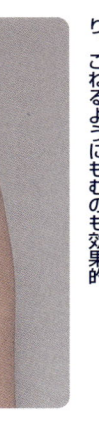

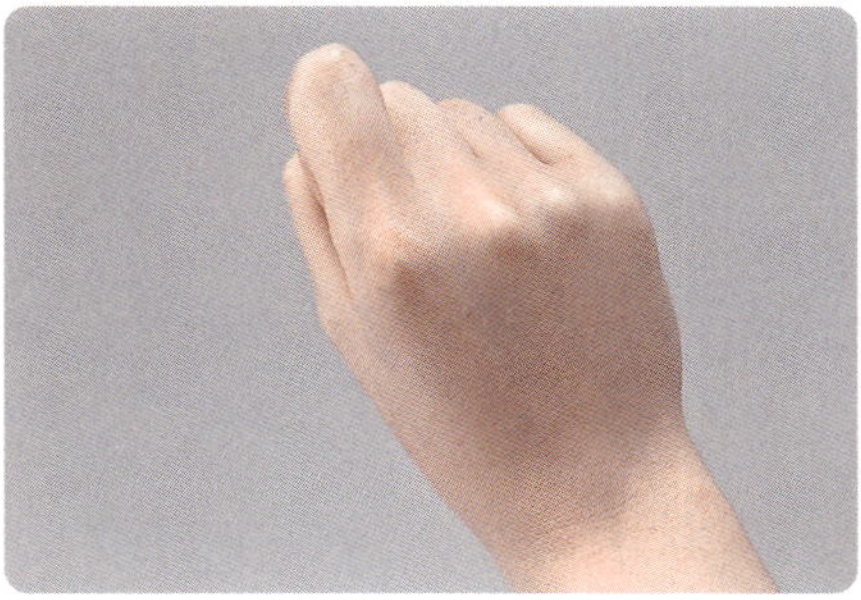

指角圧迫《ゆびづの》

手を握って親指の第１関節、または人さし指か中指の第２関節で圧迫します。刺激を感じにくいツボに

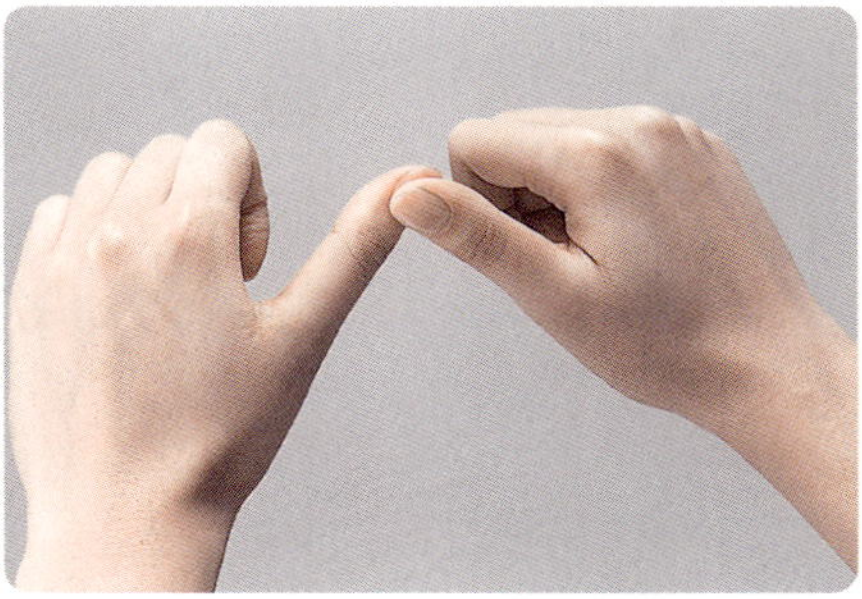

両母指圧迫《りょうぼし》

足の裏などを強く刺激したいときは、両手の親指の腹を重ねてツボに当て、垂直に力を加えて押します

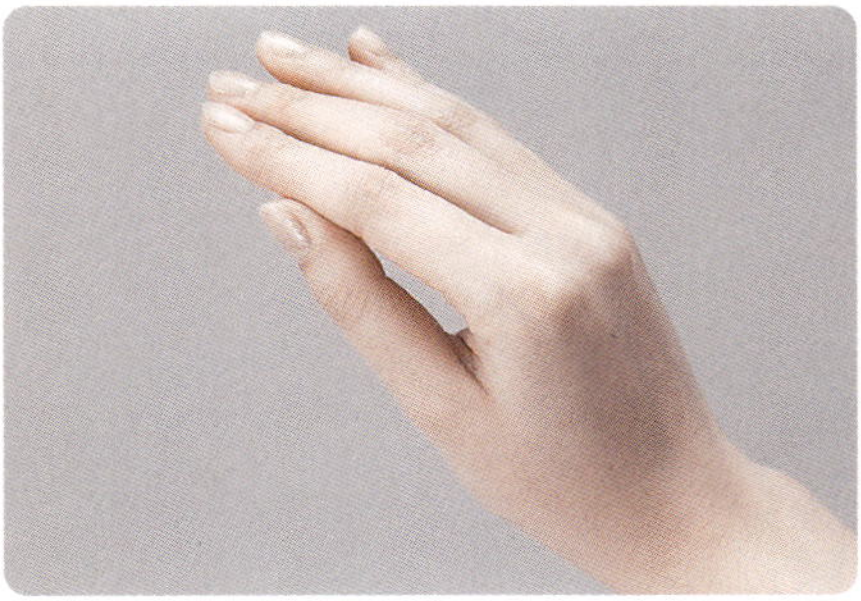

ハク打法《だほう》

手のひらをおわん形にし、ポンポンと音が出るようにたたきます。足の裏などに使うテクニックです

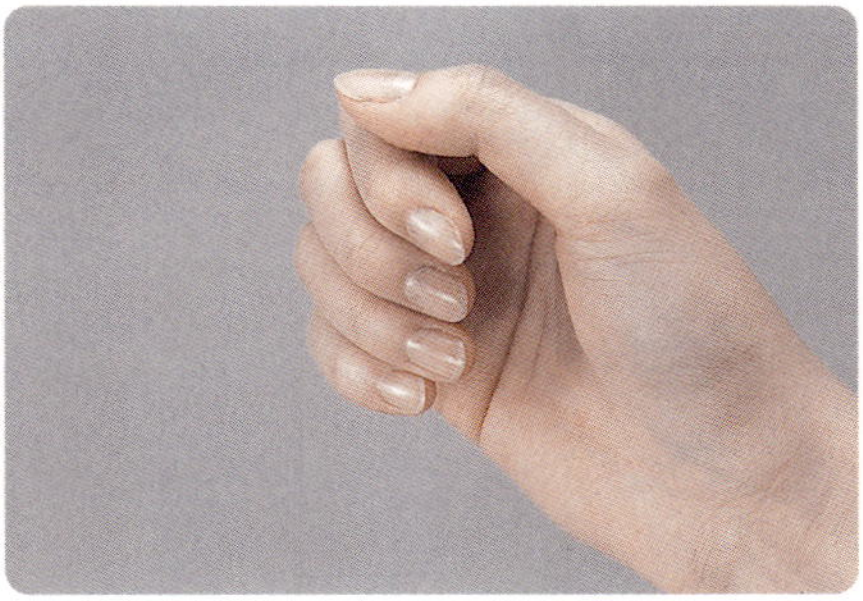

叩打法《こうだほう》

手を鉛筆が入る程度に軽く握り、握りこぶしでたたきます。足の裏や甲などに有効です

みを強く感じるのがふつうです。

ただし、痛みの感じ方には、個人差があります。したがって、圧迫の強弱、所要時間は、痛みの程度に応じて各自でコントロールする必要があります。一般的には、はじめは軽く押さえる程度にして、時間も短めにとどめ、徐々に刺激を強くし、時間も長くしていくとよいでしょう。

一つのツボを一分間以上押すことをとくに持続圧迫といい、頭痛、腰痛などの痛みをとりたいときに効果的です。

ツボへの刺激を終えたあとに、コップ２～３杯の白湯を飲むと、新陳代謝がよくなって体毒の排泄が促され、いっそう効果的です。

なお、飲食の直後や疲労が激しいとき、病気のときなどは、ツボへの刺激は控えるようにしてください。

第2章

····リンパマッサージ····
むくみ、疲れを解消

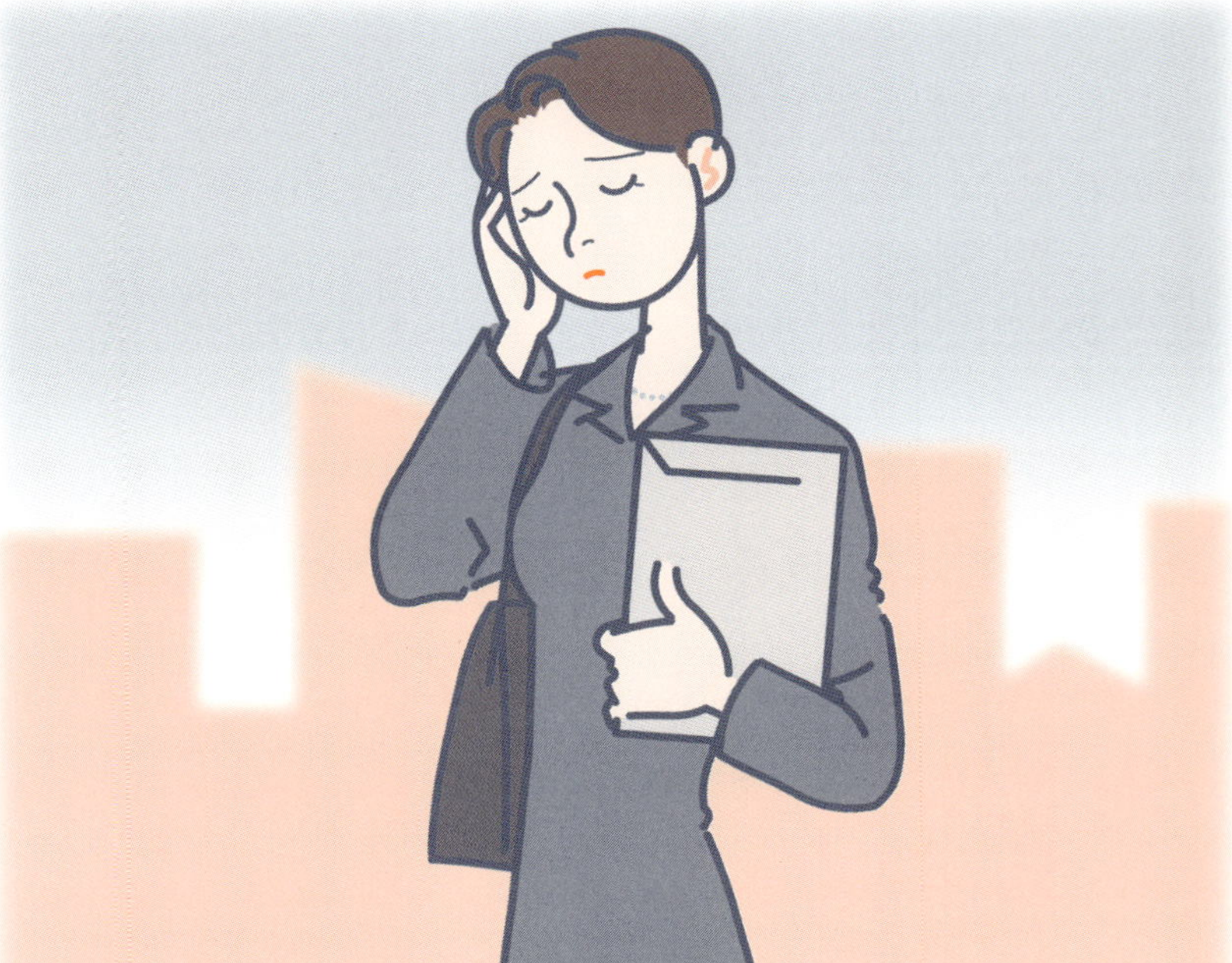

なでる、さするだけのリンパマッサージが、
むくみやだるさ、冷えなどを解消。
シェイプアップ効果も大きい！

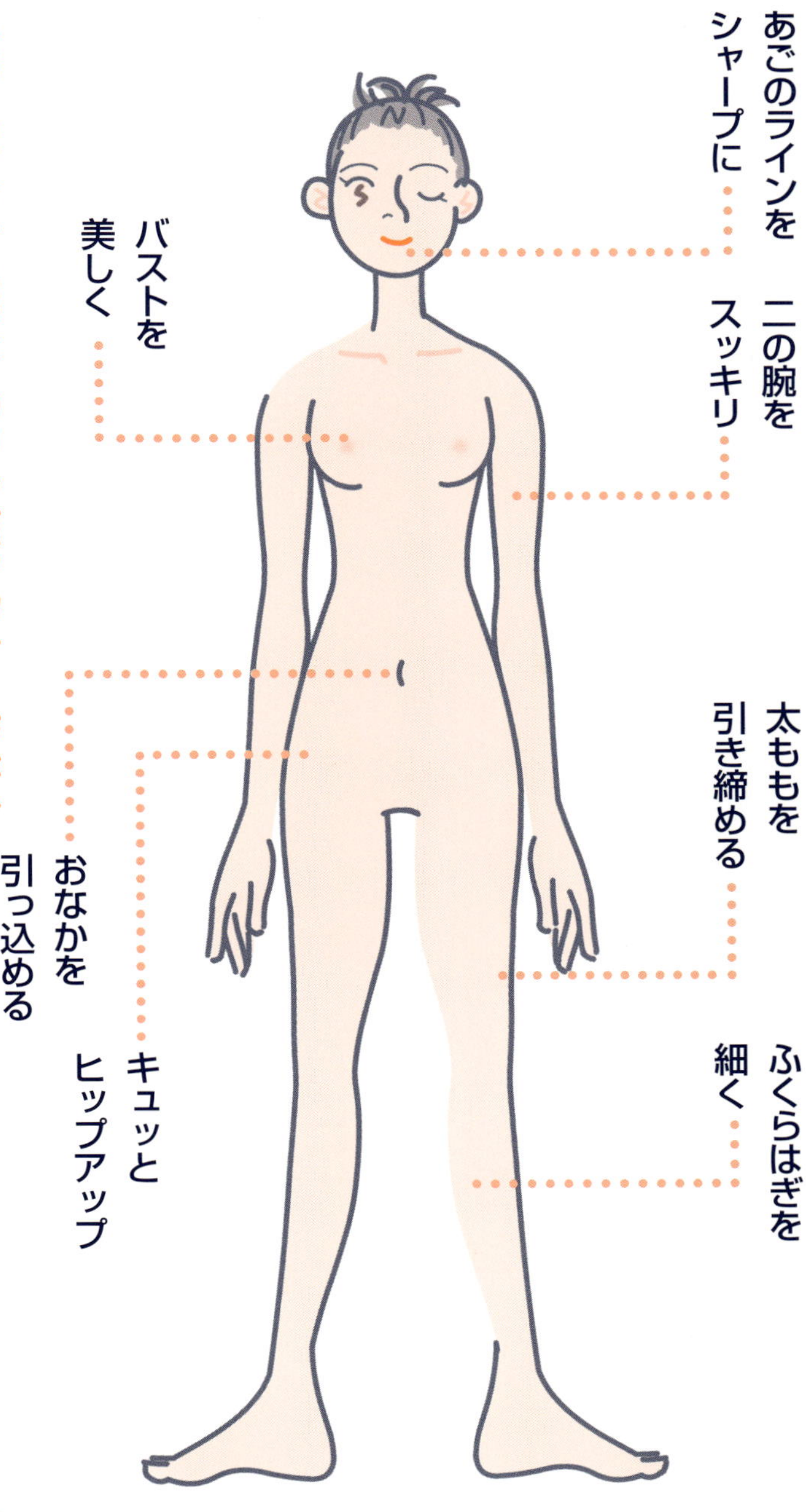

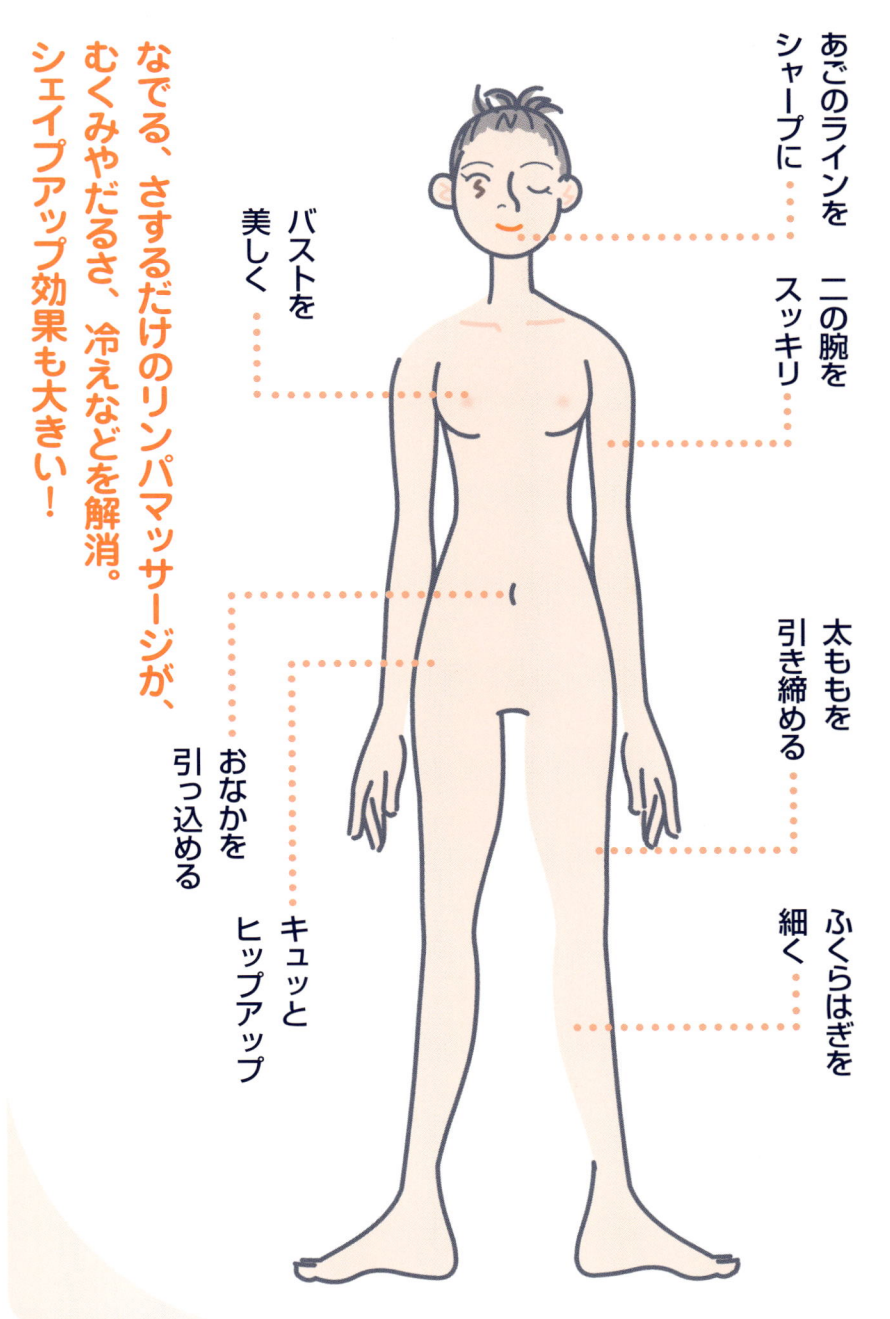

リンパマッサージを始める前に

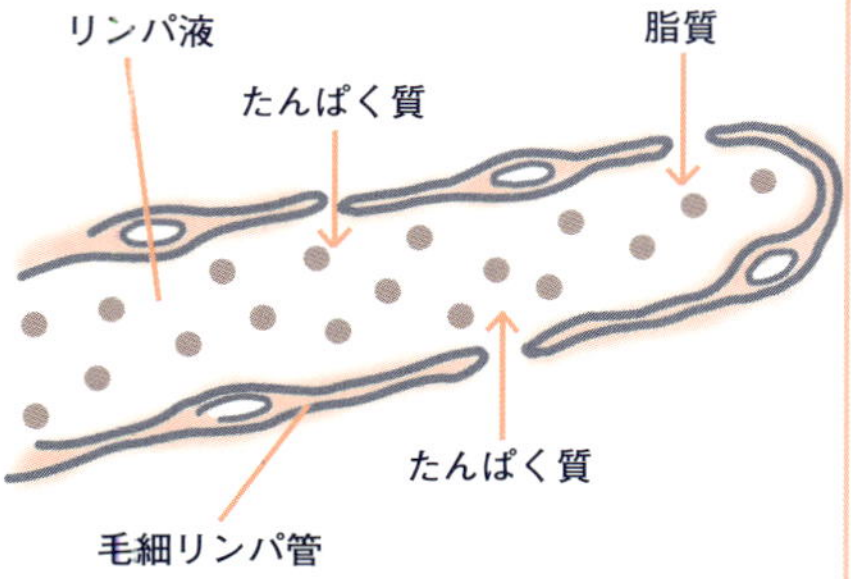

細胞のすき間にある液体の成分のうち、毛細血管に回収されにくい、たんぱく質や脂質などは、毛細リンパ管に入ります

リンパの流れをよくしてからだ生き生き

むくみやだるさ、冷え、便秘、肌あれ、吹き出ものといった悩みを抱えている人はたくさんいます。また、ダイエットをしても効果がない、水太りや脂肪太りで体重以上に太って見える、肌の調子を整えるのに苦労する、これといった病気はないのに体調がすぐれないということで悩んでいる人も大勢います。このような人は、リンパ液の流れが滞っている可能性があります。

リンパ液は、周りから刺激をどんどん与えられることで、活性化します。お風呂に入ってからだを温めたり、運動して筋肉を動かすと、新陳代謝が促され、リンパ液の流れがよくなります。

さらに、各部位別のマッサージを毎日の習慣として行うようにすれば、体調にはっきりと変化が表れてきます。

リンパ液の流れの基本的なしくみさえ覚えてしまえば、やり方は簡単です。リンパマッサージは、だれにでも、どこでもできます。からだの内部から働きかければ、シャープで生き生きとしたからだが自然に作られてきます。

逆方向、力任せ、高速、やりすぎはノーグッド

リンパマッサージを行うときには、守らなければならないポイントがあります。

リンパマッサージのポイント

❶ リンパ液の流れに逆らわず、一定方向に行う。
❷ そっとなでるくらいのやさしい力で行う。
❸ ゆっくりとした一定の速度で行う。

リンパ管には、リンパ液の逆流を防止するための弁があります。そして、周囲から圧力が加わるとその弁が開き、からだの末端から心臓へ向かってリンパ液が流れるしくみになっています。リンパマッサージの際に、この流れと反対方向へマッサージすると、弁は固く閉じたままで、せっかくの努力が水の泡となってしまいますから注意しましょう。

1回のマッサージ時間は、各部位を合わせて、10〜15分を目安に行うとよいでしょう。

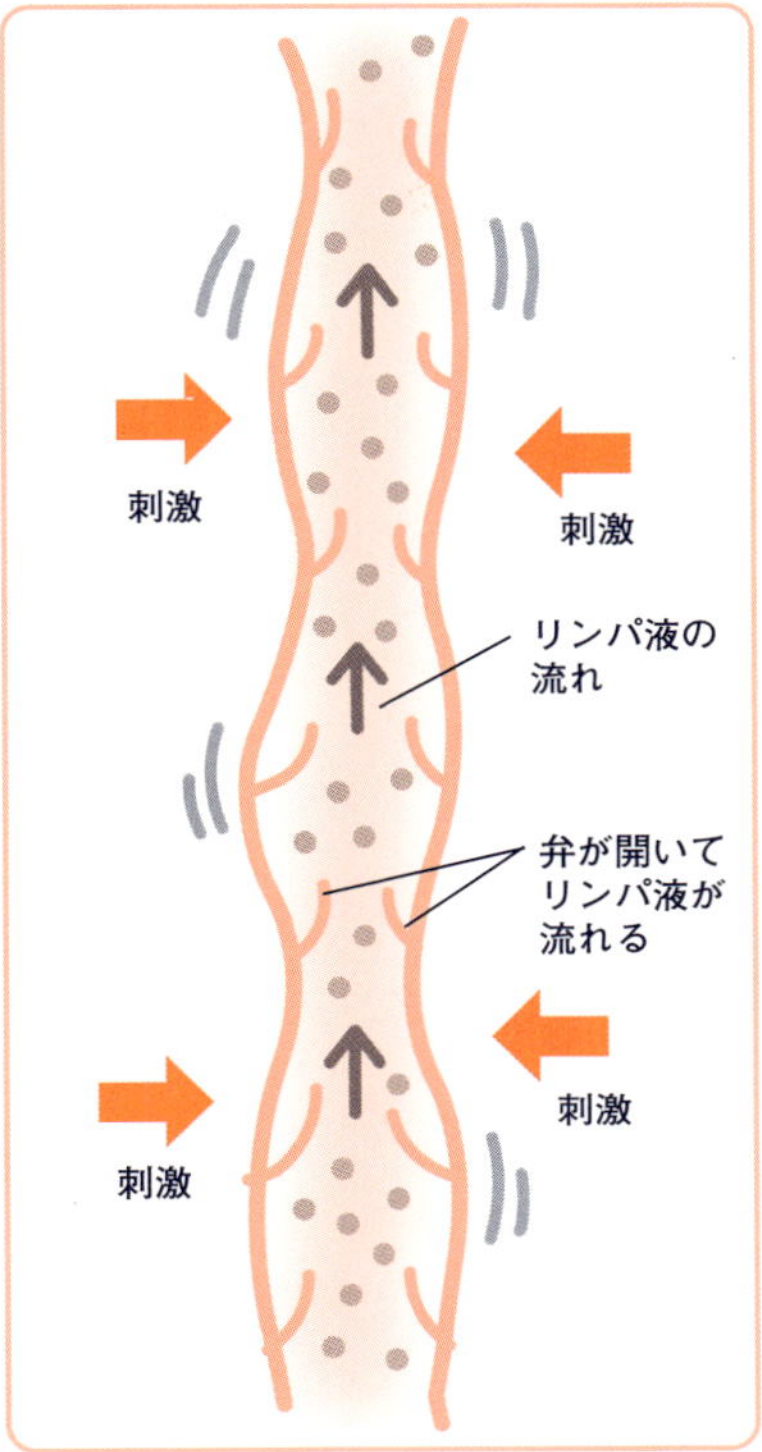

周囲の筋肉や臓器などの刺激でリンパ管の弁が開き、一定方向にだけリンパ液が流れます。マッサージはこの流れに逆らわないことが大切です

注意すること

リンパマッサージは、ほとんど全身に可能ですが、負傷して間もないところや炎症のあるところ、静脈瘤《じょうみゃくりゅう》のあるところとその周辺は避けるようにします。

また、次のようなときも、リンパマッサージは控えてください。

- 食後30分間。
- 熱があるとき。
- リンパ節（腺）がはれているとき。
- 心臓や肝臓の機能が低下しているとき。
- 極端に疲労しているとき。
- 妊娠中。
- 生理中。

シャープなラインを作る
首・顔

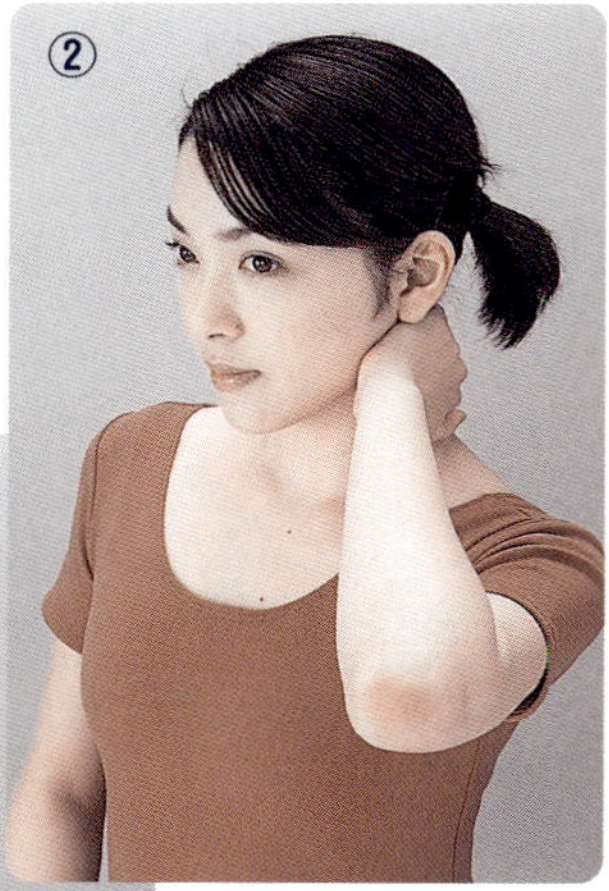

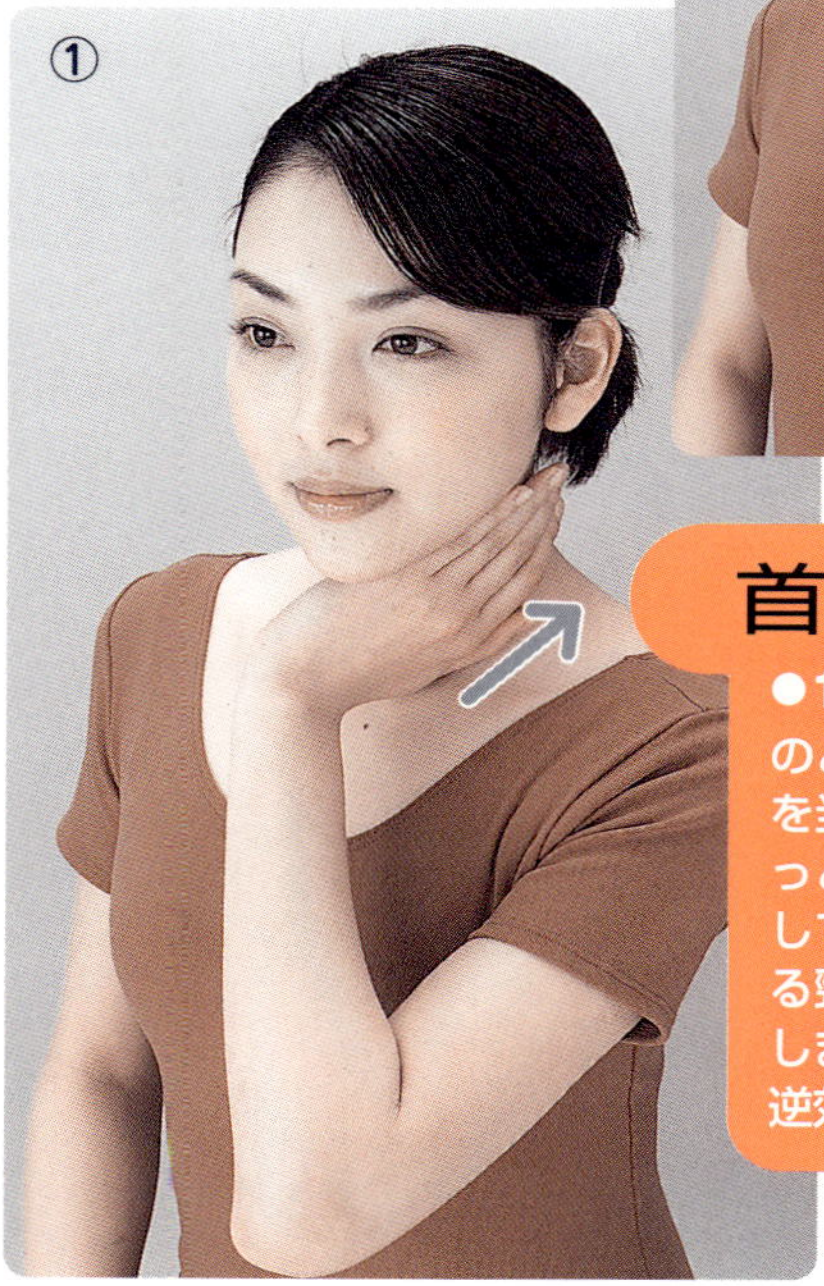

首

●10回程度

のどの中央に手のひらを当て、首の後ろへそっとすべらせるようにして、首の付け根にある頸部リンパ節を刺激します。強い力はNG。逆効果です。

毎日のリンパマッサージで憧れの〝小顔美人〟に

朝起きて鏡を見たら、口もとはたるんでいるし、ほっぺはブヨブヨしているし、まぶたははれぼったいし…。これらはすべてむくみのしわざ。そして、むくみは、顔を実際よりひと回りもふた回りも大きく見せます。

プリプリした肌の〝小顔美人〟を目指すなら、むくみを取るのが第一歩。朝夕のお肌の手入れ時などにリンパマッサージを取り入れ、リンパの流れを変えて、フェイスラインをシャープにしましょう。

手のひらを大きく使い、前から後ろ、下から上へ

首から上の部分のリンパマッサージは前から後ろ、下から上へが基本。リンパ液は皮膚のすぐ下を

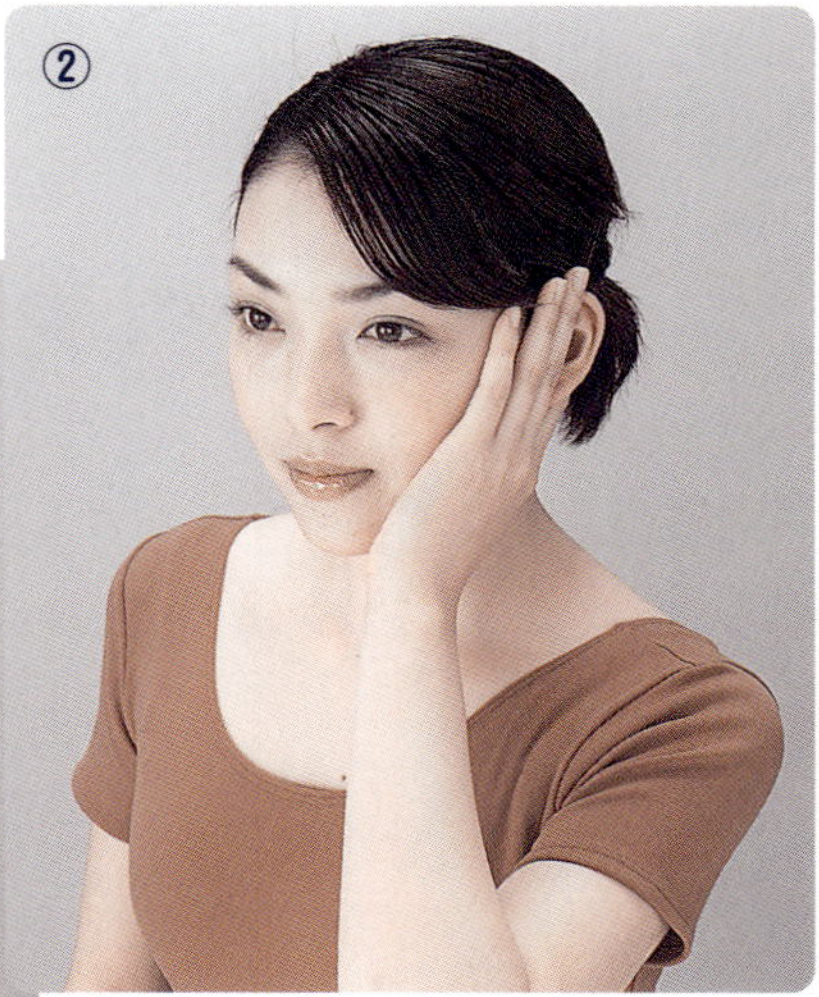

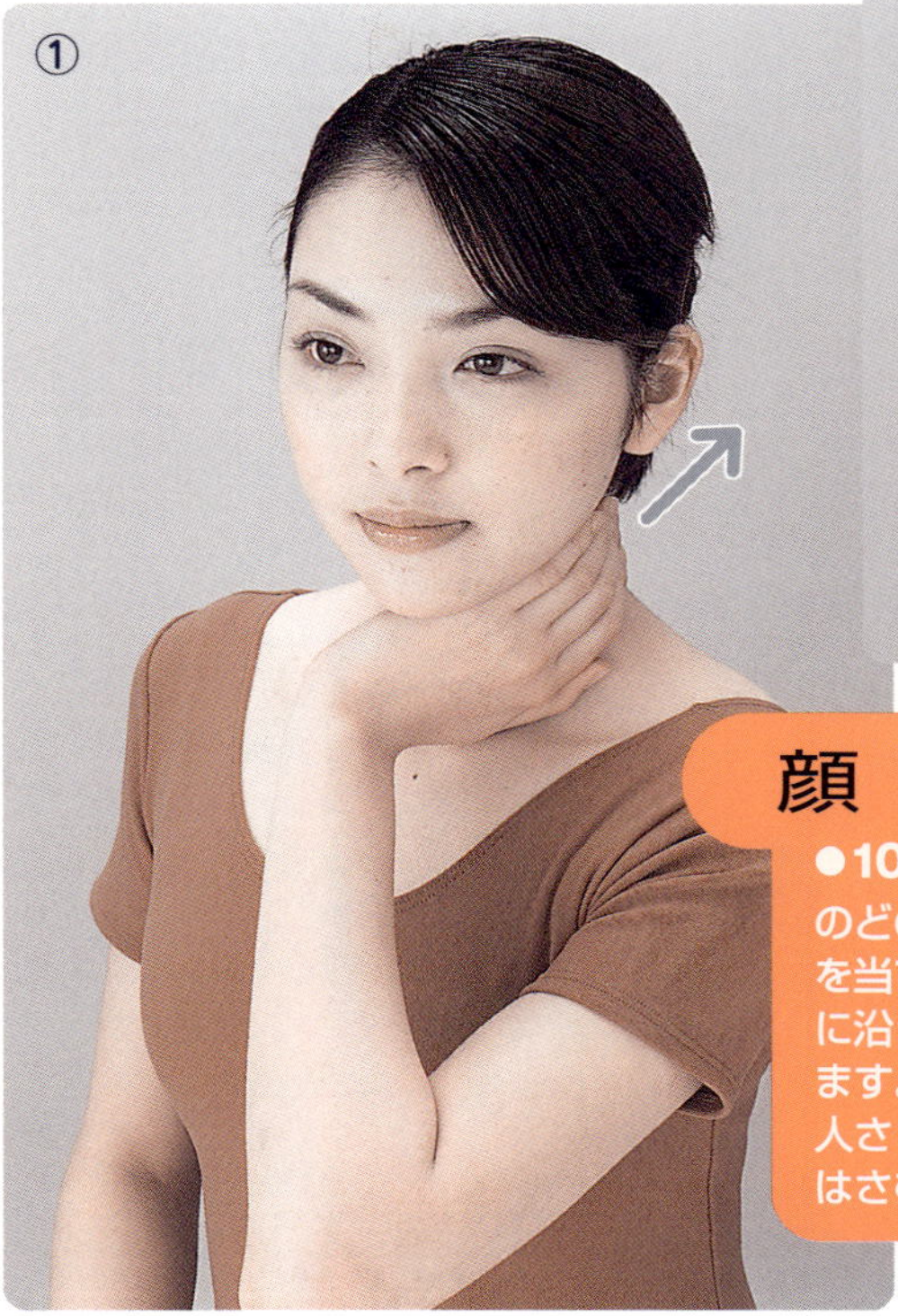

顔

●10回程度
のどの中央に手のひらを当て、あごのラインに沿って上へすべらせます。耳まできたら、人さし指と中指で耳をはさむ形にします。

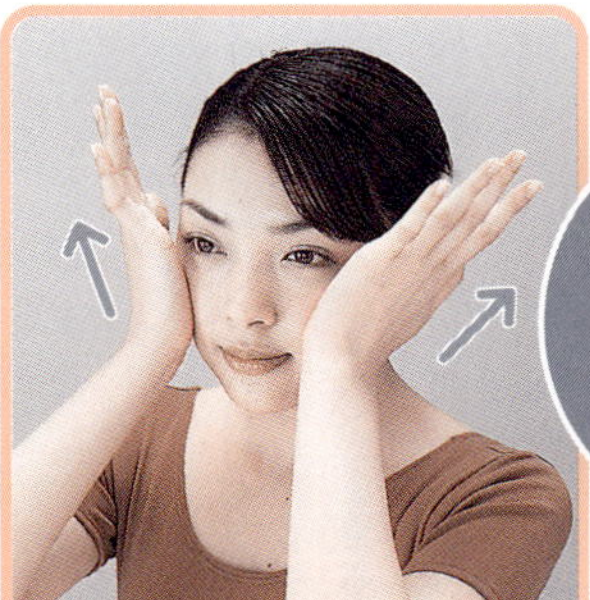

ほおを両手ではさむようにして下から上へマッサージ。小顔目指して毎日の日課に。

流れているので、そっとなでるくらいで十分です。やりすぎは、むくみやたるみを助長してしまうこともあります。

手のひらを大きく使い、手のひらの重みだけを利用する気持ちで、やさしくなでるようにマッサージしてください。

老廃物をすみやかに排出する
鎖骨のくぼみ・胸

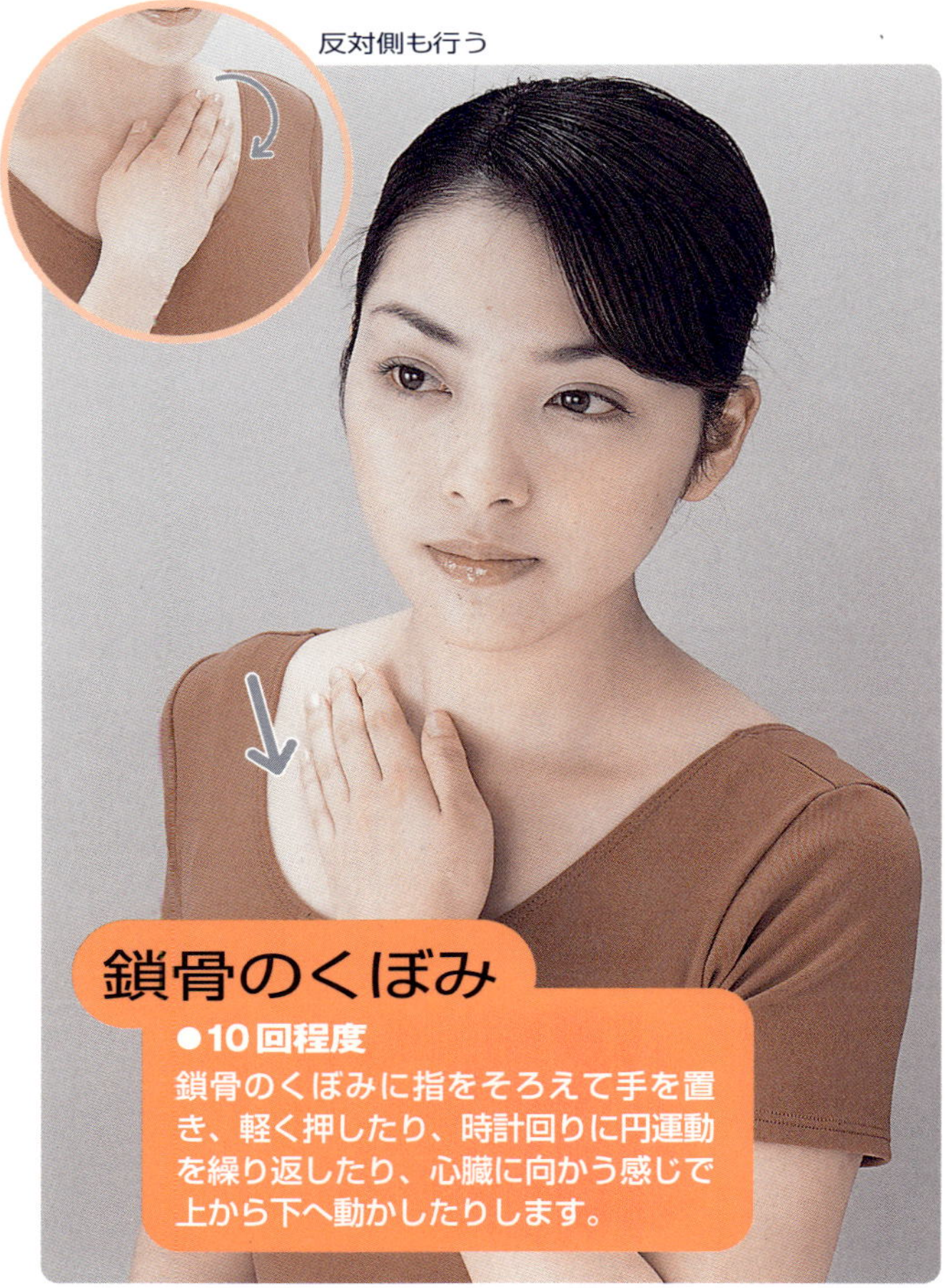

鎖骨のくぼみ

●10回程度

鎖骨のくぼみに指をそろえて手を置き、軽く押したり、時計回りに円運動を繰り返したり、心臓に向かう感じで上から下へ動かしたりします。

リンパ液のスムーズな流れでトラブルも解消

リンパの大切な役割の一つに、細胞から出てきた老廃物や毒素を回収して押し流すという働きがあります。リンパ液が正常に流れていれば問題はないのですが、流れが停滞し、よどんでしまうと、むくみやたるみばかりでなく、にきび、吹き出物、肌あれ、肩こり、便秘、冷え症、生理痛といった症状が出てきます。

リンパ液の流れをスムーズにして、水分とともに体内の老廃物を流し出してしまいましょう。

鎖骨にあるリンパ節の刺激ですぐ効果が出る

上半身の大きなリンパ節としては、まず鎖骨のくぼみにある鎖骨リンパ節があげられます。

胸

●10回程度
胸に手のひらを当て、時計回りに大きく動かして、胸全体をやさしくさすります。風邪をひいたときや下半身のシェイプアップにも効果があります。

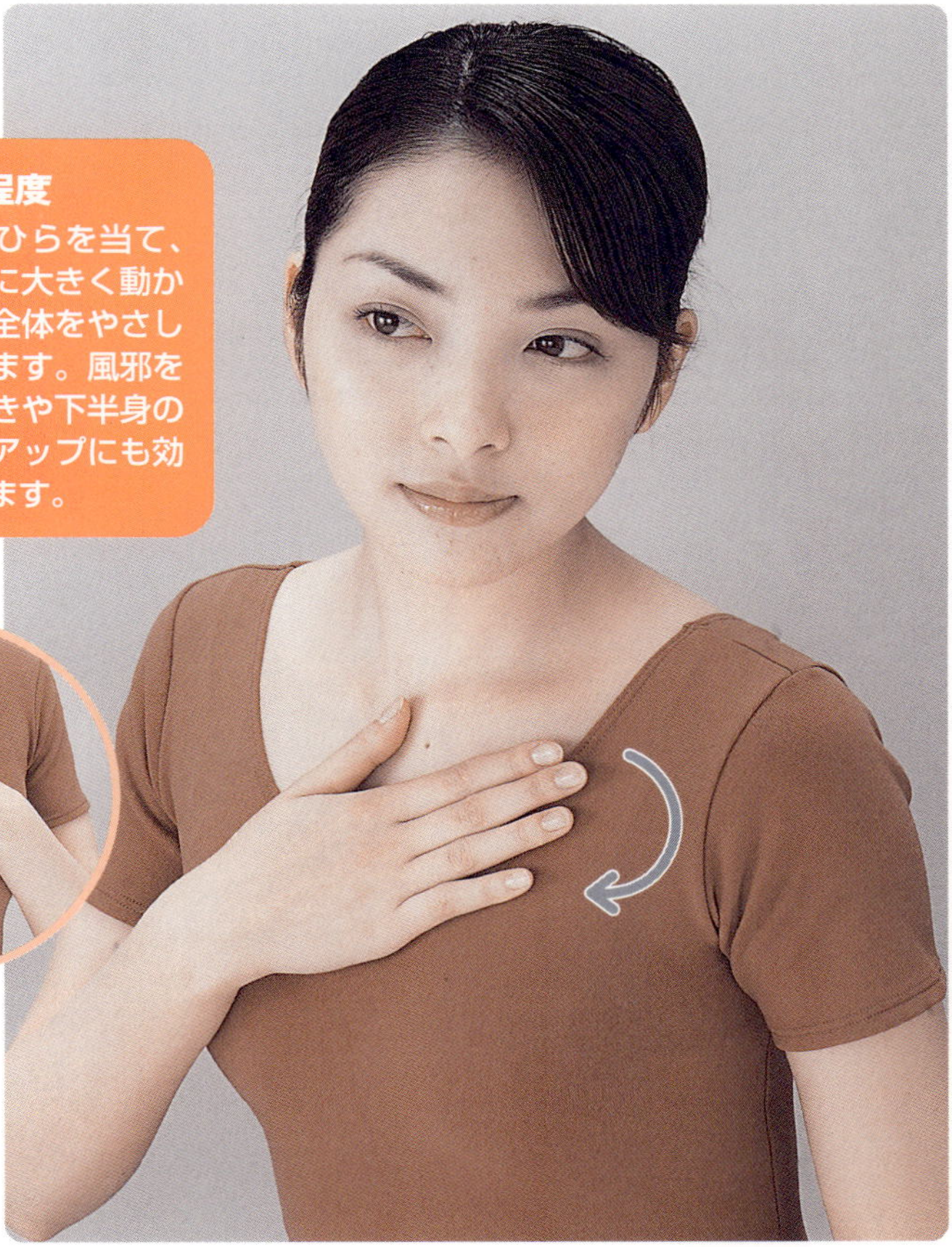

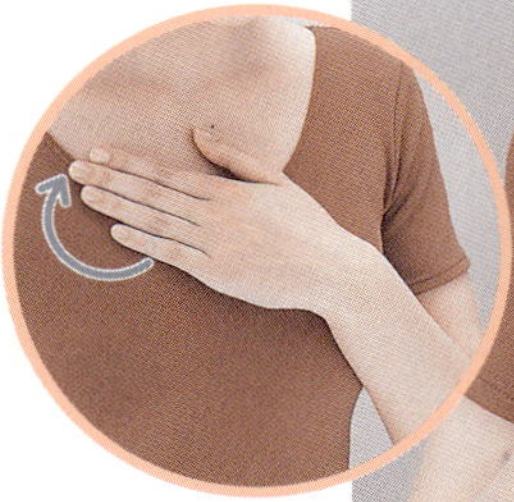

反対側も行う

鎖骨リンパ節は、全身を流れるリンパ液の最終ターミナル。すべてのリンパ液は、鎖骨リンパ節で静脈と合流し、心臓に注ぎます。つまり、ここを刺激すれば、老廃物排出の速効効果が期待できるというわけ。顔面のリンパ液も、最終的には鎖骨リンパ節に集まり、流れていきますから、顔のむくみの解消にも有効です。

鎖骨のくぼみに手のひらを当て、周辺をさすったり、円運動を繰り返したりしましょう。力を入れすぎると痛みを感じますから、刺激しすぎないように、やさしく、ソフトに行ってください。

上半身では、鎖骨の下の胸管という一番太いリンパ管もポイントの一つです。マッサージによる胸管の活性化で、下半身のリンパ系も刺激され、下半身の老廃物も順調に排出されるようになります。

女性らしい美しいラインを作る

わきの下・腕

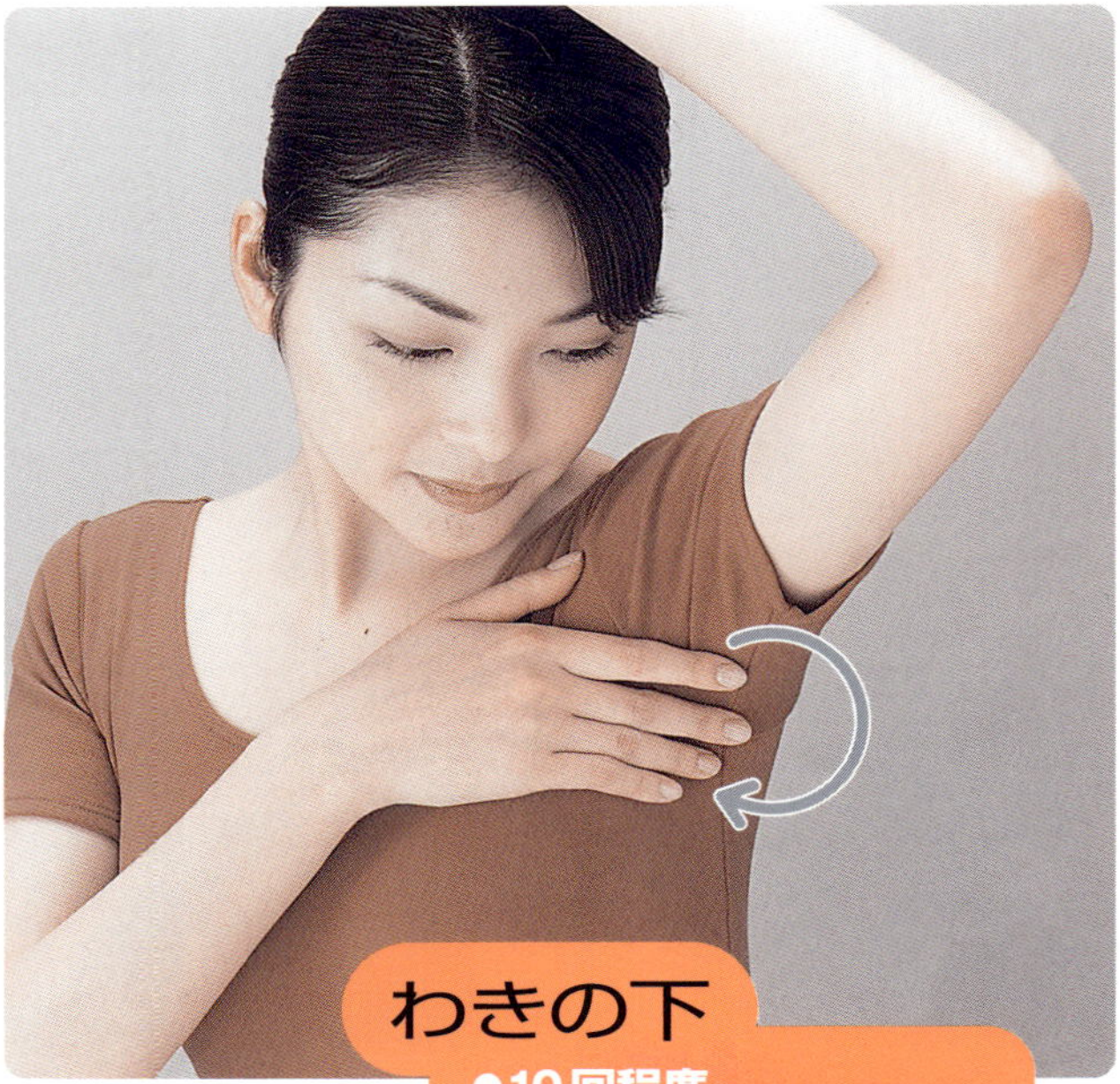

わきの下

●10回程度

軽くひじを曲げて腕を上げ、わきの下のくぼみに反対側の手を指をそろえて置き、心臓に向かってなでたり、その場で円運動をして、リンパ節を刺激します。乳がんの予防にも効果があります。

腕のたるみ解消は わきや腕のマッサージで

手の先から腕、肩へと流れるリンパ液も、最終的には鎖骨リンパ節を経由して心臓へと流れ込みますが、鎖骨リンパ節へたどりつく前の中継センターとして、わきの下のくぼみにある腋窩《えきか》リンパ節に集まります。

二の腕のたるみや肩口のもっこりした肉が気になる、肩こりに悩まされている、という人は、リンパ液の流れが手の先端で滞っているのかもしれません。リンパ液の停滞が原因であれば、腕やわきの下を刺激してリンパ液の流れをよくすれば、悩みは解消されるはずです。

バストを美しくしたり、乳がんを予防する効果も

腕

●10回程度

手首からひじまで、ひじから腕の付け根までに分け、下から上へと腕をやさしくさすり上げて、リンパ液の流れを促します。ひじの内側のくぼみにも、軽く手を押し当ててソフトな刺激を与えます。

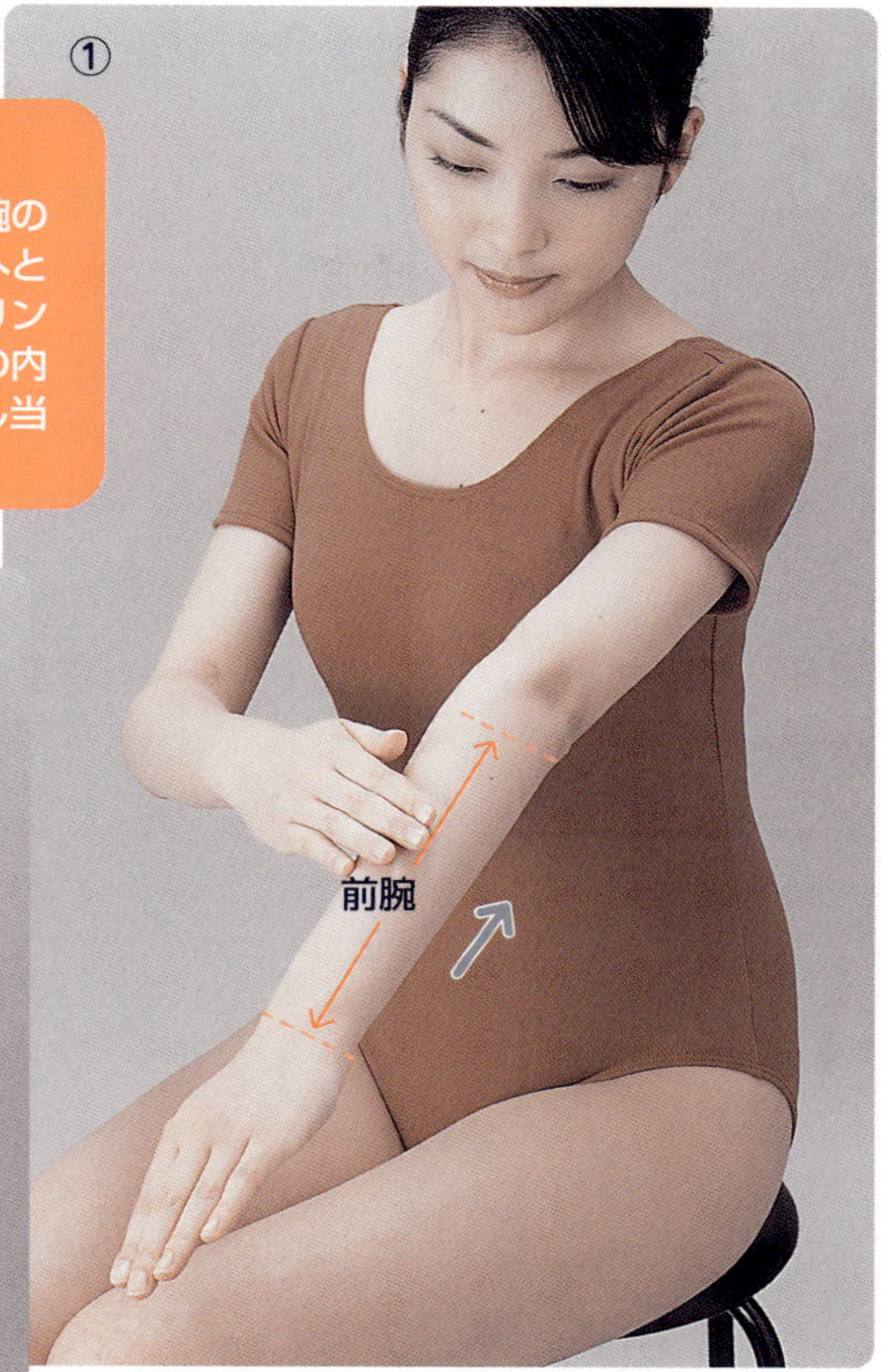

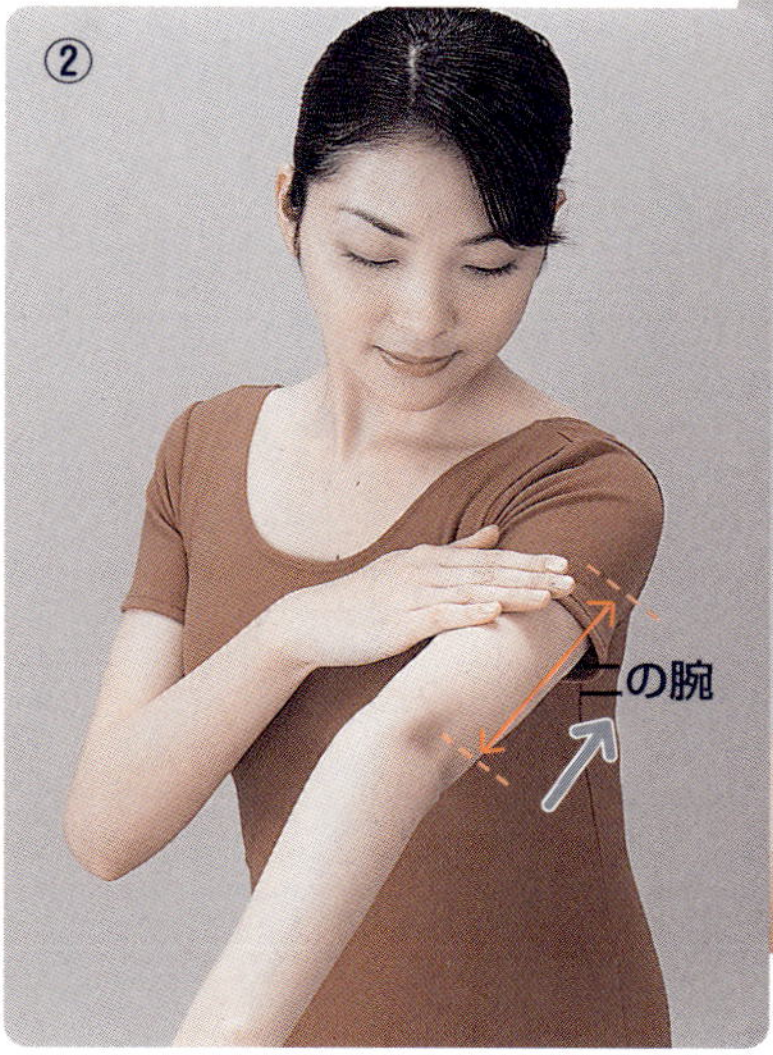

わきの下は、心臓へ向かって手をソフトに動かしたり、その場で円運動を繰り返して刺激します。たるんだ腕がすっきりと引き締まってくるばかりでなく、美しいバストライン作り、また乳がん予防などの効果も期待できます。リンパ液の流れを促すための腋窩リンパ節刺激法としては、肩を前後に大きく回すのも一法です。

腕は、手のひらから腕の付け根に向かうリンパ液の流れに逆らわないよう、下から上へ、やさしくもみ上げるような気持ちでマッサージします。腕の外側へも内側へも刺激を与えますが、いずれも一気に肩まで、わきの下までさすり上げるのでなく、前腕と二の腕に分けて行うのがコツです。ひじの内側のくぼみにあるリンパ節へも、円を描くようにして軽く刺激を与えておきましょう。

腹部のたるみを解消する
おなか・そけい部

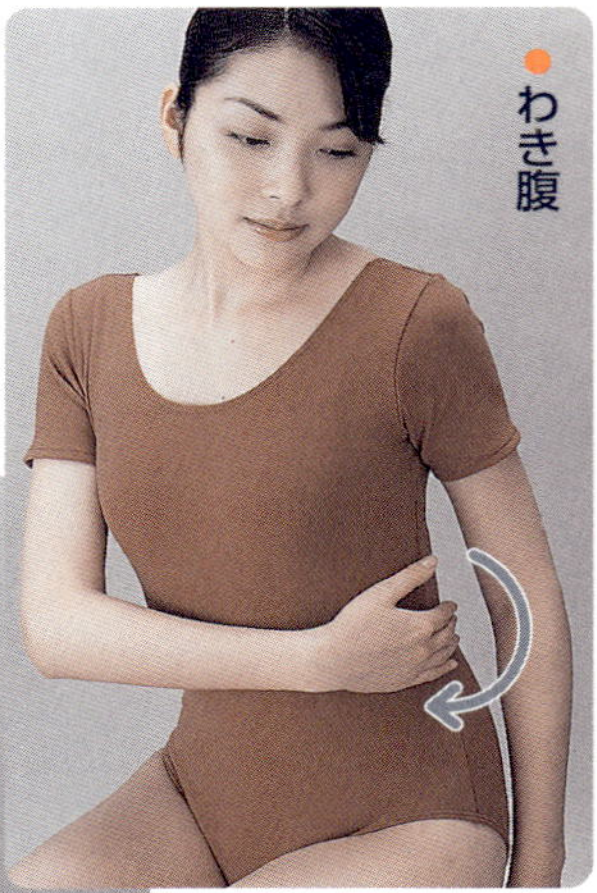

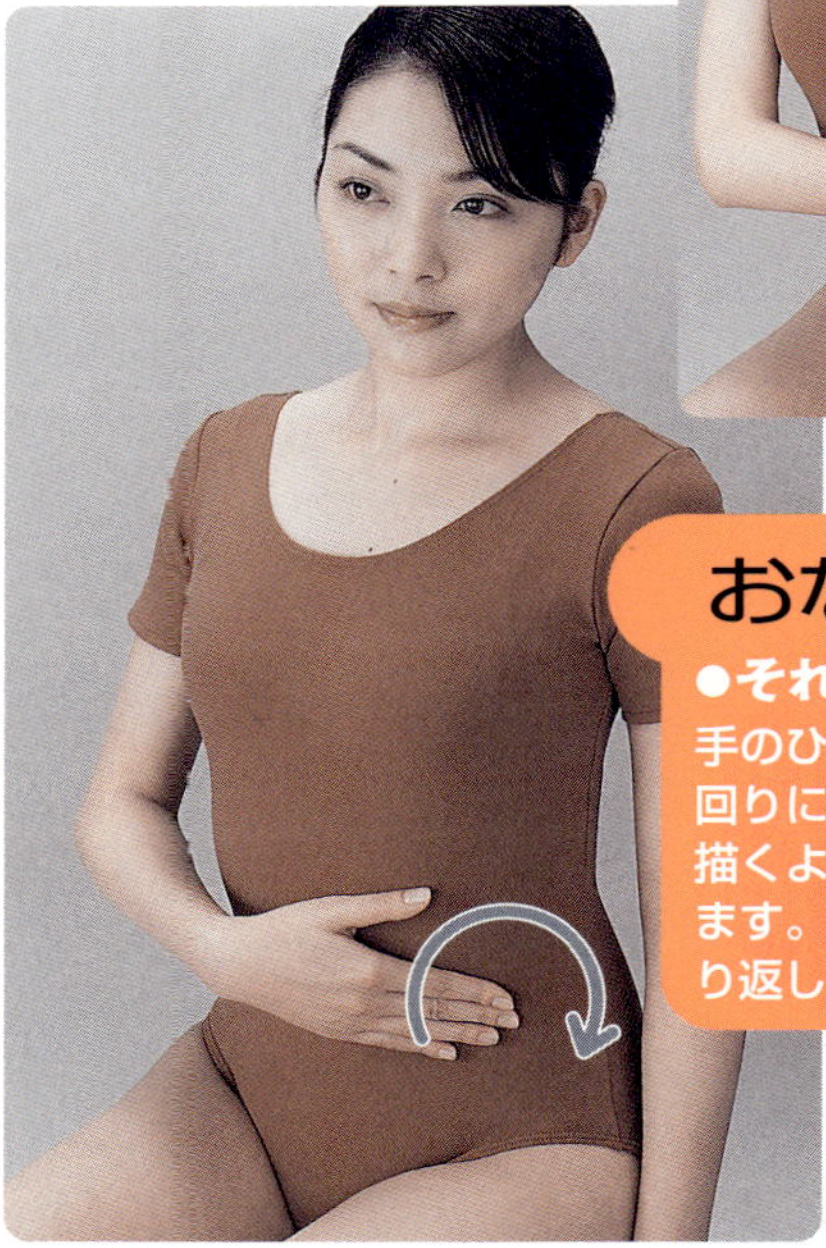

おなか

●それぞれ10回程度

手のひら全体を使い、時計回りに大きく「の」の字を描くようにおなかをさすります。わき腹も円運動を繰り返します。

ぽってりしたむくみ腹はリンパ液の停滞が一因

ついたら最後、なかなか落ちないのがおなかのお肉。もし、ダイエットもエクササイズも効果なしというのなら、下半身のリンパ液がスムーズに流れていないことが原因とも考えられます。リンパ液の流れが悪い状態を放置しておくと、ブヨブヨと固まって皮下脂肪のようになることがあるのです。

両足のつま先から上へ上へと流れる下半身のリンパ液は、足の付け根にあるそけい部リンパ節に集まり、さらにおなかにある腸骨リンパ節に集まって、心臓へと流れていきます。つまり、おなかとそけい部が、むくみ腹解消のマッサージポイントというわけです。

腸骨リンパ節やそけい部リンパ節のマッサージは、全身の新陳代

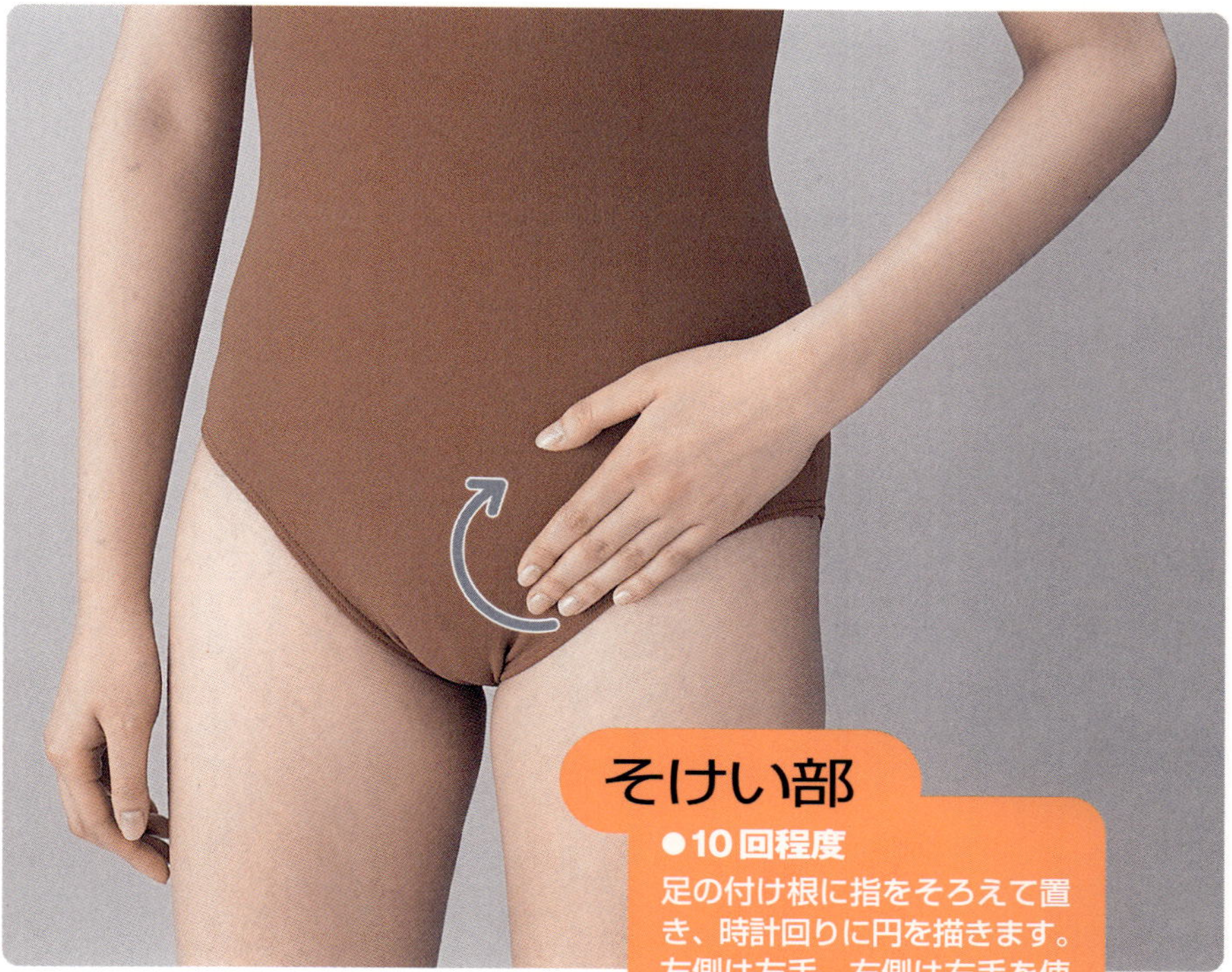

そけい部

●10回程度

足の付け根に指をそろえて置き、時計回りに円を描きます。左側は左手、右側は右手を使いますが、反対の手を軽く添えてもOK。足の美しいラインづくりやヒップアップ効果も期待できるケアです。

謝を促すため、やせたい人にも有効です。便秘や冷え症の改善のほか、足の付け根への刺激は足やヒップを引き締める効果もあります。

おなかのマッサージは「やや強め」がコツ

おなかのマッサージは、手のひら全体を使って、広く大きく円を描きます。リンパマッサージは弱い力で行うのが基本ですが、腸骨リンパ節はおなかの奥深いところにあるため、やや強めの力で行います。わき腹も円を描くようにマッサージしますが、こちらはやさしくソフトに。おなかを抱えて笑ったり腹式呼吸をしたりといったことも、腸骨リンパ節の刺激にひと役かってくれます。

そけい部は、同じ側の手を当てて、時計回りにゆっくりとした円運動を繰り返します。

たるみやでっぱりを解消する

太もも

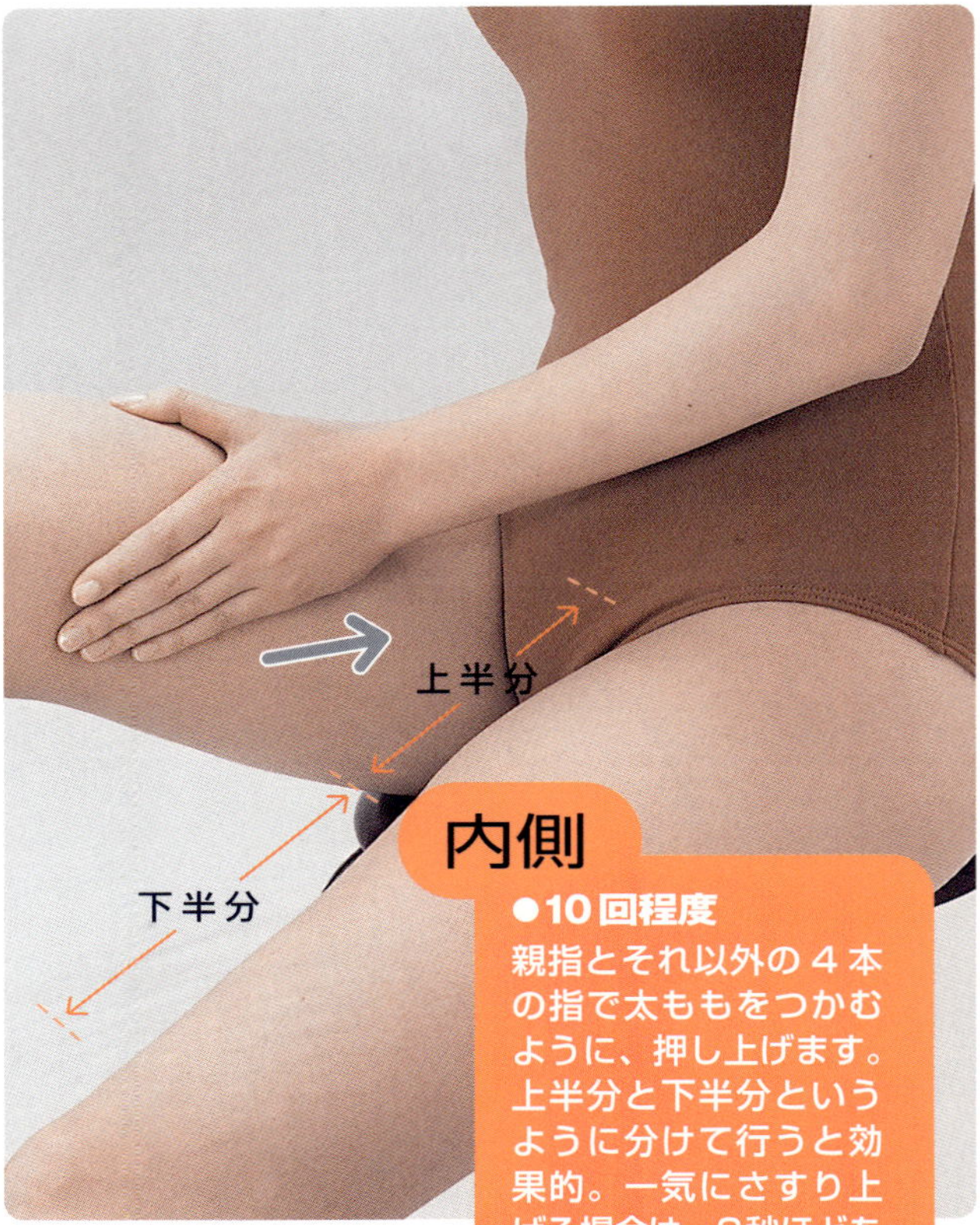

内側

●10回程度

親指とそれ以外の４本の指で太ももをつかむように、押し上げます。上半分と下半分というように分けて行うと効果的。一気にさすり上げる場合は、２秒ほどを目安にゆっくりと。

太ももをいっぱい刺激して足やせ！

太ももは、思いのほか全身のスタイルを左右するもの。乗馬ズボンのようにもっこりと肉のついた太もも、たるんだ太ももは、実際以上にその人を太って見せ、足も短く見せます。

太ももが太くなる原因の一つにリンパ液の停滞があげられます。太ももにどんどん刺激を与えてリンパ管を活性化させ、リンパ液の流れをスムーズにしましょう。

太もものマッサージは、足先からひざへ運ばれたリンパ液を、さらに足の付け根へ流すように下から上へ行うのがコツです。また、太もものリンパ液は、外側にも内側にも通っていますから、全周をまんべんなく刺激することが大切です。

外側

●10回程度
要領は内側と同じ。ひざに近い部分からゆっくり足の付け根方向へと手を動かします。片足ずつでも、両手で両太ももの側面を同時にさすり上げても、また立って行っても、座って行ってもOKです。

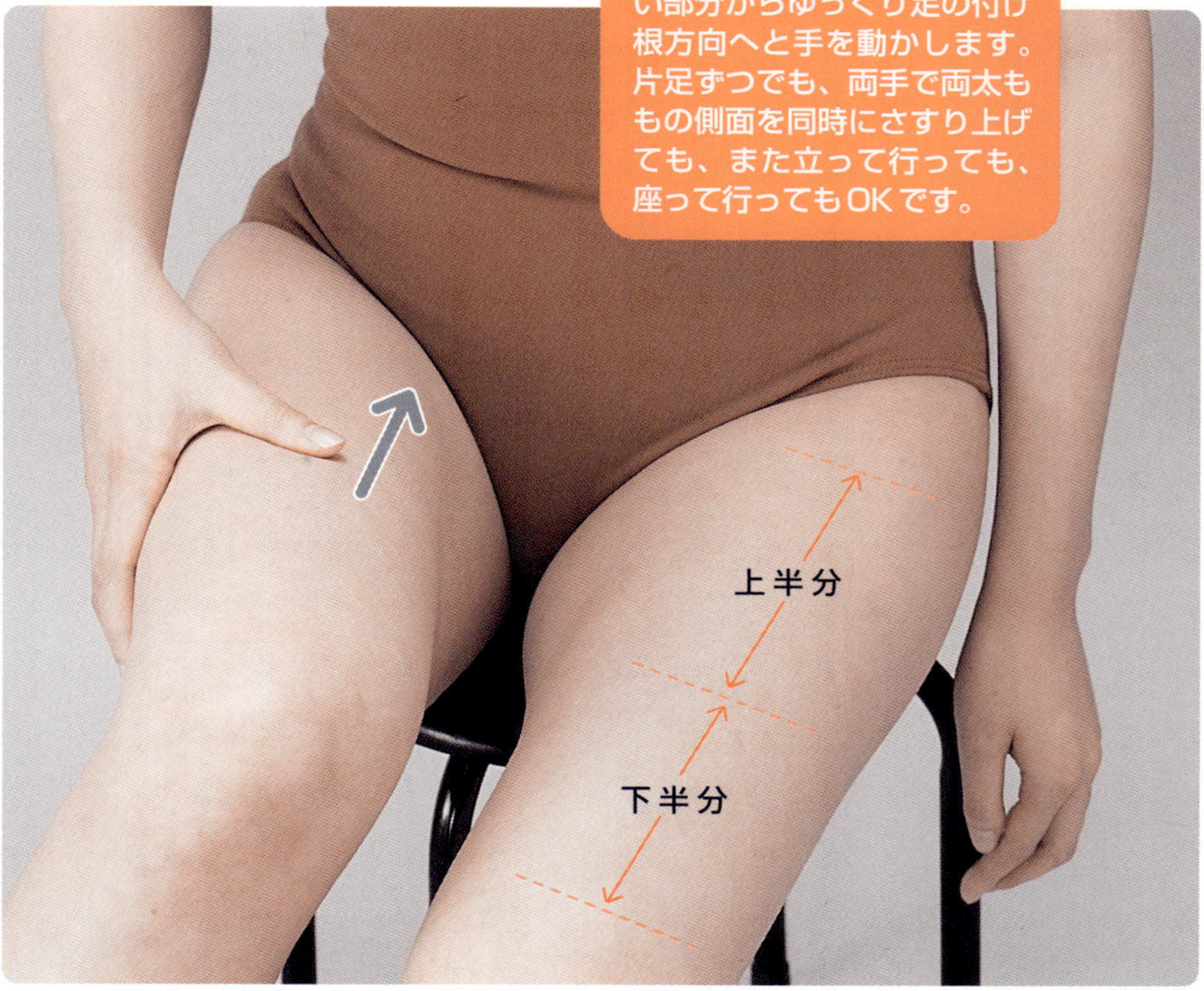

2、3か所に分けてのマッサージが効果的

太もものマッサージは、軽く押しながら足の付け根方向へゆっくりとさすり上げるほか、両手を重ねて引き上げる、らせんを描くように手を動かしながら押し上げる、両手で太ももを圧迫するようにはさみ込んで外側と内側を同時にマッサージするなどの方法もあります。いずれも、太ももの上半分と下半分、あるいは上、真ん中、下と分け、部分ごとに滞った老廃物をほぐす気持ちで行うと、効果的です。

太ももへの刺激でリンパ液の流れがよくなれば、でっぱりやたるみのないすらっとした足になるばかりでなく、足の疲れ、ふくらはぎや足首のむくみも解消できます。ヒップアップ効果も期待できます。

むくみをとって引き締める

ふくらはぎ・足首

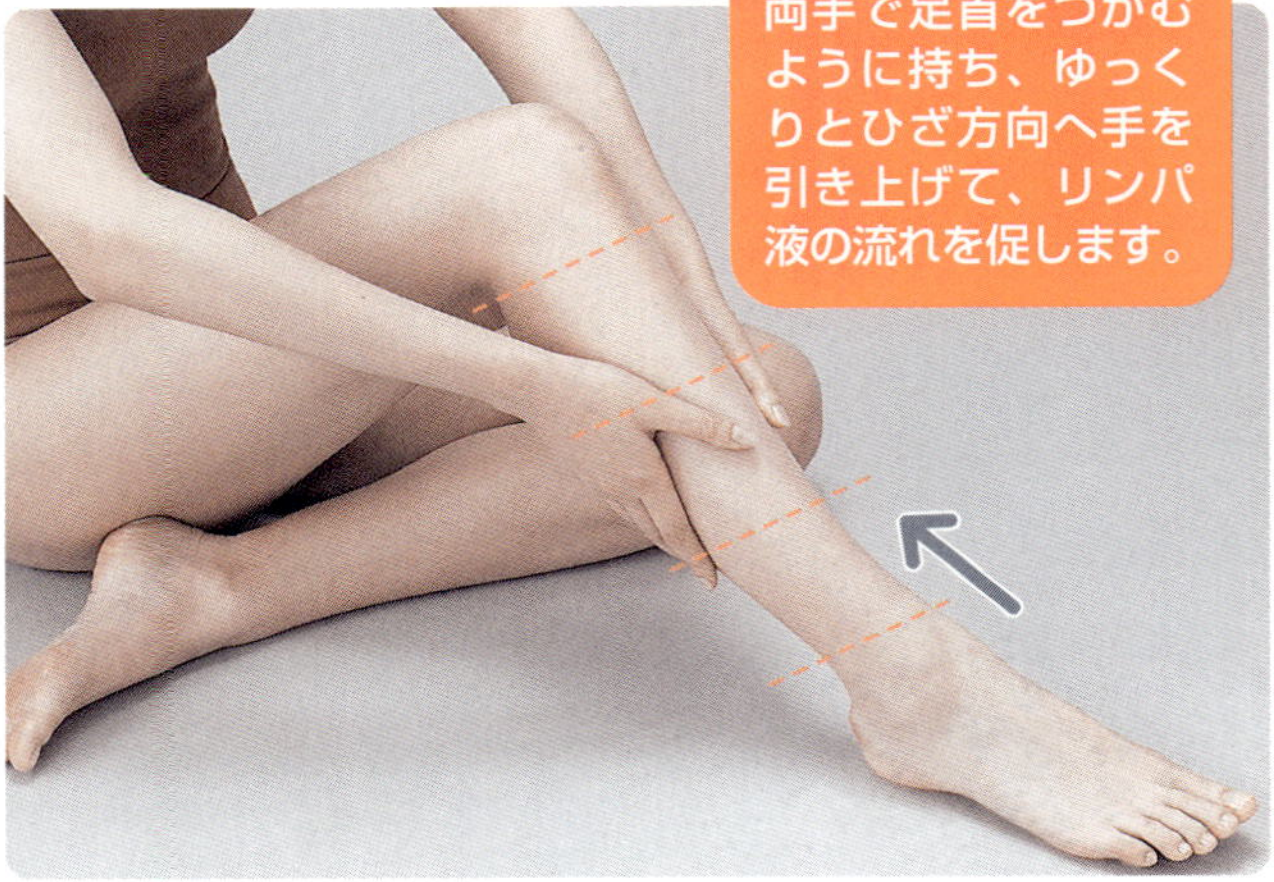

ふくらはぎ

●10回程度
両手で足首をつかむように持ち、ゆっくりとひざ方向へ手を引き上げて、リンパ液の流れを促します。

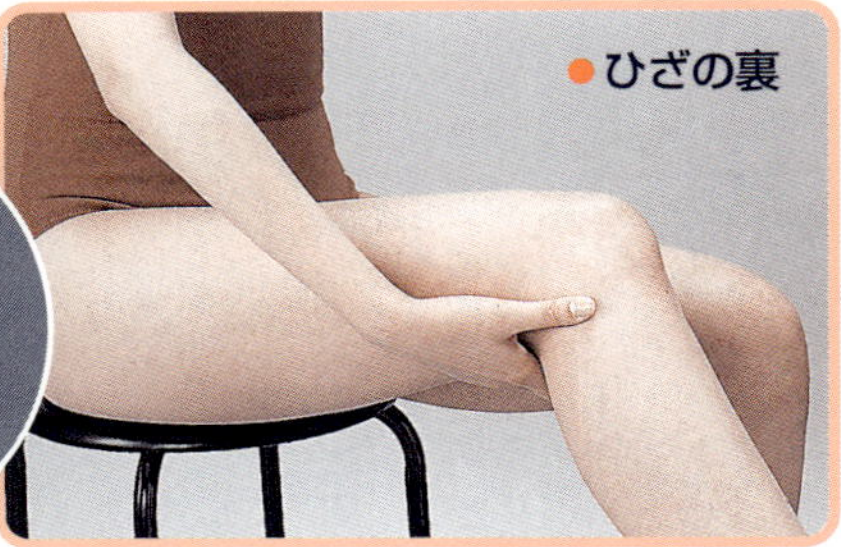

●ひざの裏

ひざの裏のマッサージは、座ったり足を低い台に乗せたりするとやりやすい。

足の疲れをとりながらむくみや冷えも解消

同じ姿勢を長く続けていたり、筋肉の緊張がとれないうちに運動を繰り返して疲労物質の乳酸がたまると、筋肉が硬くなってリンパ液の流れが悪くなり、新陳代謝が低下して、足がむくんできます。そんな状態を放置しておくと、太くてくびれのない〝ゾウ足〟や、ふくらはぎがムキッと盛り上がった〝ししゃも足〟になったり……。リンパ液の流れが足の末端で滞ると、足先が冷え、夏でも靴下なしでは寝られないということにもなります。

夜になるとふくらはぎがパンパンに張る、足先の冷えで悩んでいるという人は、ひざより下のリンパマッサージを集中的に行うとよいでしょう。

足首

●10回程度

くるぶし、アキレス腱の周辺へは、たまったリンパ液をほぐすように、やや強めの力を加えます。足指の付け根のくぼみは、親指の腹を使って刺激します。

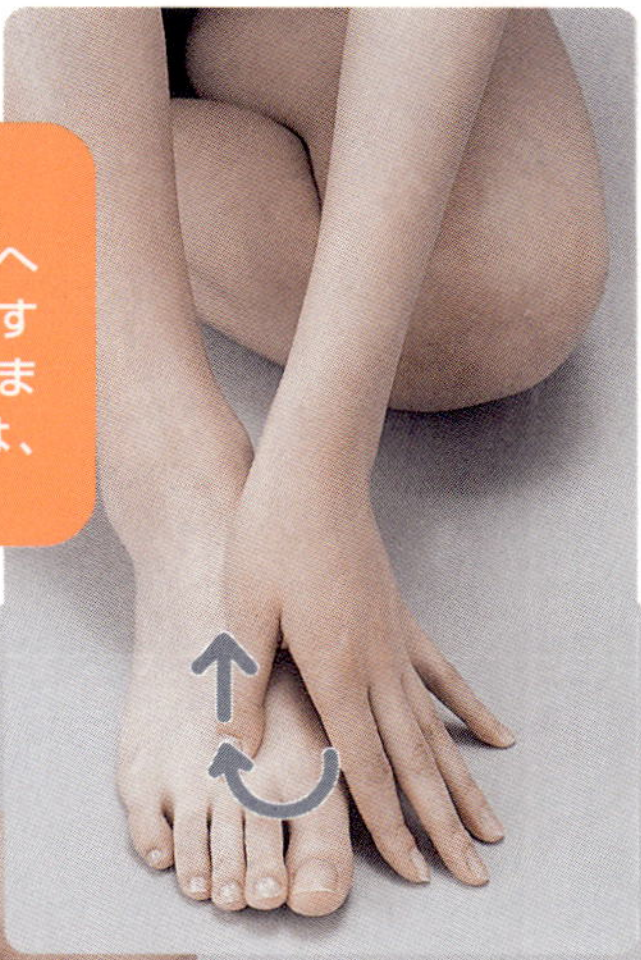

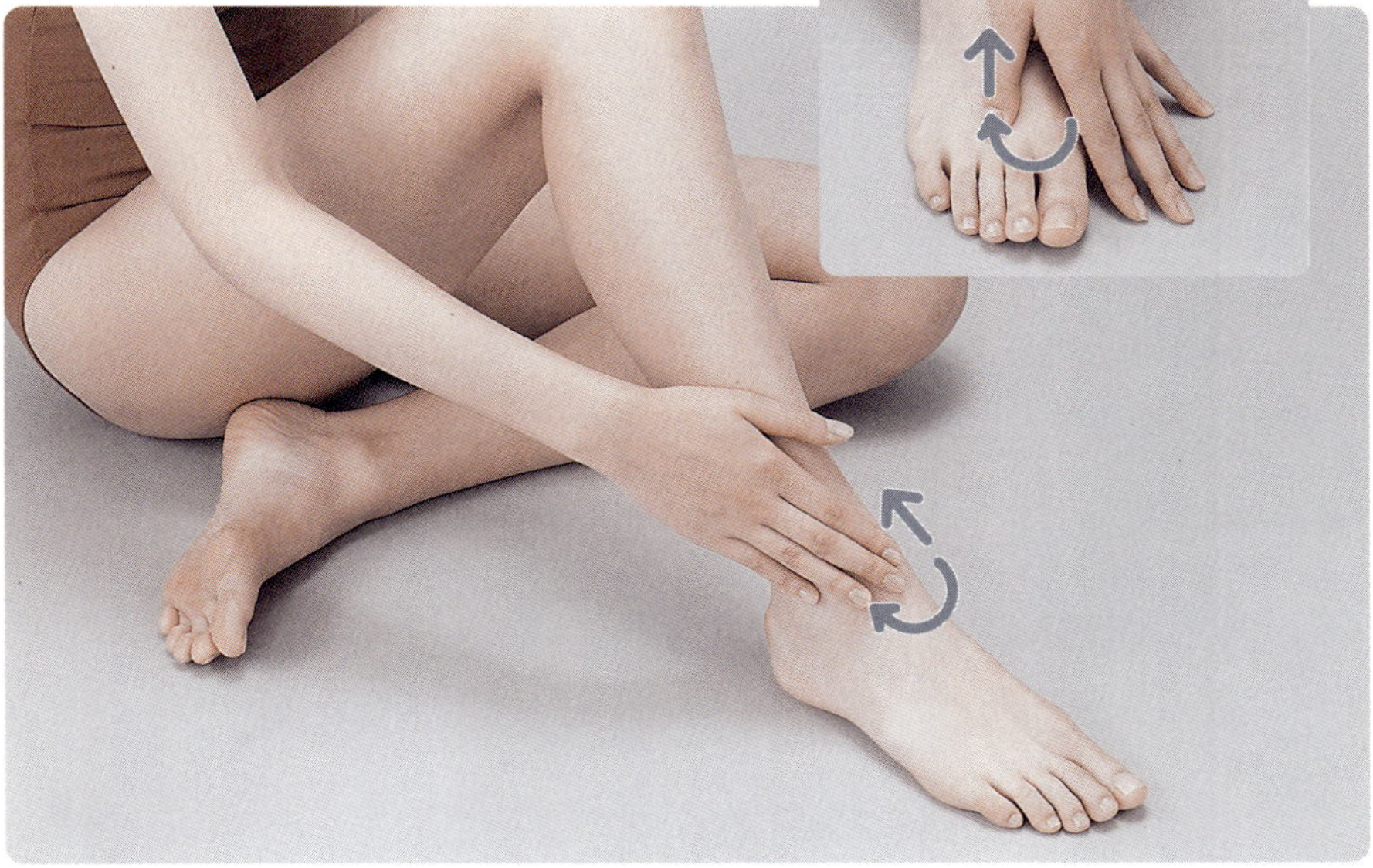

リンパが集まっているひざの裏も忘れずに

ふくらはぎは、両手のひらではさみ込むようにし、下から上へと引き上げます。ひざに近い部分、真ん中、足首に近い部分と三段階に分けて行うと効果的です。

リンパ液が滞りやすいくるぶしやアキレス腱の周辺は、親指を除く4本の指で、さすり上げたり、その場で円を描いたりします。

足の甲は、足の指の付け根にある骨と骨の間のくぼみを、親指の腹で指側から足首に向けてこすったり、円を描いたりします。

また、ふくらはぎから下のリンパ液を集めるひざの裏も大切なマッサージポイントです。くぼみに親指以外の指先を入れ、下から軽く押し上げたり、小さく円運動を繰り返したりしましょう。

ヒップアップして形をととのえる

おしり

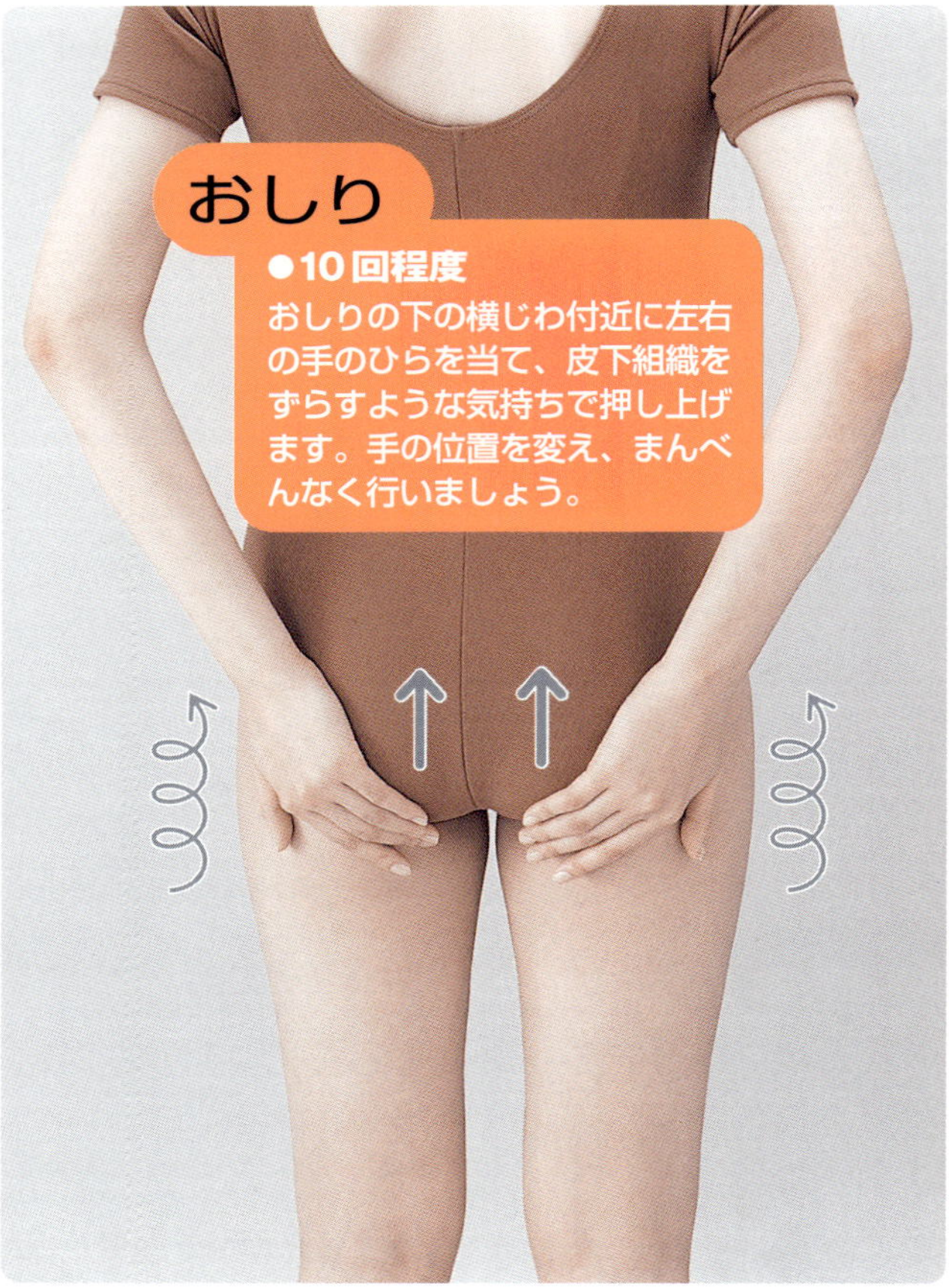
おしり
●10回程度
おしりの下の横じわ付近に左右の手のひらを当て、皮下組織をずらすような気持ちで押し上げます。手の位置を変え、まんべんなく行いましょう。

むだな脂肪を除けば、キュートなおしりに

おしりは、意外に不要物質がたまりやすいところです。ボタッとした締まりのない〝大じり〟、サイズは小さくてもまた下を短く見せてしまう〝垂れじり〟は、脂肪と老廃物が原因になっていることが少なくありません。逆にいえば、脂肪と老廃物をとり除けば、キュッと引き締まったかわいいおしりになるというわけです。

リンパマッサージでリンパ液の流れを促し、おしりの内側についた余分なものをどんどん体外へ流し出してしまいましょう。

手の位置を変えて側面までまんべんなく

おしりのリンパ管は、背中の中心線から左右に分かれて、それぞ

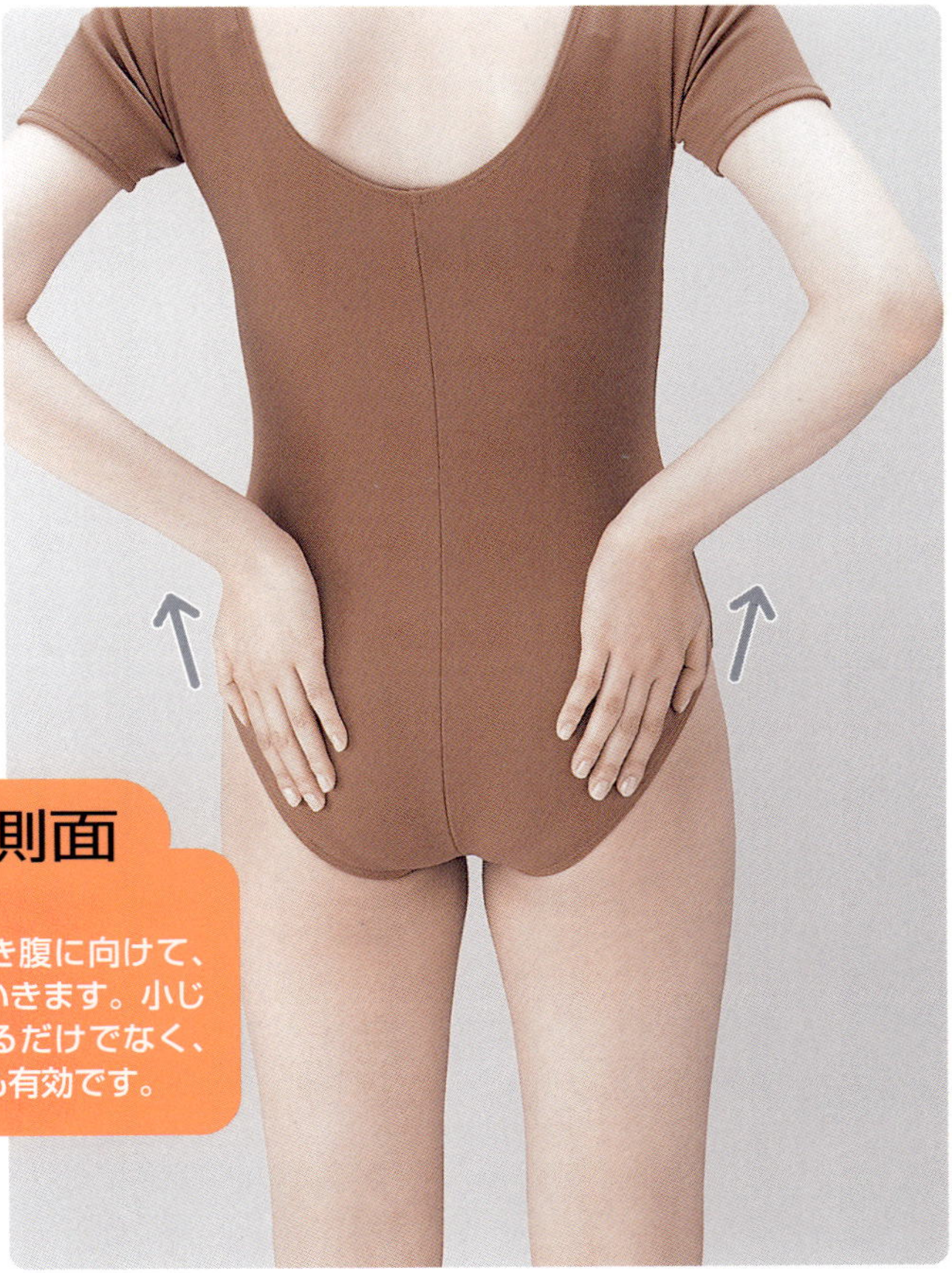

おしりの側面

●10回程度
おしりからわき腹に向けて、さすり上げていきます。小じりが期待できるだけでなく、腰痛の解消にも有効です。

れ上へ向かっています。マッサージも、その流れに逆らわないように行うことが大切です。両手のひらを広くおしりに当て、引き上げたり、円を描きながらさすり上げたりしましょう。面積の広い部分ですから、場所を変えて、おしり全体をまんべんなくマッサージするようにしてください。

パソコンの普及により、最近は目の酷使からくる腰痛、前かがみの姿勢による腰の疲労を訴える人が増えていますが、おしりの側面までていねいにケアすれば、リンパ液の流れに伴って疲労物質も順調に流れるようになり、このような悩みも解消されるはずです。

なお、下半身のシェイプアップには、あお向けになって、空で自転車こぎをするのもよい方法です。たまったリンパ液が、重力で効果的に上半身へ流れます。

お風呂でリンパマッサージをやってみよう

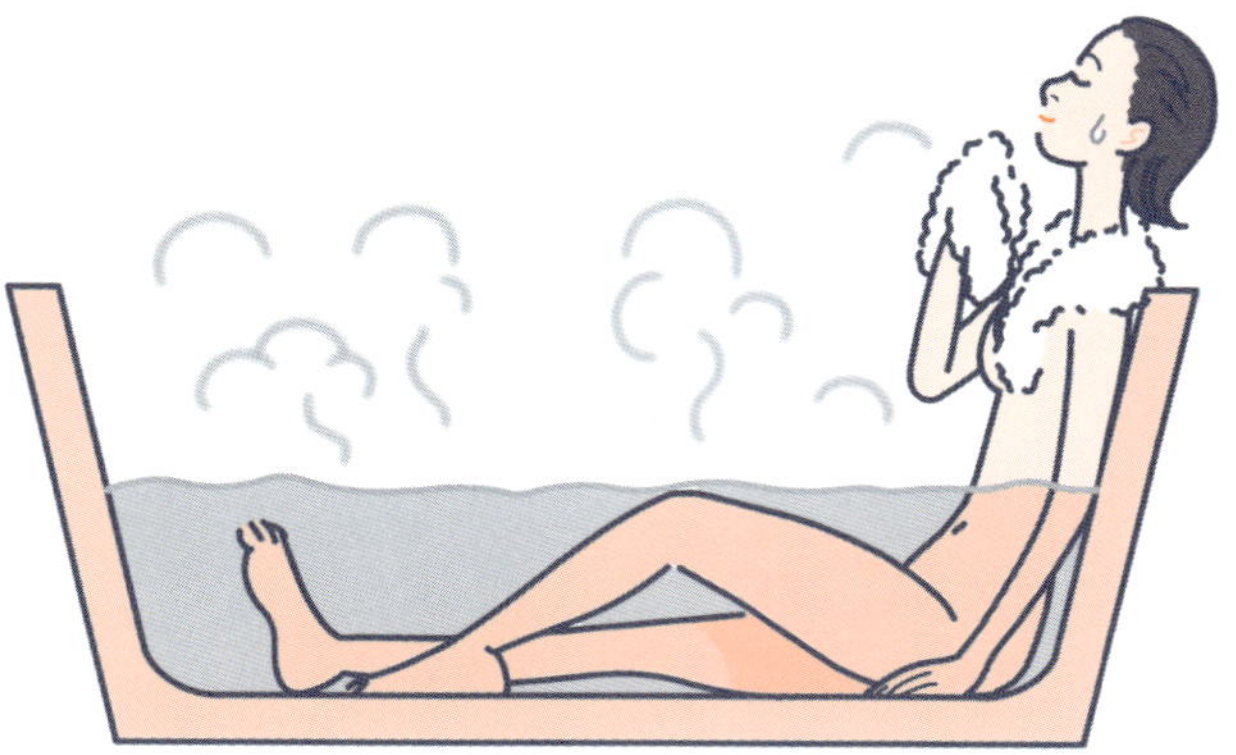

半身浴

長くつかることで新陳代謝が活発に

お風呂に入ると、体温が上がり、血液やリンパ液の流れがスムーズになります。リンパマッサージなども、お風呂でからだを温めてから行うのが効果的といえます。もちろん、一日の疲れを落とし、心身をリフレッシュするためにも、お風呂は欠かせません。

その入浴効果をアップさせるため、毎日続けたいのが半身浴。37～40℃のぬるめのお湯に、みぞおちくらいまでつかる入浴法です。

この方法は、からだを芯から温めて新陳代謝を活発にしてくれるばかりでなく、心臓に負担をかけないといったメリットもあります。

薬局で硫酸マグネシウム（シャリ塩）を入手し、これを大さじ3杯ほどお湯に入れると、さらにからだの奥にまで熱刺激が浸透します。

額や鼻の頭に少し汗をかくくらいまでつかるのが理想ですが、慣れるまでは自分の体力に合わせて、早めに切り上げてもかまいません。お湯から出ている上半身が寒く感じる場合は、肩にタオルなどを掛けるとよいでしょう。

足浴

お湯と水に交互につけ むくみや疲れを解消

足をお湯に浸す足浴だけでも、体液の対流が起こり、全身の入浴と同じくらいの効果が得られます。温かい部屋で行いましょう。

　足浴の方法の一つ「交互温冷浴」では、大きめのバケツか洗面器を2つ用意し、一つに水、もう一つに40℃前後のお湯をはります。ひざまでつかる程度がベストですが、くるぶしの上までつかっていれば、問題ありません。先に水に1分ほど両足を浸し、次にお湯に20分浸します。これを繰り返し、最後は水で終わります。むくみや疲れがとれ、スッキリします。

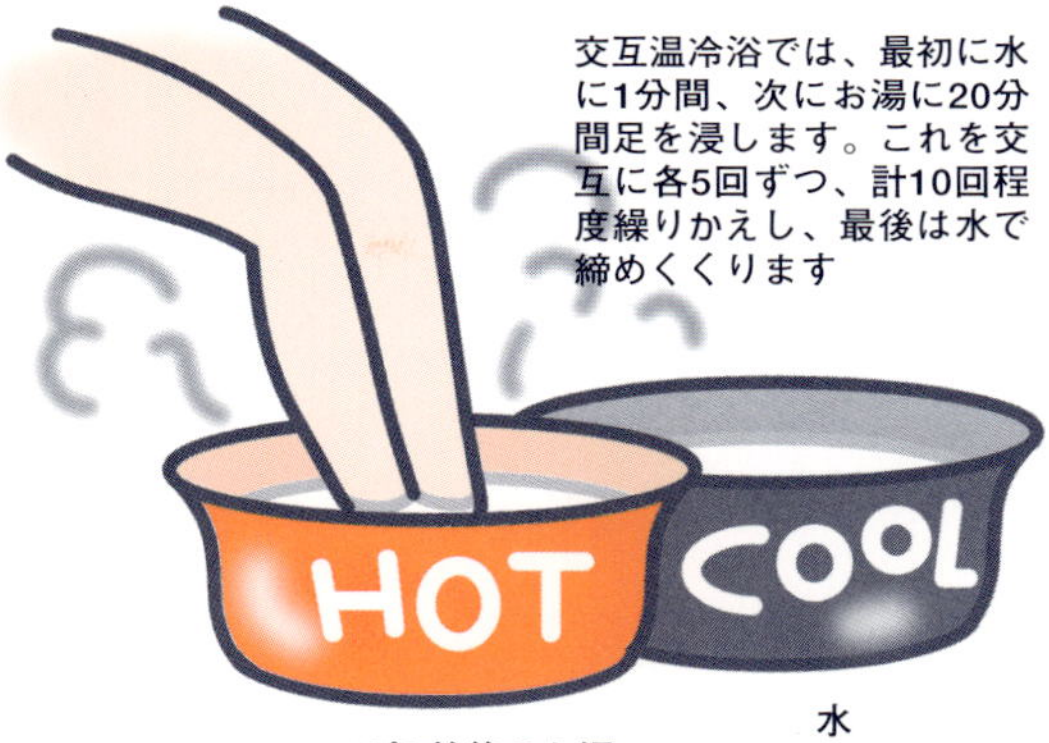
交互温冷浴では、最初に水に1分間、次にお湯に20分間足を浸します。これを交互に各5回ずつ、計10回程度繰りかえし、最後は水で締めくくります
HOT
COOL
水
40℃前後のお湯

冷え症の人もポカポカ 気持ちよく温まる

冷え症の人には、37～39℃のぬるま湯に硫酸マグネシウム大さじ4杯か粉からし小さじ2杯を溶かし込み、これに両足を浸す方法もおすすめです。この場合でも、足首まできちんとお湯につかっていることが大切です。15～20分も浸していると、ポカポカと温まってきます。つかったあとは、水で洗ったりせず、タオルで水気をふきとるだけにします。

　いずれの場合も、差し湯をして、お湯の温度を保たせてください。

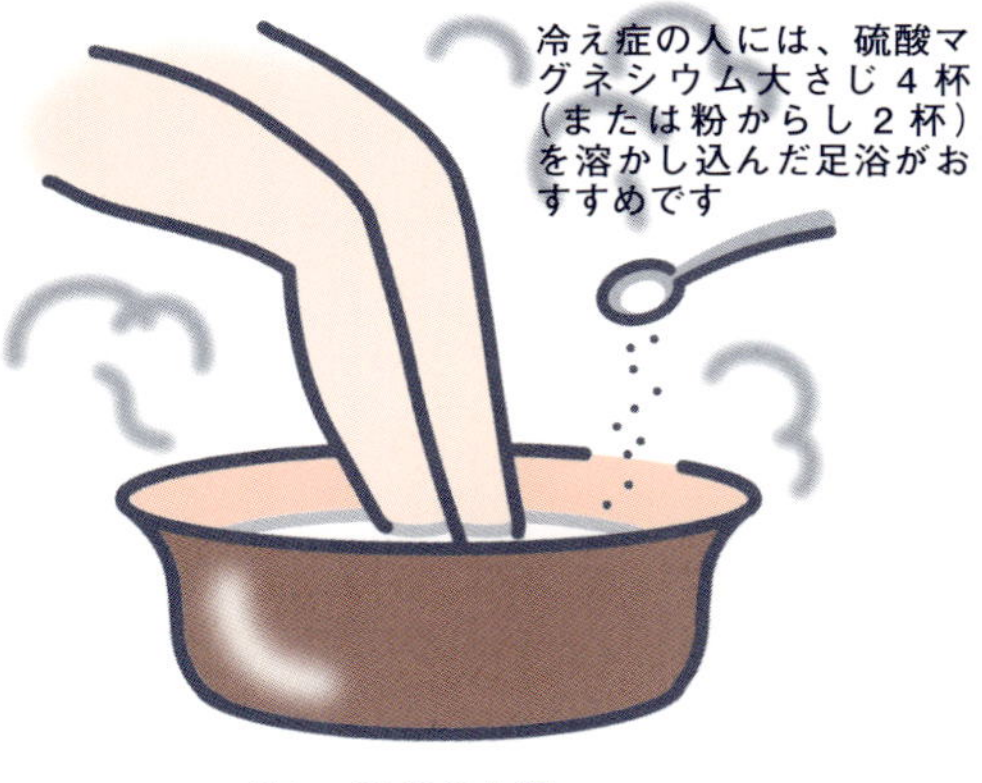
冷え症の人には、硫酸マグネシウム大さじ4杯（または粉からし2杯）を溶かし込んだ足浴がおすすめです
37～39℃のお湯

足裏刺激法

不安やストレスも消え、リラックスした気分に

足の裏には、からだの新陳代謝を促す反射帯が集まっています。足の裏を刺激すると、何となくだるい、からだが冷える、体調がすぐれないという状態が改善されるのは、そのためです。

足の裏の刺激で脳細胞が活発に反応し、α波も出やすくなるため、不安感やストレスがとり除かれリラックスした気持ちにさせてくれます。

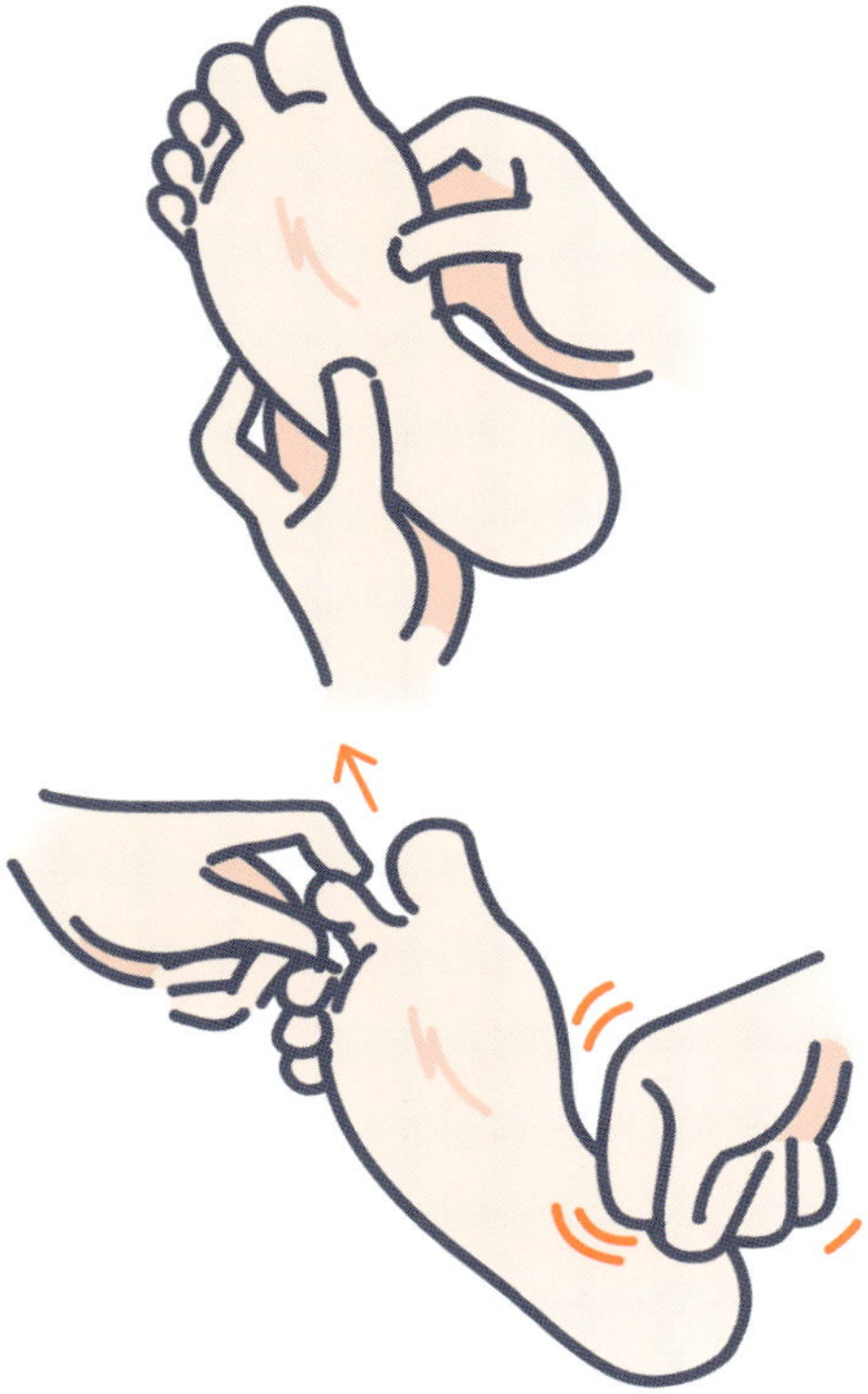

両手の親指を使い、少し力を込めて押すようにもむのがコツ。上部、中心部、下部の順にもみ進めましょう。また、足の裏全体をたたいたり、指をひっぱったり回したりするのも、血行促進やリラックスに効果的です

足の裏を刺激するときは、足全体を温めてから行うのが基本。そこで、お風呂の中でまずからだを温め、湯船につかったまま行うことをおすすめします。

バスタイムを利用して、足をもんだり、ひっぱったり、さすったり、押したり、たたいたりしてみましょう。

足もみでからだがフーッと軽くなる

足の裏の上部から中心部、下部へと順番にもんでいきます。もむほかに、足の裏をげんこつでたたいたり、指をひっぱったりするのも効果があります。

ぬるめのお湯に下半身だけつけてじっくり足の裏をもんでいると、血行が促進されて足を中心にからだ全体がホカホカし、からだがフーッと軽くなった感じがするはず

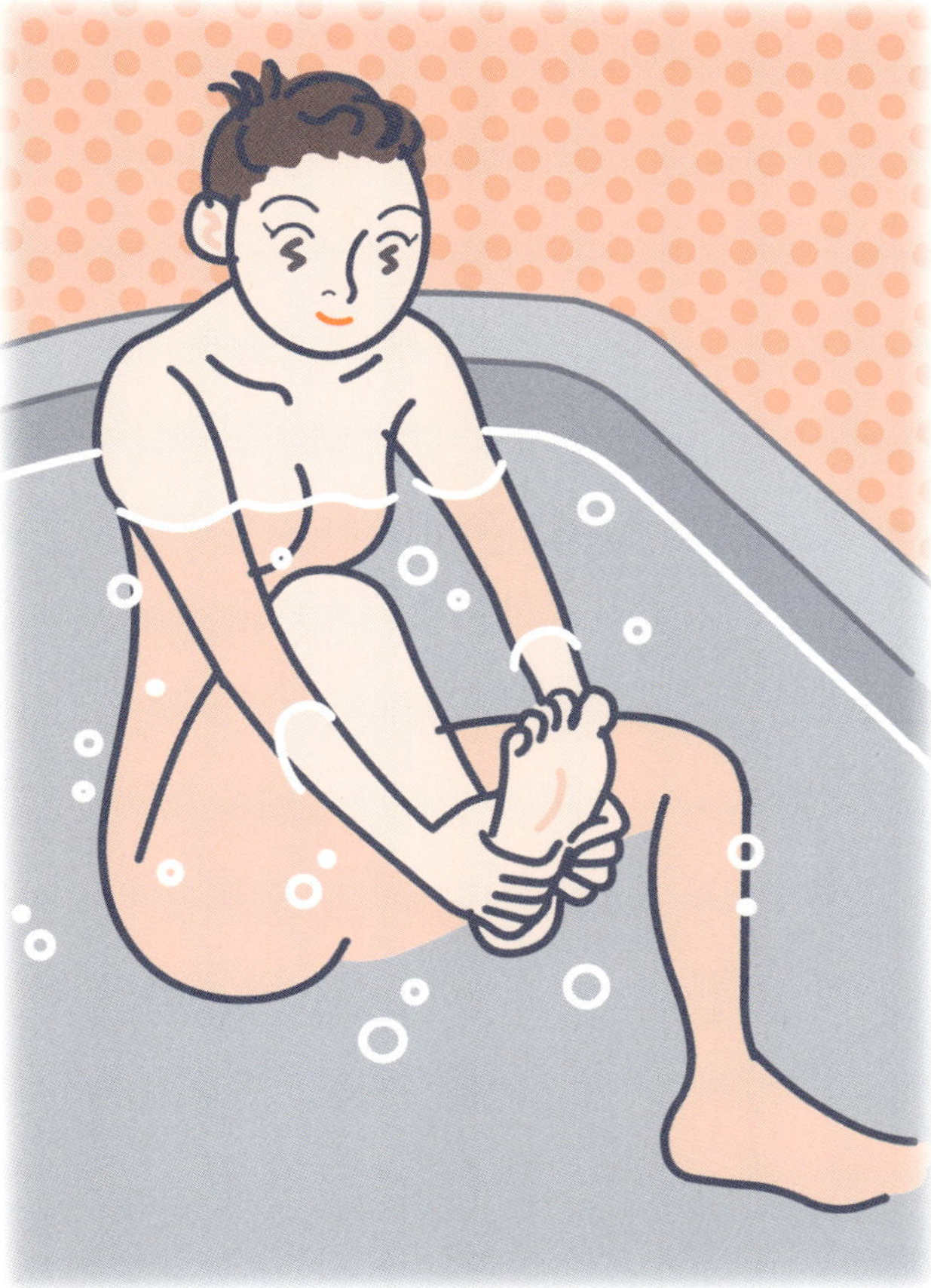

です。

ただし、マッサージに夢中になって、のぼせないように注意してください。

また、血圧が高い人、貧血ぎみの人、年配の方は、湯船から上がってからか、入浴後にマッサージするほうが安心かもしれません。慣れないうちは短めの時間で切り上げましょう。

ツボ刺激

風呂用ツボ押しグッズで楽しみながら元気に

ツボ刺激も、からだを温めてから行うと、筋肉の緊張をゆるめてから行うと、効果がアップします。リラックスできるバスタイムを使って、一日の疲れはその日のうちに解消しましょう。お風呂でのツボ刺激も、通常の刺激と同様、気になるツボを親指の腹で圧迫したり、こねたりします。

また、市販のお風呂用ツボ押しグッズを活用してもよいでしょう。たとえば、吸盤付きのツボ押し器。吸盤で浴槽に貼りつけ、表面のイボイボに足の裏を押し当てます。お湯にのんびりつかりながら楽しんでいるうちに、からだが生き生きとしてくるはずです。

お風呂でのフットケア

一日の汚れを落とし、シャワーで引き締める

一日酷使した足は、からだのどの部分よりも汚れ、くたくたに疲れています。就寝前のバスタイムにフットケアを組み入れましょう。

まず、シャワーを使うときは、心臓から一番遠い足元から順に、お湯を下から上へとゆっくりと当てていくようにします。シャワーの水圧で筋肉がほぐれ、これだけでも足の疲れが軽くなります。

次に、足の汚れ落とし。ボディブラシやボディスポンジにせっけんをつけて、足の指の間、足の裏を丹念に洗います。そのあと、爪ブラシや使い古しの歯ブラシで、爪の間を洗います。

足を洗いながら、ウオノメやタコができていないか、かかとや足の裏がカサカサしていないかもチェックしてください。もし、そんなトラブルを発見したら、軽石や専用のヤスリなどで、早めにこすり落としておくようにします。

そして、入浴。ぬるめのお湯にゆっくりとつかると、筋肉の緊張がほぐれ、毛細血管の血行が促され、足にたまった疲れやむくみが引いていきます。

からだや髪を洗い、十分に温まったら、水シャワーで最後の仕上げ。毛細血管がキュッと引き締まって、血行がいっそうよくなります。足を細くする効果も期待できます。

入浴後のマッサージで仕上げはカンペキ

入浴後は、マッサージで足のシェイプアップ。お風呂のお湯で筋肉がリラックスしているうちに行いましょう。

手のひらでふくらはぎや太ももの筋肉に沿って軽く押し上げ、続けて骨に沿って指を当てて一点一点を押すような要領で刺激します。必ず下から上に向かってもみ上げることが大切です。

注意すること

- マッサージは、湯船の中や洗い場で行ってもいいが、のぼせ症の人などは湯上がりに行うほうが安全。
- 湯冷めしないように十分注意。からだが冷えると筋肉が萎縮し、マッサージ効果が半減する。
- 入浴後は、からだが冷えないよう着る物、部屋の温度にも気をつける。

お風呂でのマッサージのしかた

すね

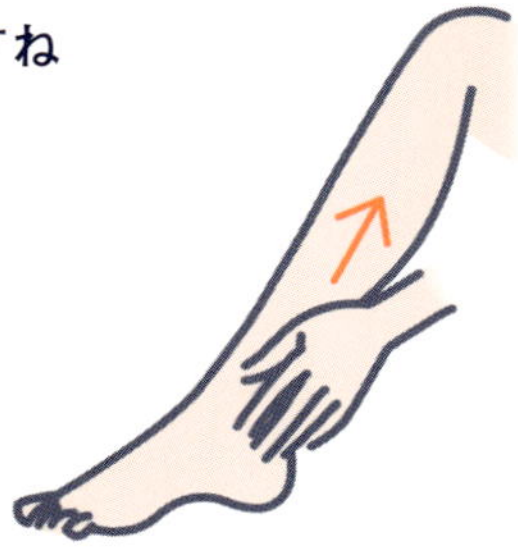

上から下へとなで上げます。最初は軽く、次第に気持ちのいい痛さの力加減で

ふくらはぎ

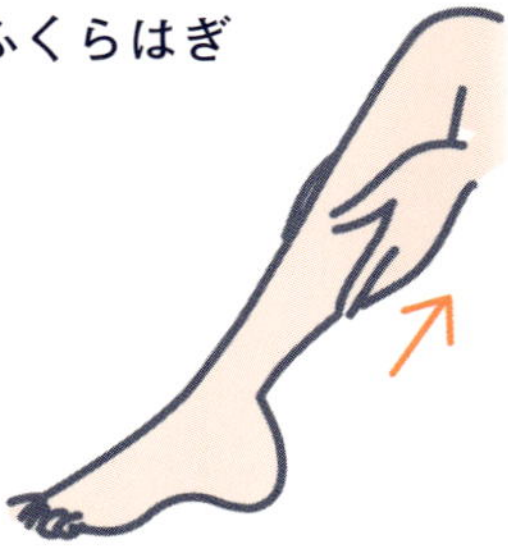

軽く圧迫しながら引き上げます。そのあと、骨に沿って“点”で押していきます

ひざの回り

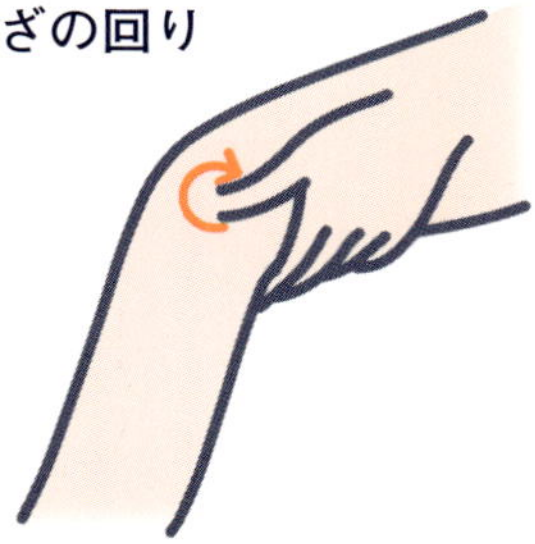

押したり、円を描くようにもんだりします。ひざの裏も忘れずにマッサージ

太もも

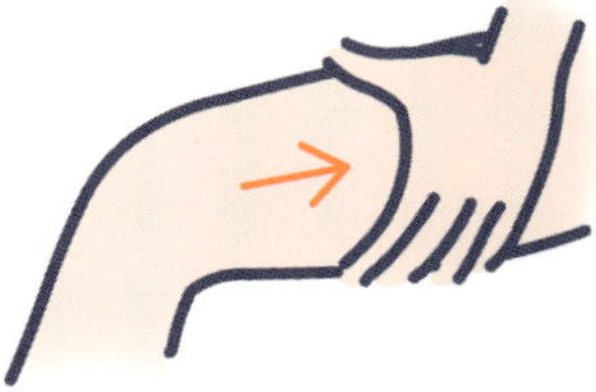

足の付け根に向かって引き上げます。円を描くようにもむのも効果的です

かかと・足首

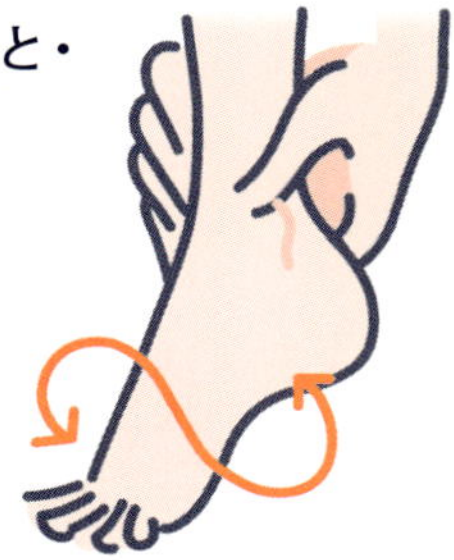

もんだり、8の字に回したりします。骨のゆがみを正常に戻す効果もあります

足の甲

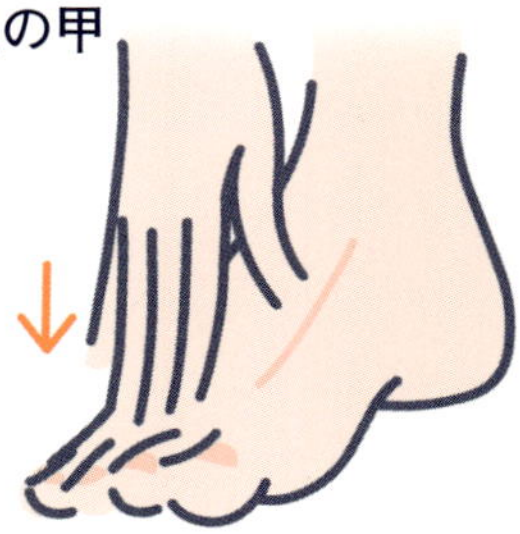

円を描くようにマッサージしたり、足指の付け根のくぼみを刺激したりします

リンパマッサージにアロマオイルを使ってみよう

お湯に数滴たらす お手軽な利用法

リンパマッサージは、入浴や足浴でからだを温めてから行うと、より効果的。その際、アロマオイルを数滴、お湯にたらしてから始めると、効果はいっそう増します。

やり方は簡単です。好みのアロマオイルを、入浴の場合は3〜4滴たらし、よくかきまぜるだけ。ぬるめの湯加減にし、半身浴の要領で、できるだけ長くつかると効果的です。皮膚がオイルの成分を十分吸収するには、20分くらいかかります。じっくりつかっていると、からだがポカポカ温まり、お湯で揮発した香りがイライラやストレスを解消してくれます。

足浴の場合は洗面器などにはったお湯に1〜2滴たらします。

マッサージオイルを使ってみよう

リンパマッサージを行うときは、アロマオイルと希釈用オイルをブレンドしたマッサージオイルを使います。全身に使えますが、足を中心としたマッサージなら、オイルを手にとり、こぶしでくるぶしの内側から骨に沿って押すようになで上げます。むくみや疲れがとれるばかりか、くるぶしには女性特有の生理に関するツボが集中しているので、生理不順や更年期障害などの改善にも役立ちます。シェイプアップが目的なら、気になるところにオイルを塗り込み、もんだり、つまんだり、軽くたたいたりするとよいでしょう。

注意すること

- ブレンドしたら必ず1回で使いきるようにする。
- 温度が低すぎると十分な効果が得られない。マッサージに使う場合は、人肌程度の常温で使うことが大切。

入浴やリンパマッサージにおすすめのアロマオイル

リラックスしたいとき	**ラベンダー** 〈香り〉すがすがしく甘い、花のような香りです。 〈心への作用〉ストレスや怒りをやわらげ、疲労を回復します。 〈からだへの作用〉筋肉痛や生理痛、不眠症などに効果的です。 **ローマンカモミール** 〈香り〉リンゴのようなフルーティーな香りです。 〈心への作用〉不安や緊張などを鎮めます。生理前のイライラにもおすすめ。 〈からだへの作用〉生理痛や貧血など、女性特有の症状に効果があります。
むくみの解消に	**サイプレス** 〈香り〉森林をイメージさせる爽快な香りです。 〈心への作用〉精神のリフレッシュとともに、やる気を起こさせてくれます。 〈からだへの作用〉利尿効果でむくみを解消し、体形をスッキリさせます。 **ジュニパー** 〈香り〉針葉樹のようにさわやかで、ピリッとした香りです。 〈心への作用〉精神の疲労を回復し、エネルギーを与えてくれます。 〈からだへの作用〉利尿作用が高く、むくみを解消します。
ダイエット中なら	**ローズマリー** 〈香り〉甘く、かつ刺激性の強い、スーッとするような香りです。 〈心への作用〉集中力や記憶力を高め、眠気を払います。 〈からだへの作用〉むくみ、たるみに効果的。高血圧や妊娠中の人は使用不可。 **レモングラス** 〈香り〉レモンに似た、さわやかで甘い香りです。 〈心への作用〉目的達成のためのエネルギーを与えてくれます。 〈からだへの作用〉運動後の疲労をとり、むくみを解消します。

●マッサージオイルの作り方

①小皿にキャリアオイル 20cc を入れます

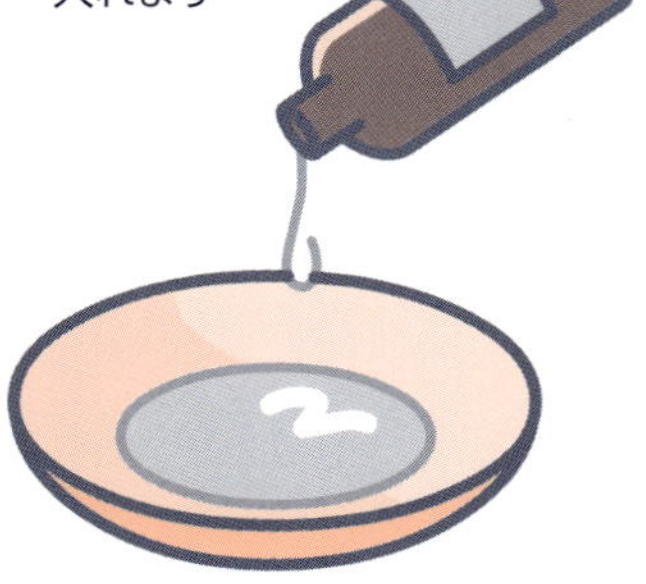

②アロマオイルを３滴加え、ガラス棒などでよく混ぜます

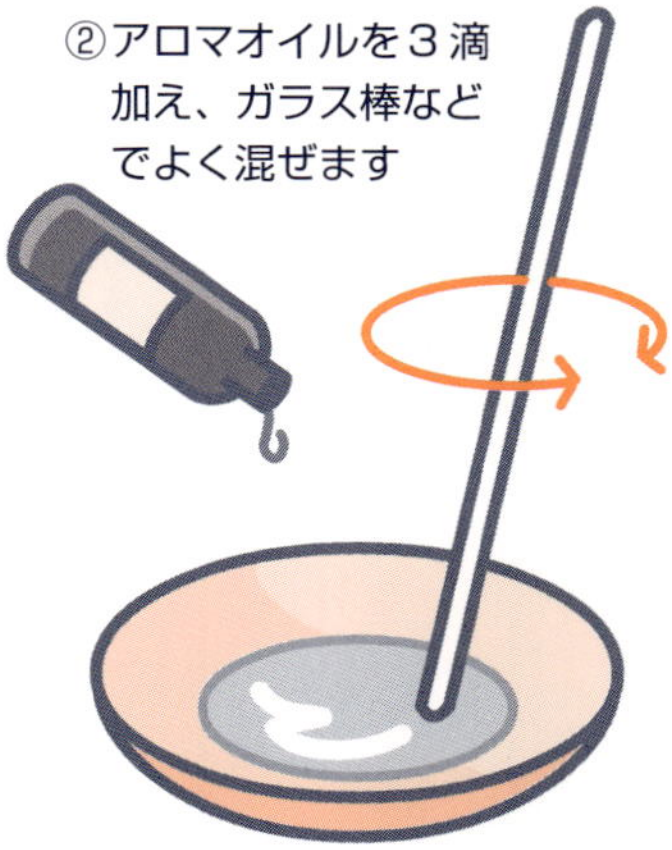

第3章

ツボ
痛み、不調に効く

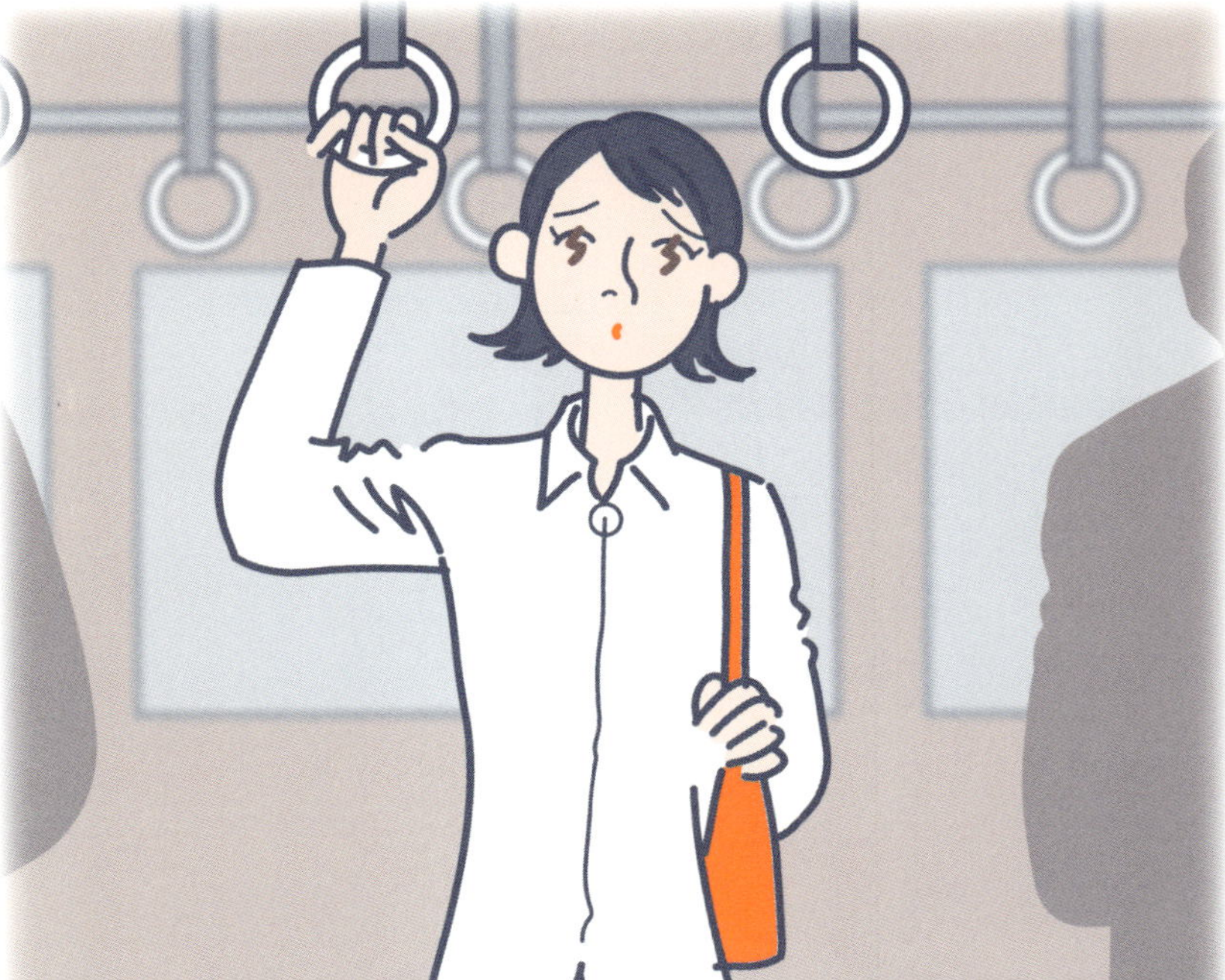

すぐに何とかしたい、不快な症状。
足のツボ押しが効く症状は、
ほかにもいっぱい。

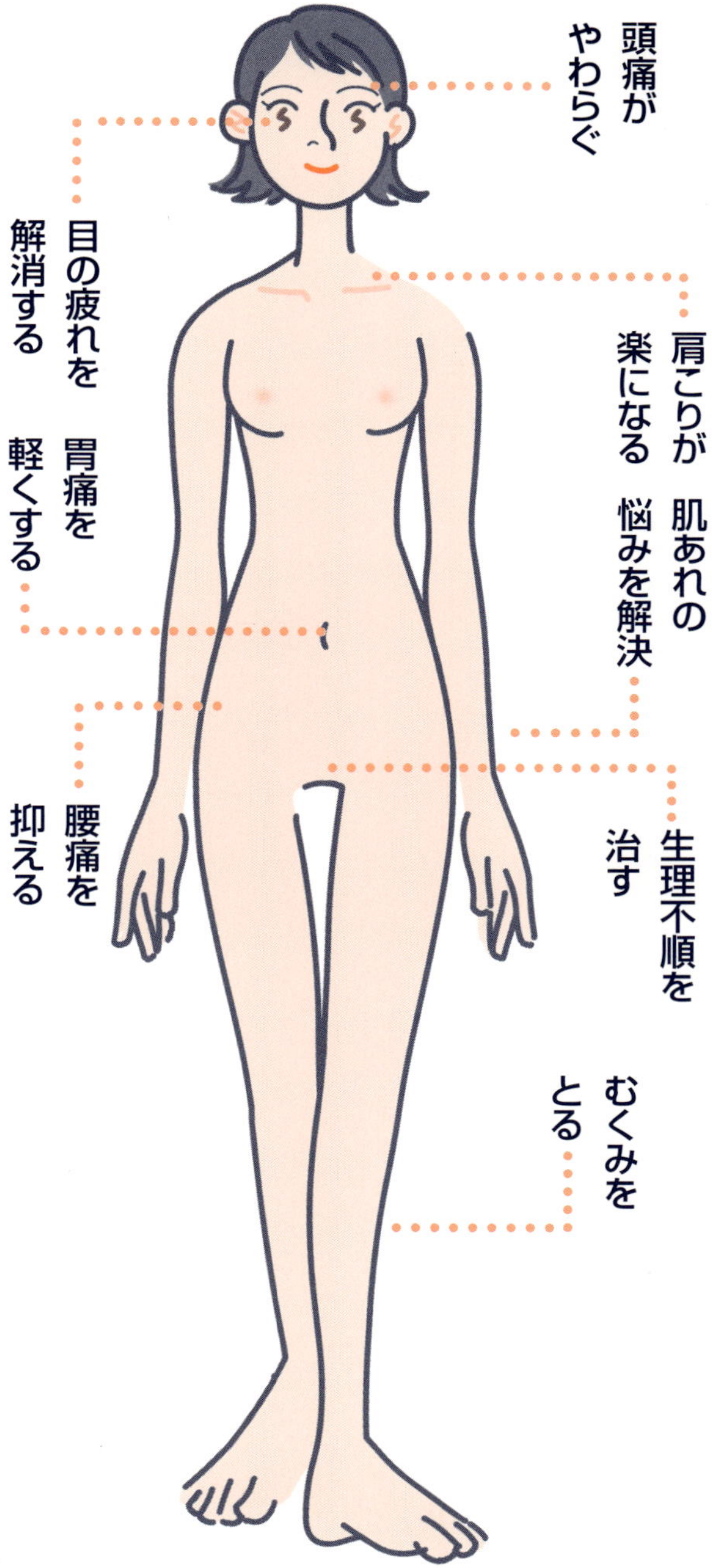
頭痛がやわらぐ
目の疲れを解消する
肩こりが楽になる
胃痛を軽くする
肌あれの悩みを解決
腰痛を抑える
生理不順を治す
むくみをとる

足のツボの名称と効用

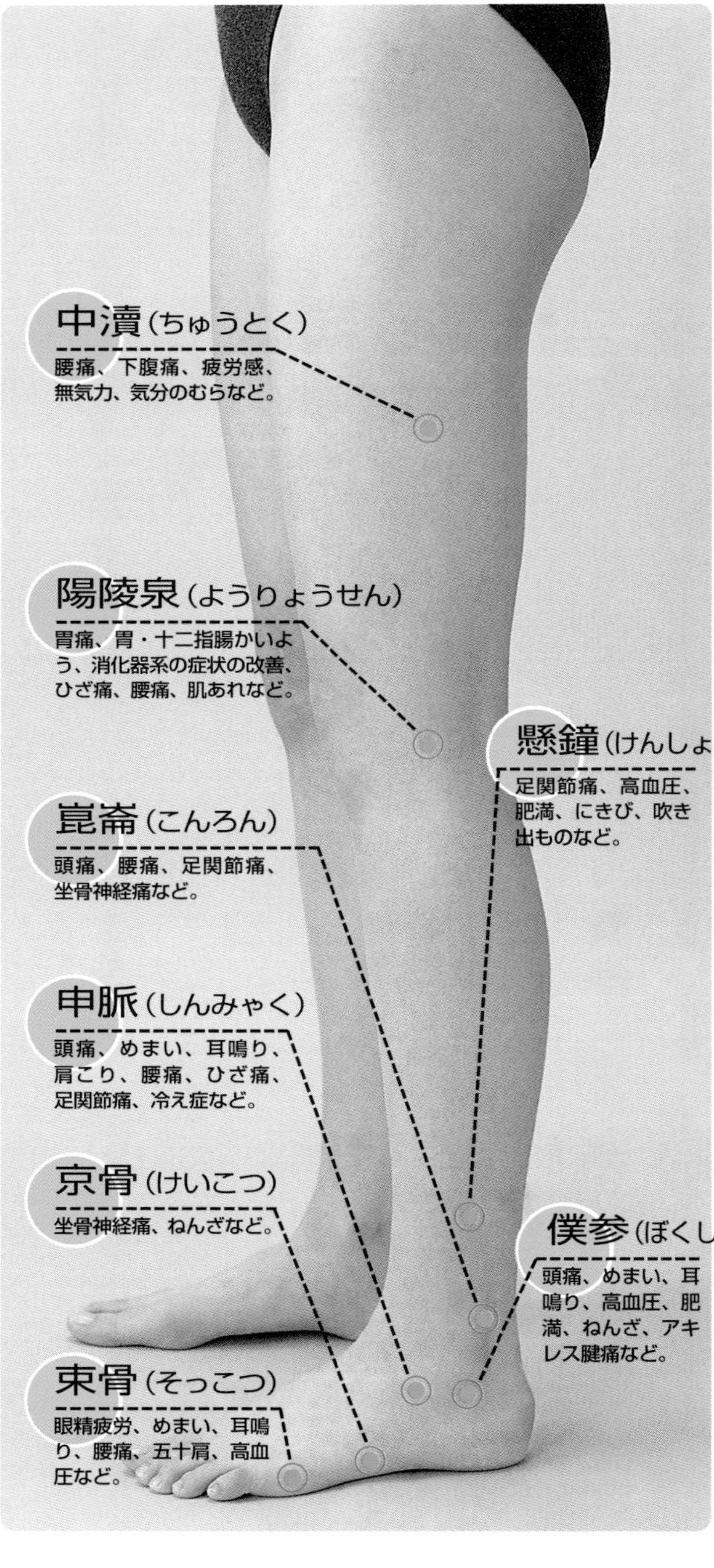
中瀆（ちゅうとく）
腰痛、下腹痛、疲労感、無気力、気分のむらなど。
陽陵泉（ようりょうせん）
胃痛、胃・十二指腸かいよう、消化器系の症状の改善、ひざ痛、腰痛、肌あれなど。
崑崙（こんろん）
頭痛、腰痛、足関節痛、坐骨神経痛など。
申脈（しんみゃく）
頭痛、めまい、耳鳴り、肩こり、腰痛、ひざ痛、足関節痛、冷え症など。
京骨（けいこつ）
坐骨神経痛、ねんざなど。
束骨（そっこつ）
眼精疲労、めまい、耳鳴り、腰痛、五十肩、高血圧など。
懸鐘（けんしょう）
足関節痛、高血圧、肥満、にきび、吹き出ものなど。
僕参（ぼくしん）
頭痛、めまい、耳鳴り、高血圧、肥満、ねんざ、アキレス腱痛など。

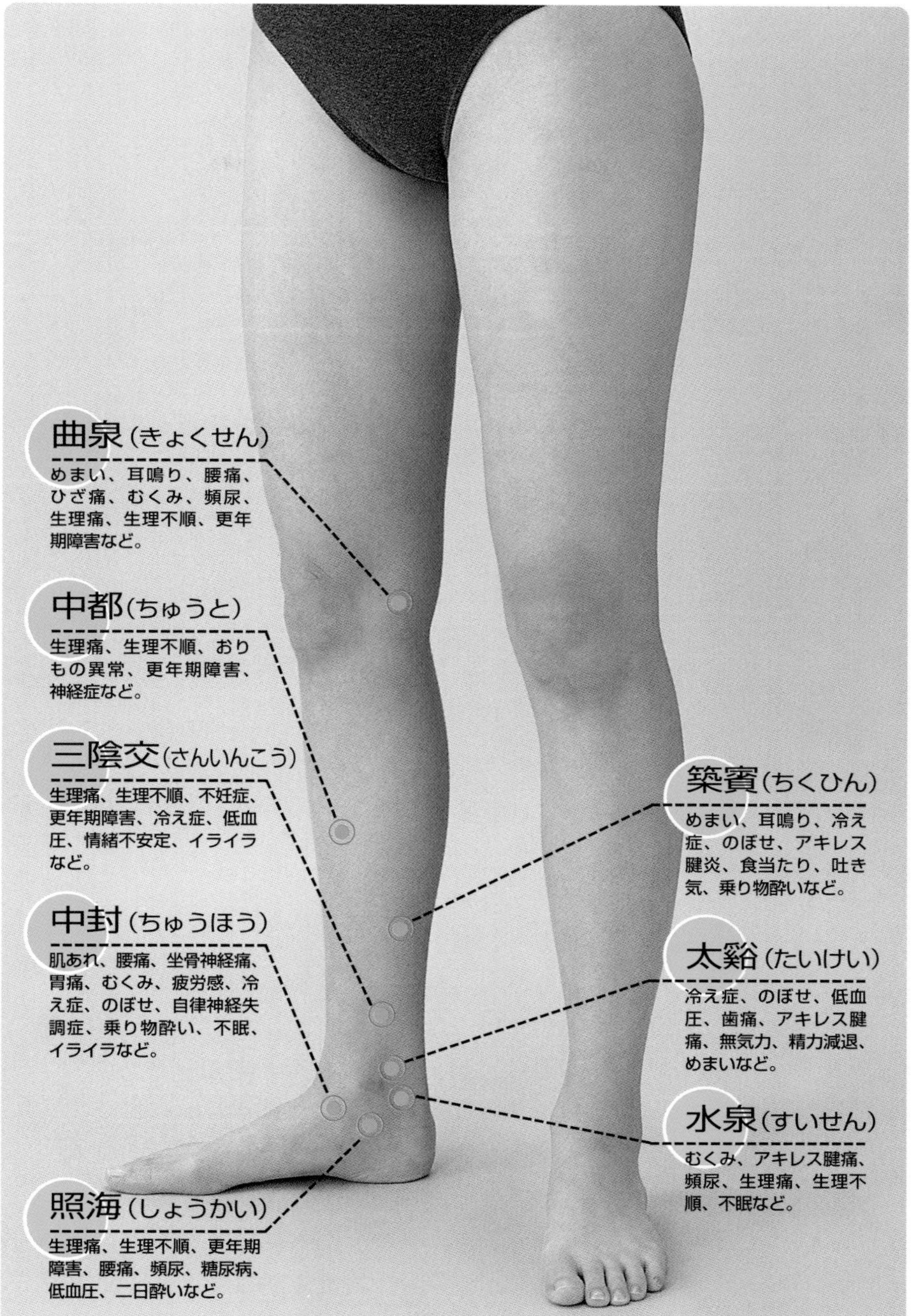
曲泉（きょくせん）
めまい、耳鳴り、腰痛、ひざ痛、むくみ、頻尿、生理痛、生理不順、更年期障害など。
中都（ちゅうと）
生理痛、生理不順、おりもの異常、更年期障害、神経症など。
三陰交（さんいんこう）
生理痛、生理不順、不妊症、更年期障害、冷え症、低血圧、情緒不安定、イライラなど。
中封（ちゅうほう）
肌あれ、腰痛、坐骨神経痛、胃痛、むくみ、疲労感、冷え症、のぼせ、自律神経失調症、乗り物酔い、不眠、イライラなど。
照海（しょうかい）
生理痛、生理不順、更年期障害、腰痛、頻尿、糖尿病、低血圧、二日酔いなど。
築賓（ちくひん）
めまい、耳鳴り、冷え症、のぼせ、アキレス腱炎、食当たり、吐き気、乗り物酔いなど。
太谿（たいけい）
冷え症、のぼせ、低血圧、歯痛、アキレス腱痛、無気力、精力減退、めまいなど。
水泉（すいせん）
むくみ、アキレス腱痛、頻尿、生理痛、生理不順、不眠など。

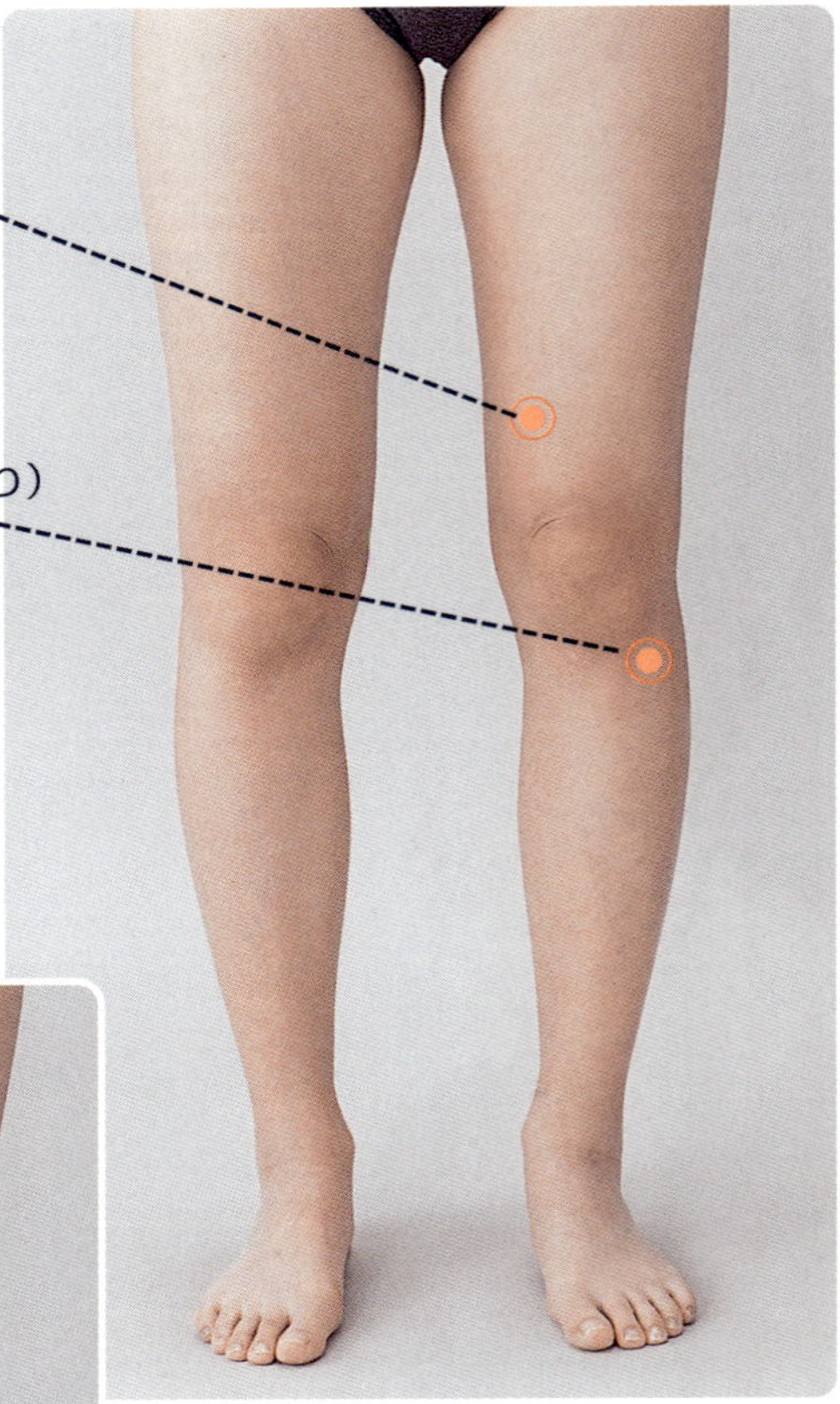

血海（けっかい）

生理痛、生理不順、更年期障害、ひざ痛、精力減退など。

足三里（あしさんり）

胃痛、胃もたれ、胃炎、胃下垂、腹痛、下痢、食欲不振、嘔吐、坐骨神経痛、貧血など。

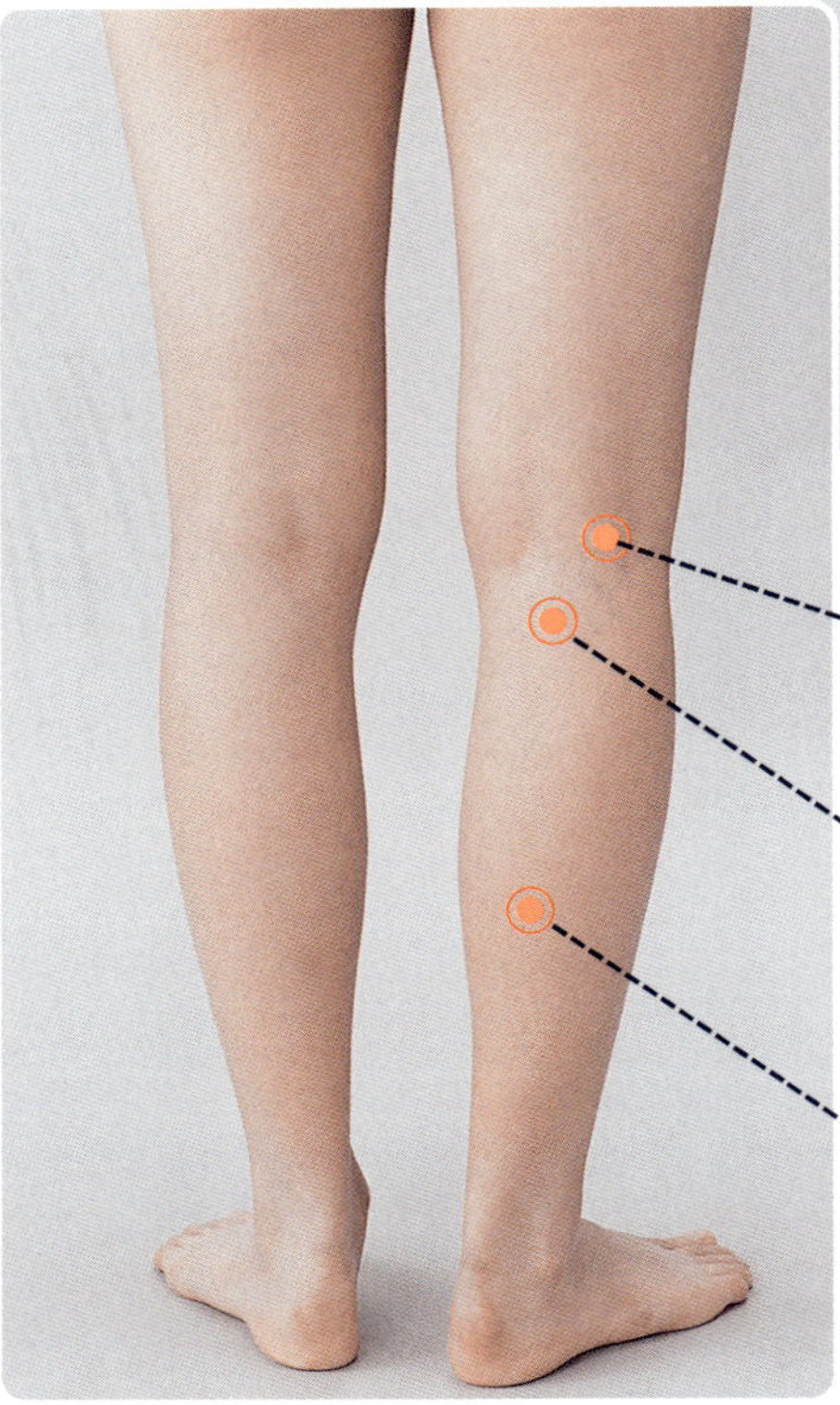

浮郄（ふげき）

ひざ痛、坐骨神経痛、腓骨神経痛など。

委中（いちゅう）

腰痛、ひざ痛、坐骨神経痛、こむらがえり、むくみ、肥満など。

承山（しょうざん）

腰痛、こむらがえり、坐骨神経痛、痔、高血圧、前立腺肥大など。

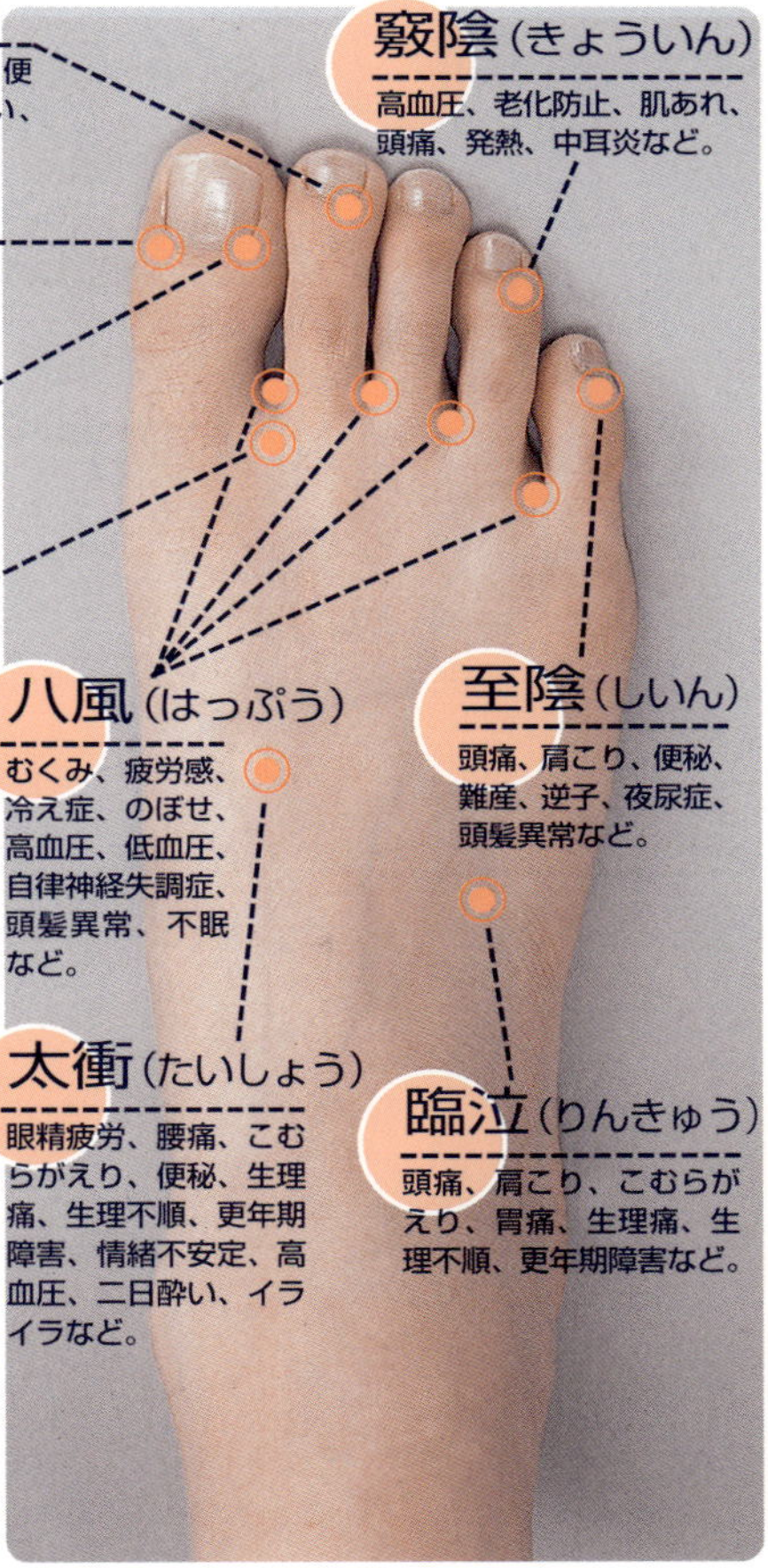

厲兌（れいだ）

食欲不振、胃もたれ、便秘、肥満、乗り物酔い、発熱、悪寒など。

竅陰（きょういん）

高血圧、老化防止、肌あれ、頭痛、発熱、中耳炎など。

隠白（いんぱく）

食欲不振、消化不良、便秘、生理痛、生理不順、更年期障害、貧血、乗り物酔いなど。

大敦（だいとん）

こむらがえり、狭心症、貧血、二日酔い、乗り物酔い、頻尿など。

行間（こうかん）

眼精疲労、こむらがえり、疲労感、のぼせ、不眠症、生理痛、生理不順、二日酔い、乗り物酔いなど。

八風（はっぷう）

むくみ、疲労感、冷え症、のぼせ、高血圧、低血圧、自律神経失調症、頭髪異常、不眠など。

至陰（しいん）

頭痛、肩こり、便秘、難産、逆子、夜尿症、頭髪異常など。

太衝（たいしょう）

眼精疲労、腰痛、こむらがえり、便秘、生理痛、生理不順、更年期障害、情緒不安定、高血圧、二日酔い、イライラなど。

臨泣（りんきゅう）

頭痛、肩こり、こむらがえり、胃痛、生理痛、生理不順、更年期障害など。

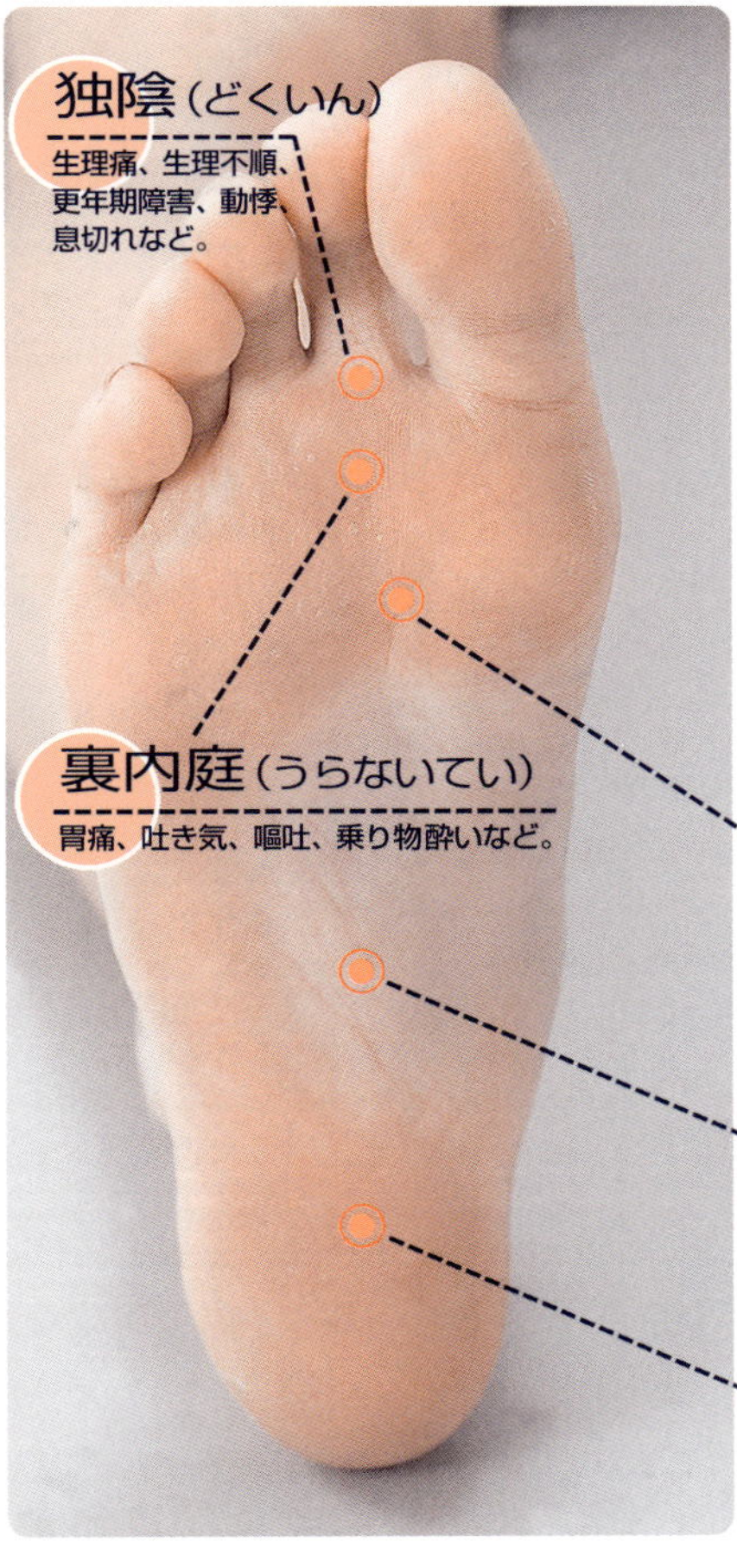

独陰（どくいん）

生理痛、生理不順、更年期障害、動悸、息切れなど。

裏内庭（うらないてい）

胃痛、吐き気、嘔吐、乗り物酔いなど。

湧泉（ゆうせん）

むくみ、疲労感、高血圧、食欲不振、記憶力低下、頭髪異常、不眠、自律神経失調症、情緒不安定など。

足心（そくしん）

胃もたれ、食欲不振、むくみ、ねんざ、動悸、息切れ、低血圧、自律神経失調症など。

失眠（しつみん）

不眠、情緒不安定、ひざ痛、坐骨神経痛など。

ツボに使える身近な〝道具〟

ペンもゴルフボールも工夫次第でツボグッズ

ツボを刺激するときは、身の周りの道具も活用できます。

●ボールペン
小さな力で強く圧迫したいとき、指を当てにくい場所にあるツボを刺激したいときにおすすめです。

●ペットボトル
ペットボトルは、ツボの刺激だけでなく、お湯を入れれば、リンパマッサージにも利用できます。

●ゴルフボールなどの丸いもの
持続圧迫とソフトな刺激の両方に使え、重宝します。

●ビン
足の裏のツボなら、割れにくいビンを転がしたり、青竹代わりに踏んだりしても、心地よい刺激が得られます。コーラビンのように凹凸のあるビンなら、より効果的。

●ようじ
足の甲のツボなどには、ようじ20〜30本を輪ゴムで束ね、チクチク刺激するのもよいでしょう。尖端の硬いヘアブラシ、金属製のくし、フォークも同様に使えます。

●シャワー
バスタイムを利用し、ツボに向けてシャワーを強めに当てるのも、ツボの刺激に有効です。

●ヘアドライヤー
ヘアドライヤーで熱風を当て、刺激する方法もあります。近い距離から1か所に集中的に当てると、低温やけどする危険がありますから、ツボからドライヤーを10㎝ほど離し、細めに揺り動かしながら当てるようにします。

このほか、知られざるツボグッズがまだまだたくさん眠っているはずです。あなたのアイデアで試してみましょう。

注意すること

●肌を傷つけないように力を加減すること。

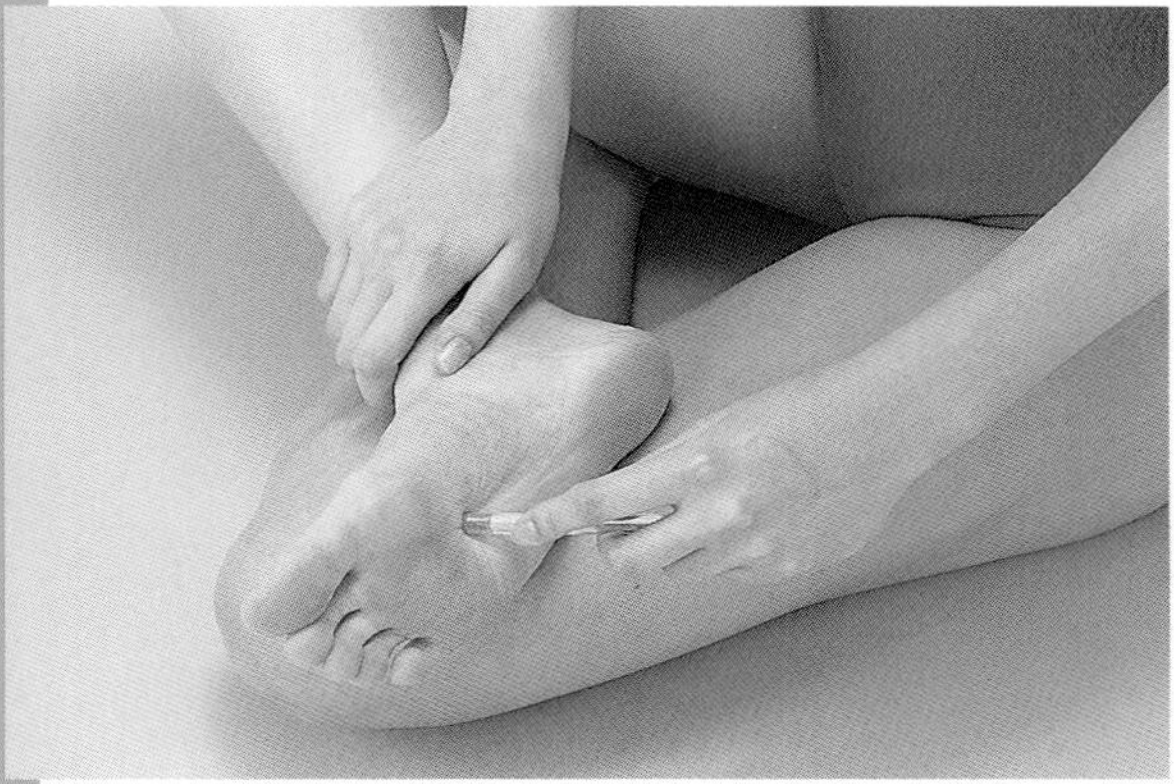

Point

●ボールペンを活用する

ボールペンなど細くて硬度のある物を利用すると、小さな力で気持ちよくツボを刺激することができます。できるだけ短く持ち、柄の尖端部分をツボに確実に押し当てるのがコツです。

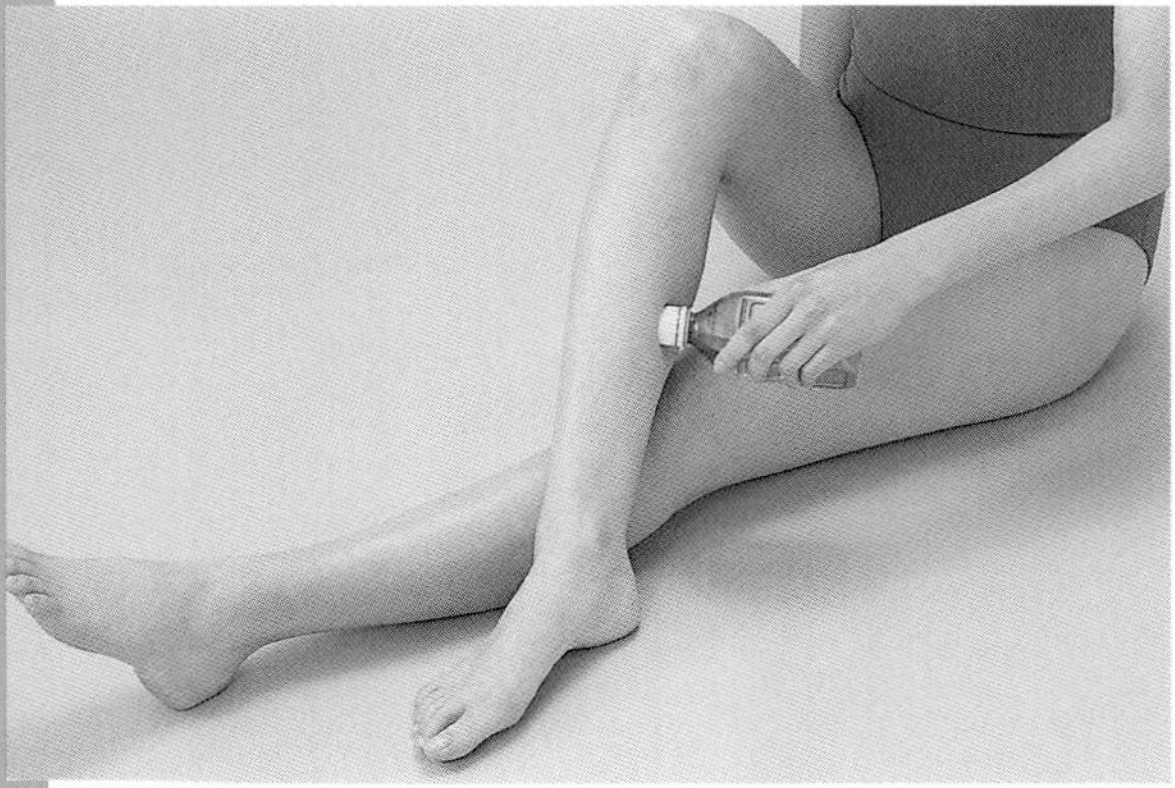

Point

●ペットボトルのキャップを活用する

ミニペットボトルもツボ押しグッズに変身。キャップの部分をツボに当て、力を入れていくと、ジーンと刺激が伝わります。指も疲れず、楽に行えます。

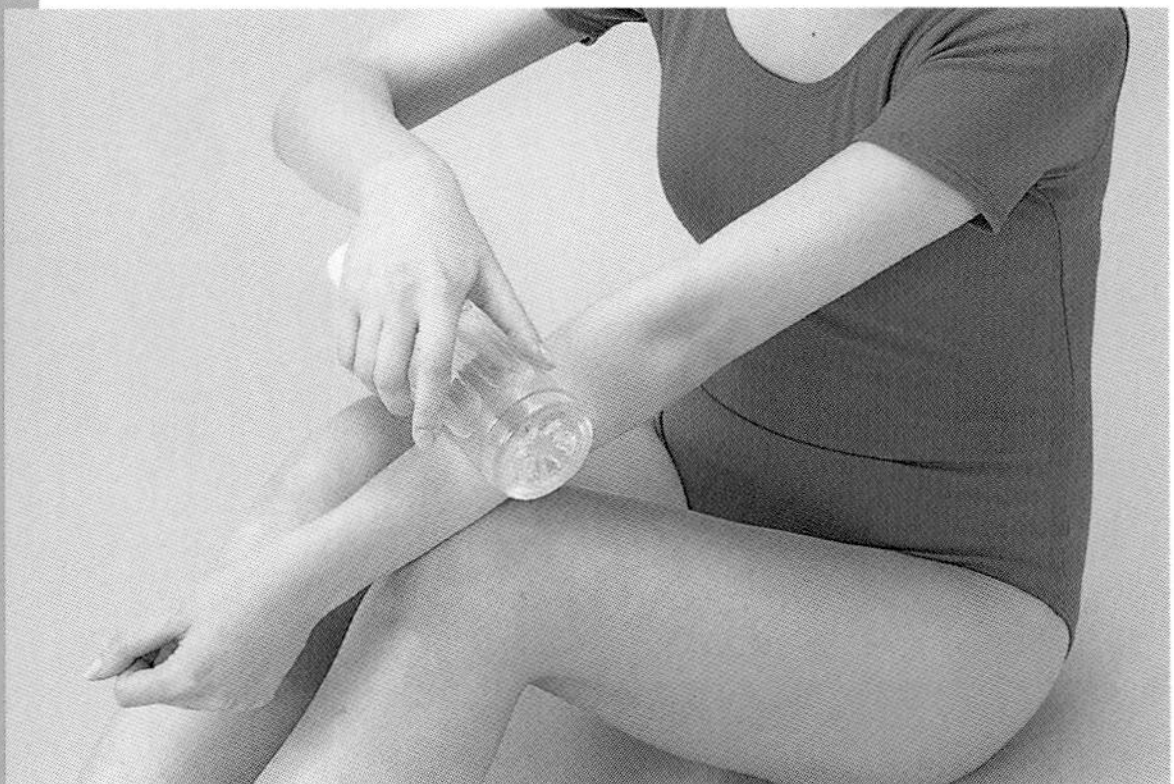

Point

●ペットボトルにお湯を入れて活用する

ペットボトルに人肌程度のぬるま湯を入れ、皮膚の上を静かに転がすのもグッド。刺激のほか、からだを温める効果も期待でき、血液やリンパ液の流れがよくなります。中身を水にするとからだを冷やすことになるので注意。

頭痛

「上の病は下で治せ」という言葉があるように、頭の病である頭痛も足首から足の甲にかけてのツボで、症状をやわらげることができます。

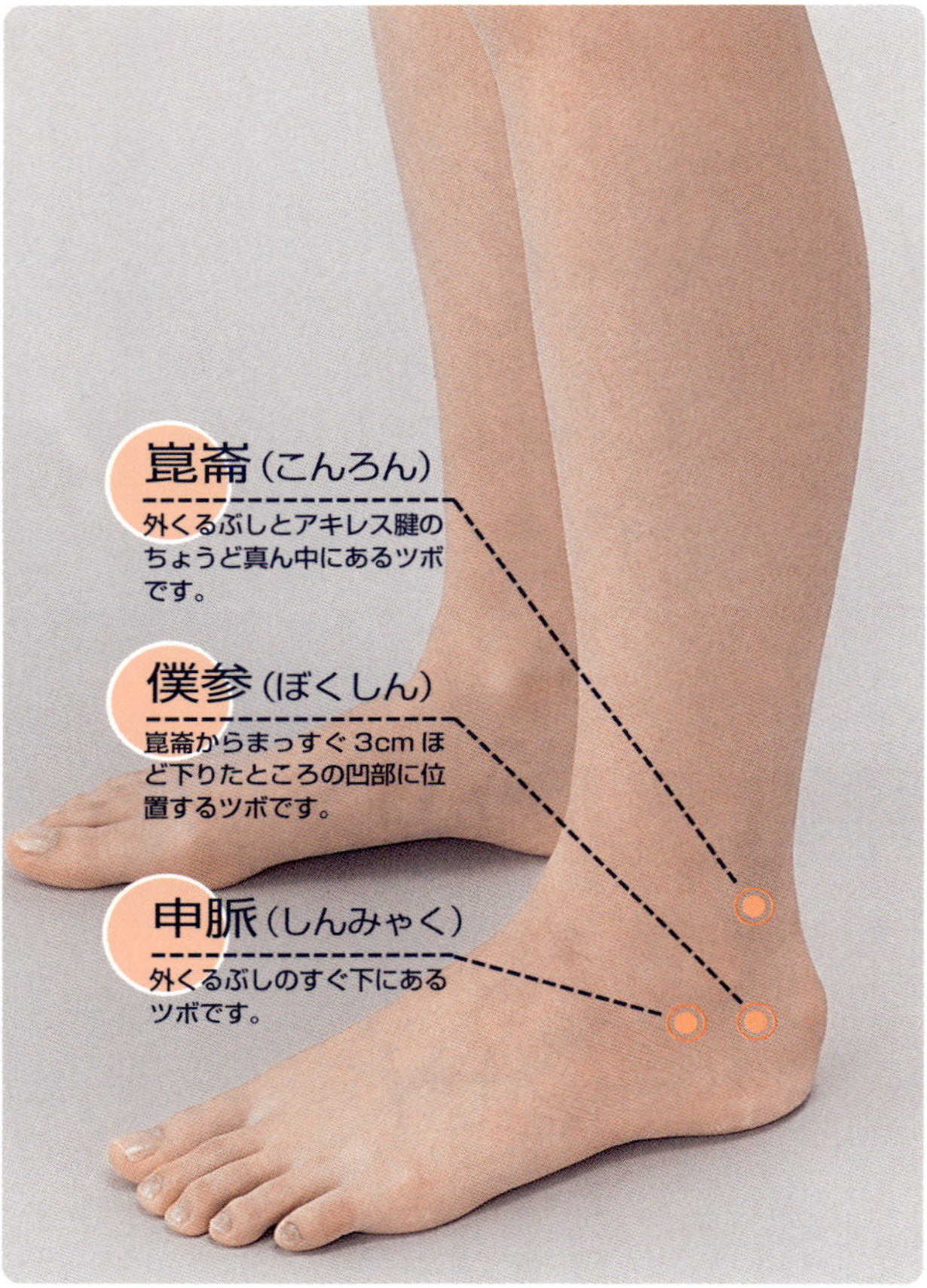
崑崙（こんろん）
外くるぶしとアキレス腱のちょうど真ん中にあるツボです。
僕参（ぼくしん）
崑崙からまっすぐ3cmほど下りたところの凹部に位置するツボです。
申脈（しんみゃく）
外くるぶしのすぐ下にあるツボです。

頭痛信号をキャッチしたら、ツボ押しでやわらげる

ひと口に〝頭痛〟といっても、内科的な病気に伴うものもあれば、心因性のものもあります。目の使いすぎ、頭の使いすぎ、肩や首筋のこり、過労、緊張、睡眠不足、酸素不足、自律神経のトラブル、気候の変化、女性では生理も、頭痛の原因として考えられます。度の合わないメガネ、窮屈な靴なども原因となります。

頭痛解消には、原因をとり除くことが一番ですが、痛くなってしまったら、足のツボ押しで症状を軽減しましょう。

「頭痛なのに足のツボ？」と思われるかもしれませんが、これはバランスを重視する東洋医学の「上の病は下で、下の病は上で治す」という考えに基づく解消法です。

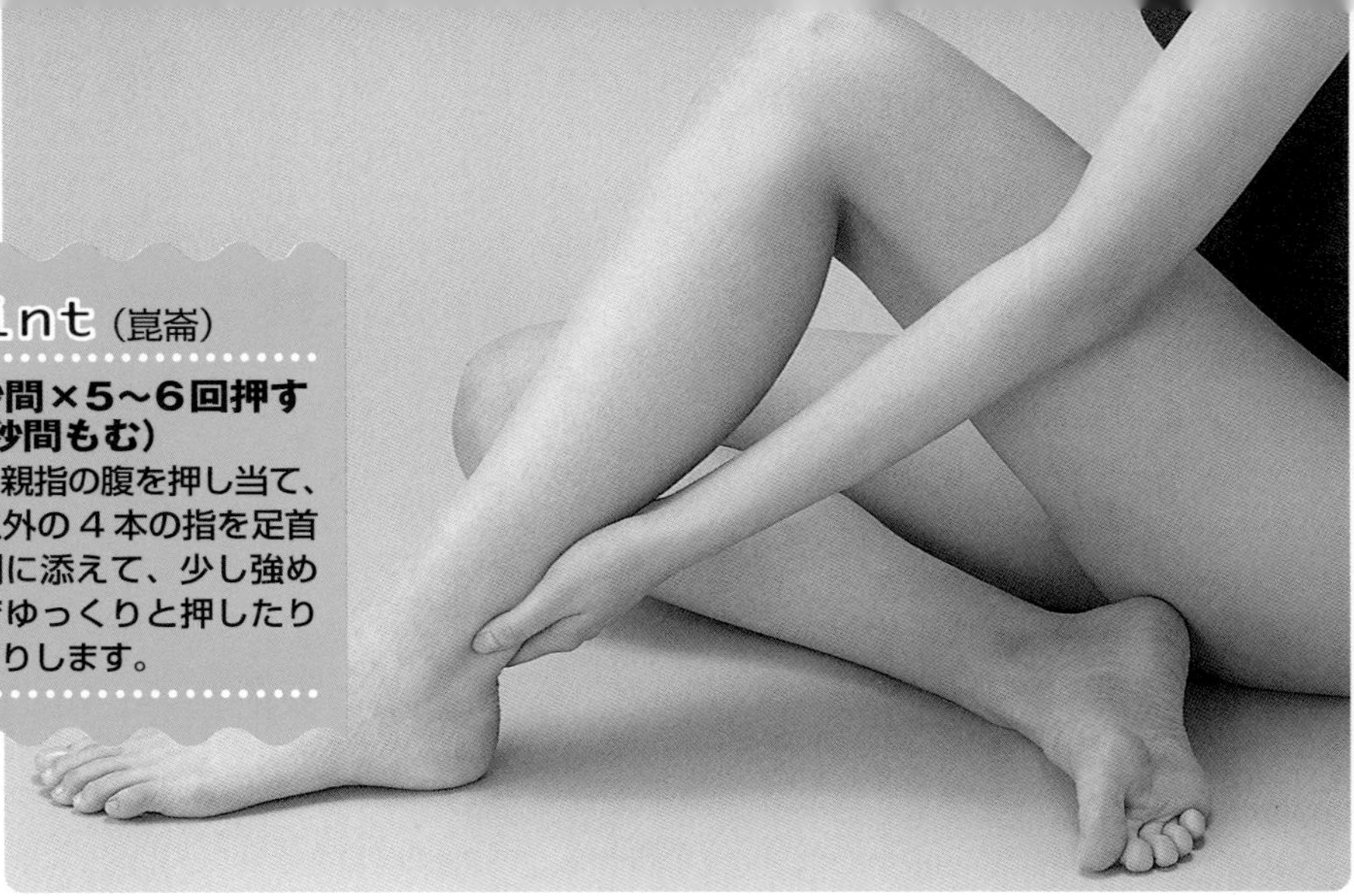

Point（崑崙）

●3秒間×5～6回押す（3秒間もむ）

ツボに親指の腹を押し当て、親指以外の４本の指を足首の内側に添えて、少し強めの力でゆっくりと押したりもんだりします。

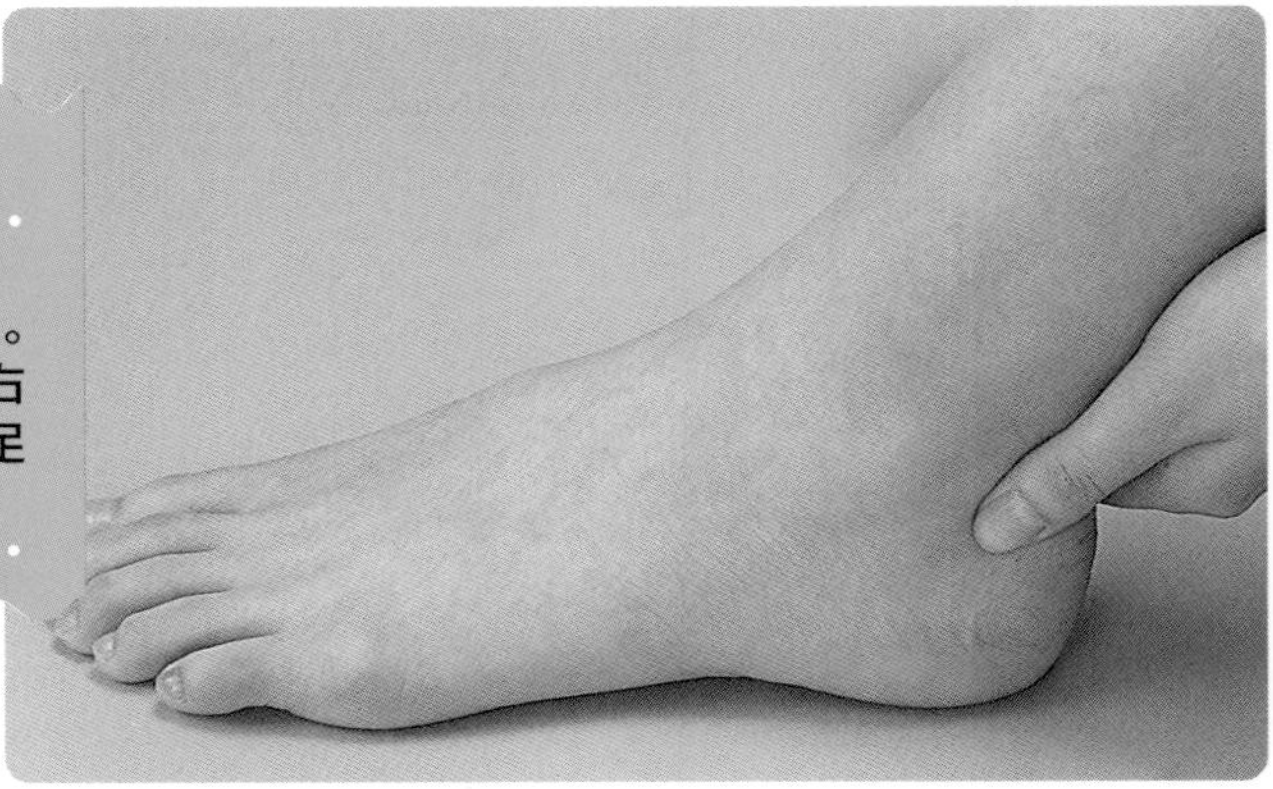

Point（僕参）

●3秒間×5～6回押す

崑崙と同じ要領で刺激します。偏頭痛の場合、僕参や申脈は右頭痛なら右足、左頭痛なら左足と、痛みの強い側を重点的に。

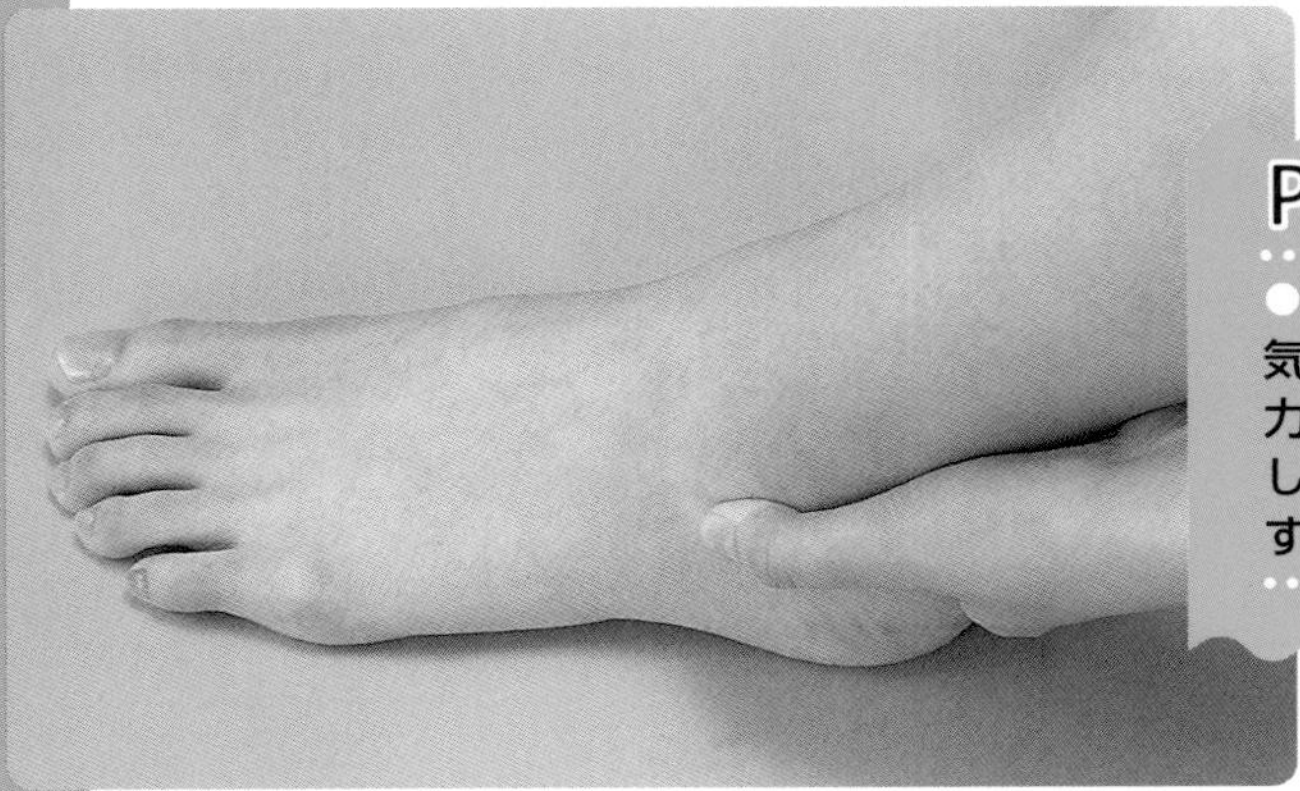

Point（申脈）

●3秒間×5～6回押す

気持ちいい痛みを感じる程度の力でグッと押し、垂直に指を離します。両足に数回ずつ繰り返すと、痛みが緩和されます。

次ページへ ●●●

症状がひどい場合は、弱めの刺激を短時間で

頭痛のツボは人により、また症状により異なりますが、一般に頭痛によく効くとして知られているのは、足では崑崙《こんろん》、僕参《ぼくしん》、中脈《しんみゃく》、至陰、臨泣です。

頭痛薬を飲む前に、まずはこれらのツボを刺激してみましょう。痛みがひどいときは弱めの刺激を短時間与え、徐々に刺激を強くし、時間を延ばしていくのがコツ。肩こり、疲れ目というように原因が推測される場合は、引き金となっている症状を改善するツボ押しを併用すると、より効果的です。

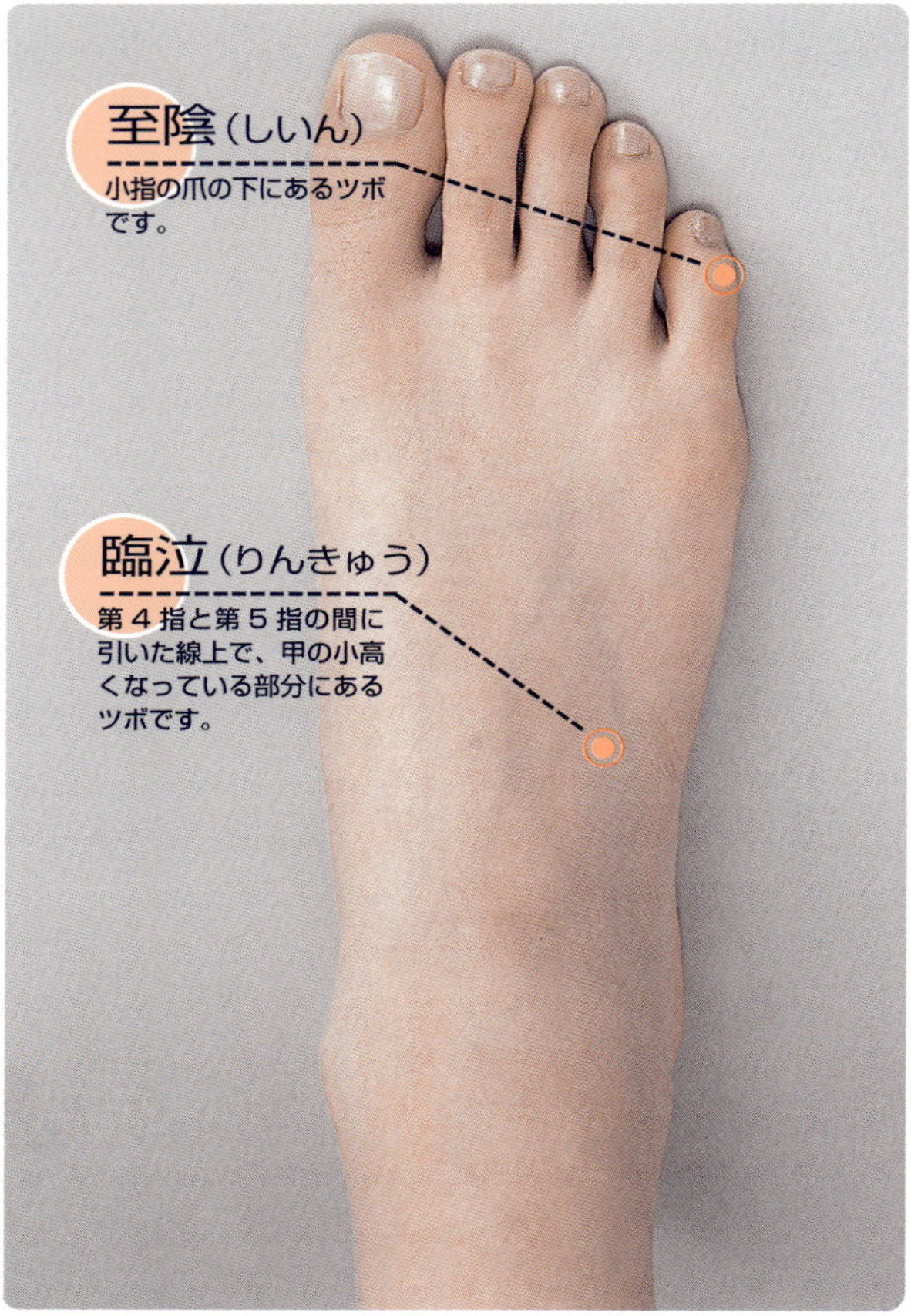

至陰（しいん）
小指の爪の下にあるツボです。
臨泣（りんきゅう）
第４指と第５指の間に引いた線上で、甲の小高くなっている部分にあるツボです。

長びく場合は病院できちんと検査を

前述のように、頭痛にはいろいろなタイプがありますが、ツボ押しの効果がとくに期待できるのは疲れやストレスによる頭痛、原因が特定できない慢性頭痛などです。風邪など内科的病気の一症状として現れる頭痛などは、もともとなっている病気の治療が必要になることはいうまでもありません。

なお、ときに頭痛の背景に高血圧、動脈硬化、脳出血、脳腫瘍といった恐ろしい病気が隠れていることもあります。症状が重い場合や長びく場合は、「頭痛くらい」と侮らず、専門医を訪ねてきちんと検査してもらいましょう。

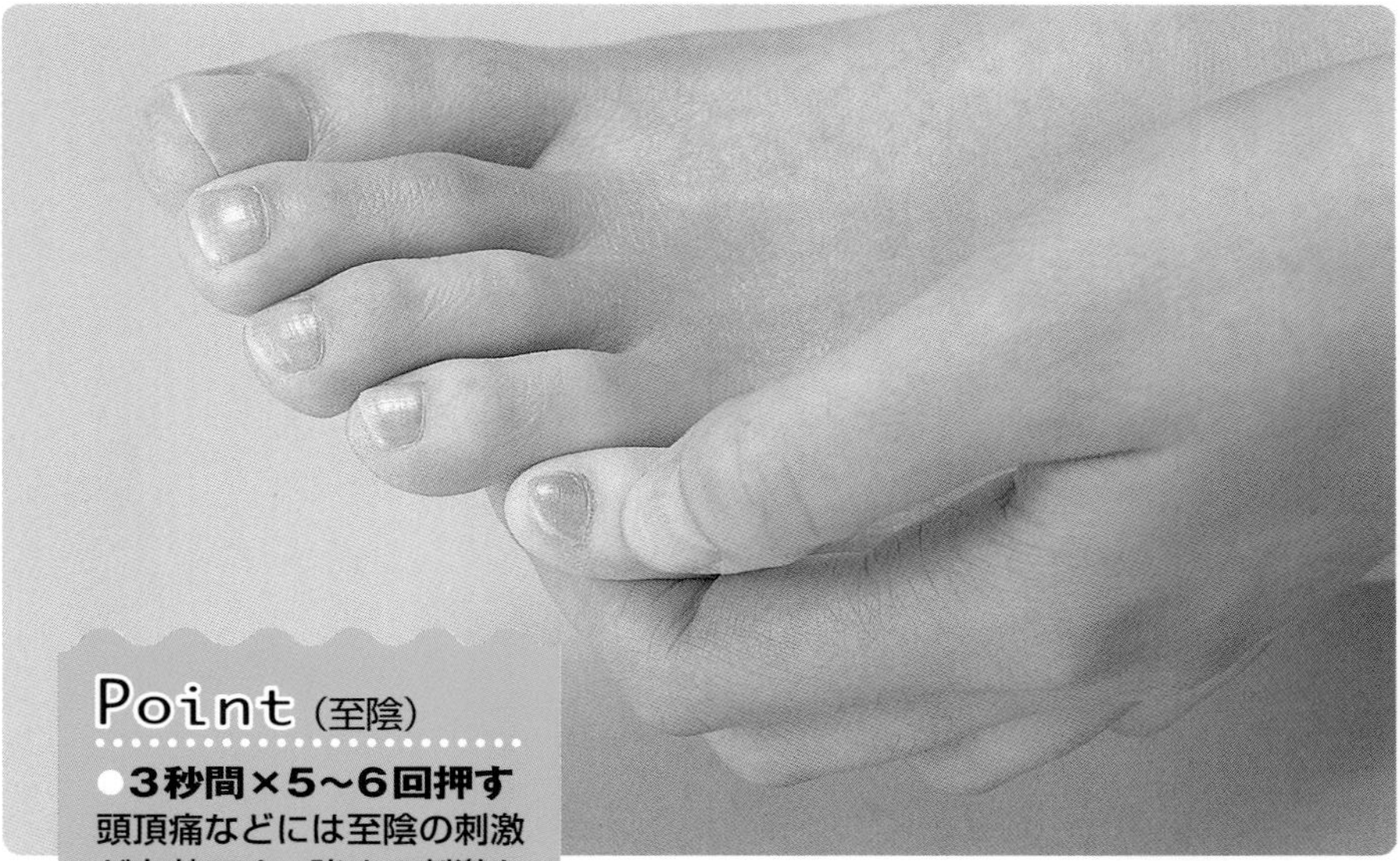

Point（至陰）

●3秒間×5～6回押す

頭頂痛などには至陰の刺激が有効です。強めの刺激を加えたいときは、親指の関節を曲げ、爪を立てるようにして押します。

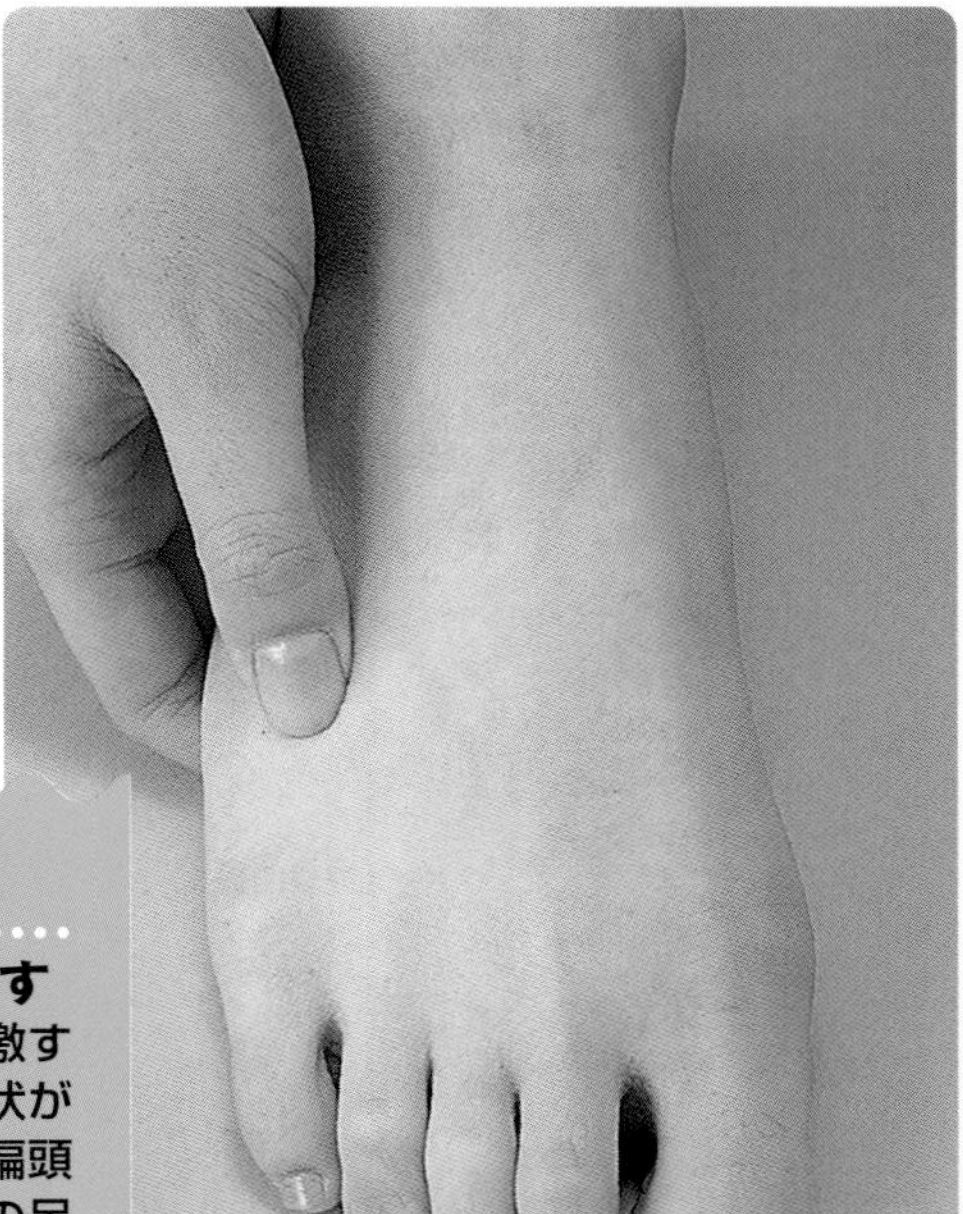

Point（臨泣）

●3秒間×5～6回押す

軽傷のうちに臨泣を刺激すると、またたく間に症状が緩和されます。なお、偏頭痛では痛む側と反対側の足を押します。

記憶力の衰え

記憶力の低下を年のせいにしていませんか？　あきらめてはいけません。元気回復のツボで、さびつきかけた脳に〝活〟を入れましょう。

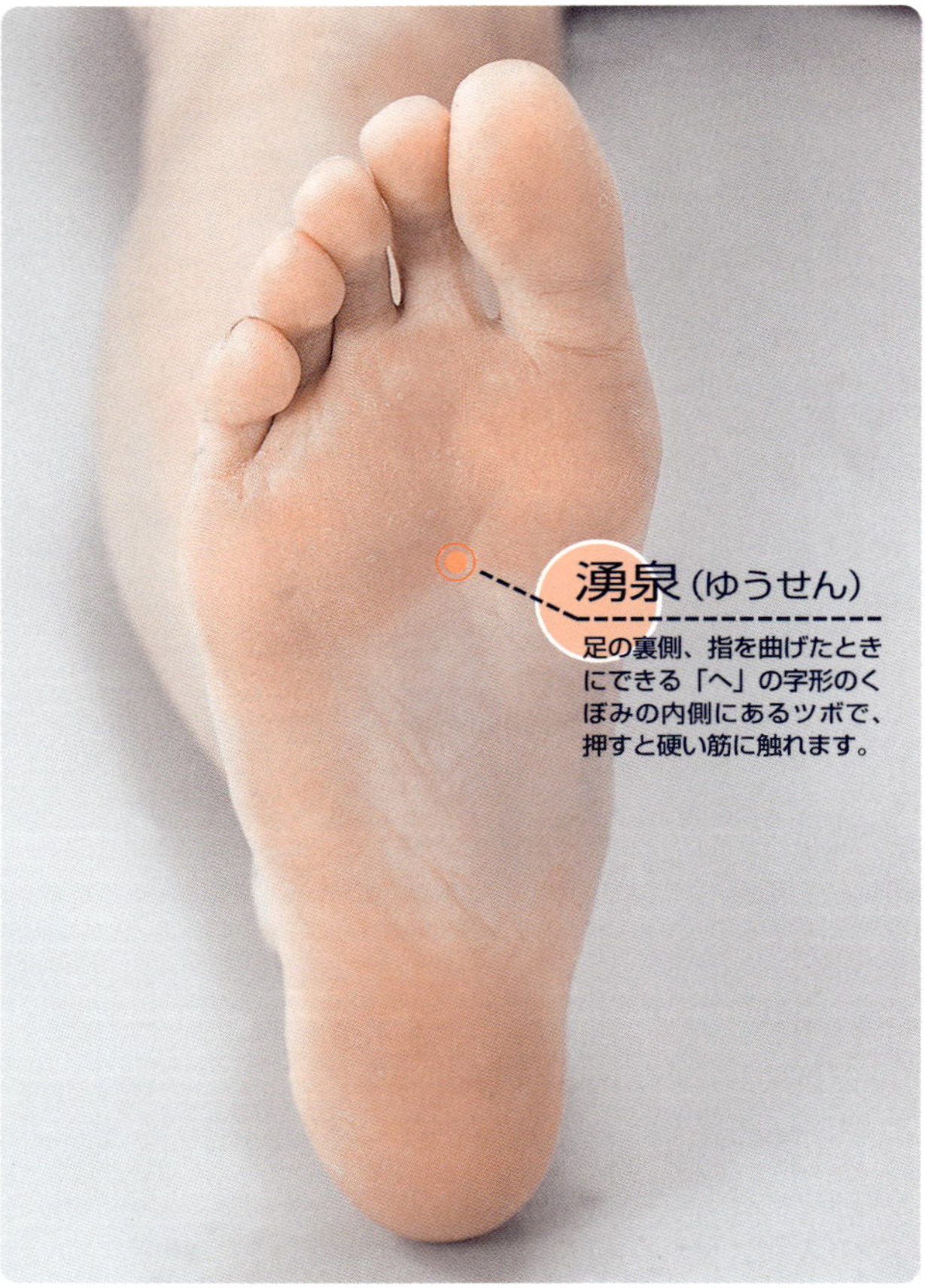
湧泉（ゆうせん）
足の裏側、指を曲げたときにできる「へ」の字形のくぼみの内側にあるツボで、押すと硬い筋に触れます。

元気回復のツボで脳を活性化

人の名前がなかなか覚えられない、物忘れが激しいというのは、脳の老化によって、その働きが鈍ってきた証拠です。頭をどんどん使うようにし、同時に足の裏を刺激して、脳に〝活〟を入れましょう。

土踏まずのやや上にある湧泉は、元気を回復するためのツボ。ここに指を置き、持続圧迫を繰り返すと、全身に活力がつくばかりでなく、脳も元気になり、記憶力の衰えをはじめとする脳の老化のスピードをゆるめることができます。

また、脳の活性化には、不飽和脂肪酸のＤＨＡやＥＰＡが有効です。これらを多く含む魚料理を積極的に食べるように心がけましょう。

Point（湧泉）

●1分間×3～5回押す
親指の腹を当てて押します。
強い刺激を与えたいときは、
両手の親指を重ねて押します。

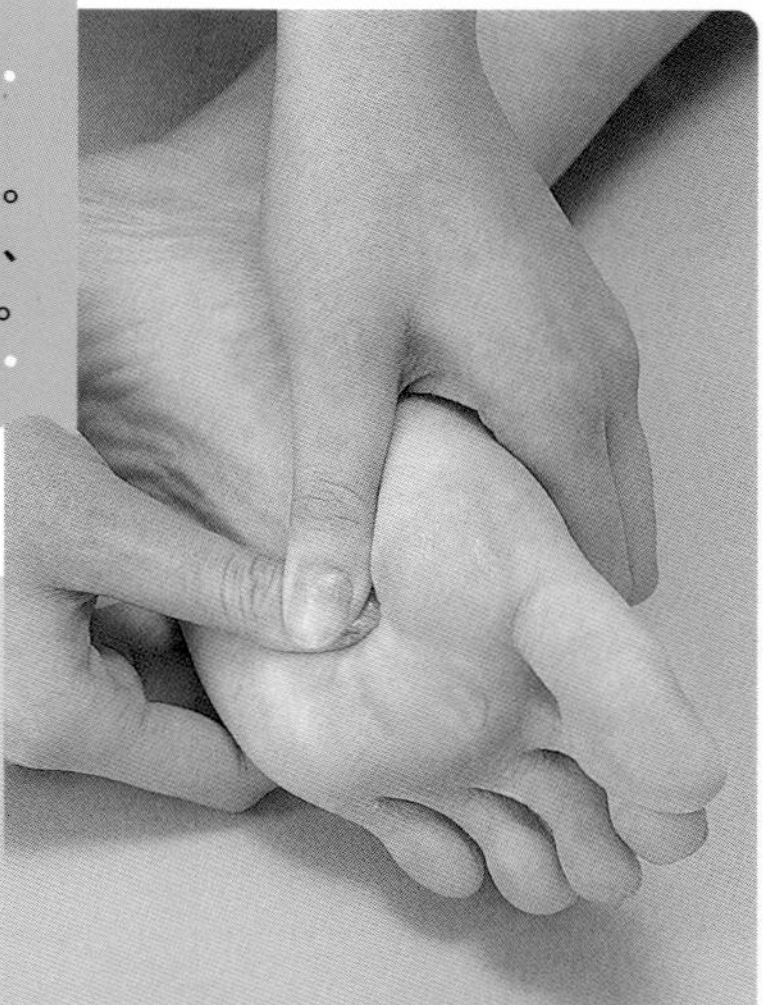

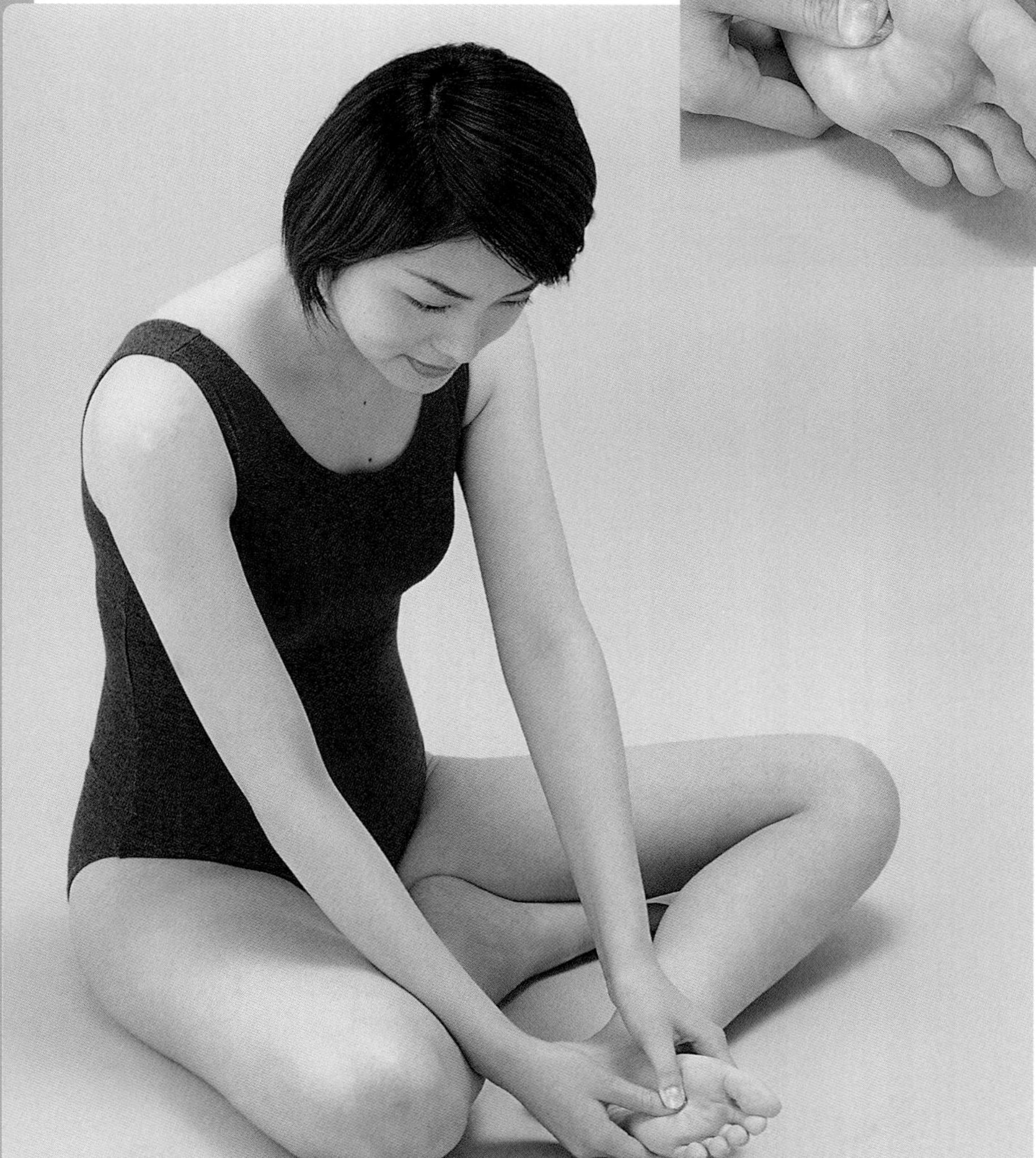

白髪

白髪などの頭髪のトラブルは、血行不良による毛根部の栄養障害や腎臓障害が原因。八風で血行をよくし、湧泉で腎臓の機能を整えましょう。

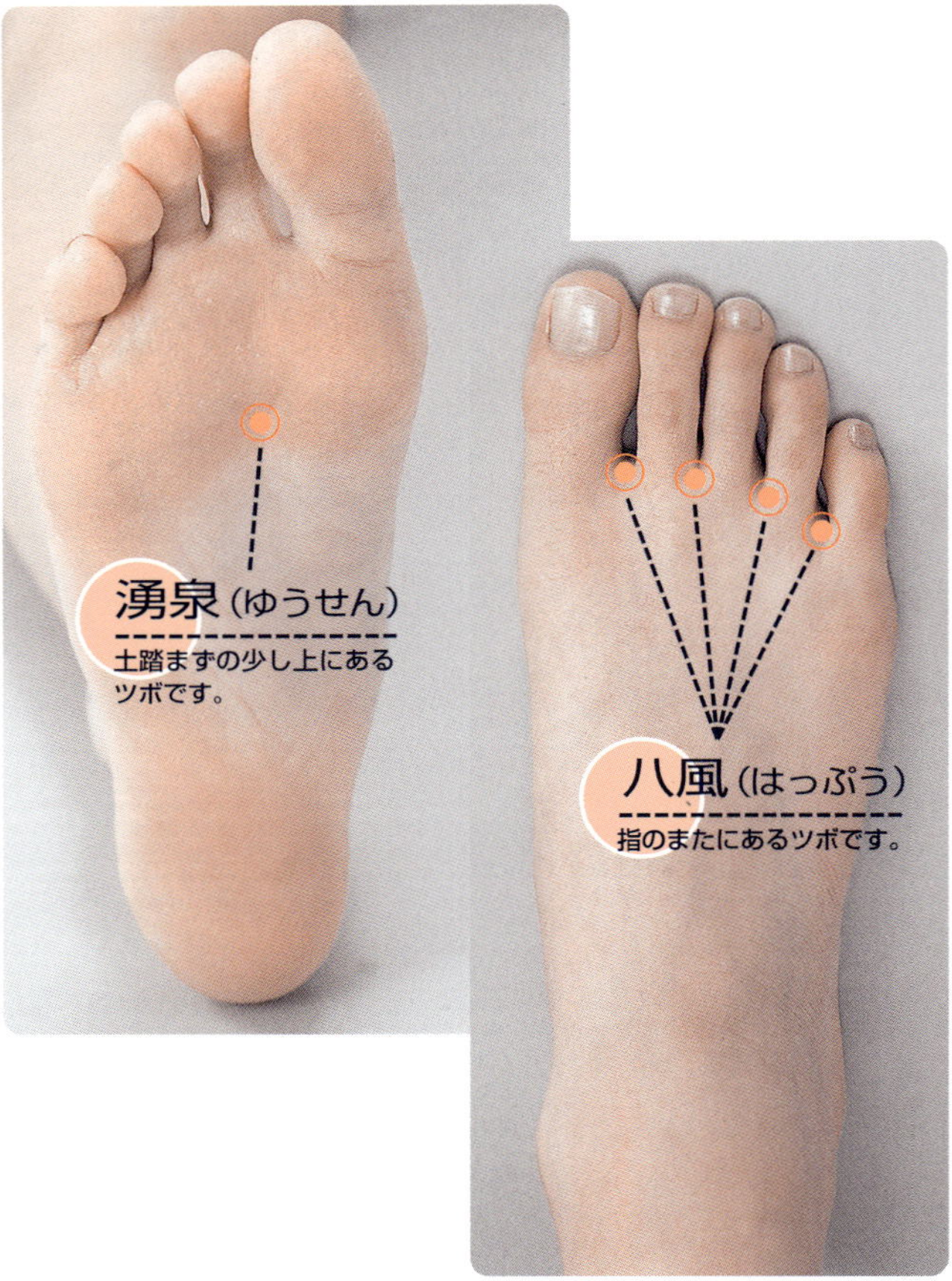
湧泉（ゆうせん）
土踏まずの少し上にあるツボです。
八風（はっぷう）
指のまたにあるツボです。

ツボ刺激と毎日の食事でふさふさとした黒髪を

白髪の原因の一つとして、血液の循環が悪く、毛根部に十分な栄養が運ばれていないことが考えられます。また、「腎臓さえ健全ならば白髪やハゲにはならない」と唱える学者もいるように、腎臓も頭髪の健康のカギを握っています。

血行を促す八風、腎臓の起点に当たる湧泉を刺激して、頭髪の悩みを解消しましょう。頭髪はホルモンやストレスの影響も受けやすい部分ですが、八風はホルモン、湧泉はストレスのツボとしても知られています。

なお、白髪対策としては、栄養バランスのとれた食事をとることも大切です。美しい黒髪を保つ食品として、漢方では、ごま、くるみなどがよく利用されます。

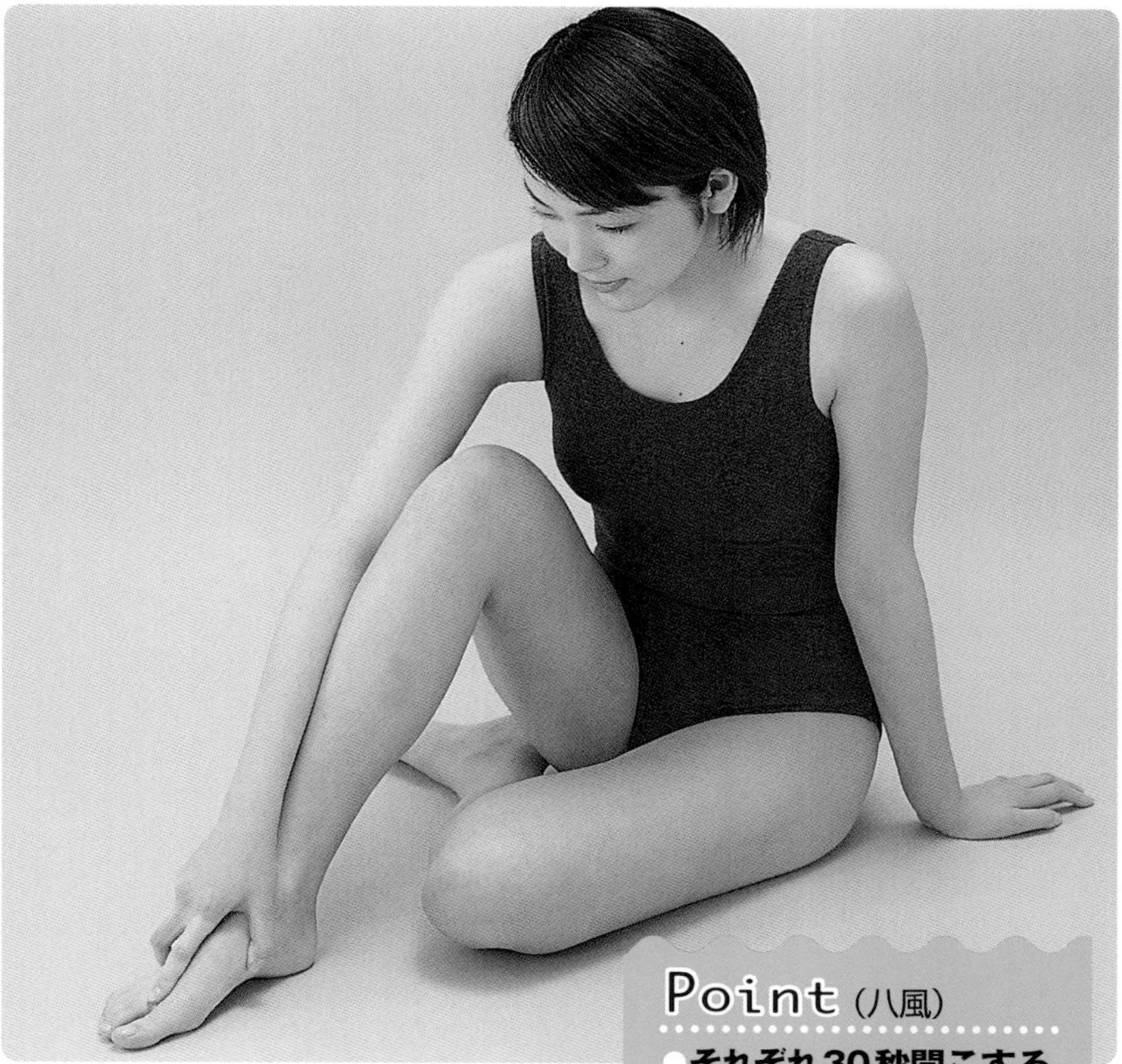

Point（八風）

●それぞれ30秒間こする

人さし指の腹を使い、足の、指と指の間を痛みを感じない程度の弱い力でやさしくソフトにこすります。

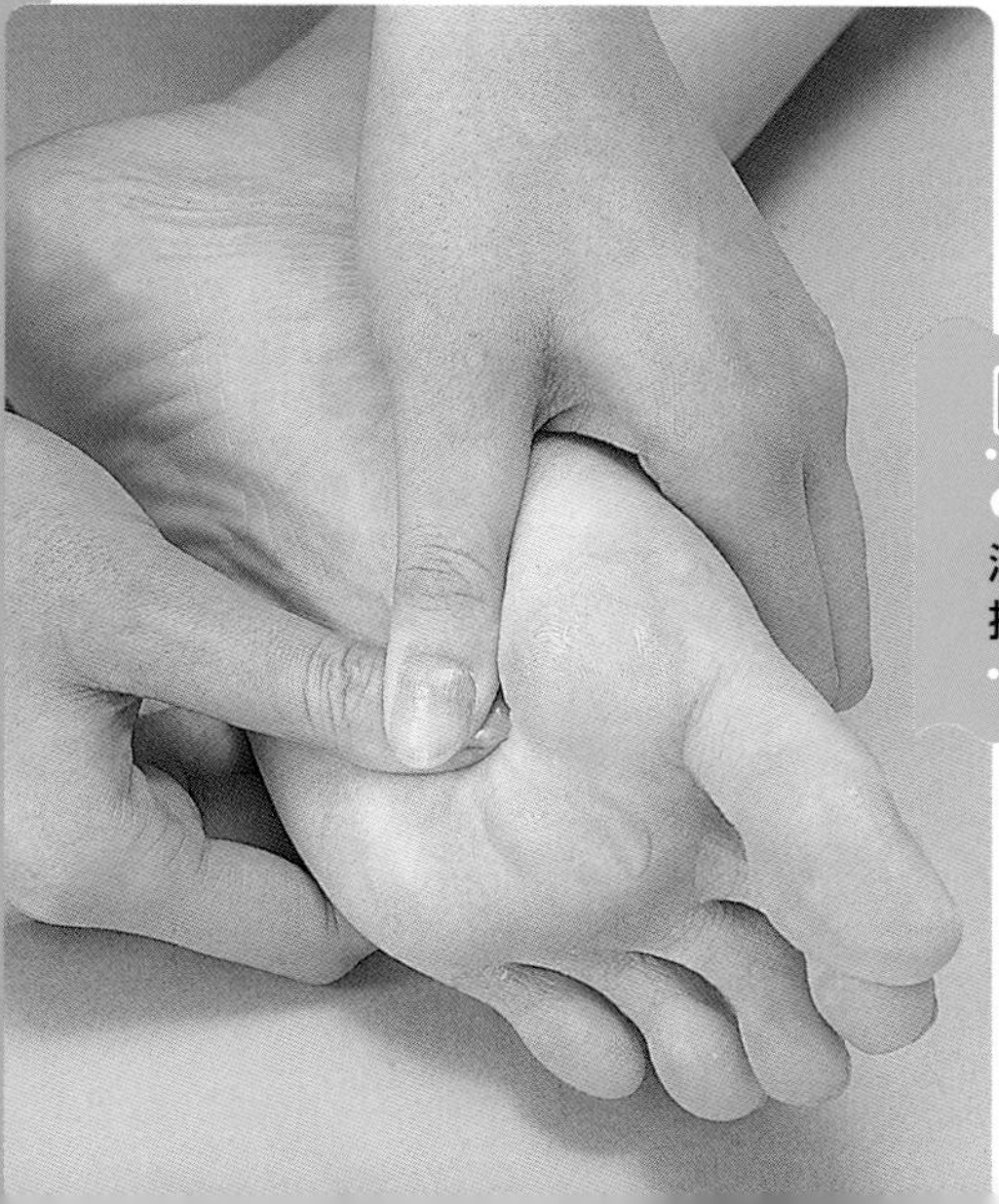

Point（湧泉）

●3秒間×5回押す

湧泉は強い力でギューッと押すのがコツ。

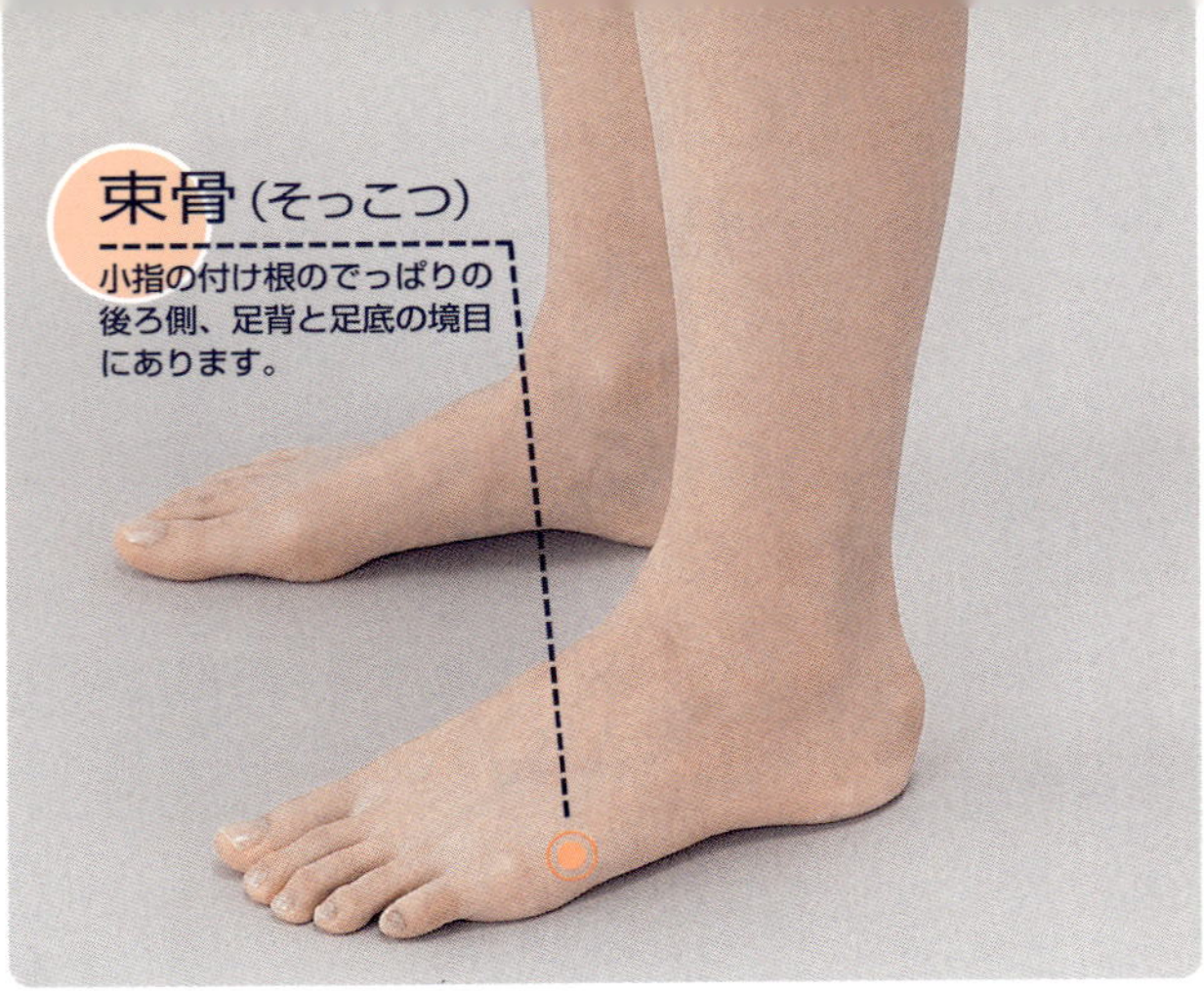
束骨（そっこつ）
小指の付け根のでっぱりの後ろ側、足背と足底の境目にあります。

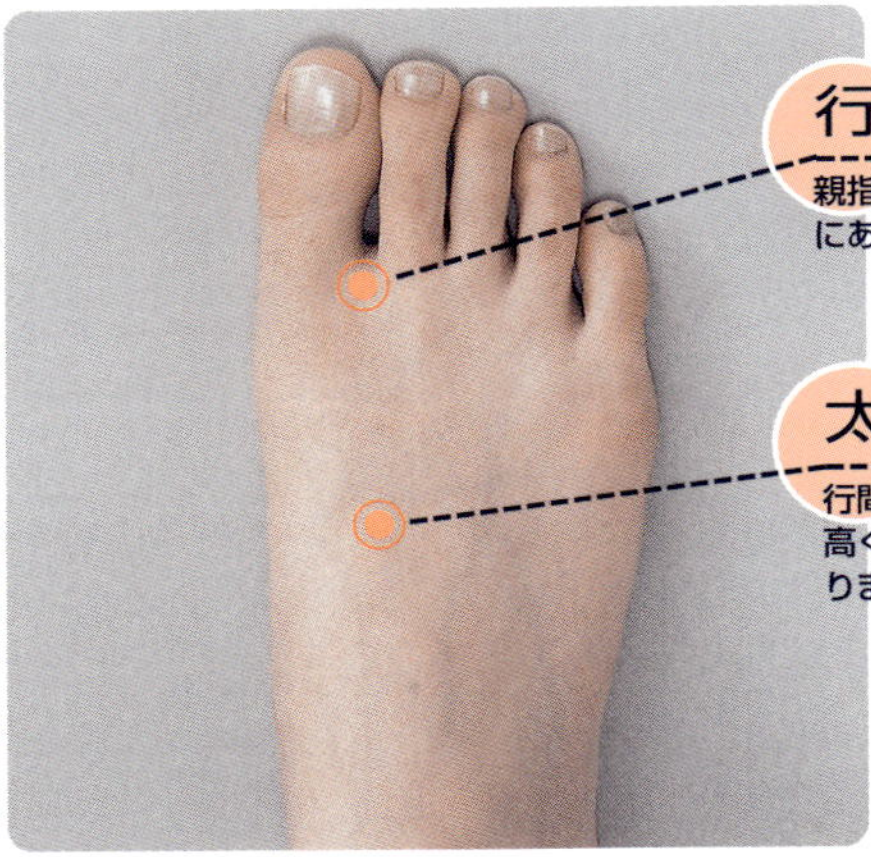
行間（こうかん）
親指と第２指の間の付け根にあるツボです。
太衝（たいしょう）
行間の延長線上で、甲の小高くなっているところにあります。

目の疲れ

「目の疲れくらい」と放っておくのは危険。パソコン操作や車の運転などで目を酷使したときは、早めのツボ押しで疲れをとりましょう。

こね押しするのが疲れを速効でとるコツ

パソコンの普及により、眼精疲労を訴える人が激増しています。はっきりした痛みがないため、目の疲れはとかく軽視されがちですが、放っておくと、頭痛、肩こり、目の充血、ドライアイ、視力低下、暗やみへの順応低下などを招きかねません。早めに手を打つことが大切です。

目が疲れたなと感じたときは、目を休めるのが一番の薬。そして、ツボ療法。目を酷使した結果として起こる眼精疲労に、ツボ押しは大きな効果を発揮します。

ポイントとなるツボは、束骨、行間、太衝などで、いずれも単に押すのでなく、その場でグルグルと円を描くように押すと、いっそう効果的です。

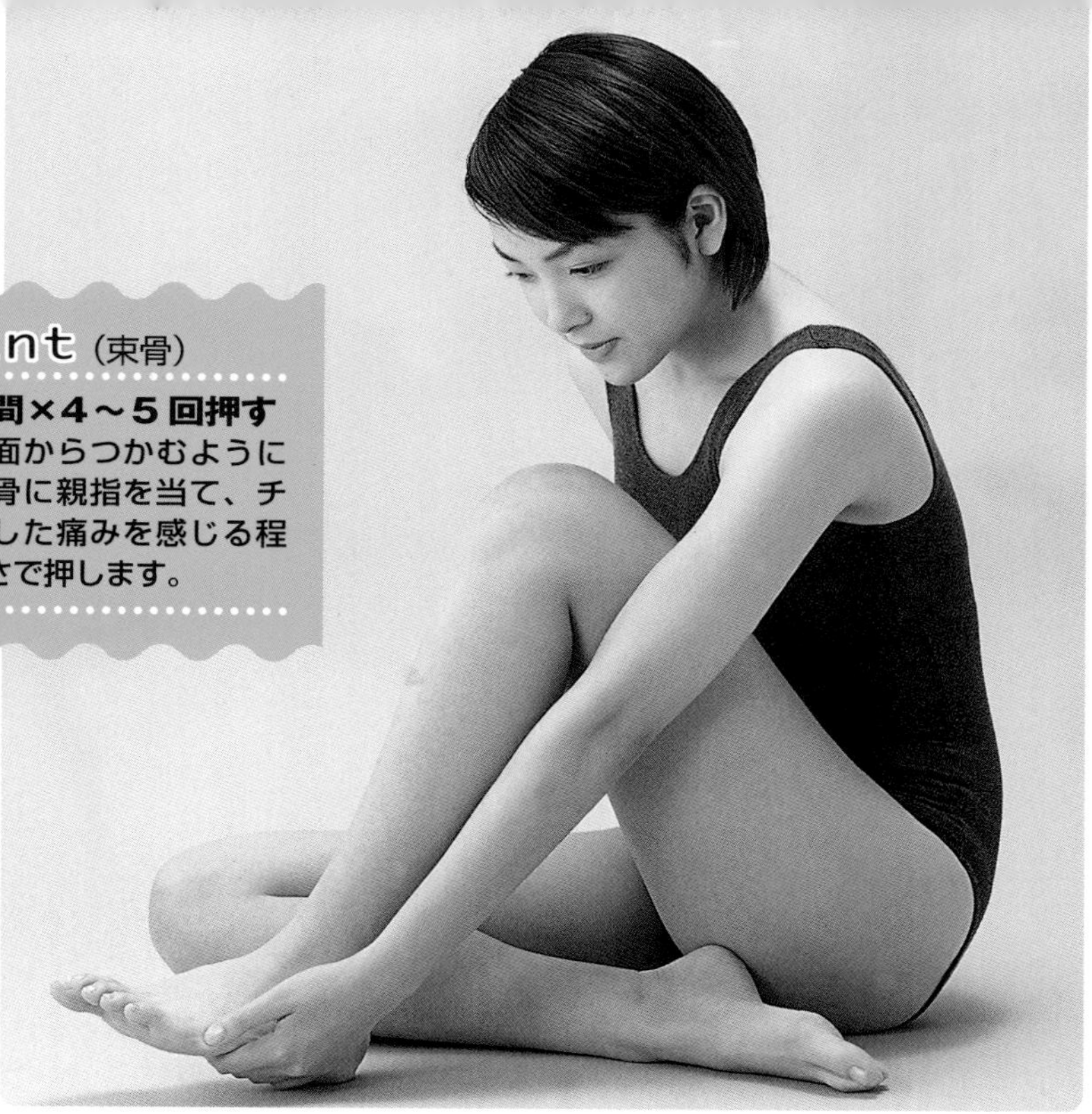

Point（束骨）

●3秒間×4～5回押す

足を側面からつかむようにして束骨に親指を当て、チクッとした痛みを感じる程度の強さで押します。

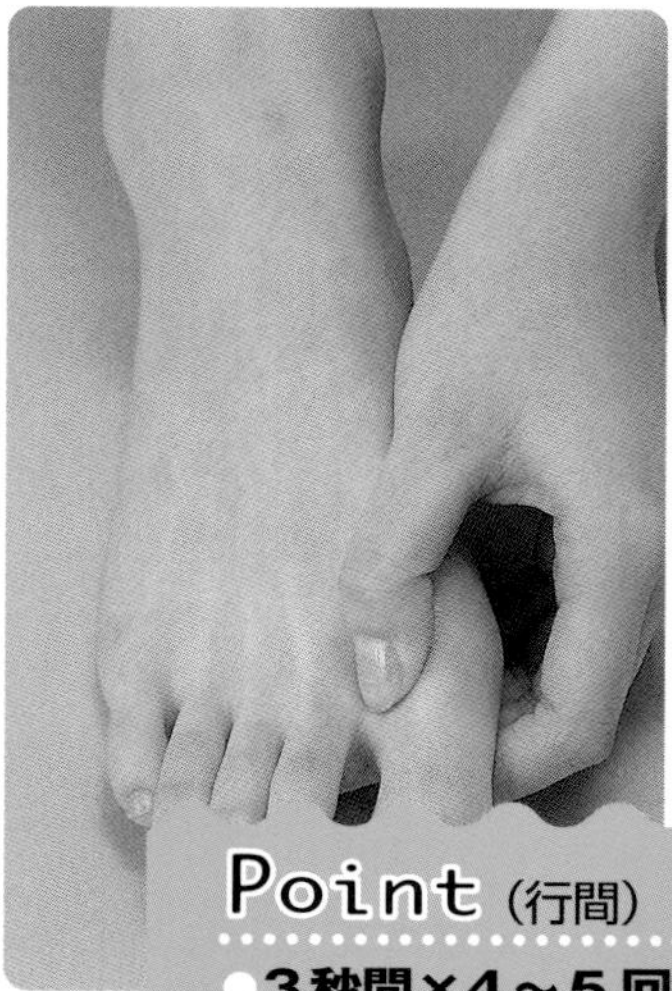

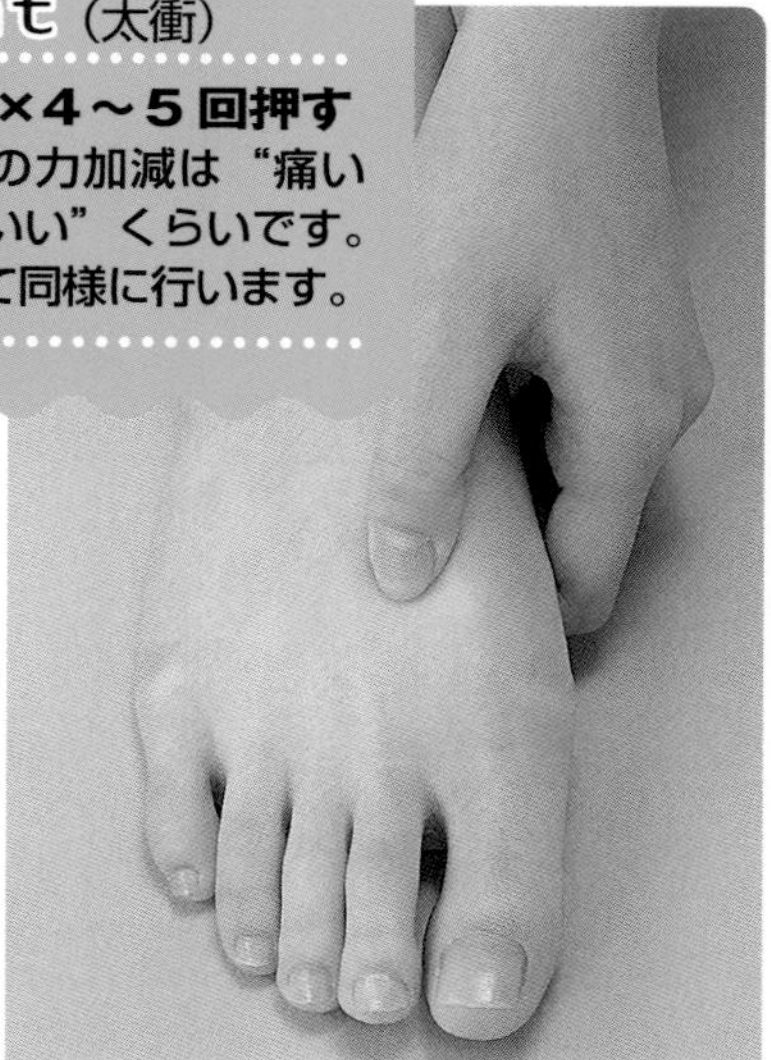

Point（太衝）

●3秒間×4～5回押す

押すときの力加減は“痛いが気持ちいい”くらいです。足を替えて同様に行います。

Point（行間）

●3秒間×4～5回押す

押し方は太衝と同じです。疲れ目の場合は、いずれのツボも、こね回すような要領で押してやると、効果的に疲れが解消されます。

めまい、耳鳴り

めまいや耳鳴りの多くは、血液の循環異常が原因。ツボ押しで血行をよくし、不快症状を軽減しましょう。習慣にすれば、予防にも役立ちます。

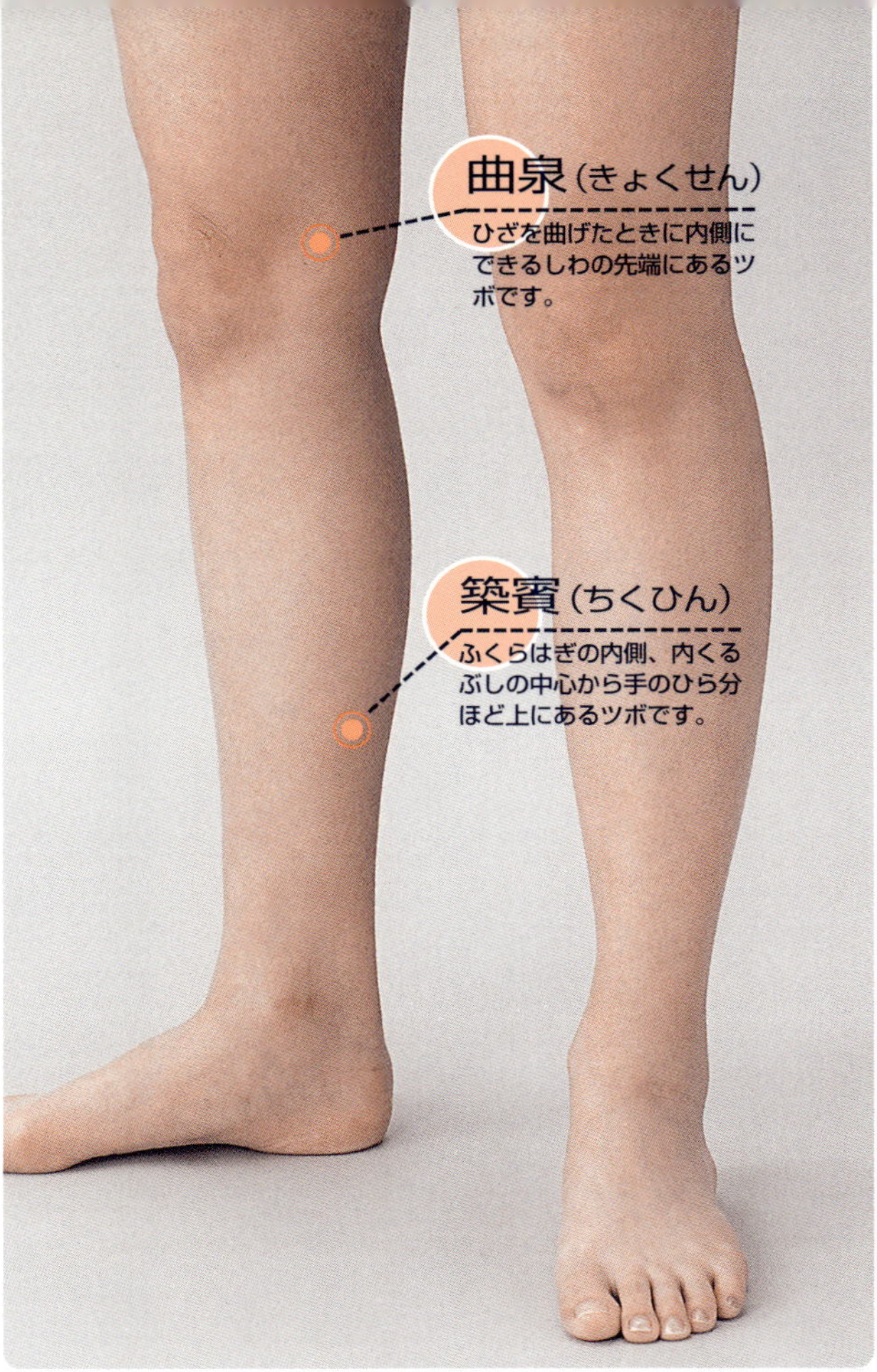
曲泉（きょくせん）
ひざを曲げたときに内側にできるしわの先端にあるツボです。
築賓（ちくひん）
ふくらはぎの内側、内くるぶしの中心から手のひら分ほど上にあるツボです。

足の第4指や小指をもみほぐすのも効果的

めまい、耳鳴りの原因はさまざま。背景に高血圧、低血圧、糖尿病、心臓病、脳障害などの病気が隠れていることも考えられますが、これといった病気もなく、どうして起こるのかわからないという場合は、血液循環の異常によるものがほとんどです。

めまいや耳鳴りを感じたときは、血行をよくする築賓、申脈などのツボを強めに押してみてください。不快な症状が次第に軽くなってくるはずです。心労、ストレスによって引き起こされる心因性のめまいや耳鳴りにも有効です。

そのほか、めまいは第4指、耳鳴りは平衡感覚と関係がある小指をよくもみほぐすだけでも、症状がかなり緩和されます。

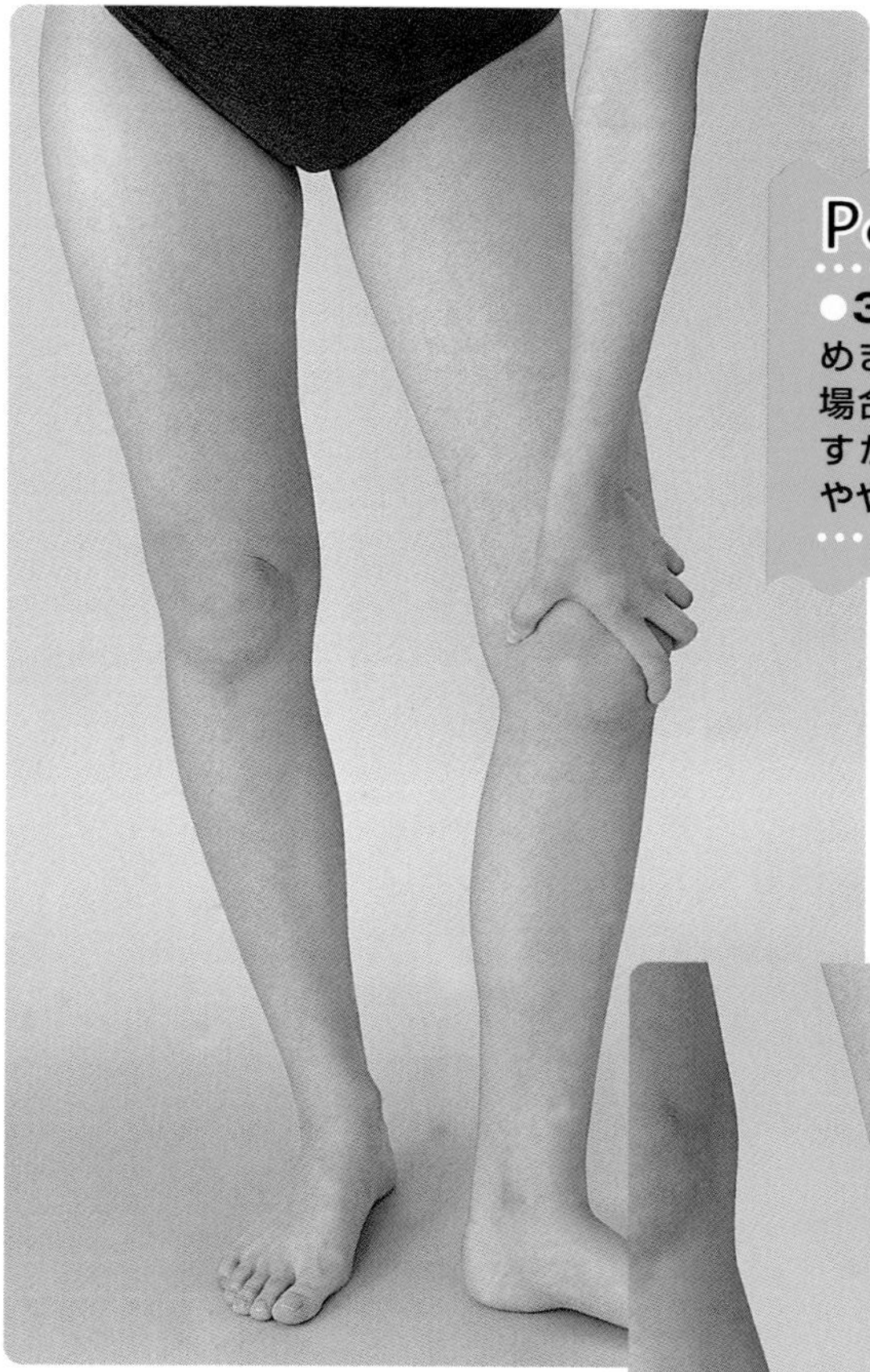

Point（曲泉）

●**3秒間×4〜5回押す**
めまい、耳鳴り症状改善の場合は、ふつう強く押しますが、ここは敏感なので、やや弱めに。

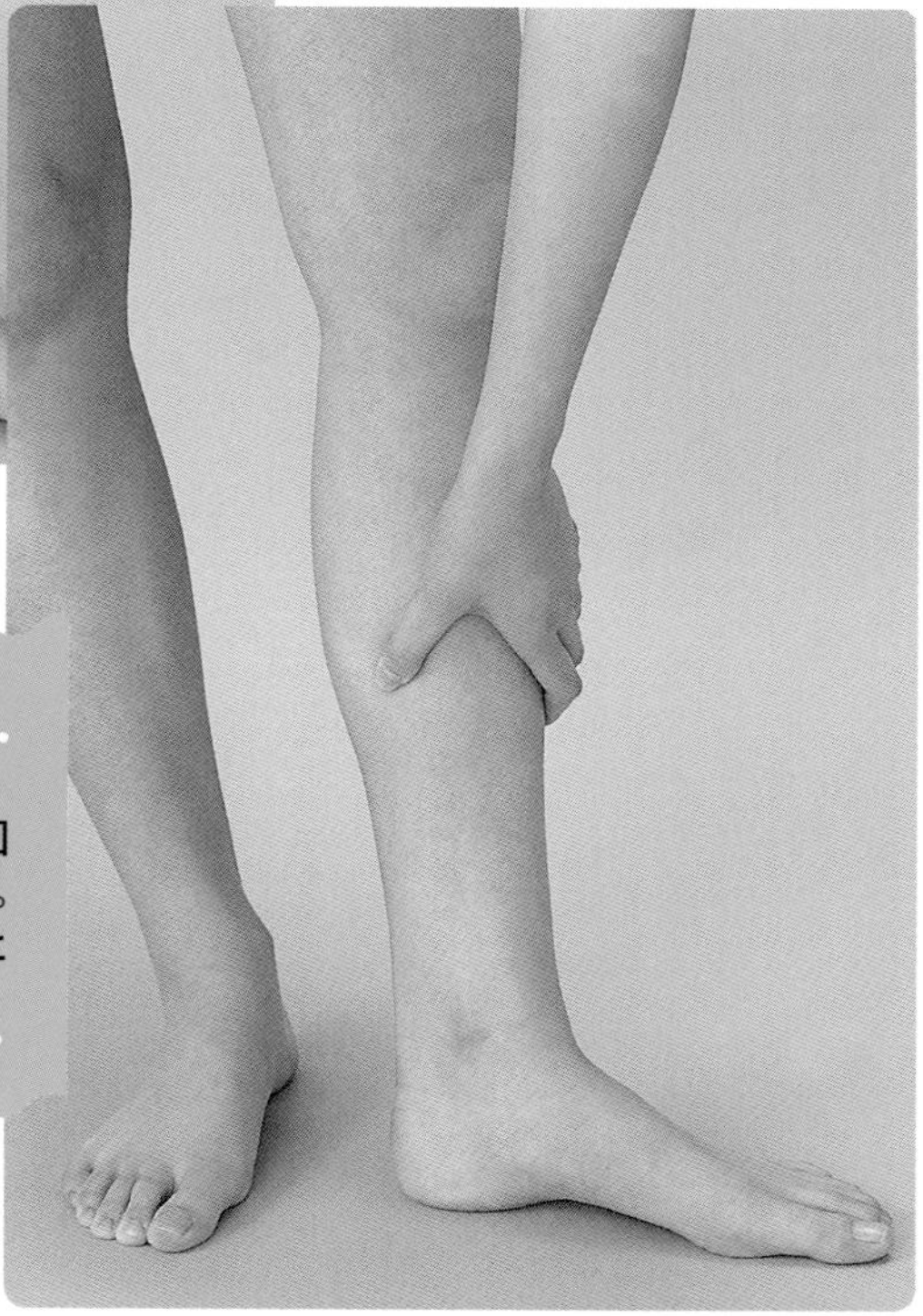

Point（築賓）

●**3秒間×5回押す**
親指の腹を当て、指先を回すようにして強く押します。気圧の変化で耳がツーンとするときにもお試しを。

次ページへ●●●

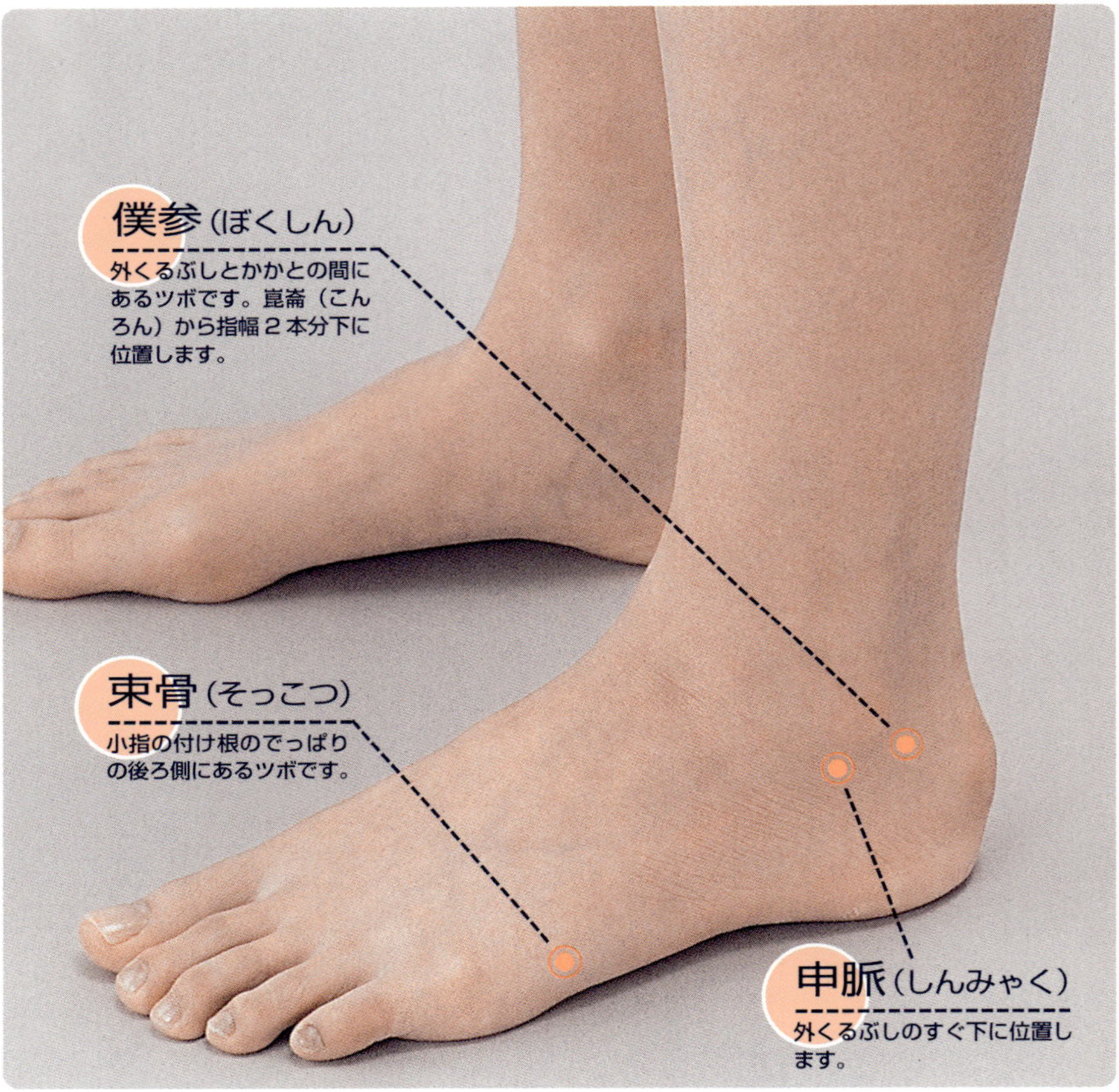
僕参（ぼくしん）
外くるぶしとかかとの間にあるツボです。崑崙（こんろん）から指幅２本分下に位置します。
束骨（そっこつ）
小指の付け根のでっぱりの後ろ側にあるツボです。
申脈（しんみゃく）
外くるぶしのすぐ下に位置します。

指先を回すようにして特効ツボに強めの刺激を

　めまい、耳鳴りによく効く足のツボは、曲泉《きょくせん》、築賓《ちくひん》、僕参、申脈、束骨などです（メニエール症候群のように周囲がぐるぐる回るように感じられるめまいには、三陰交《さんいんこう》や足三里《あしさんり》も有効とされています）。

　めまい、耳鳴りを感じたら、こねるように押したり、先端が細いペンの柄などを使って押したりして、ツボに強めの刺激を与えましょう。いずれのツボも、両足に行うのが原則です。耳鳴りは左右どちらか一方の耳ということが多いのですが、その場合でも両足のツボを押します。

　これらのツボ押しを習慣にすると、予防にも役立ちますが、症状がいつまでも改善されない場合は、医師の診断を受けてください。

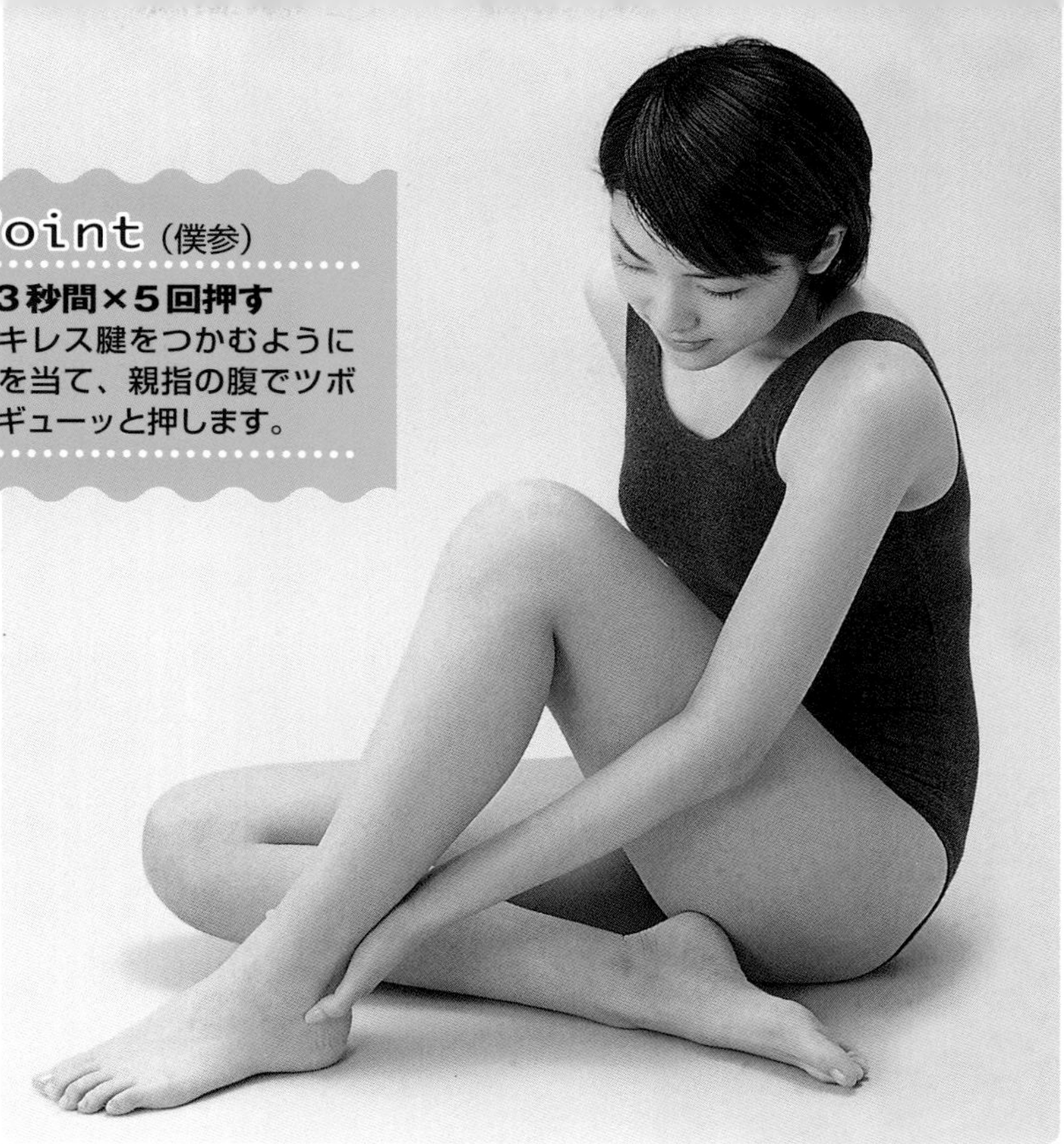

Point（僕参）

●**3秒間×5回押す**

アキレス腱をつかむように手を当て、親指の腹でツボをギューッと押します。

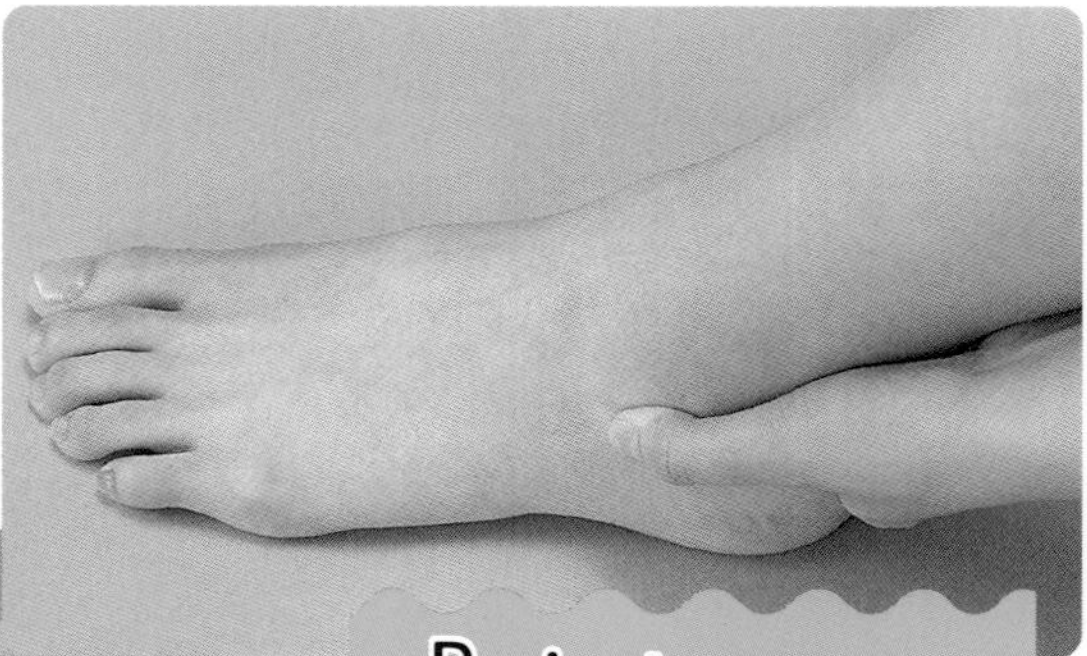

Point（束骨）

●**3秒間×5回押す**

ペンや棒で刺激してもよいでしょう。耳鳴りがするときは、束骨の延長線上にある小指ももみます。

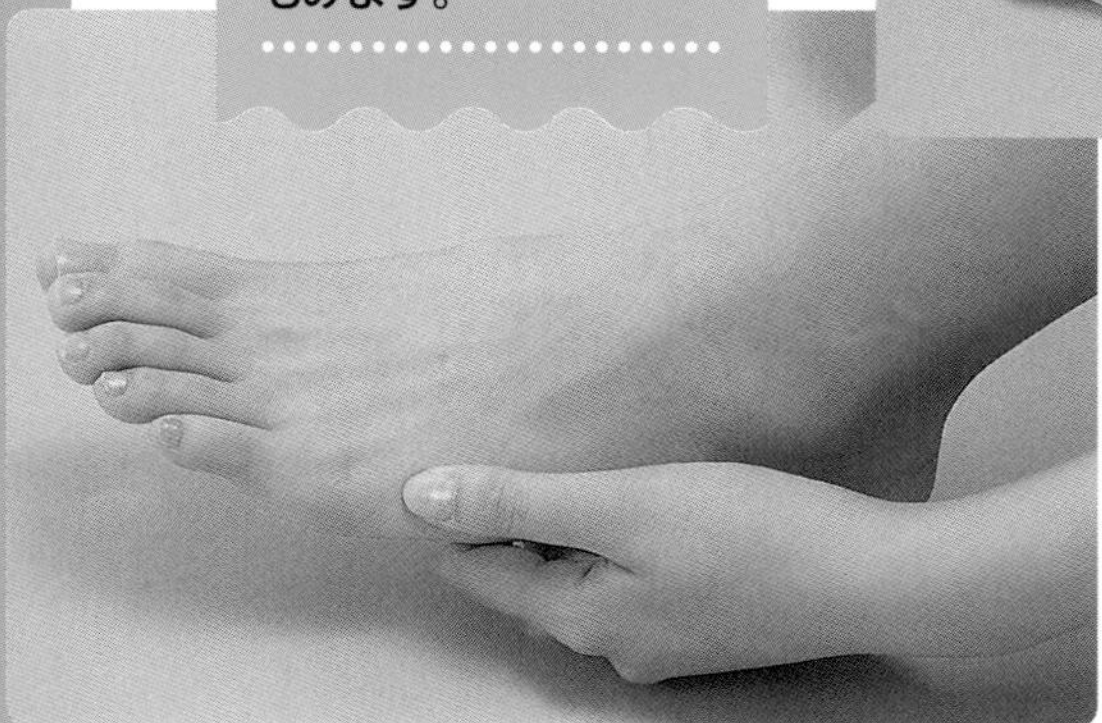

Point（申脈）

●**3秒間×5回押す**

親指の腹でギューッと押します。ツボに当てた親指で強くこね回すようにすると、いっそう効果的です。

肌あれ

肌は全身の健康状態を映し出す鏡。ツボを刺激し、また食生活などにも注意を払って全身を健康に保てば、肌あれの悩みは解消するはずです。

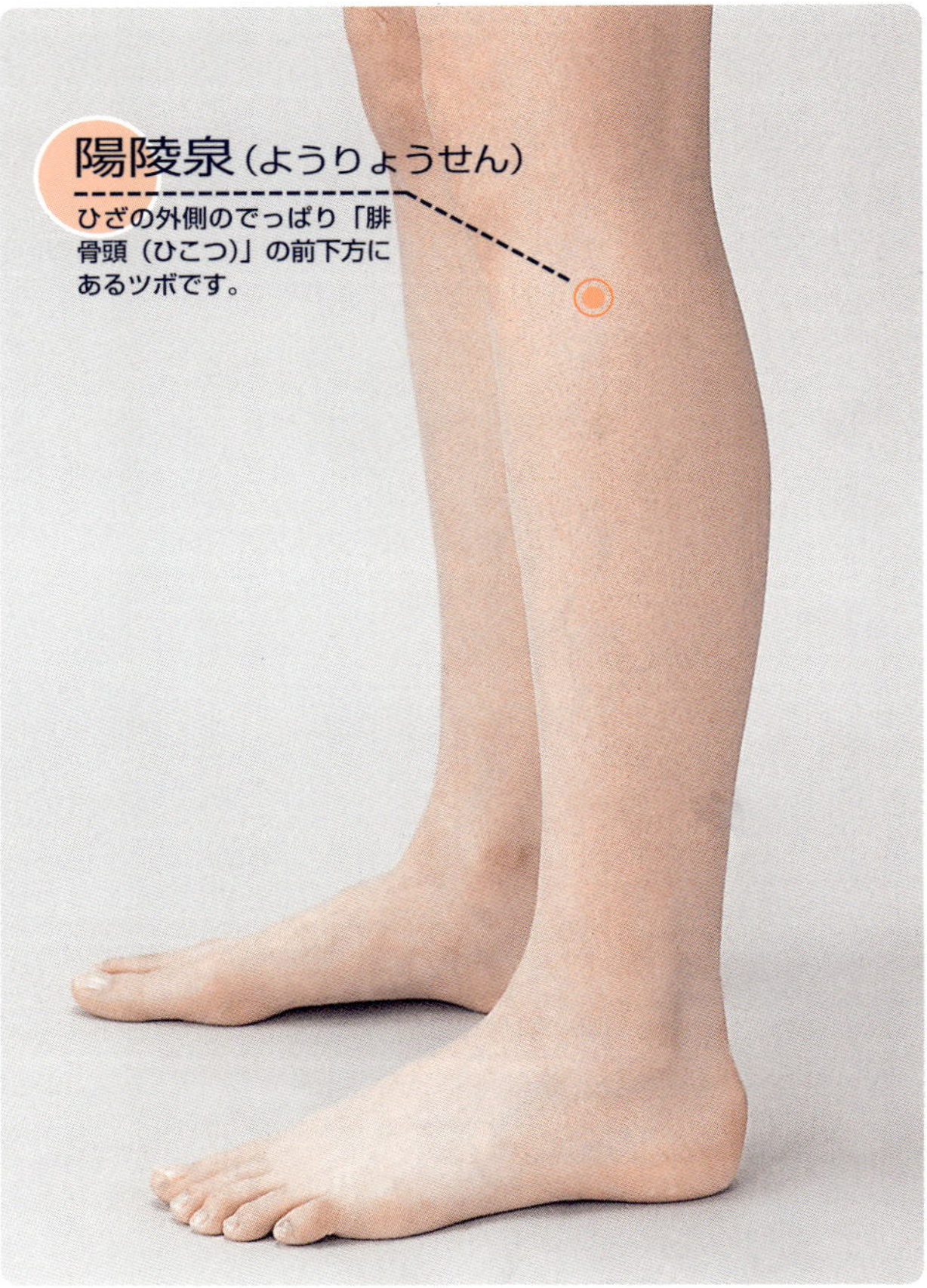
陽陵泉（ようりょうせん）
ひざの外側のでっぱり「腓骨頭（ひこつ）」の前下方にあるツボです。

ツボ押しでツルツル美人肌に

肌あれの原因は、血行不良、胃腸障害、便秘、ストレスなどさまざま。全身の健康状態を良好に保つことが、肌あれ対策の基本といえるでしょう。

全身のコンディションを整えることを目指すツボ療法は、その意味で、非常に有効です。

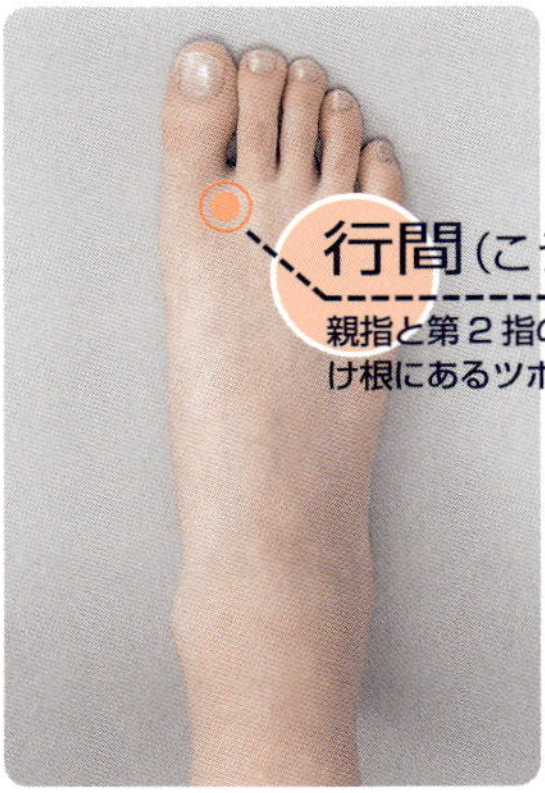
行間（こうかん）
親指と第２指の間の付け根にあるツボです。

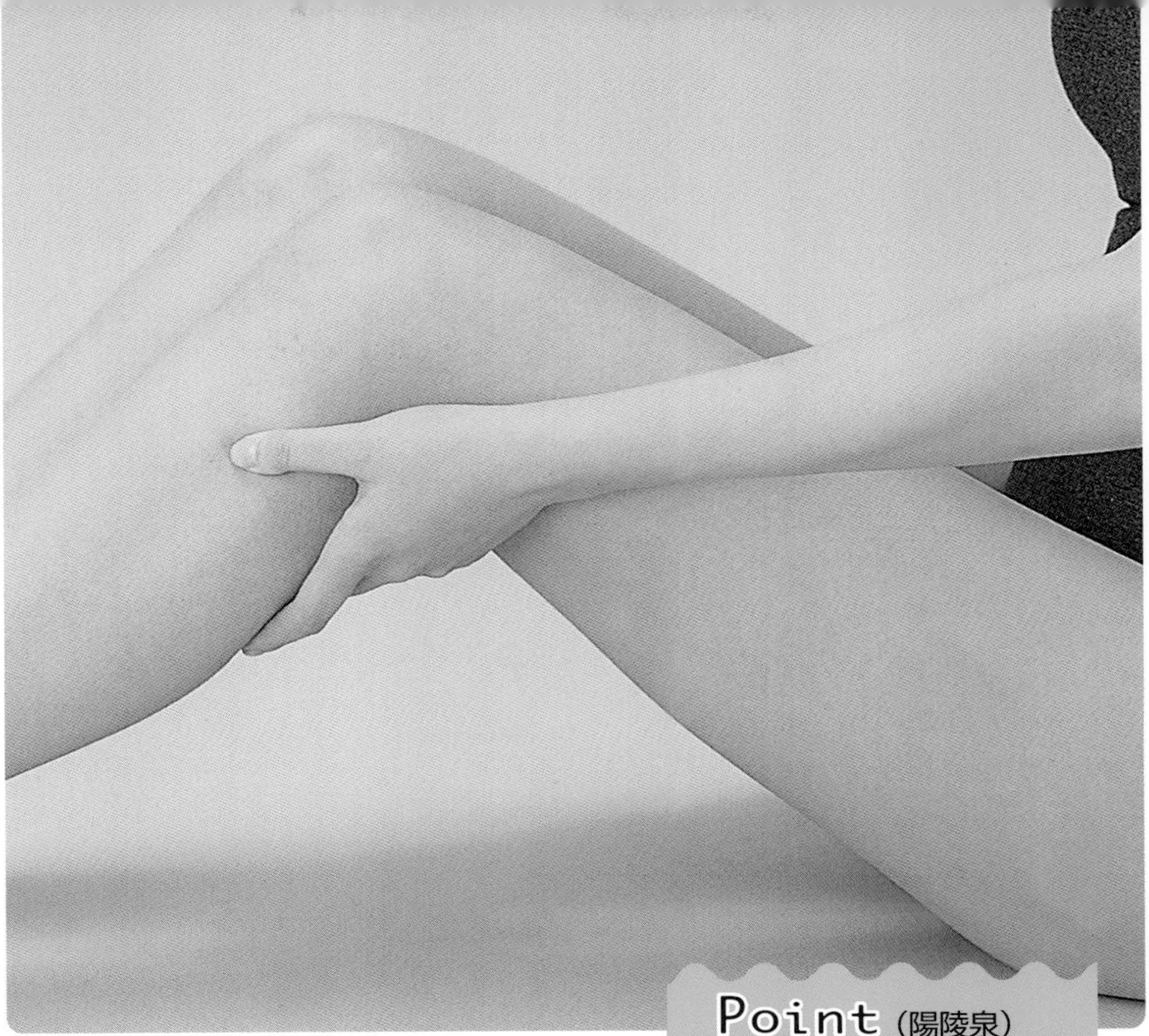

Point（陽陵泉）

●**3秒間×5回押す**

加減しながら強めに刺激するのがコツ。血液の循環が促されるため、肌だけでなく、からだ全体の調子がよくなってきます。

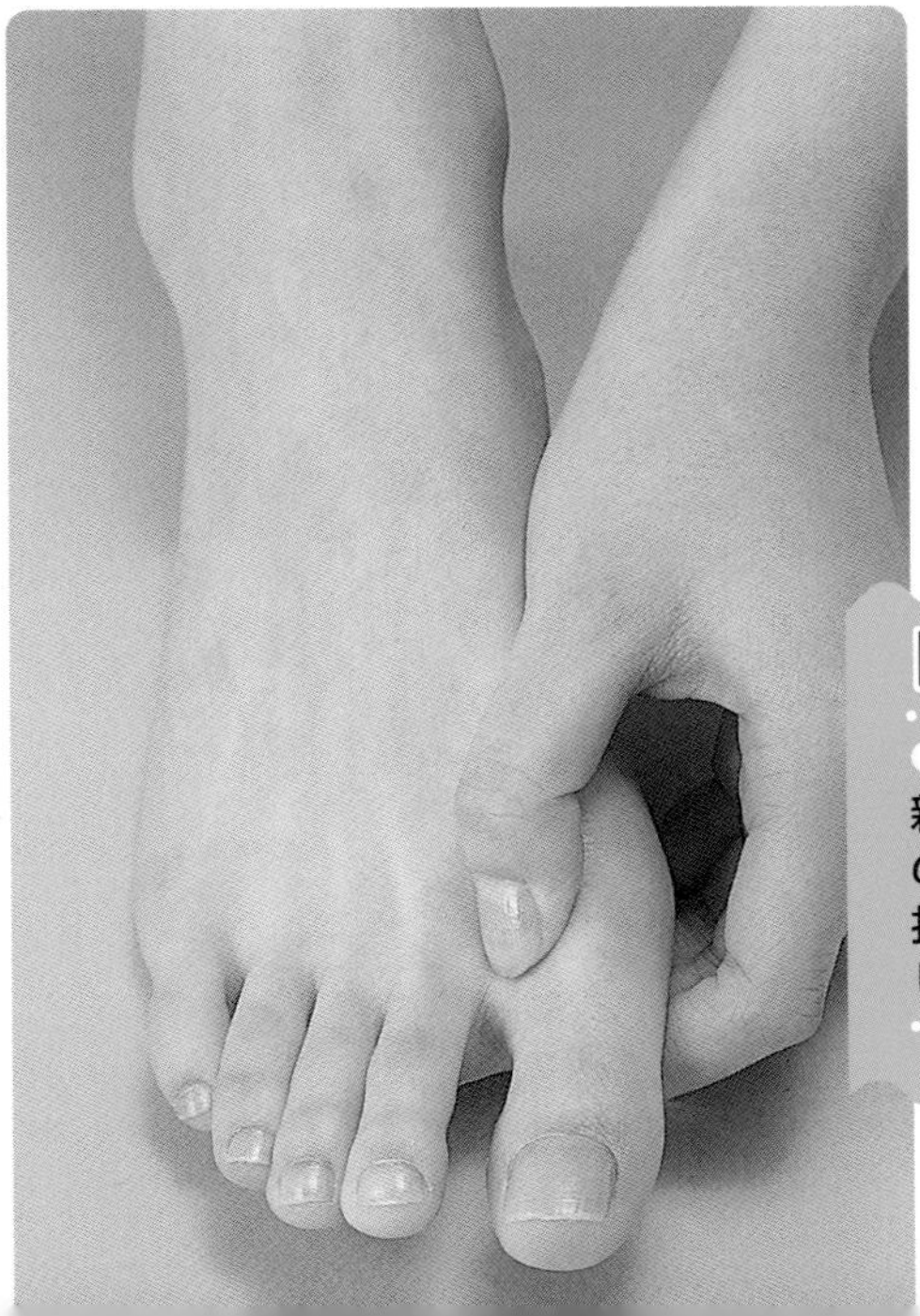

Point（行間）

●**3秒間こする**

親指を足の親指と第２指の付け根の甲に45度の角度で置き、足の指の間に入れるような感じで、少し強めの力でさすります。

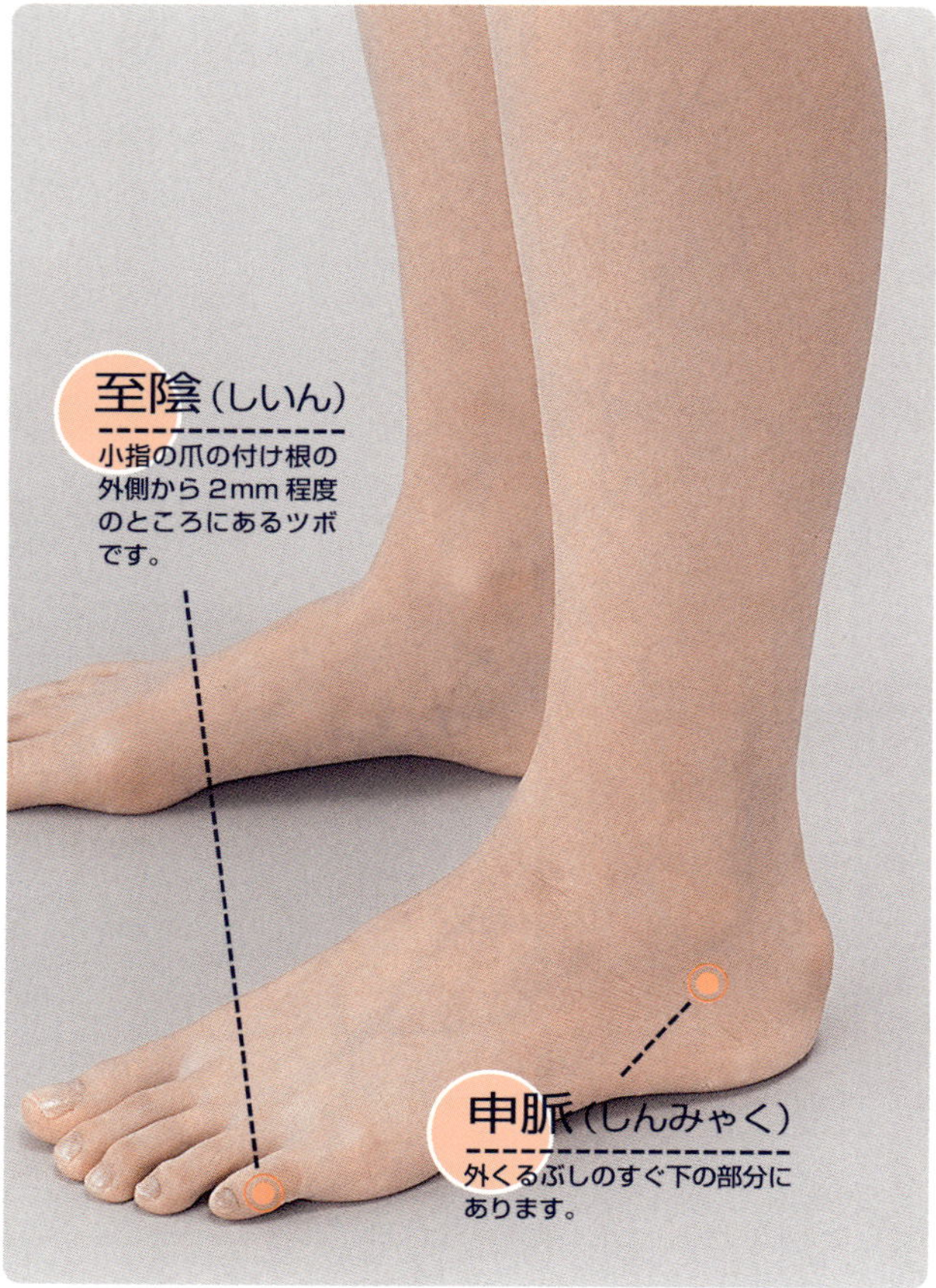
至陰（しいん）
小指の爪の付け根の外側から2mm程度のところにあるツボです。
申脈（しんみゃく）
外くるぶしのすぐ下の部分にあります。

肩こり

肩こりは、血行障害に伴うもの。症状緩和には、血行を促すツボへの刺激が有効です。習慣的に刺激していると、体質から改善できます。

血行障害改善のツボで肩こりの悩みを解決

肩こりとは、肩や首の筋肉が疲労し、からだ全体の血液の循環が滞って、肩や首の筋肉が硬くなった状態をいいます。

肩がこると、肩をもむのも一法ですが、根本的に解決するには、ツボを刺激して全身の血行をよくするのが一番といえます。

申脈、至陰、臨泣《りんきゅう》など、肩こりに効くとして知られるツボは、いずれも血行障害を改善します。肩のこりを感じたら、これらのツボを押したり、こするなどして、刺激してやりましょう。筋肉の緊張がほぐれ、血行がよくなって、症状が改善されます。

足の裏全体をもみほぐしたり、肩や首の体操を併せて行うと、より大きな効果が得られます。

Point（申脈）

●**30秒間こする**

親指の腹をツボに当て、少し圧迫を感じる程度の力で、こすります。この位置へのお灸も、肩こりに非常に有効です。

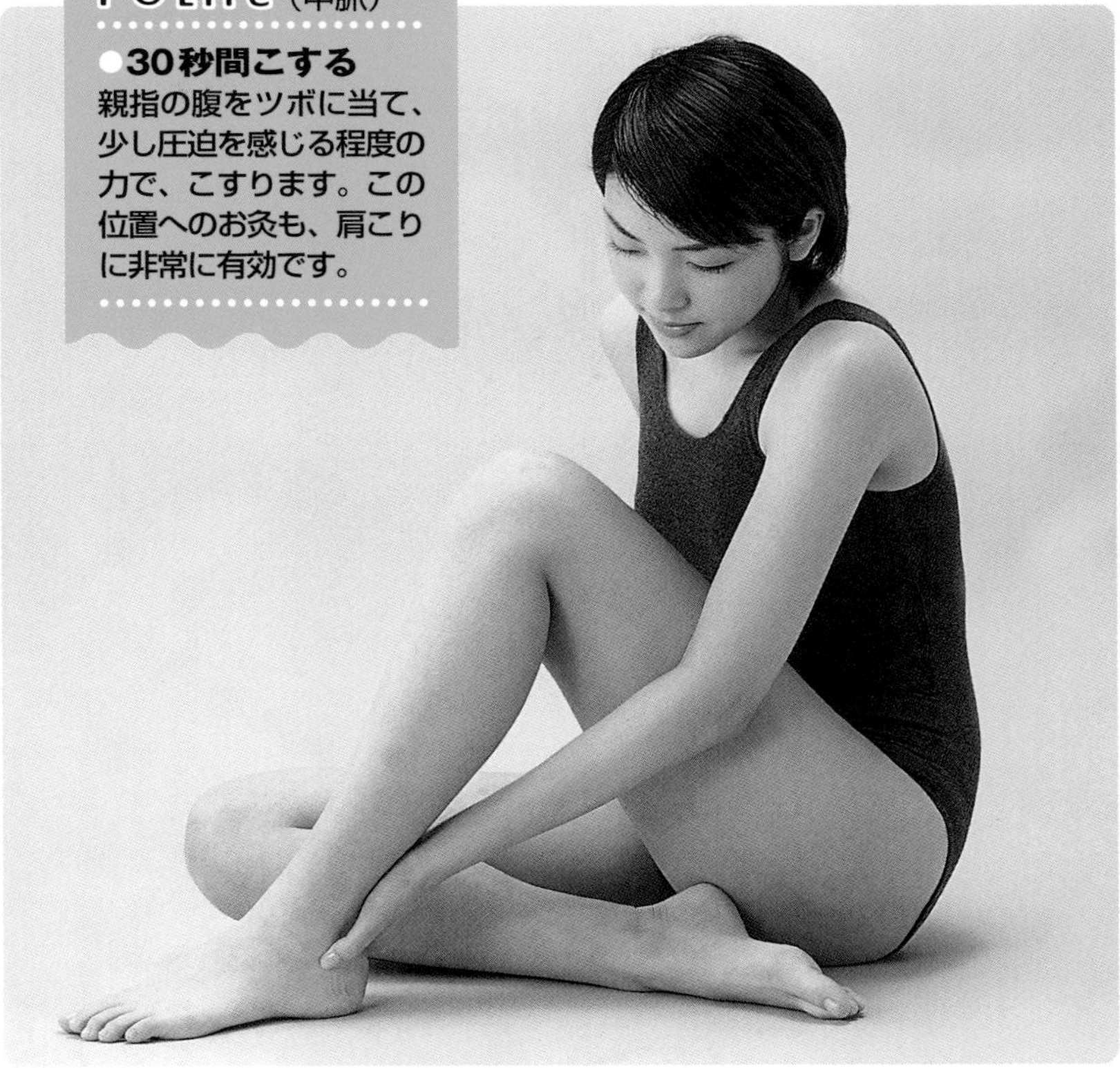

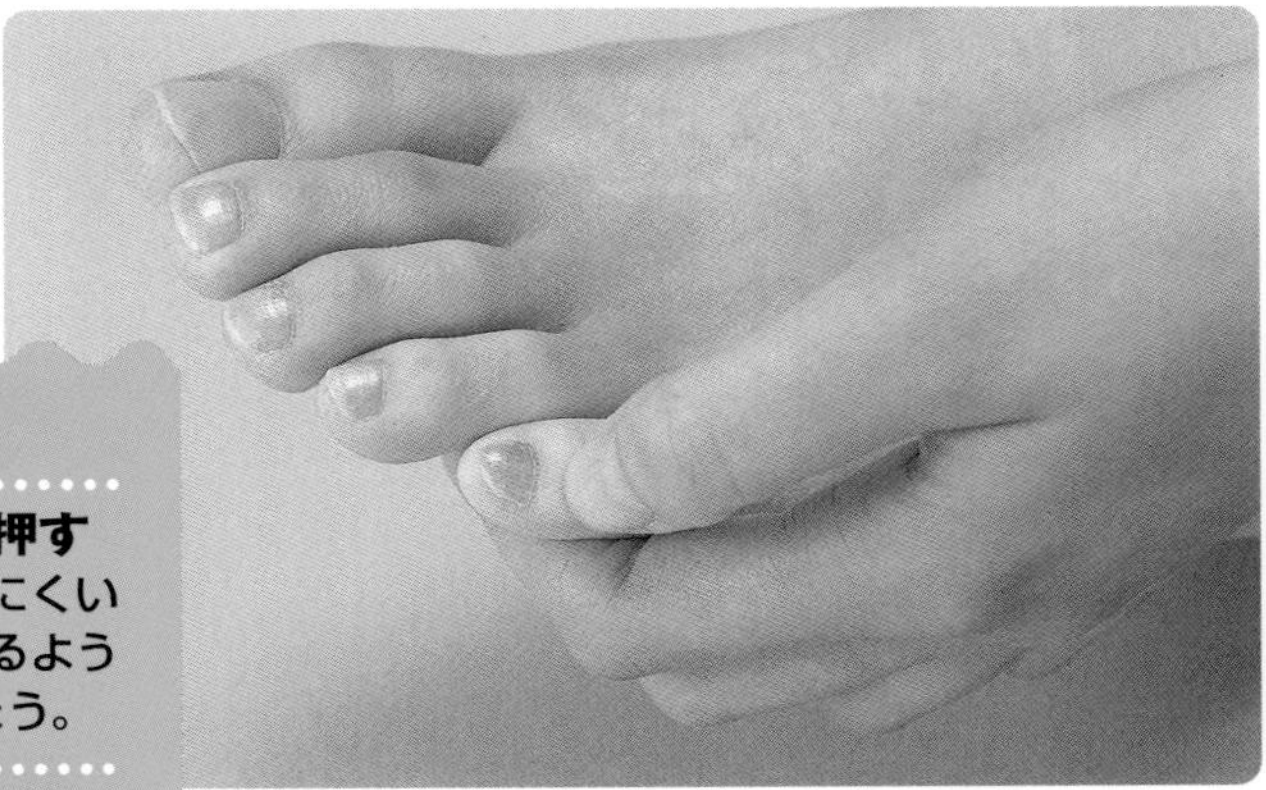

Point（至陰）

●**3秒間×4～5回押す**

ポイントが狭く、押しにくいので、親指の爪を立てるようにして押すとよいでしょう。

次ページへ

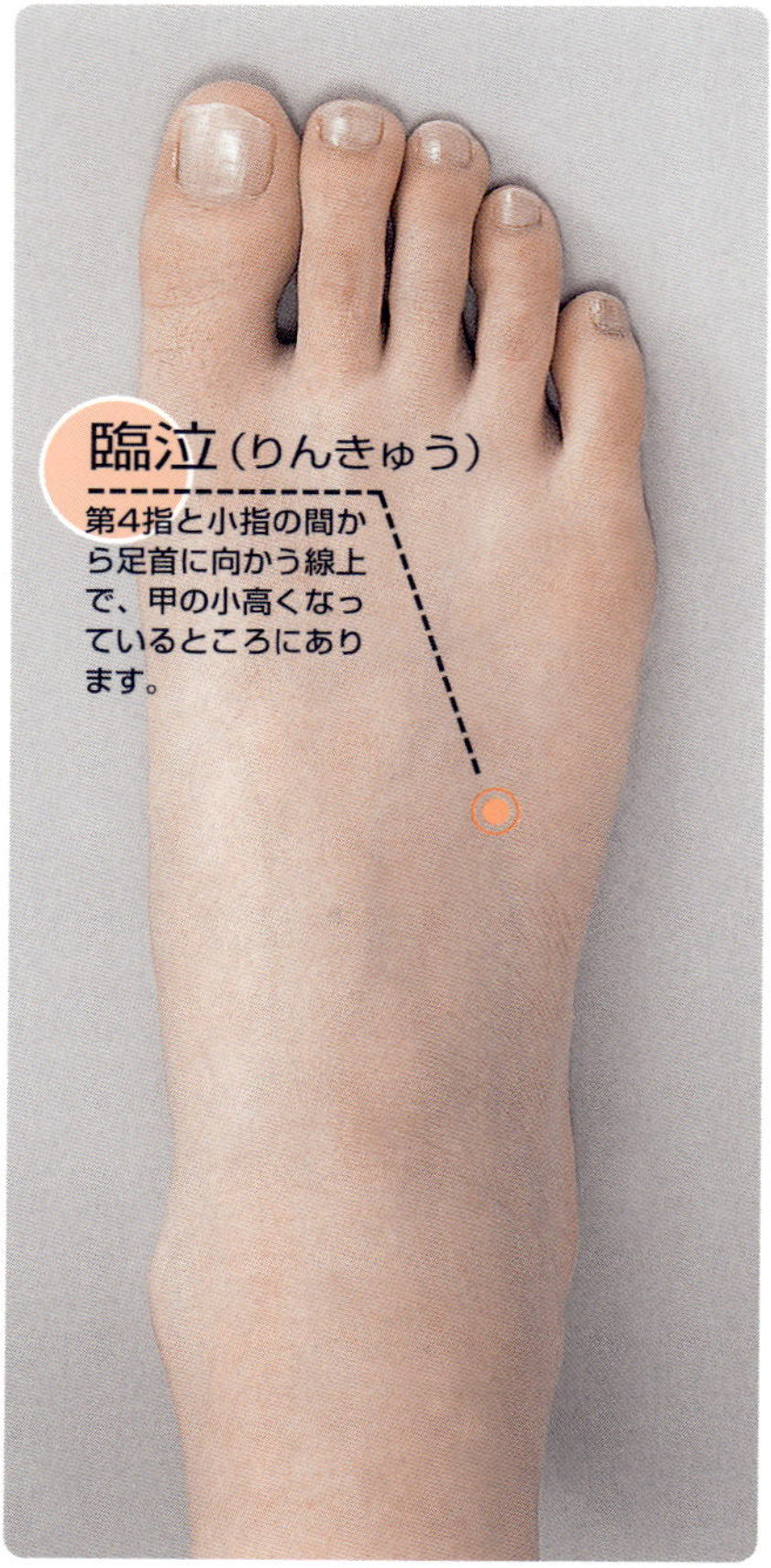
臨泣（りんきゅう）
第4指と小指の間から足首に向かう線上で、甲の小高くなっているところにあります。

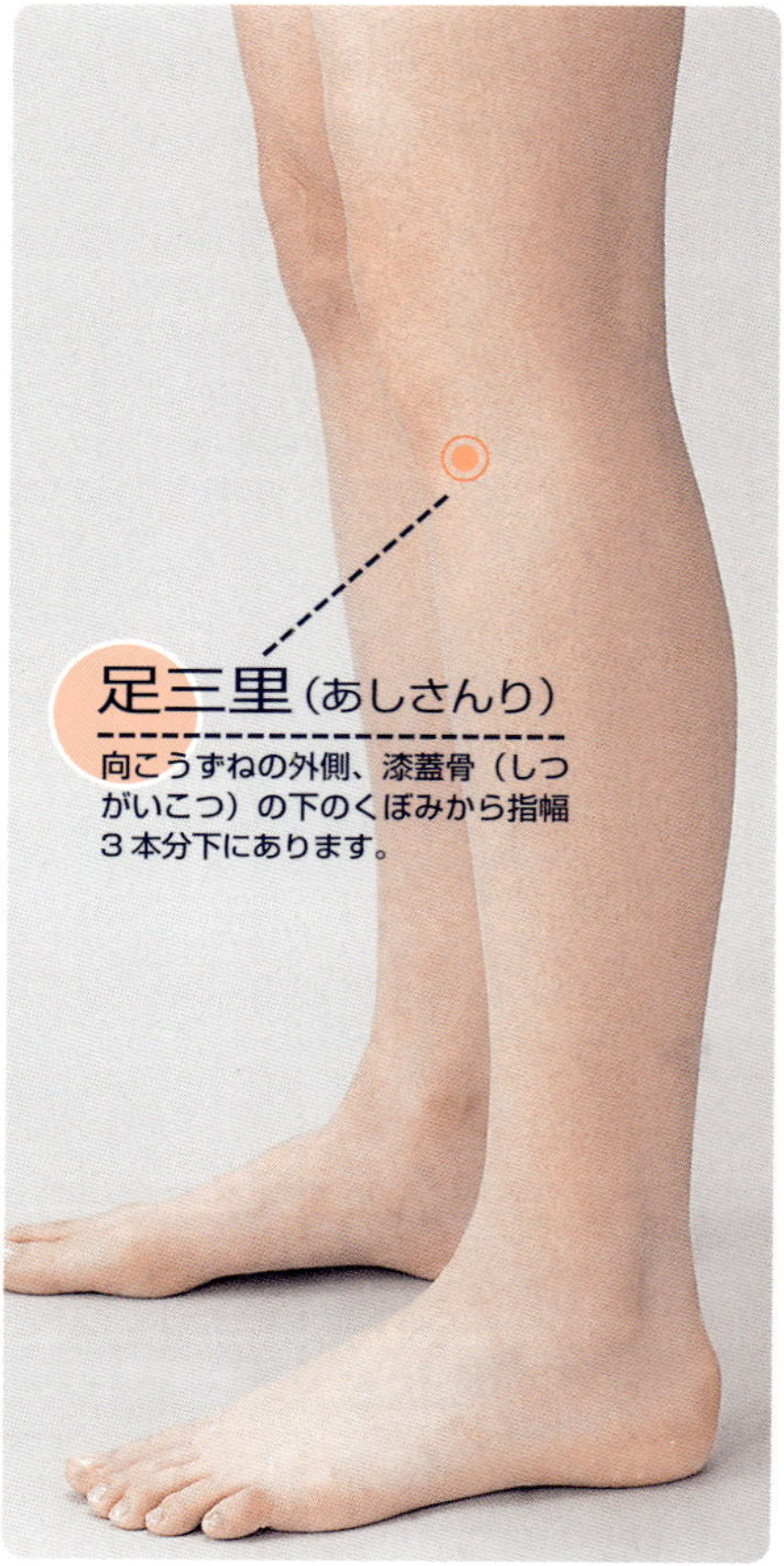
足三里（あしさんり）
向こうずねの外側、漆蓋骨（しつがいこつ）の下のくぼみから指幅3本分下にあります。

同じツボ刺激では効果半減

肩こりは、血の巡りの悪さによるものですから、それ自体は病気ではありません。しかし、肩こりくらいと甘く見ていると、筋肉の緊張が持続して、血液の慢性的な循環不良を招き、脳障害や内臓疾患なども引き起こしかねません。

足のツボへの刺激は、予防にも有効です。肩がこりやすい人は、疲れやこりを感じる前に、こまめにツボを刺激するように心がけるとよいでしょう。肩こりしにくい体質に変わってきます。

ただし、同じ方法の繰り返しでは、効果も半減。連続して行う場合は、今日指で押したら、次の日は棒で押す、その次の日はお灸をするというように、刺激の方法をいろいろ工夫してください。

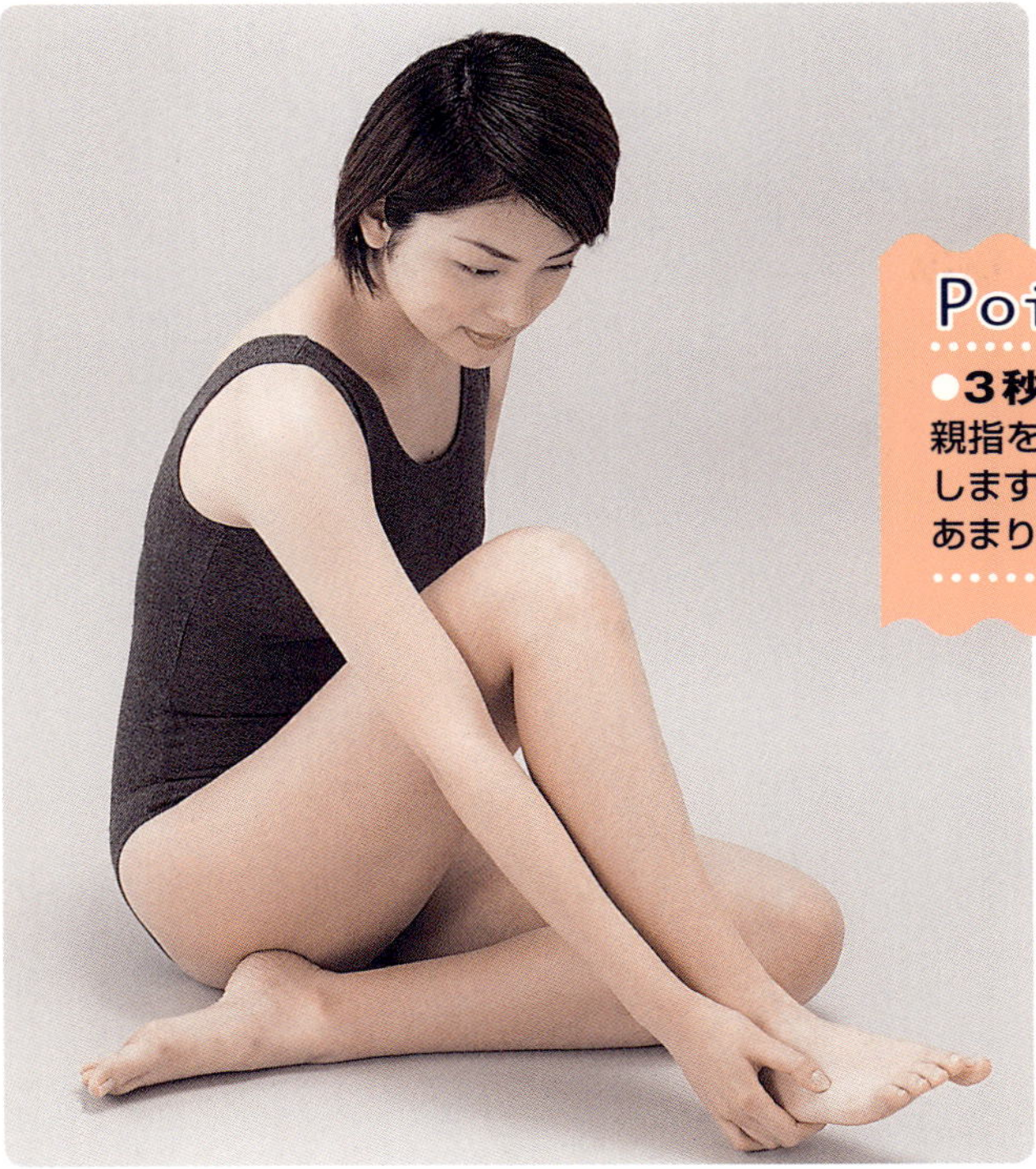

Point（臨泣）

●3秒間×5回押す

親指をやや立てぎみにして押します。敏感なところなので、あまり強く押しすぎないこと。

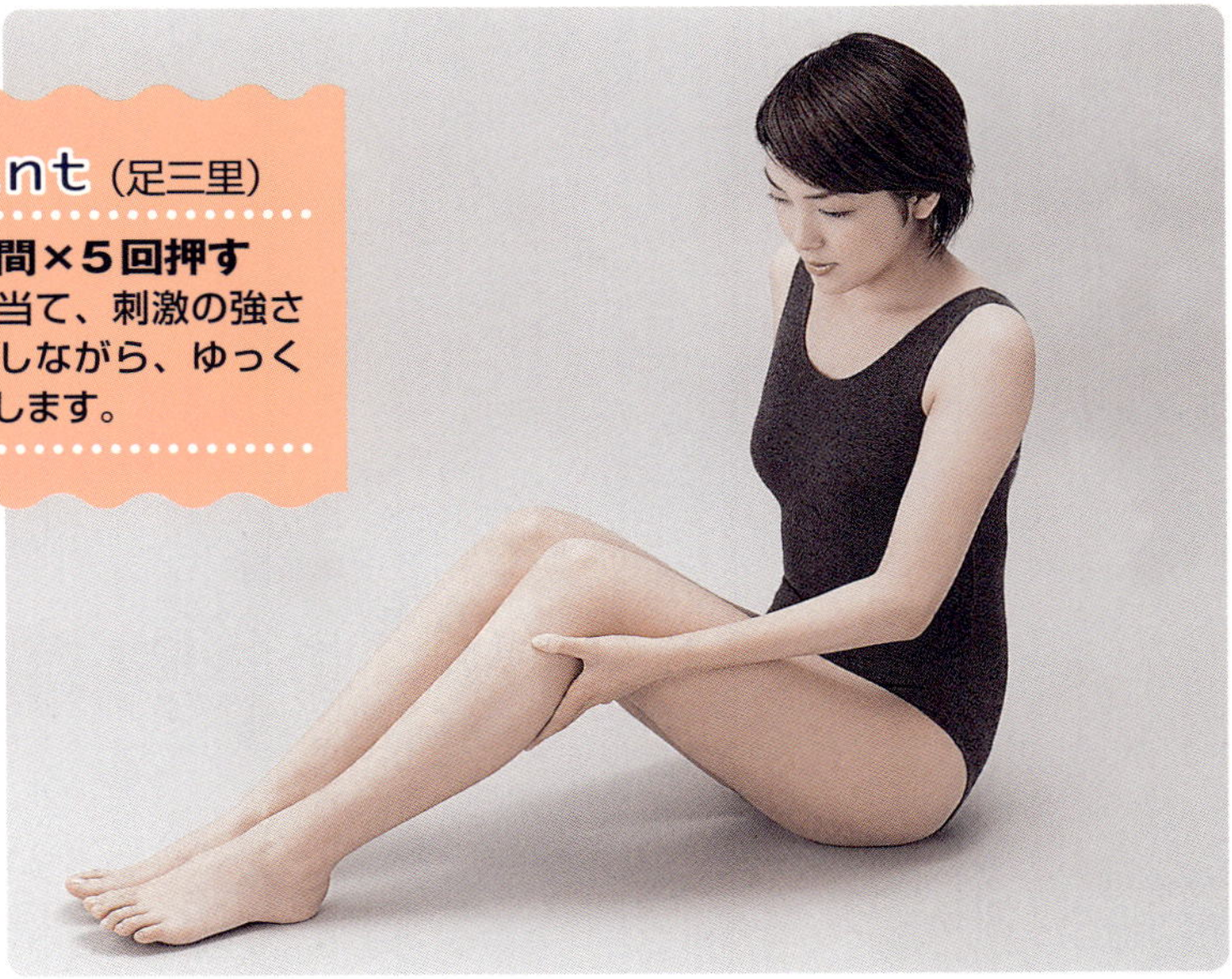

Point（足三里）

●3秒間×5回押す

親指を当て、刺激の強さを確認しながら、ゆっくりと押します。

腰痛

腰痛に悩む人は少なくありませんが、足には腰痛持ちにうれしいツボが数多くあります。自分の特効ツボを探し、重点的に刺激してみましょう。

痛いと感じるくらい、ツボを強めに刺激

内臓の異常や腰椎《ようつい》の変形に起因する腰痛もありますが、腰痛の多くは腰の筋肉の疲労が原因です。

疲労物質の蓄積によって筋肉がこわばり、神経が圧迫され、痛みを生じるようになるのです。

足には、腰痛に効くツボがたくさんあります。効果的な刺激で、腰の筋肉をほぐしましょう。

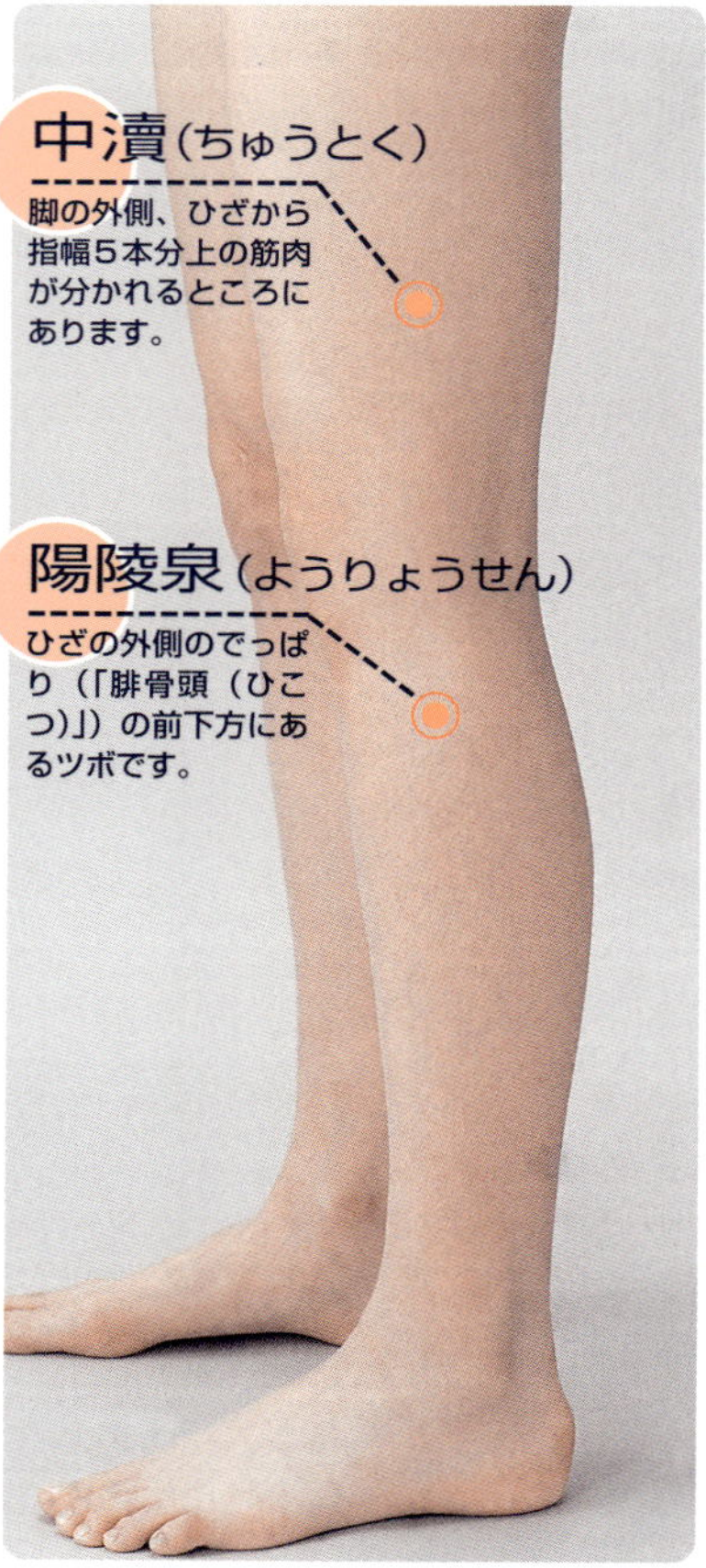
中瀆（ちゅうとく）
脚の外側、ひざから指幅５本分上の筋肉が分かれるところにあります。
陽陵泉（ようりょうせん）
ひざの外側のでっぱり（「腓骨頭（ひこつ）」）の前下方にあるツボです。

腰痛緩和のツボは、どれも少し痛みを感じるくらいの強い力で刺激するのがコツです。強さが足りない場合は、ツボに指を立てぎみに当てて押したり、両手の指を重ねて押したりします。効果の現れ方には個人差がありますが、これを2~3回繰り返すと、痛みがとれることが多いようです。

押したりもんだりするほか、各ツボへのお灸も効果があります。

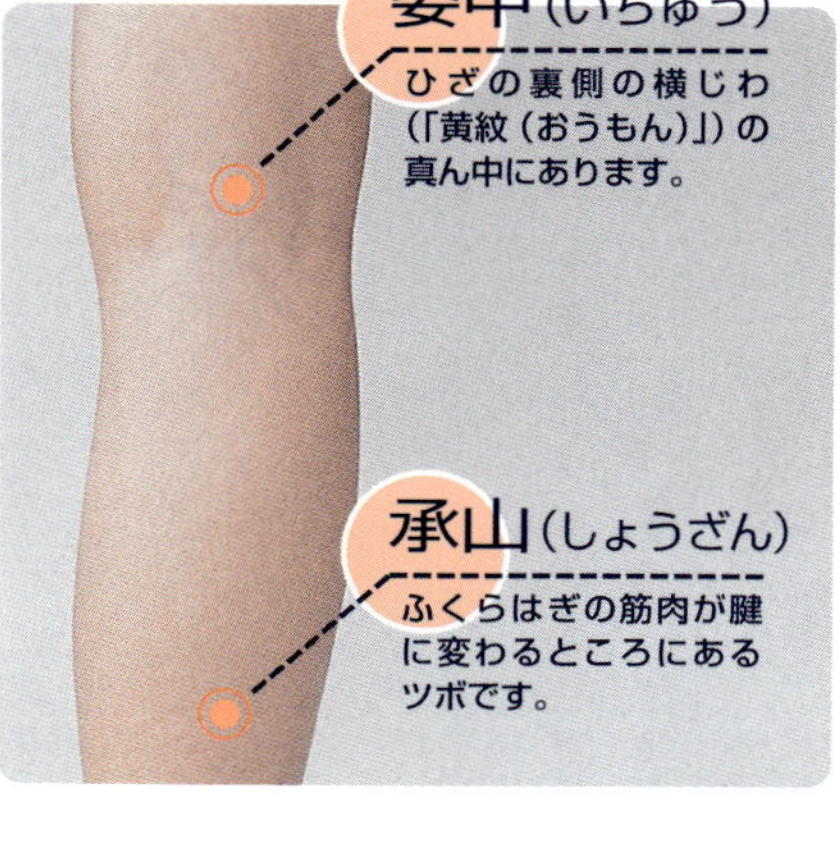
委中（いちゅう）
ひざの裏側の横じわ（「黄紋（おうもん）」）の真ん中にあります。
承山（しょうざん）
ふくらはぎの筋肉が腱に変わるところにあるツボです。

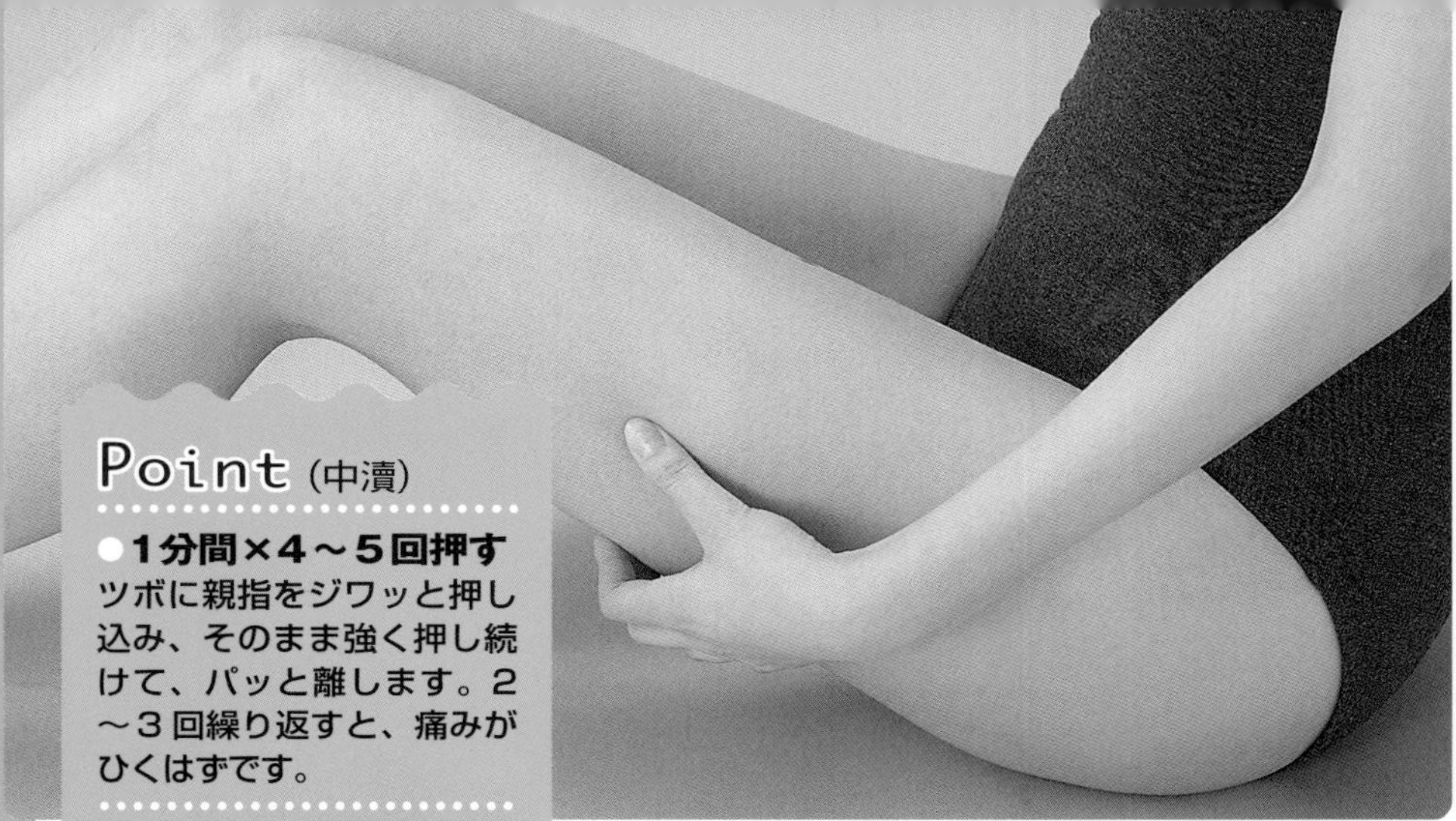

Point（中瀆）

●1分間×4～5回押す

ツボに親指をジワッと押し込み、そのまま強く押し続けて、パッと離します。2～3回繰り返すと、痛みがひくはずです。

Point（陽陵泉）

●1回1分間、痛みがやわらぐまで繰り返す

ひざの裏側から手を回してツボに親指の腹を押し込み、強い力で繰り返し押します。

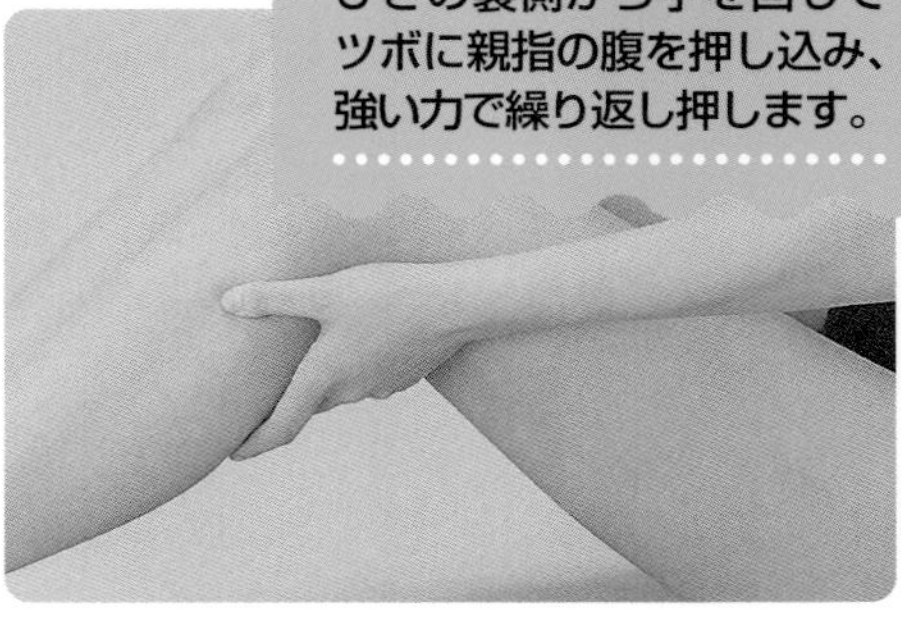

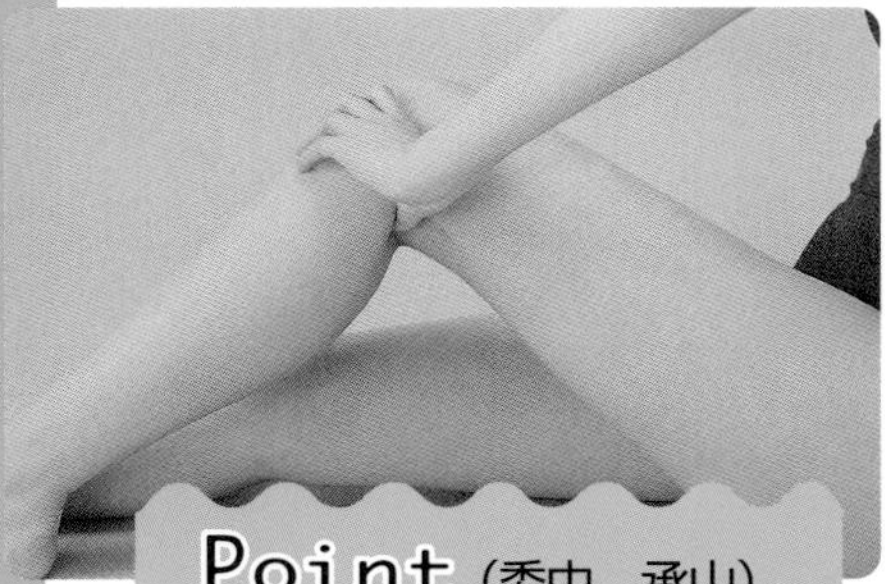

Point（委中、承山）

●1分間×4～5回押す

強く押します。承山は、刺激が足りないような場合は、爪を立てるようにして押したり、両手の指を重ねて押します。

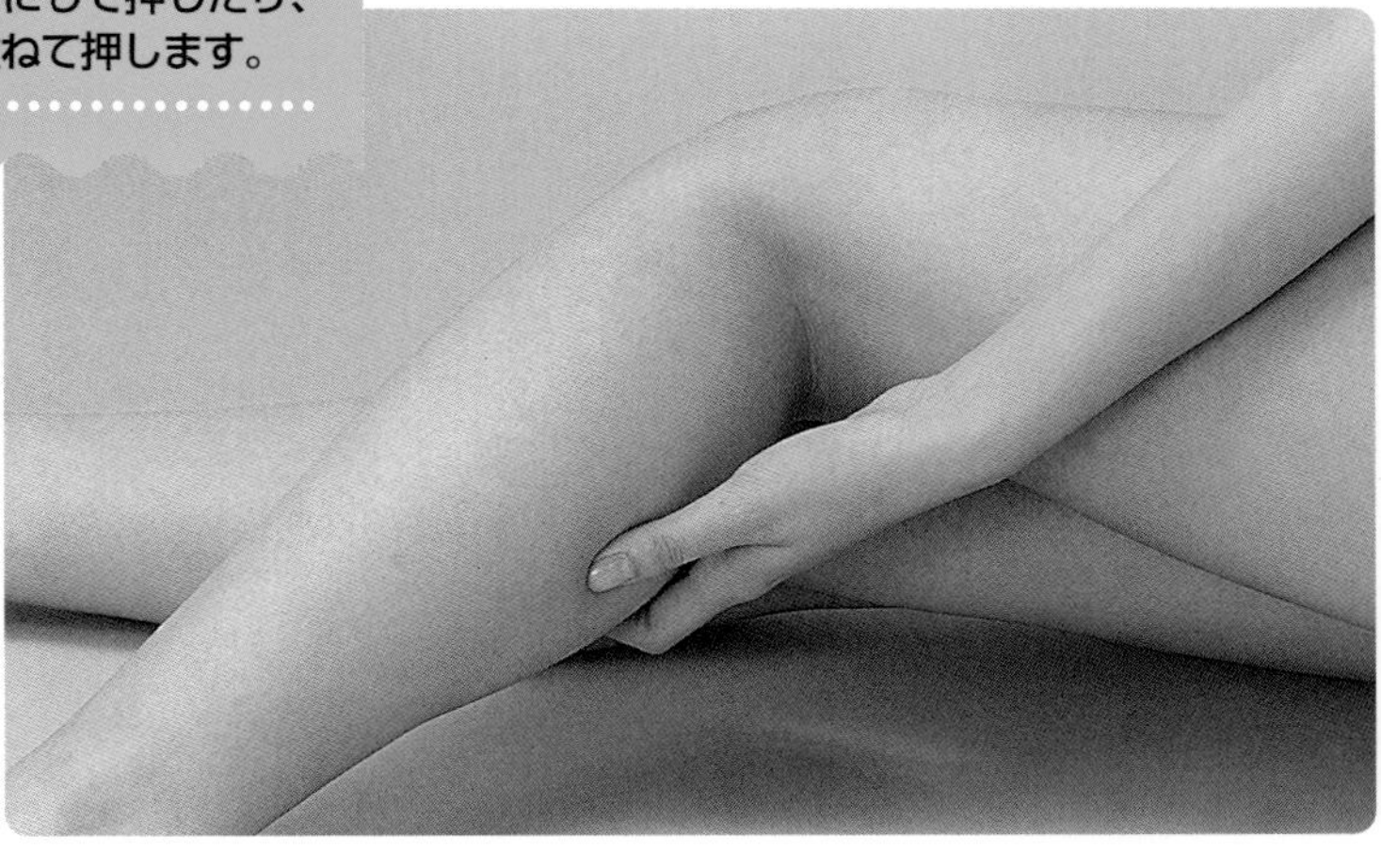

次ページへ●●●

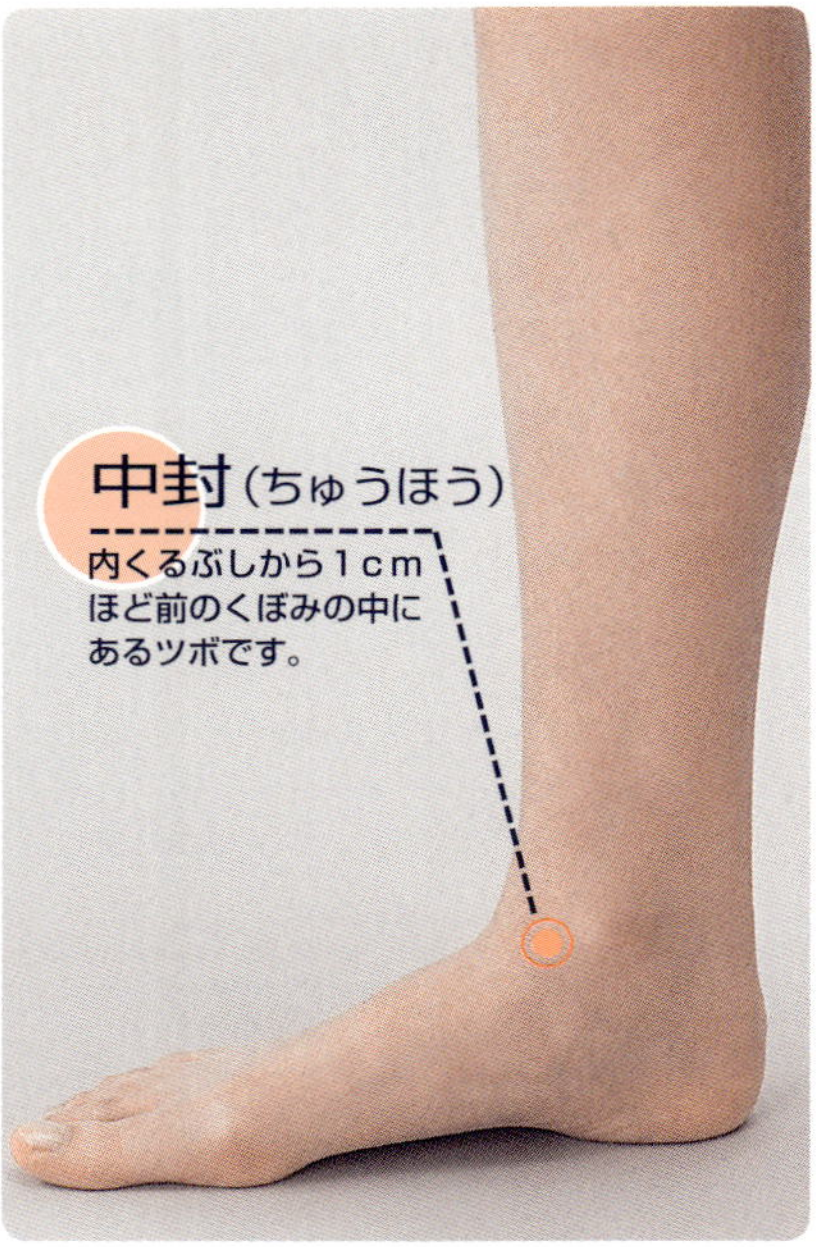
中封（ちゅうほう）
内くるぶしから1cmほど前のくぼみの中にあるツボです。

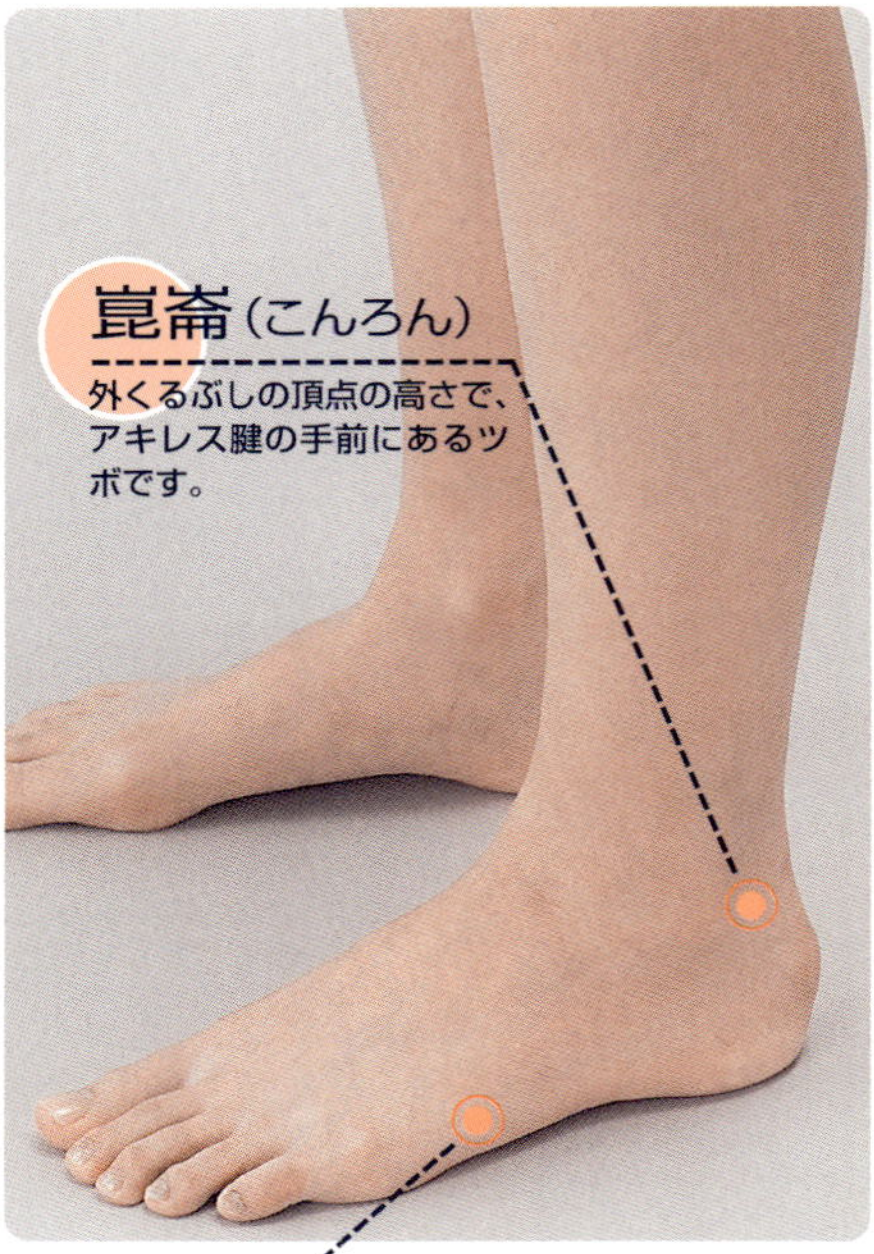
崑崙（こんろん）
外くるぶしの頂点の高さで、アキレス腱の手前にあるツボです。
束骨（そっこつ）
足の外側で、足背と足底の境目、小指のでっぱりの後ろ側にあります。

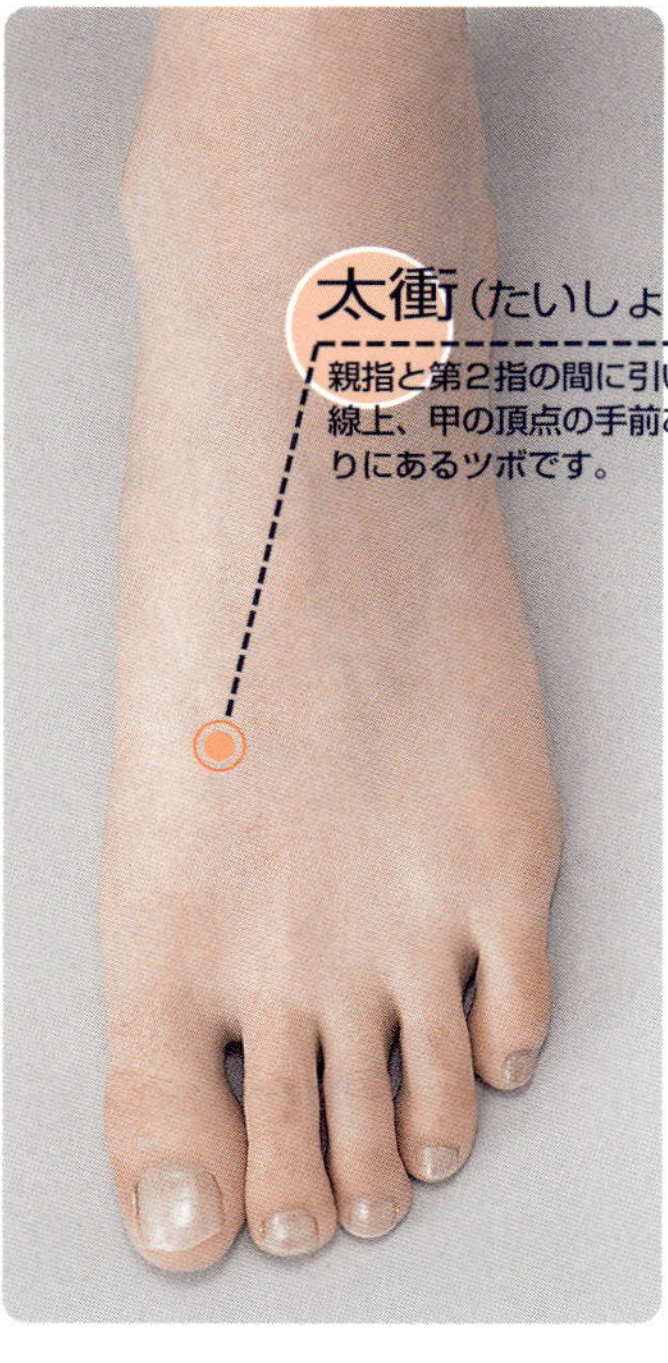
太衝（たいしょう）
親指と第2指の間に引いた線上、甲の頂点の手前あたりにあるツボです。

押して一番痛いところがあなたの特効ツボ

腰痛緩和のツボは多いのですが、いろいろ押してみて、一番痛く感じるところが、その人の特効ツボとなります。そこを重点的に押すようにするとよいでしょう。

そのツボを5～6回繰り返し押しても症状が緩和されない場合は、その日は中止してください。日を改めて、再度トライしましょう。

Point（崑崙）

●1分間、痛みがやわらぐまで繰り返し押す（もむ）
強めの力で押したりもんだりします。腰痛の緩和にはお灸も効果があります。

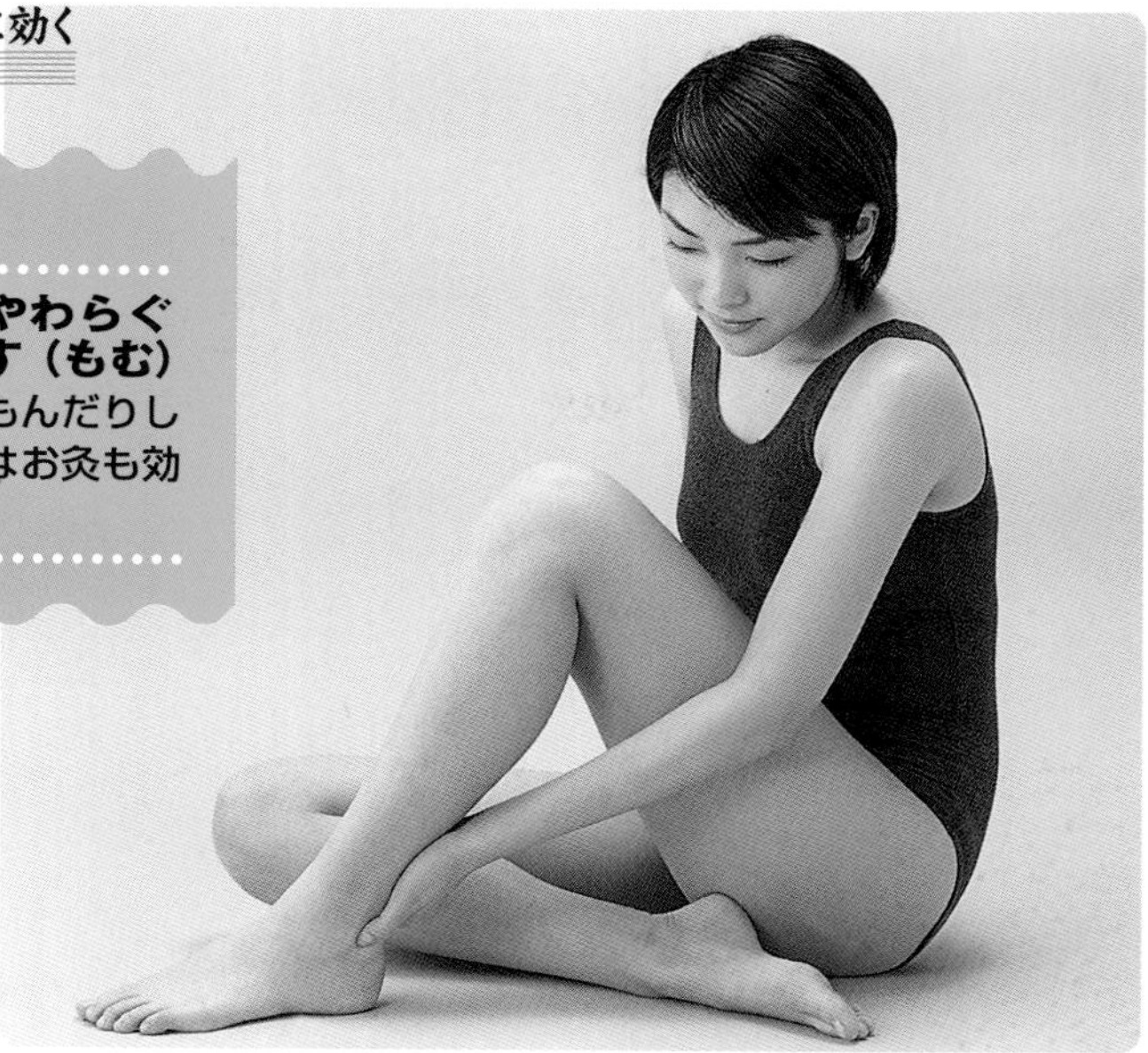

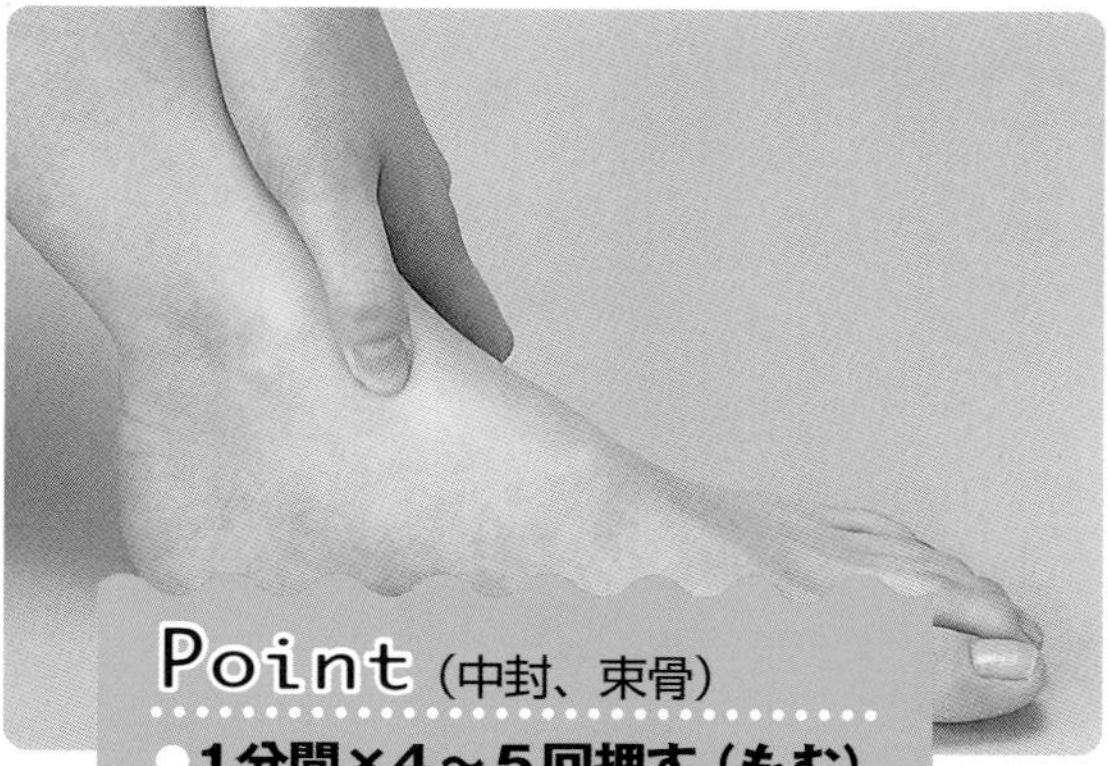

Point（中封、束骨）

●1分間×4～5回押す（もむ）
親指の腹で強く圧迫したり、しっかりともみほぐしたりします。予防を兼ねて行うとよいでしょう。

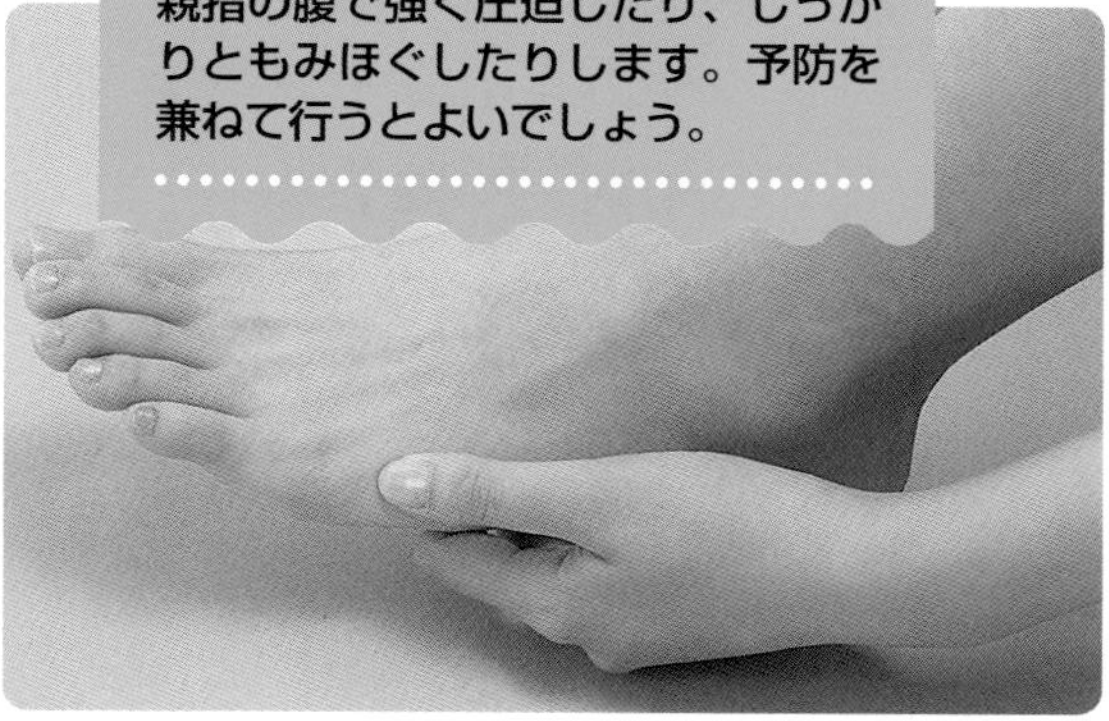

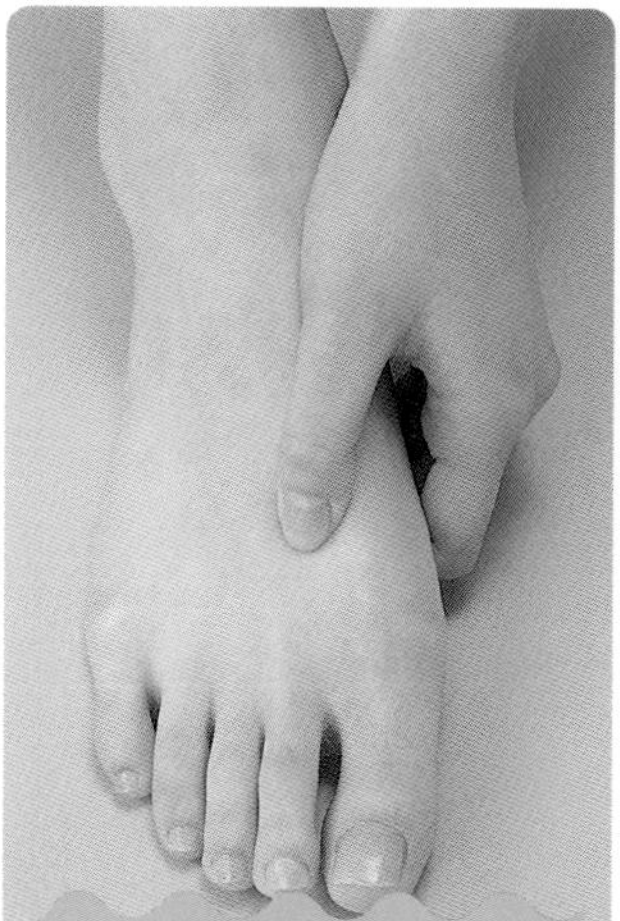

Point（太衝）

●1分間×4～5回押す（もむ）
親指をやや立てぎみにしてツボに当て、足首の方向へ斜めの角度で押さえつけます。

ひざ痛

老化は足からといわれるように、加齢とともに、ひざ痛を訴える人が多くなるようです。早めのケアで変形性ひざ関節症などを防ぎましょう。

ひざの内側にあるツボは症状緩和に効果抜群

ひざには常に負担がかかっていますが、中高年以降になると、その負担が痛みという形になって現れてきます。老化だけでなく、ひざを酷使する運動、畳での生活、肥満、乱れた食生活なども、ひざ痛に拍車をかける要因となります。

ひざ痛を軽視するのは禁物です。放置していると、慢性化したり、骨が変形して変形性ひざ関節症を招いたりすることがあります。ツボ刺激で早めに手を打ちましょう。

ひざ痛を緩和するツボは全身にありますが、浮郄、委中などふだんあまり刺激することがないひざの内側のツボは、とくに効果抜群です。ひざにストレートに作用し、関節が重い、だるい、鈍痛が走るといったつらい症状をすみやかにとり除いてくれます。

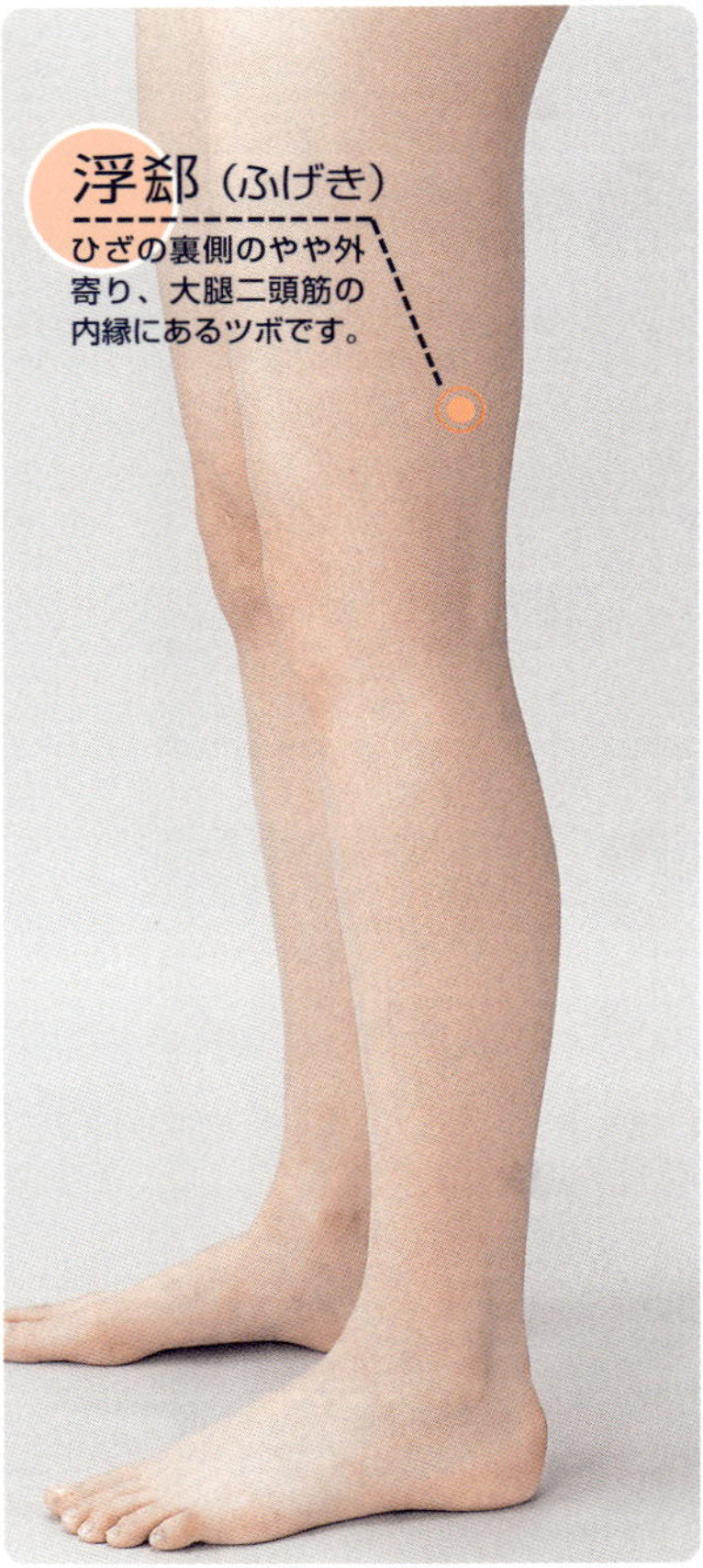
浮郄（ふげき）
ひざの裏側のやや外寄り、大腿二頭筋の内縁にあるツボです。

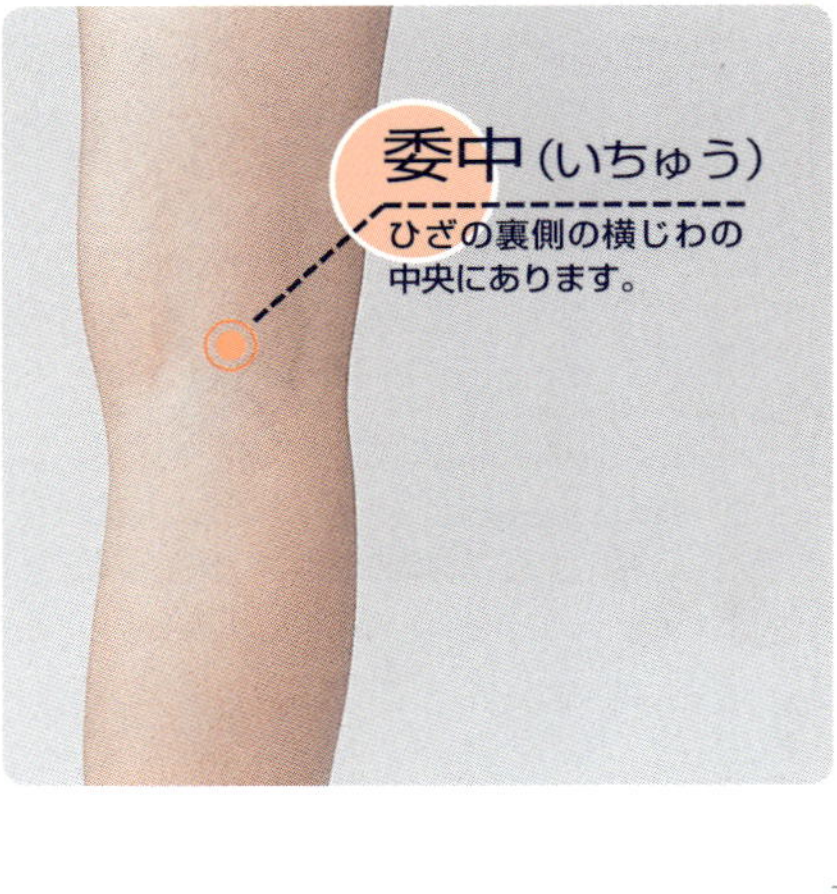
委中（いちゅう）
ひざの裏側の横じわの中央にあります。

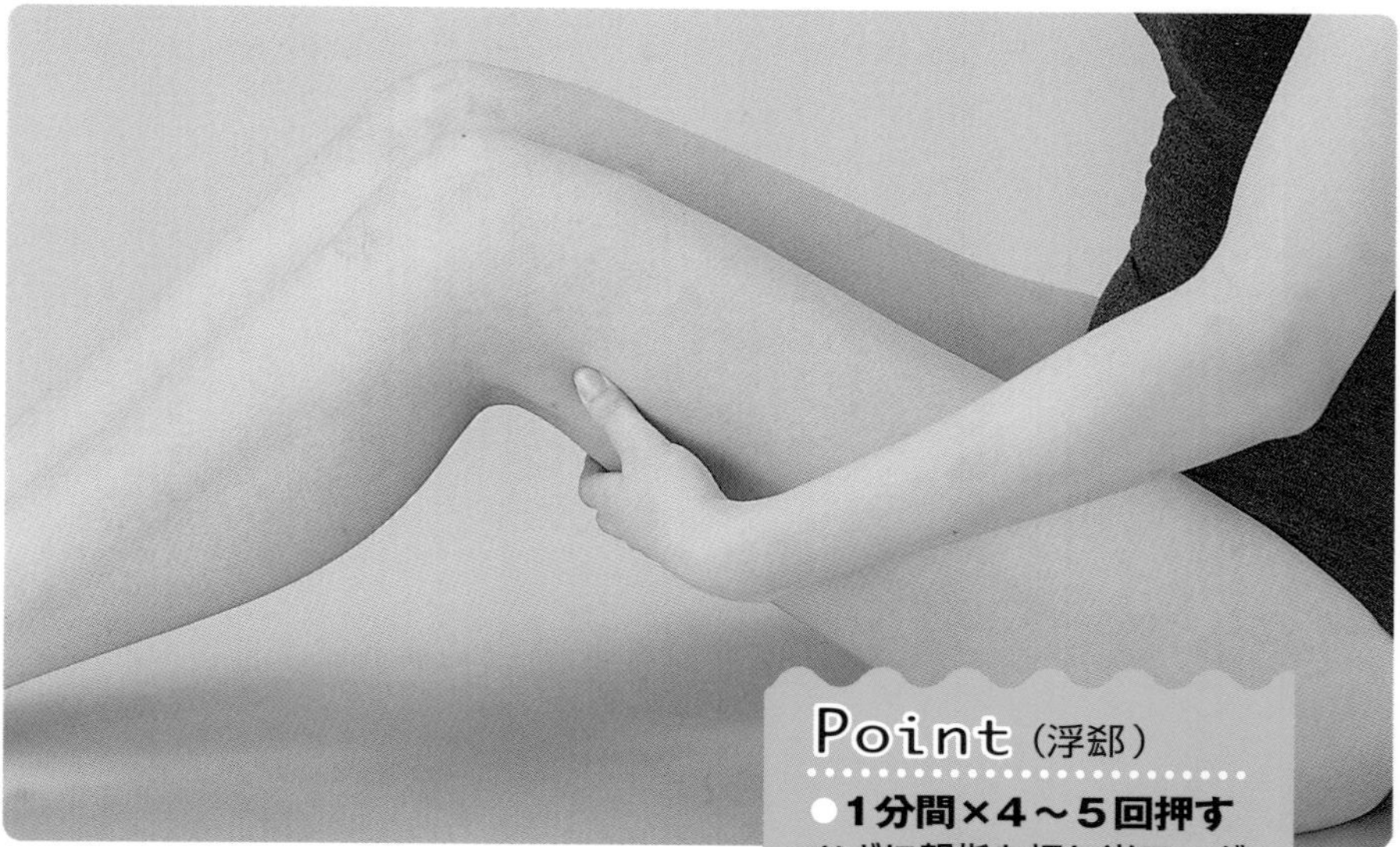

Point（浮郄）

●**1分間×4～5回押す**

ツボに親指を押し当て、グリグリと力を込めて刺激します。痛いと思うくらいがちょうどよい力加減です。

Point（委中）

●**1分間×4～5回押す**

浮郄と同じ要領で圧迫します。浮郄も委中も４～５回圧迫すると、痛みが消えるはずです。

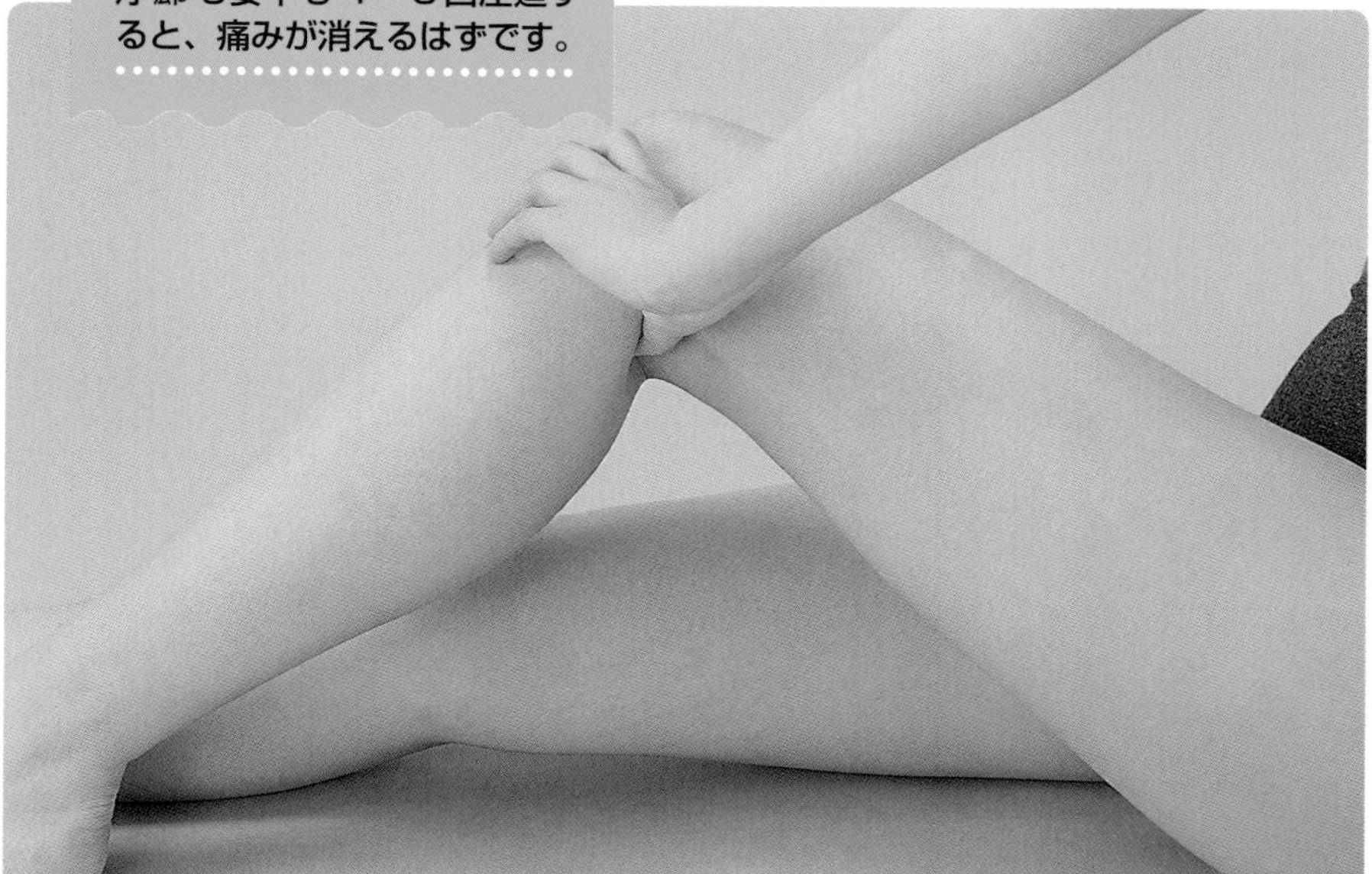

次ページへ●●●

強い刺激でマヒさせ痛みを軽減

ひざ痛に限らず、痛みを伴う症状すべてに共通するツボ刺激のコツは、痛いと感じるくらいの強い力で刺激を加えることです。1分くらい持続して強く圧迫し、患部をマヒさせて痛みをとるのです。

ひざが痛むときは、できるだけ冷やさず、温めることを心がけますが、激しい痛みをまずはとり去りたいという場合は、先のとがった錐状《きりじょう》の容器に氷水を入れ、冷やしながらツボを刺激するのもよい方法です。慢性化してしまったひざの痛みに対しては、曲泉などへのお灸が効果があります。

予防としては、食生活では、骨を丈夫にするカルシウム、またカルシウムの吸収を促進するビタミンDや良質たんぱく質をしっかりとることがポイントとなります。

平均体重を超えている人は、カロリーコントロールや運動で減量することも必要です。太っていれば、その分ひざへの負担が大きいのは当然のことで、肥満の解消とともに、ひざの痛みが軽減したという話は少なくありません。

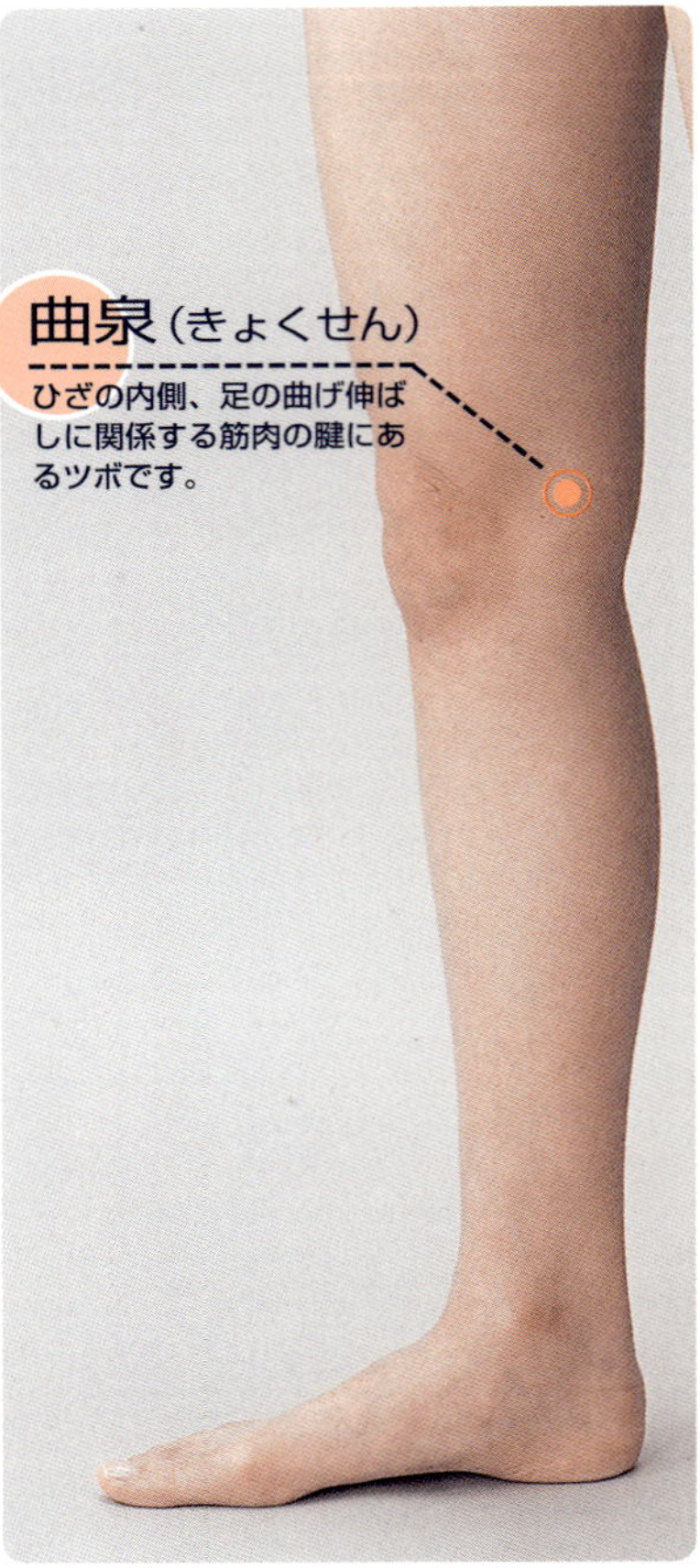
曲泉（きょくせん）
ひざの内側、足の曲げ伸ばしに関係する筋肉の腱にあるツボです。

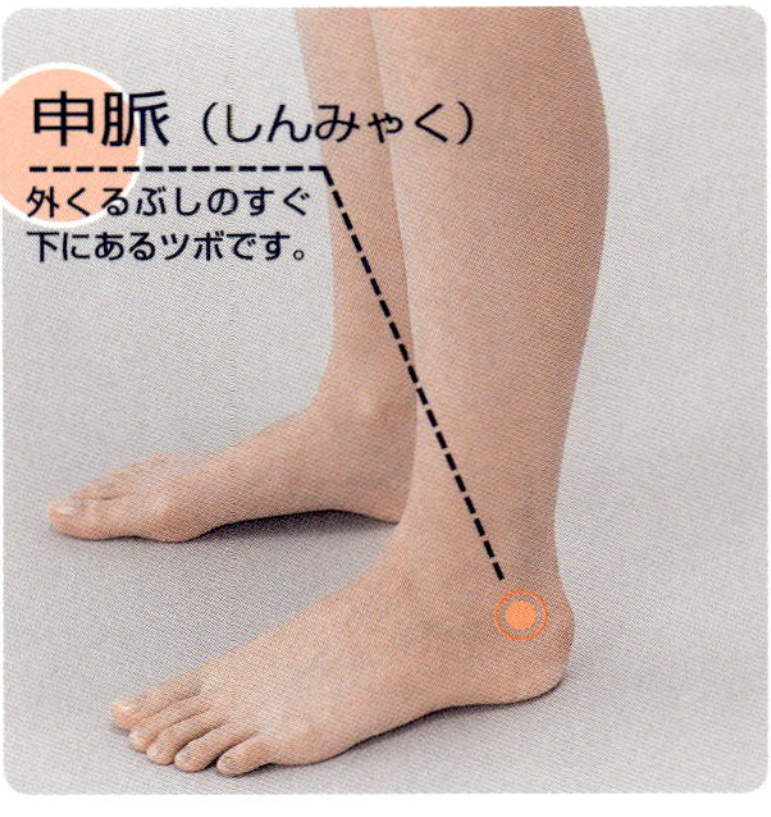
申脈（しんみゃく）
外くるぶしのすぐ下にあるツボです。

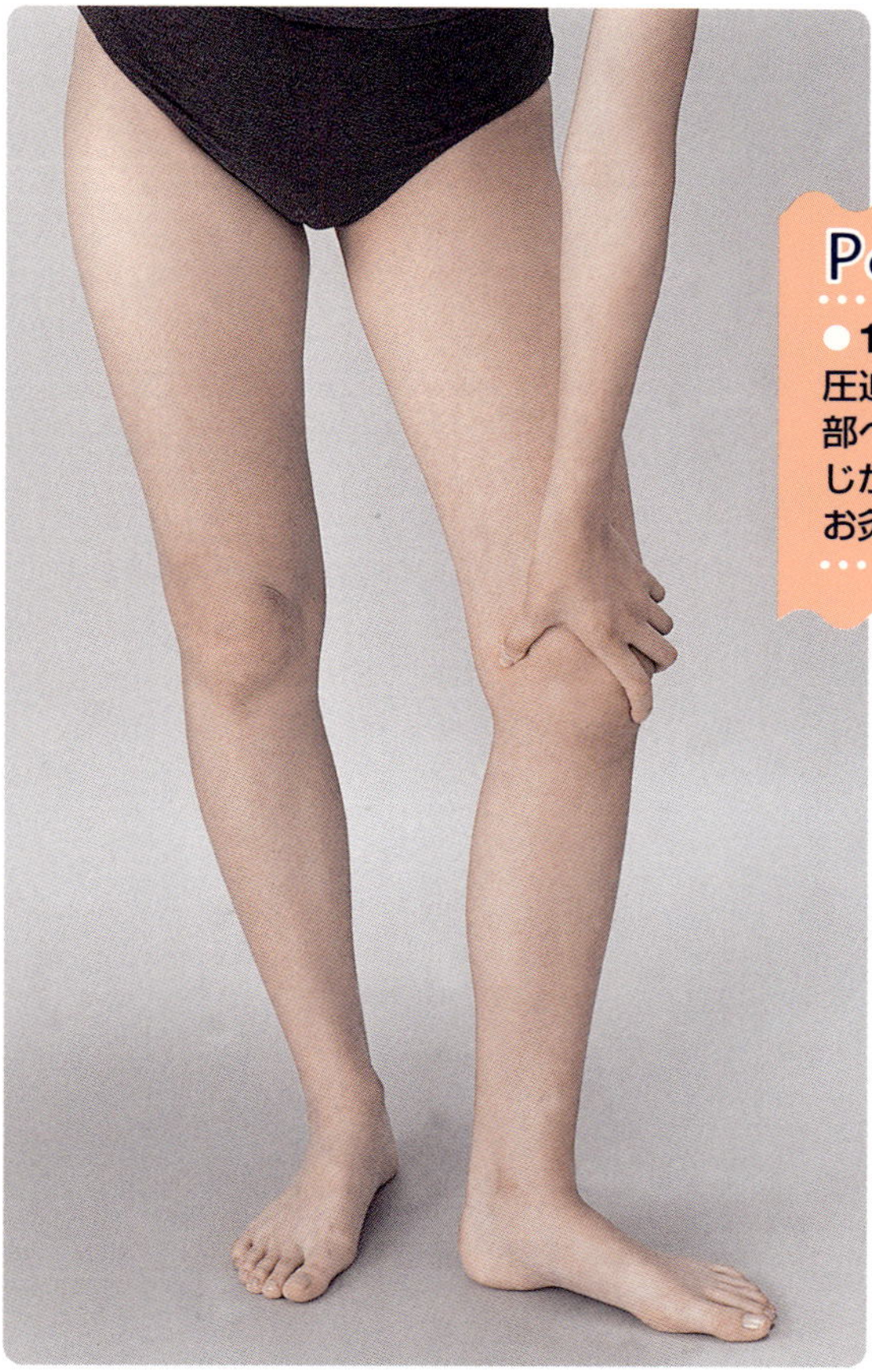

Point (曲泉)

●1分間×4～5回押す

圧迫したとき、ひざ関節の内部へジーンとしびれが走る感じがあれば、効いている証拠。お灸もおすすめです。

Point (申脈)

●1分間×4～5回押す

ツボに親指の腹を当て、じっくりと押したり、少し圧迫を感じる程度の力でこすったりします。

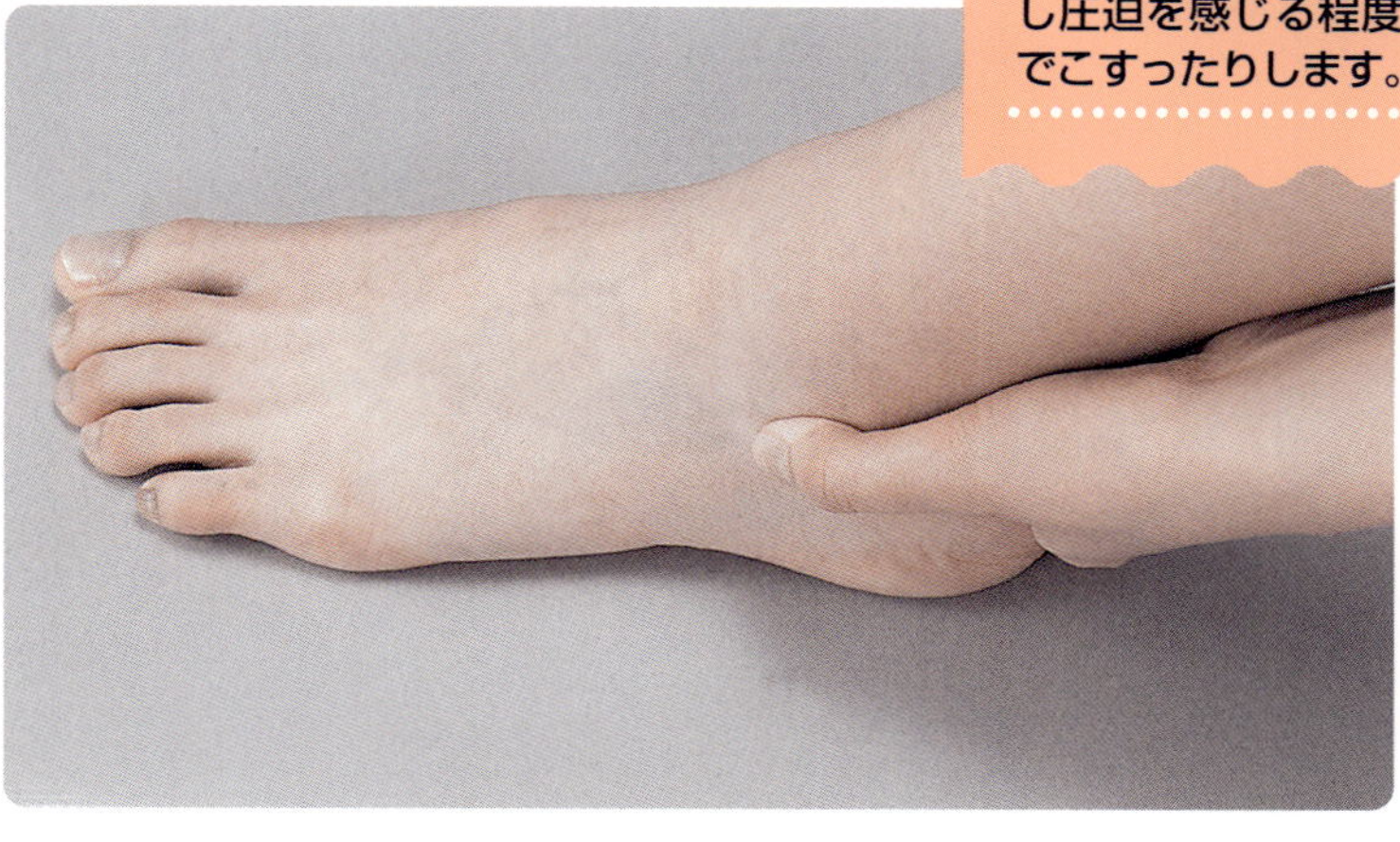

こむらがえり

こむらがえりの痛さは、経験者でないとわからないもの。起こしやすい人は、症状改善と予防の両方に役立つツボを覚えておくとよいでしょう。

痛んでいるときは強く、予防が目的ならやさしく

こむらがえりは、筋肉が疲労や冷え、血行不良のために急激に引きつって起こります。

激痛が走ったときは、ふくらはぎや足の甲にあるツボをじっくりと持続圧迫してください。強い力が加えられて、こわばった筋肉がゆるみ、血行がよくなると、痛みは引いていきます。

こむらがえりを起こしやすい人は、症状が出たときだけでなく、ツボ刺激を習慣にするとよいでしょう。使うツボは同じですが、予防が目的の場合は、力を加減して押したり、やさしくこすったりもんだりします。

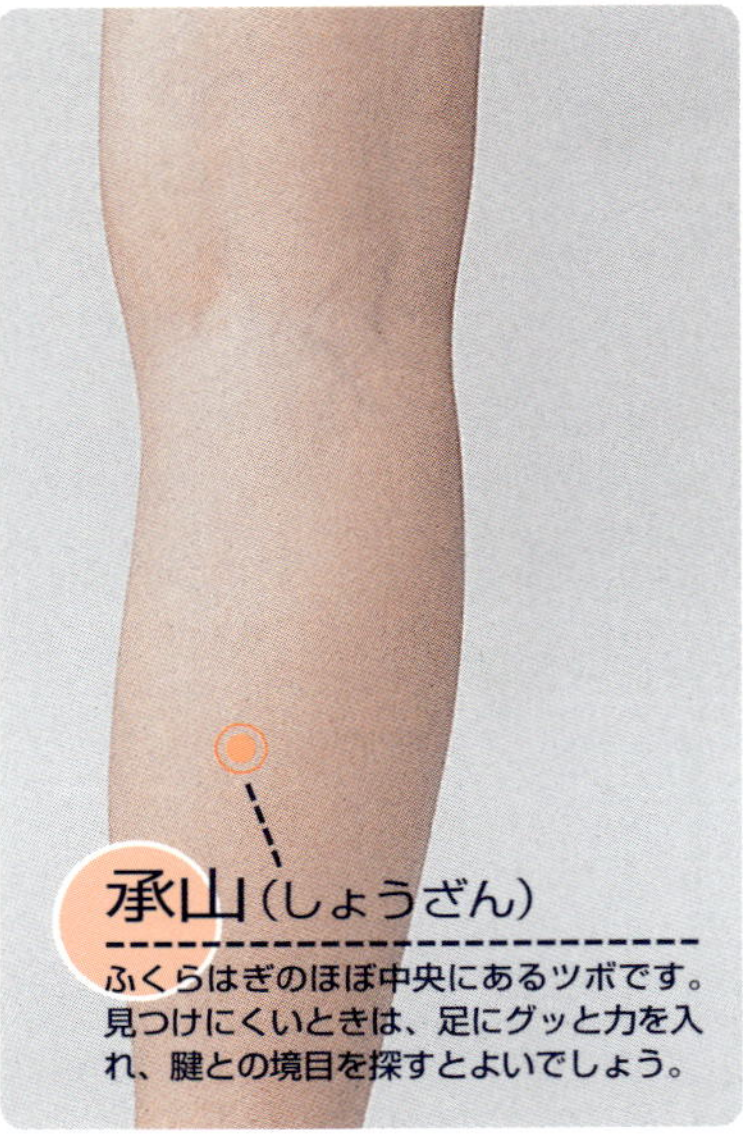
承山（しょうざん）
ふくらはぎのほぼ中央にあるツボです。見つけにくいときは、足にグッと力を入れ、腱との境目を探すとよいでしょう。

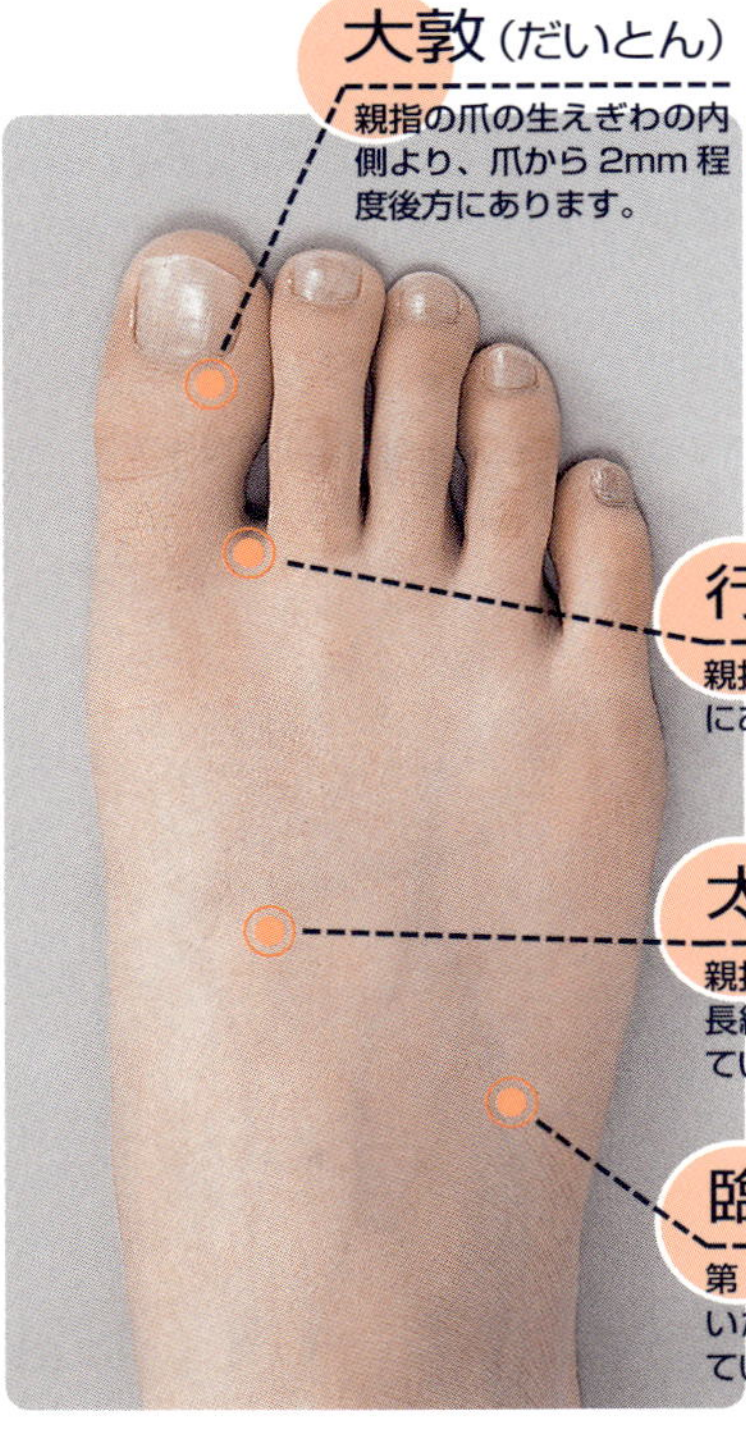
大敦（だいとん）
親指の爪の生えぎわの内側より、爪から 2mm 程度後方にあります。
行間（こうかん）
親指と第 2 指の間の付け根にあるツボです。
太衝（たいしょう）
親指と第 2 指の接合点の延長線上で、甲の小高くなっているところにあります。
臨泣（りんきゅう）
第 4 指と小指の付け根に引いた線上、甲の小高くなっているところにあります。

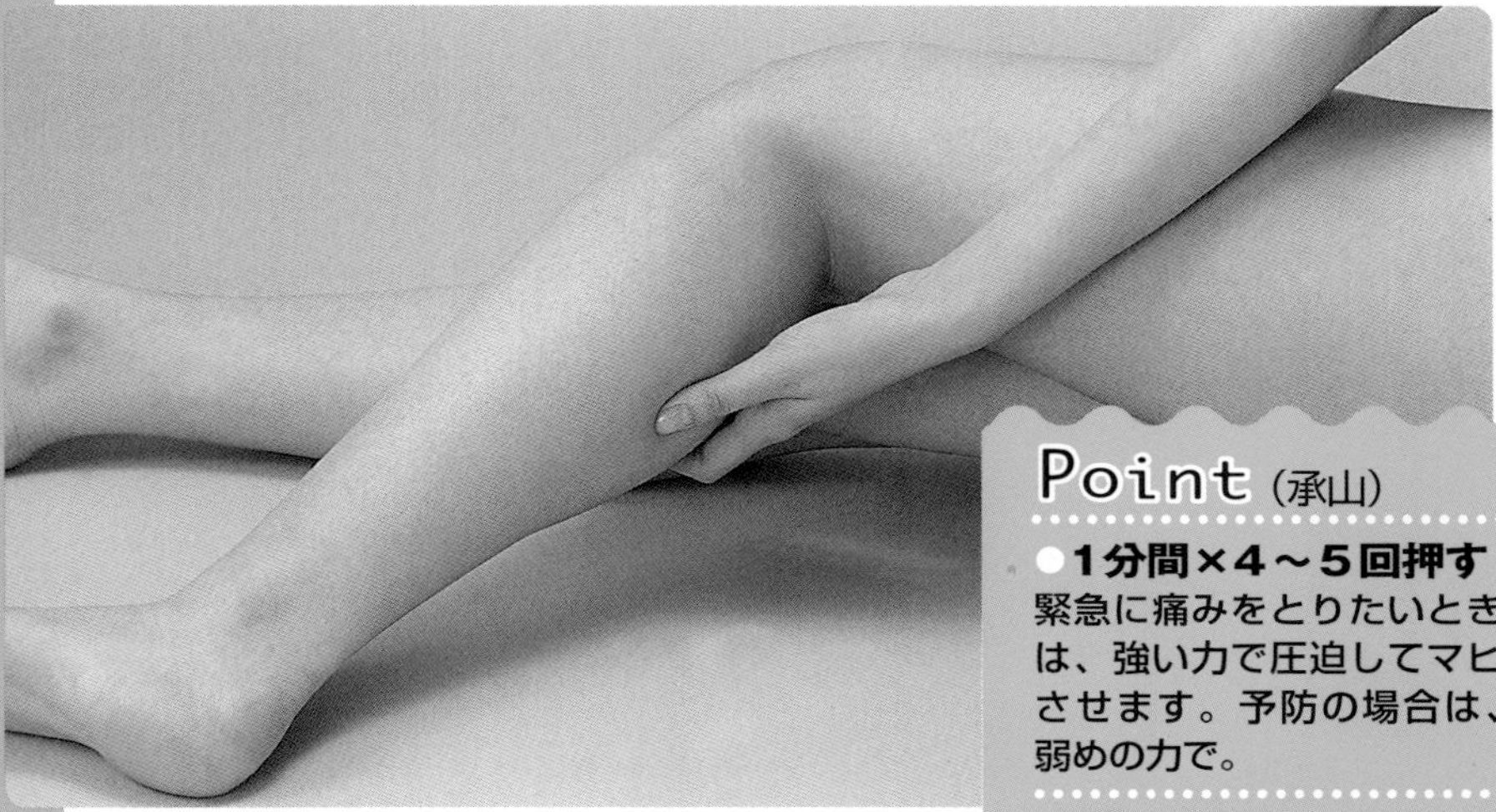

Point（承山）

●**1分間×4～5回押す**

緊急に痛みをとりたいときは、強い力で圧迫してマヒさせます。予防の場合は、弱めの力で。

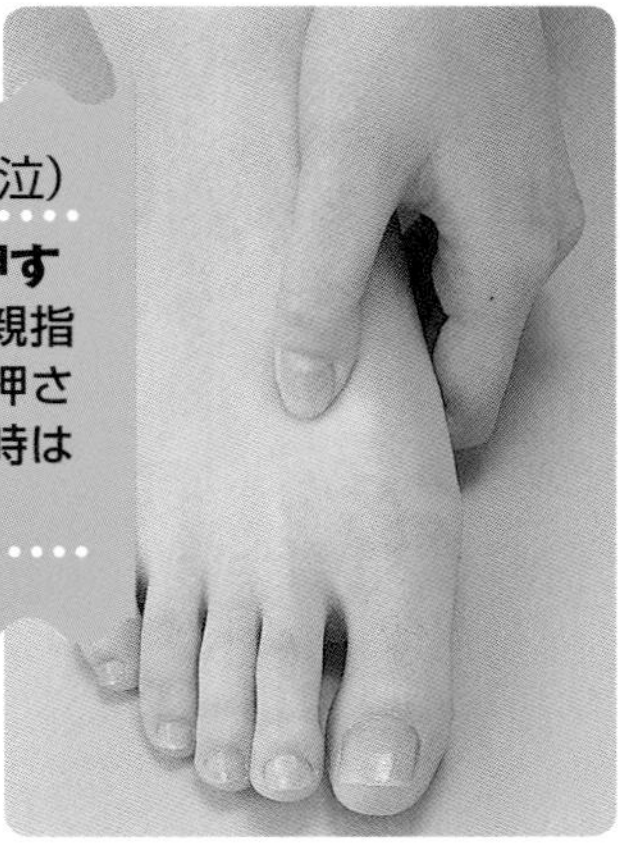

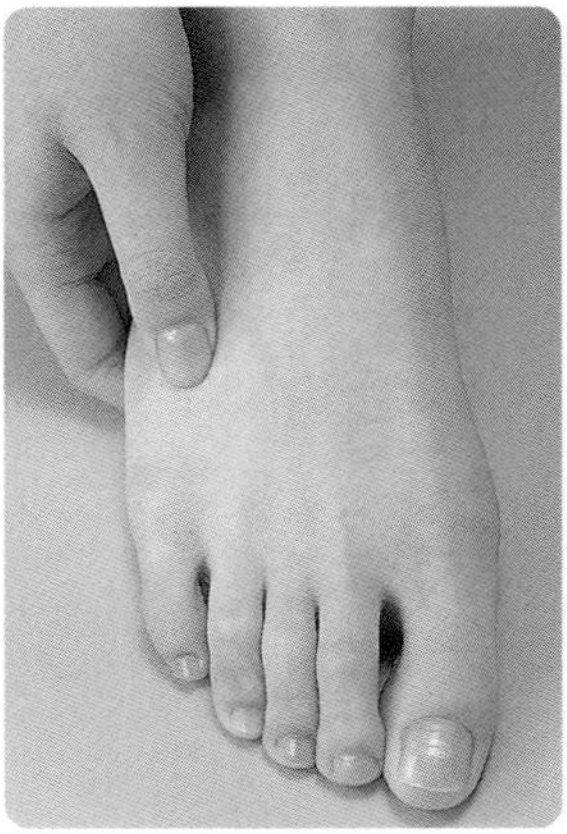

Point（太衝、臨泣）

●**1分間×4～5回押す**

太衝、臨泣のツボは、親指をやや立てぎみにして押さえつけます。力は発症時は強く、予防には弱く。

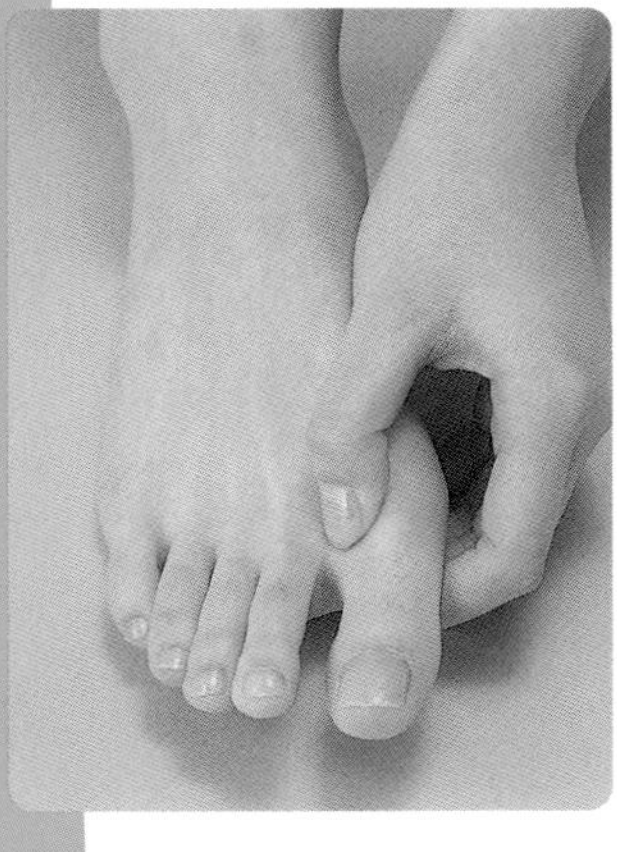

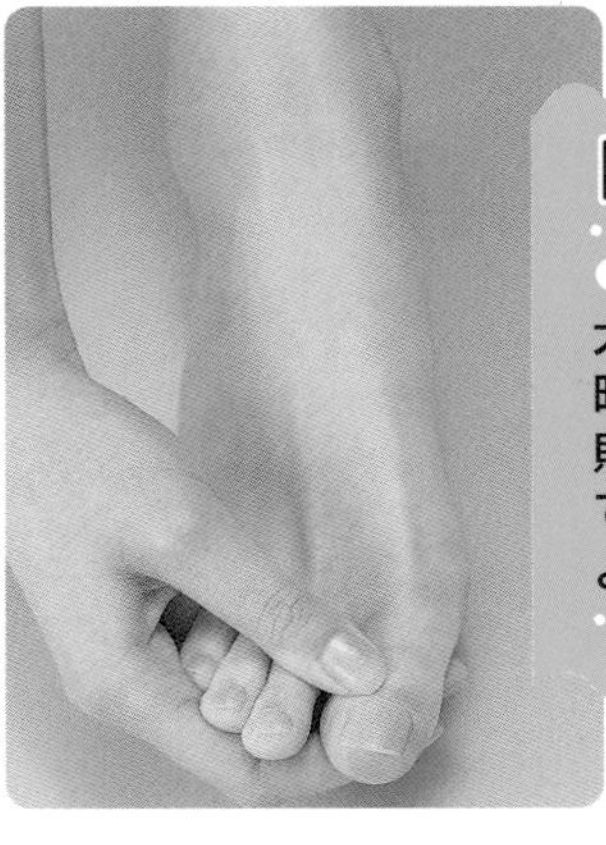

Point（大敦、行間）

●**1分間×4～5回押す**

大敦、行間への刺激も、発症時は強く、予防には弱くが原則です。足をそらしぎみにしてこすったりもんだりするとよいでしょう。

坐骨神経痛

三大神経痛、肋間神経痛、坐骨神経痛（三叉神経痛）の中でも最も多いといわれています。症状緩和と予防にはツボの刺激が非常に有効です。

症状が出たときは痛む側のツボを刺激

下半身の筋肉を支配している坐骨神経が、老化や運動などによって傷んだりゆがんだりすると、神経痛という形で腰から太ももにかけて痛みやしびれが起こります。坐骨神経の走行経路に沿って並ぶ委中や承山などのツボの指圧やお灸で、症状の緩和をはかりましょう。坐骨神経痛では原則として、痛む側の足に刺激を与えます。

アルカリ性食品を多くとる、全身をできるだけ動かす、便秘の改善なども大切なポイントです。

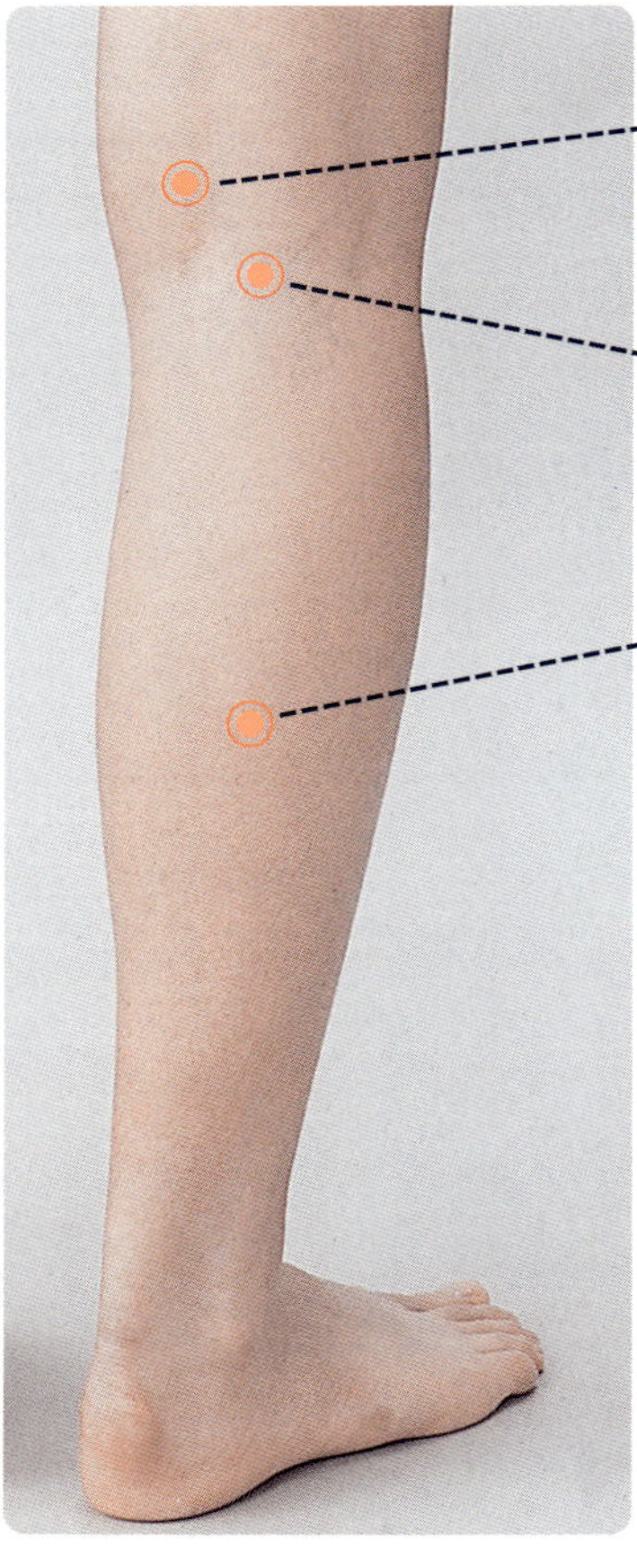

浮郄（ふげき）
ひざの裏側の外寄り、大腿二頭筋の内縁にあります。

委中（いちゅう）
ひざの真後ろ、2本の筋の真ん中にあるツボです。

承山（しょうざん）
ふくらはぎの筋肉とアキレス腱の変わり目中央にあります。

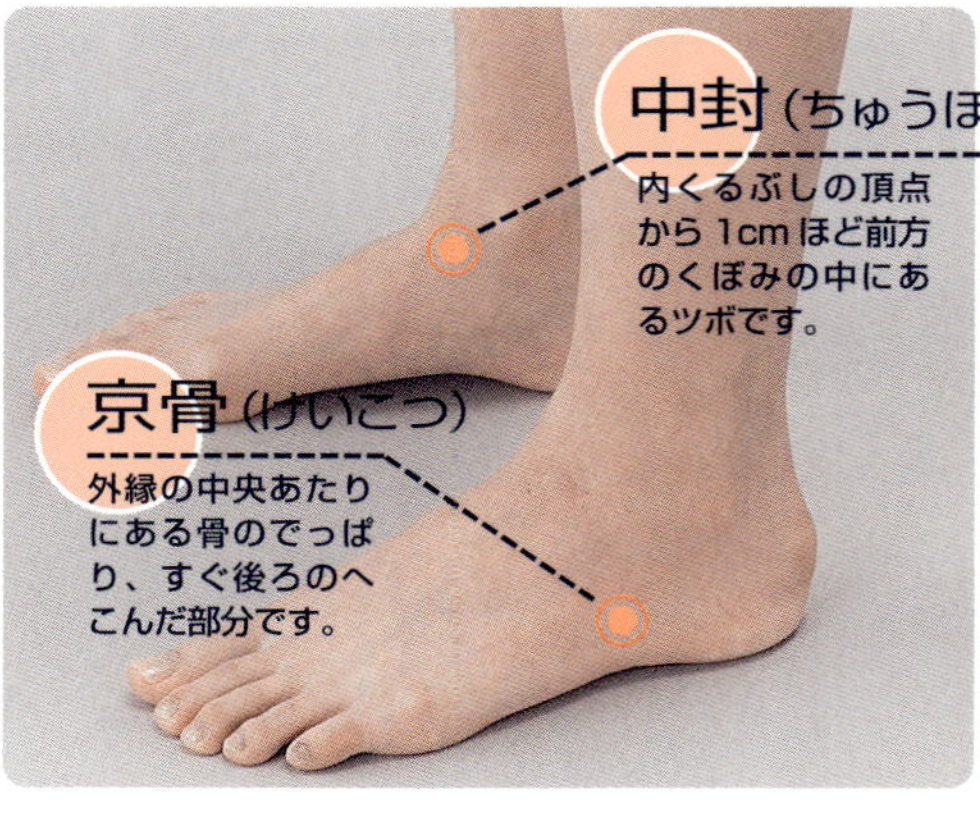

中封（ちゅうほう）
内くるぶしの頂点から1cmほど前方のくぼみの中にあるツボです。

京骨（けいこつ）
外縁の中央あたりにある骨のでっぱり、すぐ後ろのへこんだ部分です。

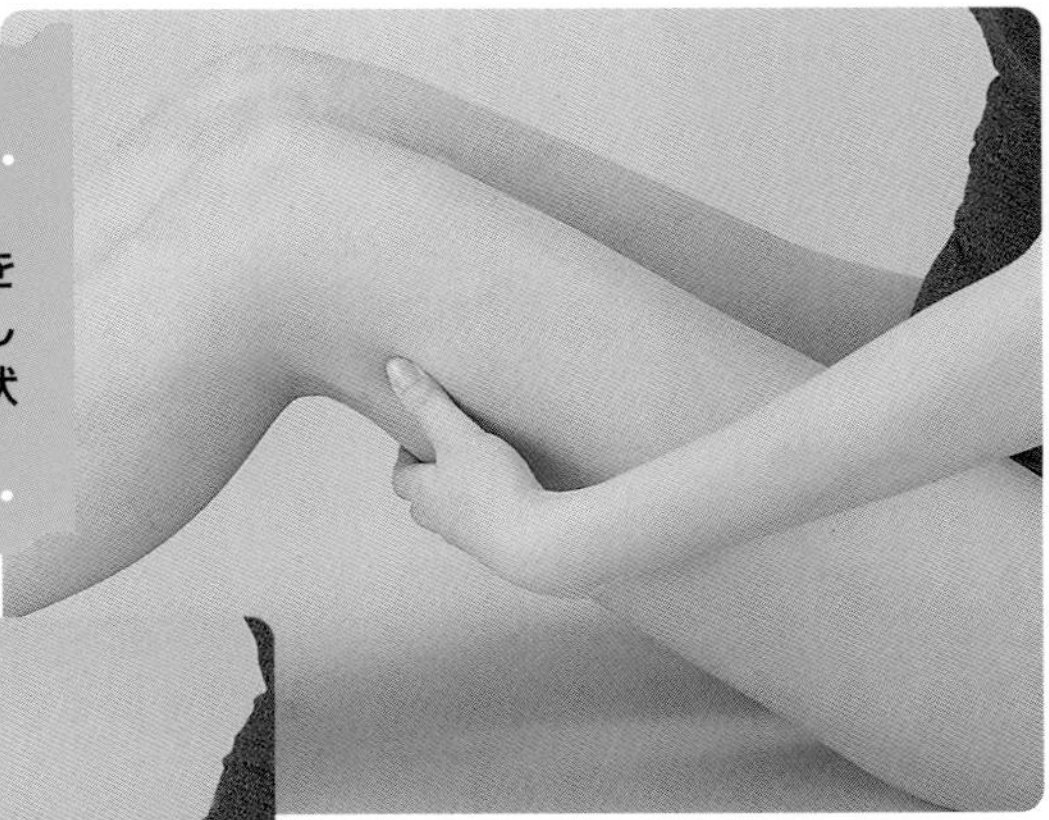

Point（浮郄）

●**1分間×4～5回押す**

症状が出ている側のツボを親指で痛いくらい強く押し続けます。繰り返すと症状が緩和されるはずです。

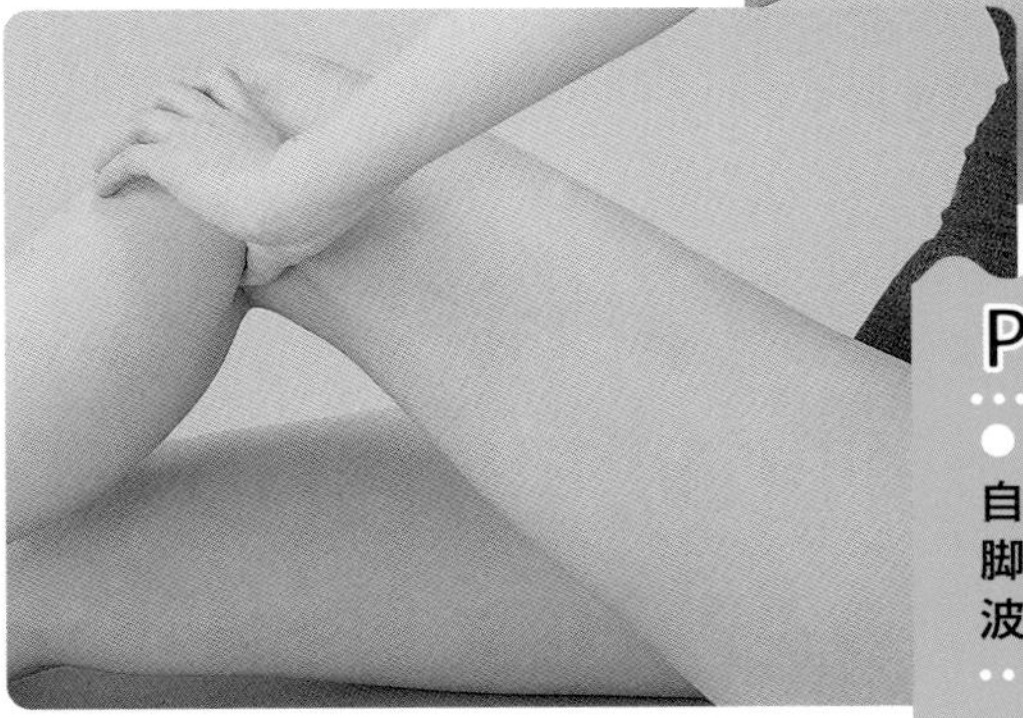

Point（委中）

●**1分間×4～5回押す**

自分では押しにくいひざや脚の後ろにあるツボは低周波治療器などを利用しても。

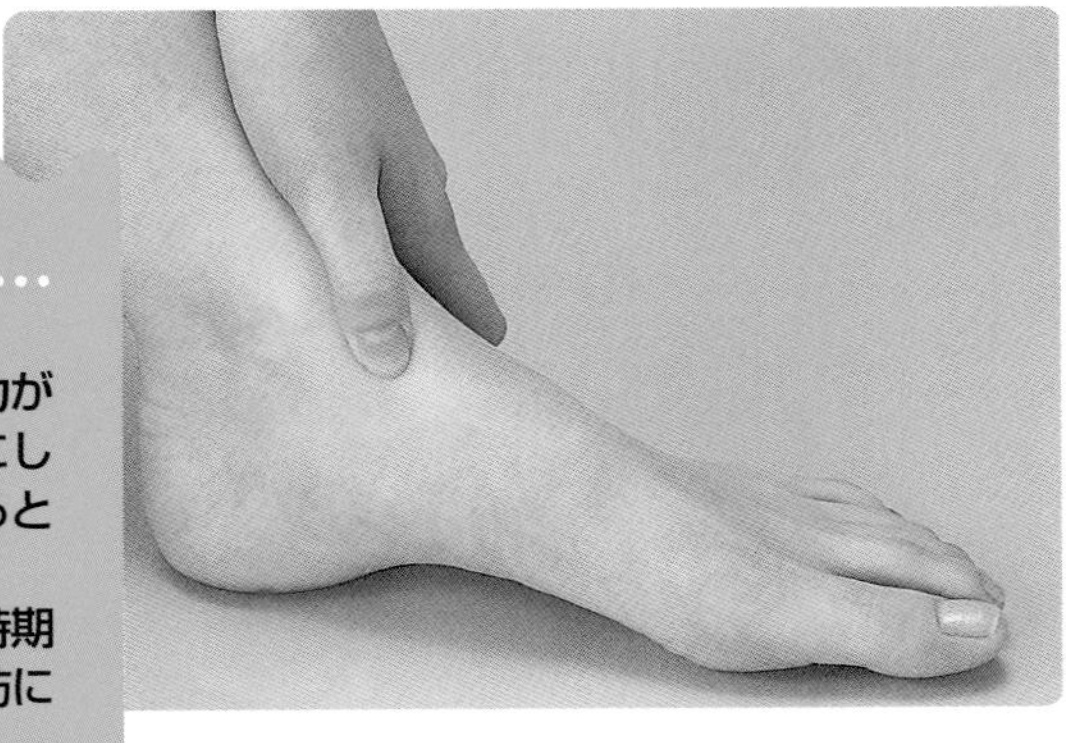

Point（中封、京骨）

●**1分間×4～5回押す**

痛む側のツボを強く押します。力が足りないときは、指を立てぎみにして押したり、こね回すようにするとよいでしょう。

いずれのツボも、症状の出ない時期も軽く刺激を続けていると、予防に役立ち、いっそう効果的です。

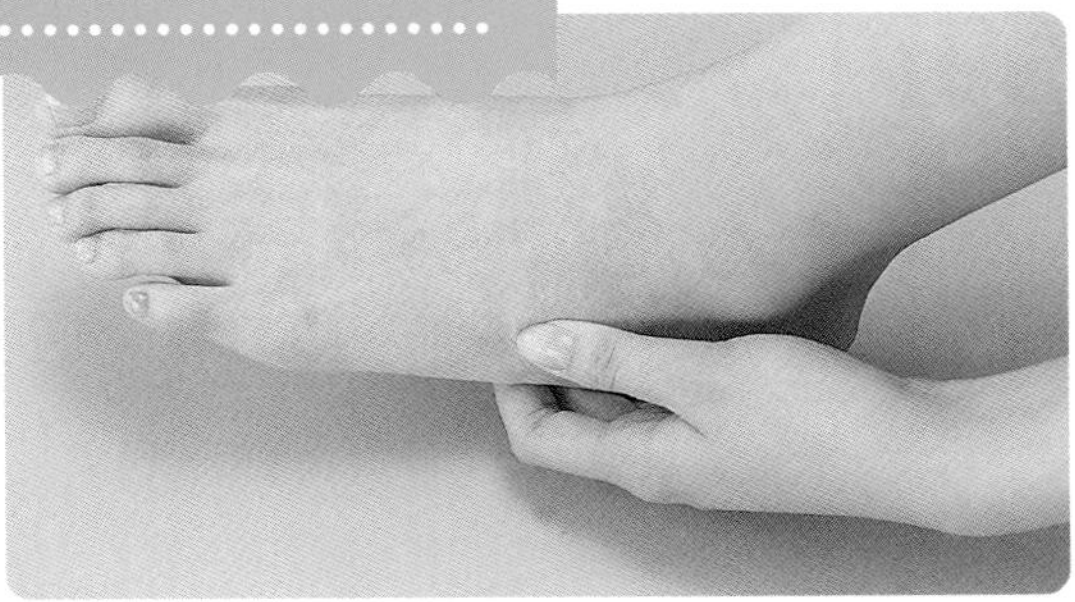

胃痛

胃の痛みは精神的要素が強いもの。胃痛を起こしやすい人は、ストレスをためない努力と痛くなったときのツボ刺激の両面作戦で対処しましょう。

胃痛はストレス発散とツボの合わせ技で対処

心臓血管系のトラブルを抱えやすい欧米人に対し、日本人は胃腸のトラブルを起こしやすいもの。

〝胃が痛い〟は、日本人の専売特許といえるかもしれません。

胃痛は、暴飲暴食や、胃下垂など体質的な要因による胃腸の機能低下によっても引き起こされますが、最も多いのはストレスによるものです。中国の古い文献にも、「胃の病は精神から」の記述が見られます。

目まぐるしく変容する現代社会の中で、ストレスをゼロにするのは難しいことかもしれませんが、上手に気分転換をしてストレスをためないようにすることが、まずは大切です。同時に、痛みが起きたときの対策として、症状を軽減するツボを覚えておきたいものです。

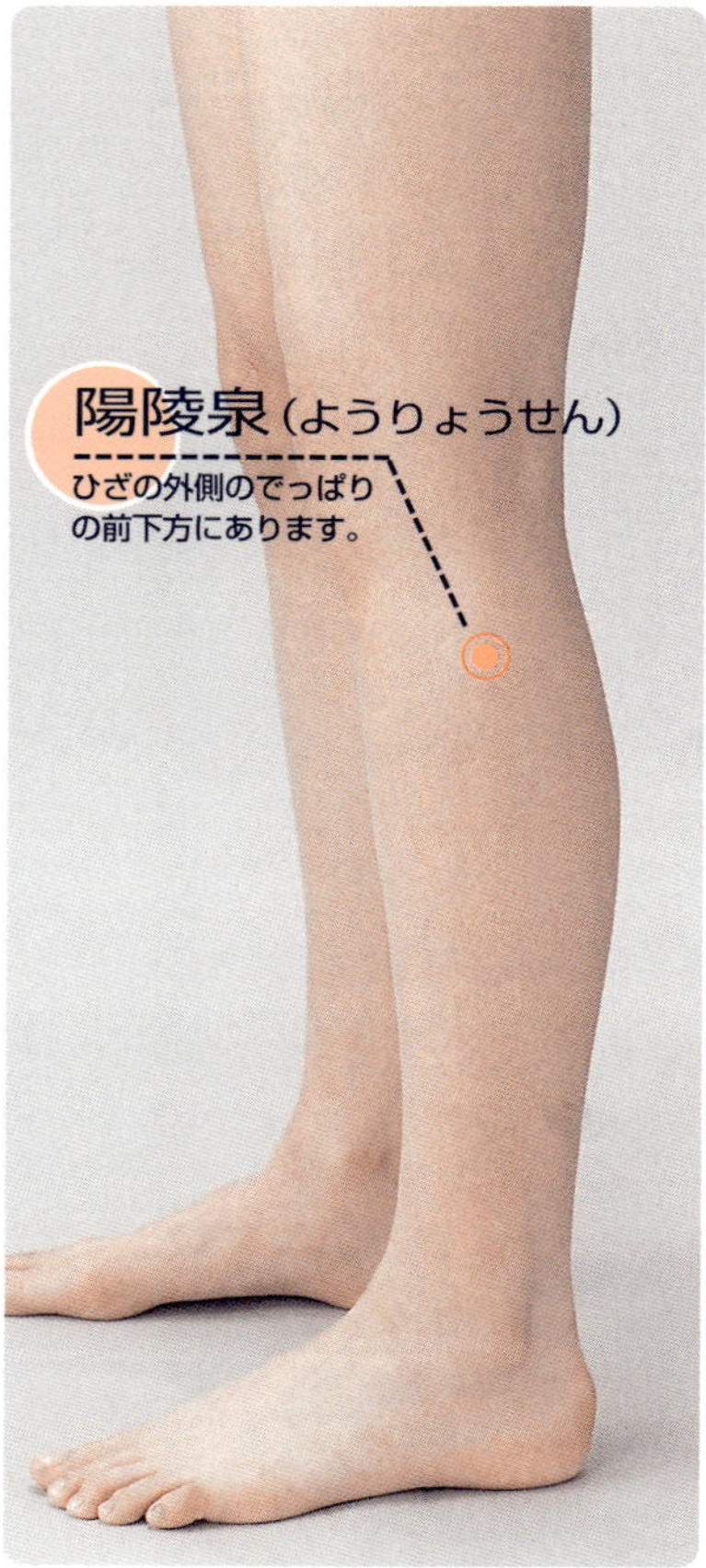
陽陵泉（ようりょうせん）
ひざの外側のでっぱりの前下方にあります。

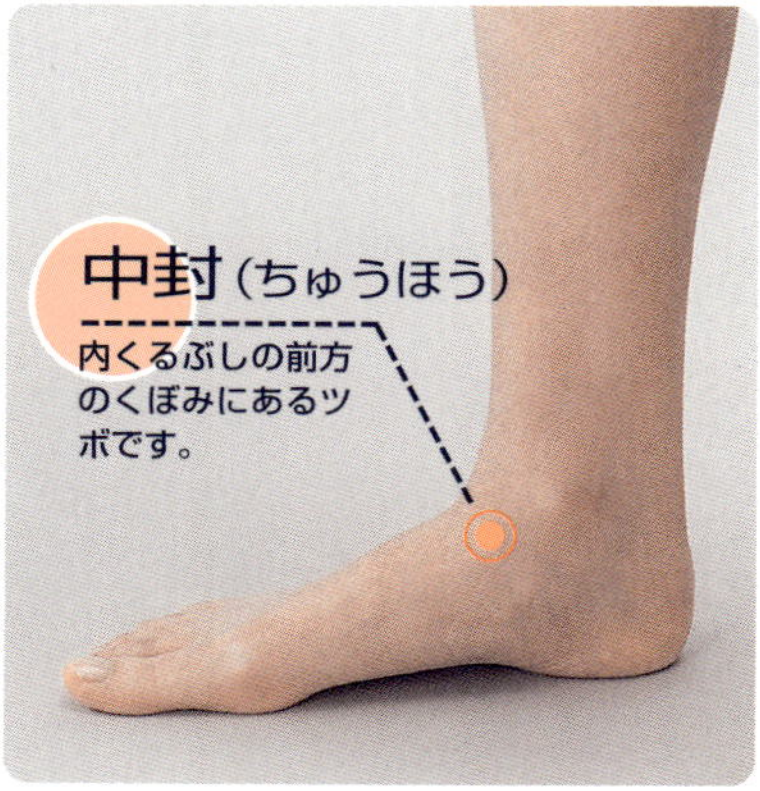
中封（ちゅうほう）
内くるぶしの前方のくぼみにあるツボです。

Point（陽陵泉）

●**1分間×2～3回押す**

グリグリと力を込めて圧迫します。2～3回も繰り返せば、痛みがやわらいでくるはずです。

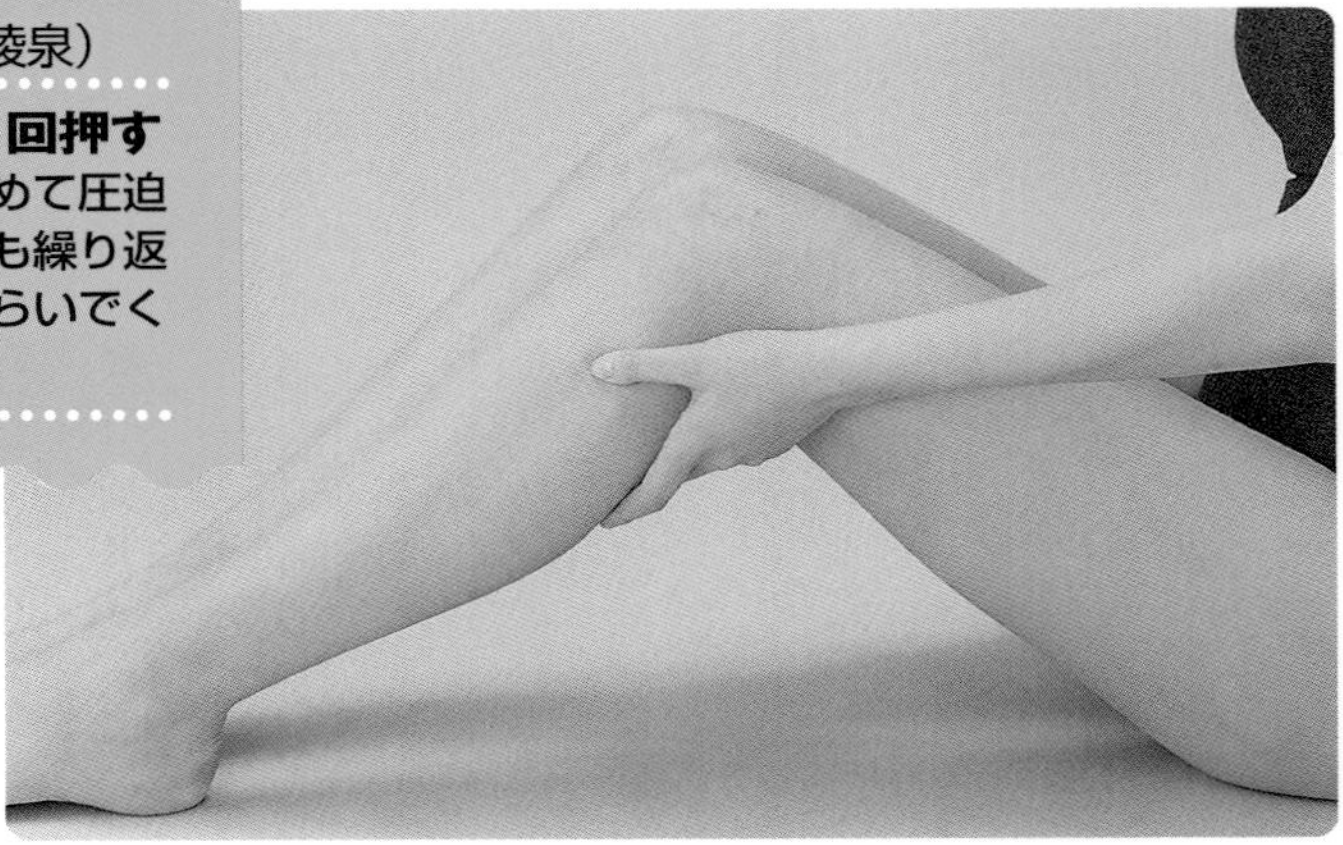

Point（中封）

●**1分間×5回押す**

陽稜泉と同様に、強い力で持続圧迫します。5回ほど繰り返しても痛みが軽くならない場合は、翌日以降に改めて行います。

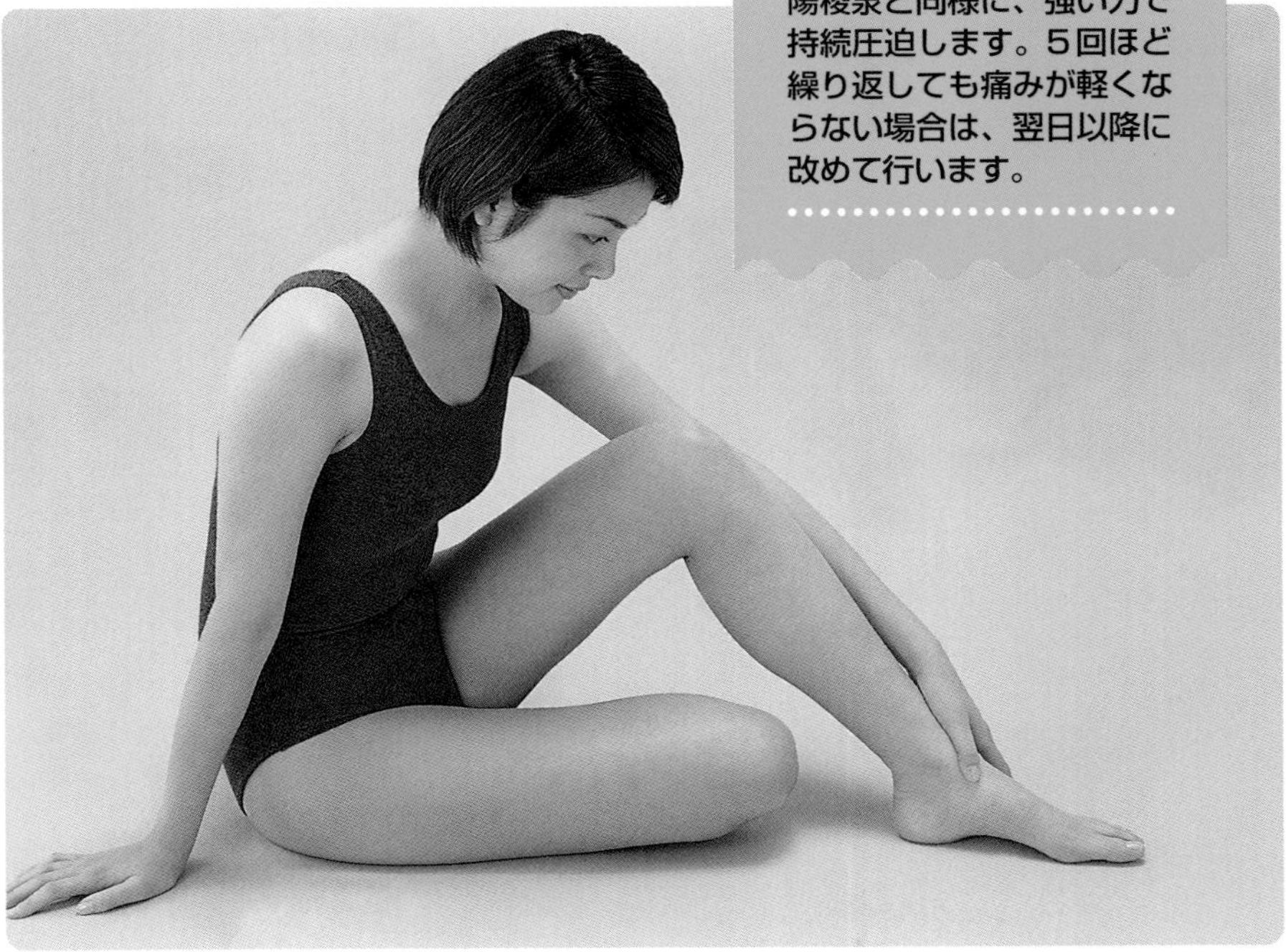

次ページへ

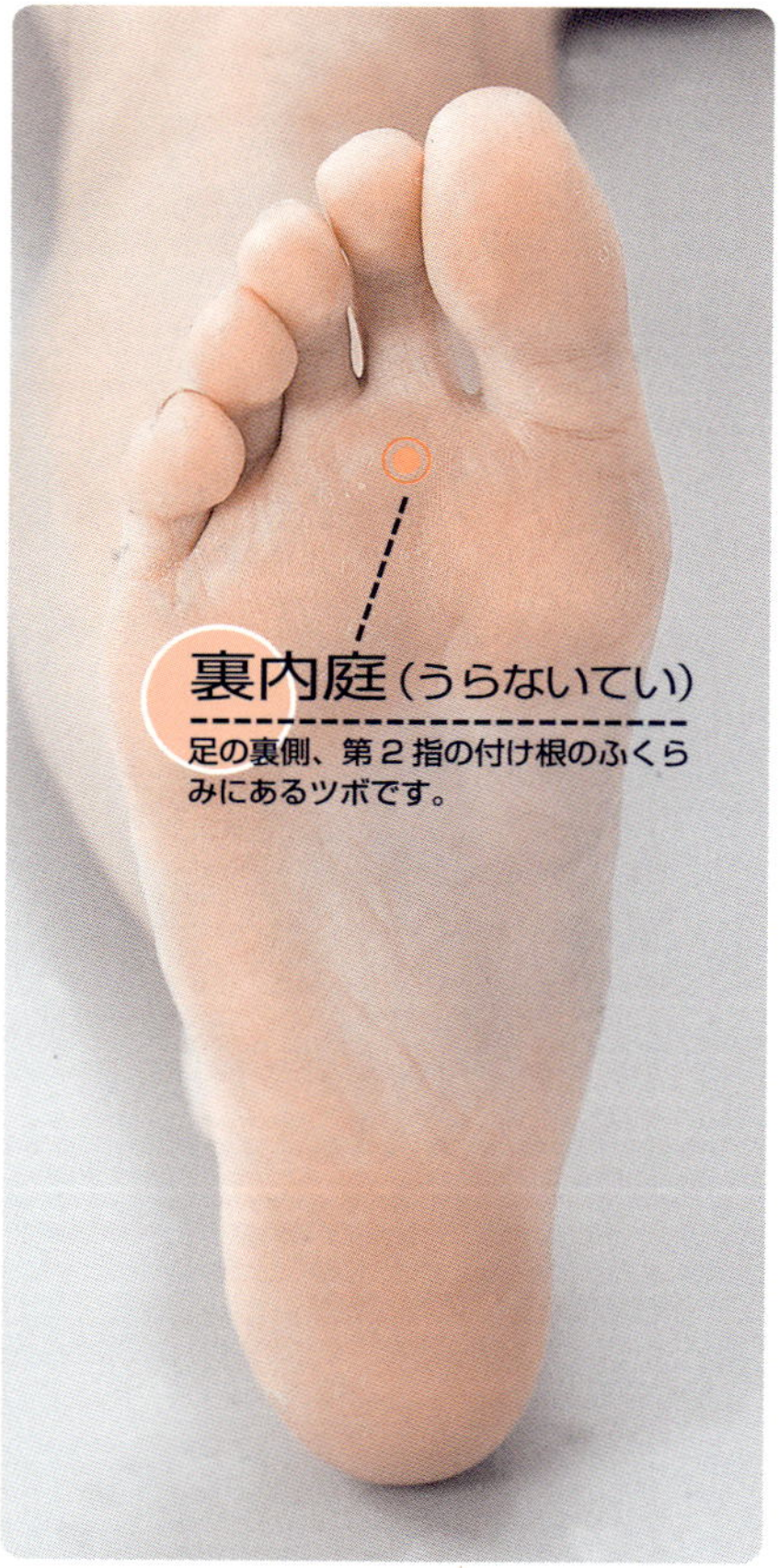
裏内庭（うらないてい）
足の裏側、第２指の付け根のふくらみにあるツボです。

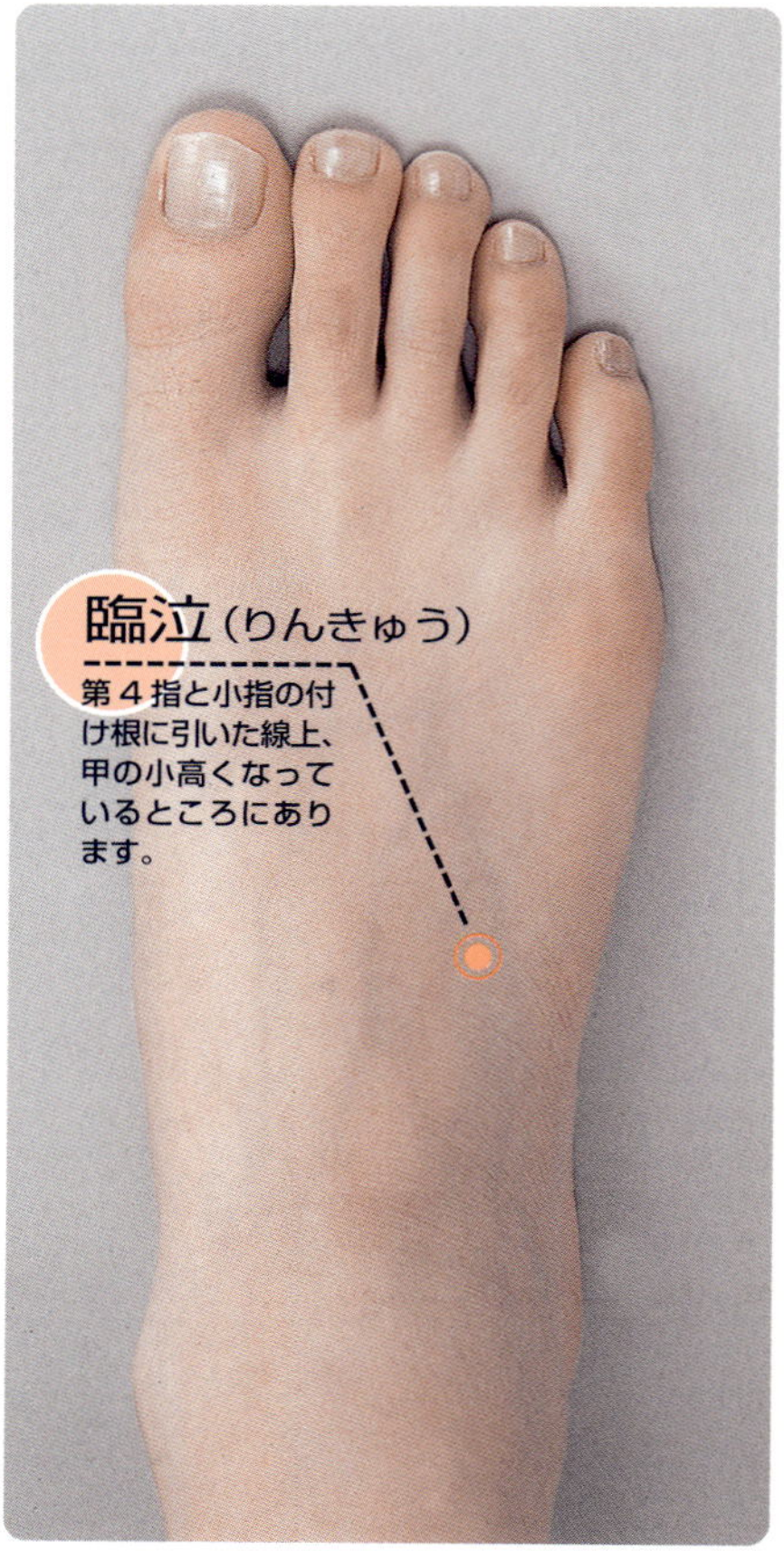
臨泣（りんきゅう）
第４指と小指の付け根に引いた線上、甲の小高くなっているところにあります。

持続圧迫やお灸で痛みをやわらげる

胃の機能を調節する足のツボとしては、足三里《あしさんり》、陽陵泉《ようりょうせん》、中封《ちゅうほう》、臨泣、裏内庭などがあります。

胃が痛むときは、これらのツボを、1回1分を目安に、強い力で押してみてください。胃の痛みが軽くなってくるはずです。持続圧迫のほか、お灸も効果があります。手首から先を手刀の形にし、手の小指側の面を使って、空手チョップのように足の裏全体をたたいても、症状が軽減されます。

なお、胃酸の分泌異常による胃痛は、食生活の改善も必要です。基本は、1日3食、規則正しく食べること。胃酸の分泌が少ない人はビタミンB_1、胃酸過多の人はキャベツに含まれるビタミンUを多めにとるとよいでしょう。

Point (裏内庭)

●**1分間×4～5回押す**

親指を立てぎみにしてツボに当て、爪で押すような気持ちで強く刺激するのがコツ。

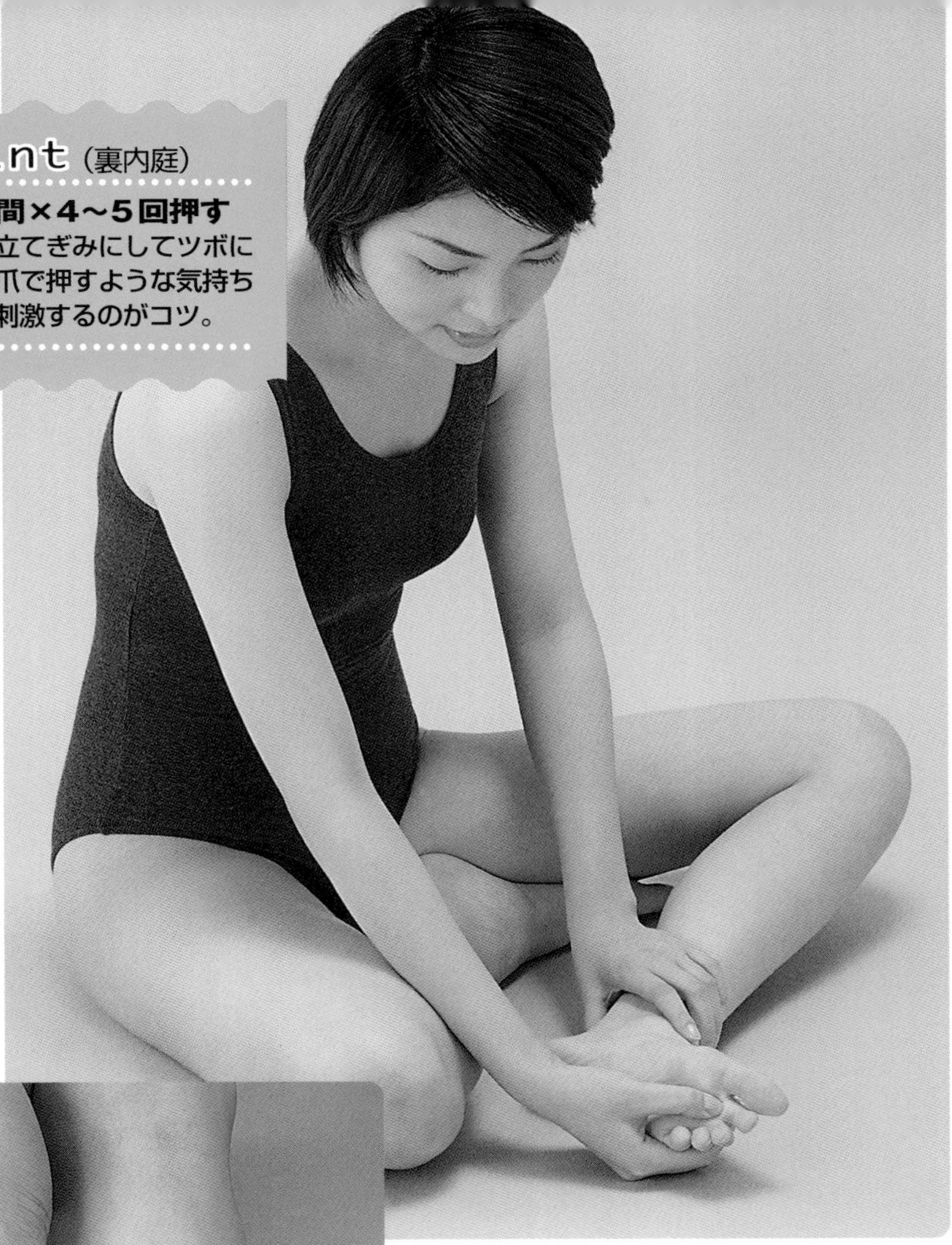

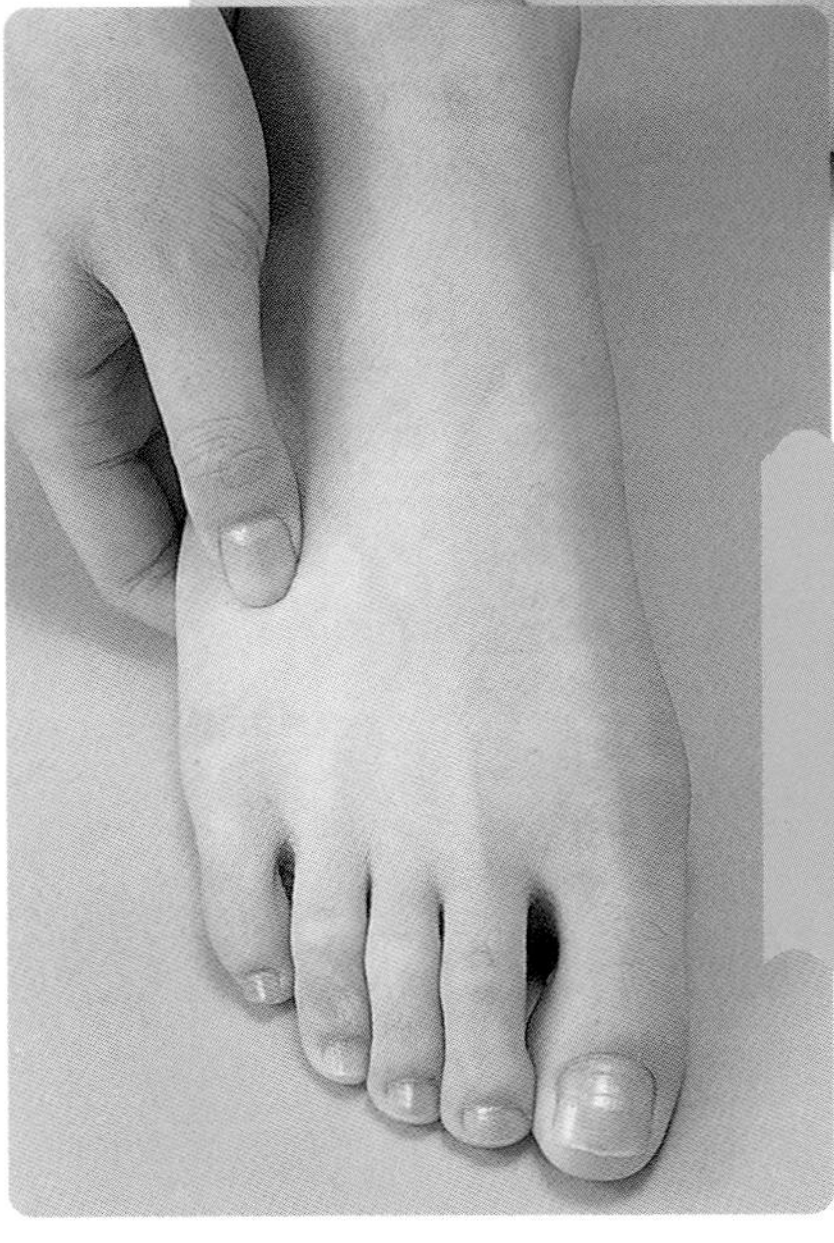

Point (臨泣)

●**1分間×4～5回押す**

ツボに親指の腹を押し当て、痛いと感じるくらいの力で、圧迫します。５回を限度に、痛みが軽くなるまで、繰り返します。

食欲不振

食べるということは、生命維持に不可欠な行為です。食欲がないときは、胃腸に関係の深いツボを刺激して、食欲と消化力を高めましょう。

元気をなくした胃腸をやさしい刺激で元気に

食欲は非常にデリケート。体調、運動量、環境、精神的ストレスなどありとあらゆることに敏感に反応し、ちょっとしたことで旺盛になったり、減退したりします。食欲がないときは、原因をとり除くことがまずは大切ですが、消化器系をつかさどるツボを刺激して、食欲の回復を側面からバックアップしましょう。

足のツボでは、たとえば厲兌や隠白です。やさしくこすっていると、食欲中枢が刺激され、みるみる食欲がもどってくるはずです。食欲不振は胃腸の消化機能が弱っているためともいえますが、厲兌や隠白はその消化能力を高めるうえでもひと役かってくれます。

そのほか、全身の活力を高める湧泉も、精神的な食欲不振などに効果があります。

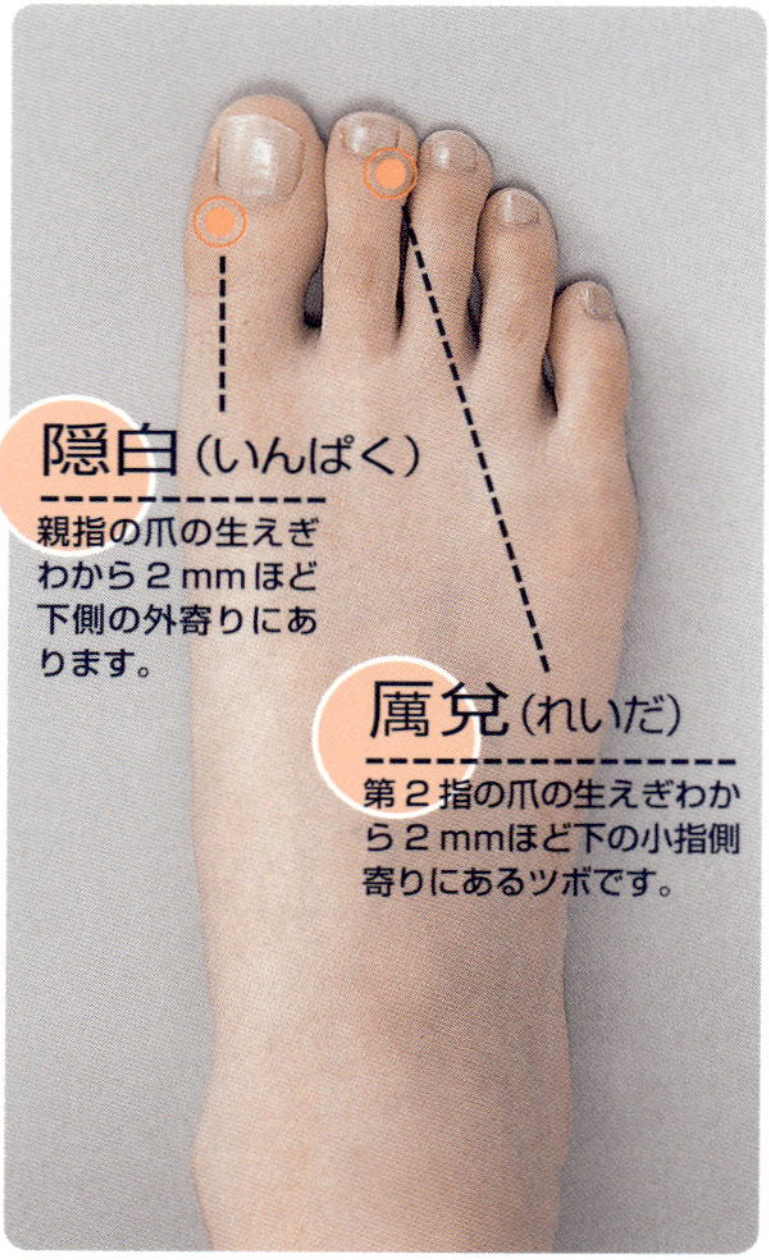
隠白（いんぱく）
親指の爪の生えぎわから２mmほど下側の外寄りにあります。
厲兌（れいだ）
第２指の爪の生えぎわから２mmほど下の小指側寄りにあるツボです。

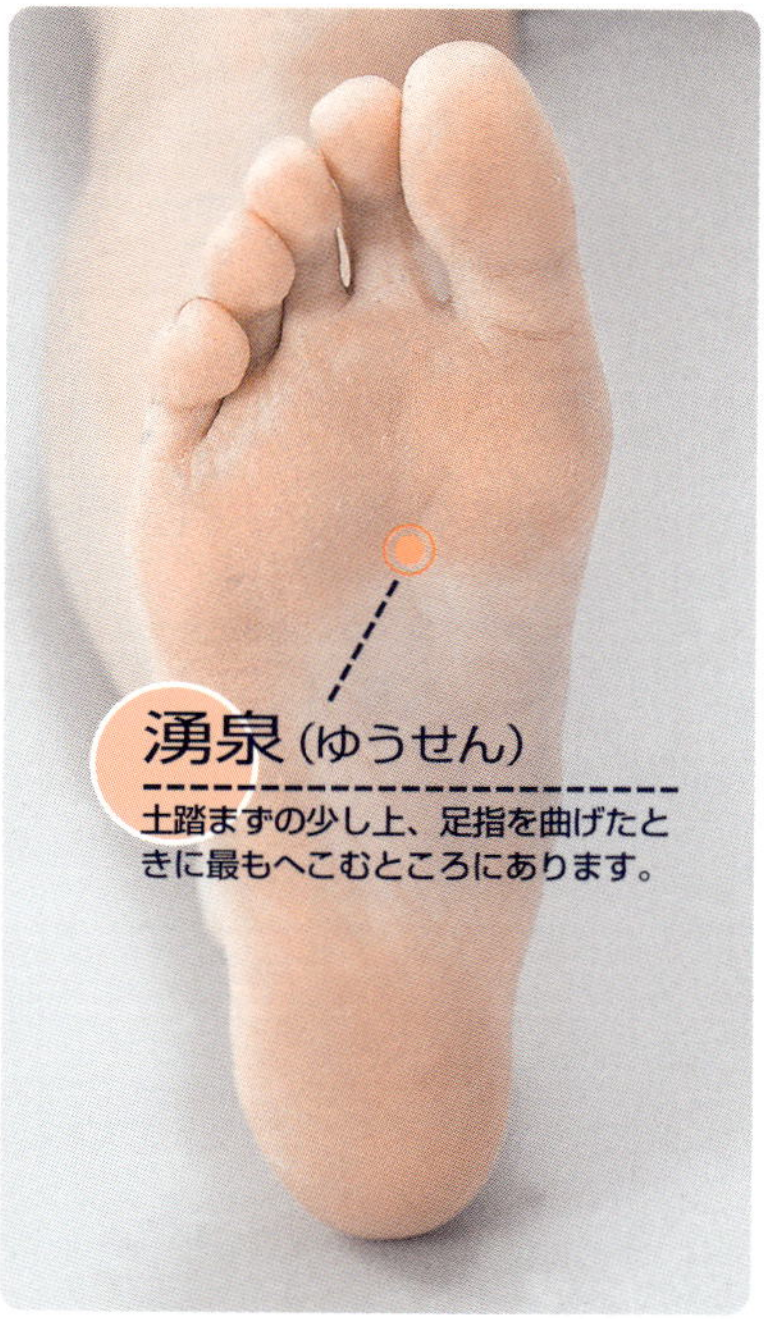
湧泉（ゆうせん）
土踏まずの少し上、足指を曲げたときに最もへこむところにあります。

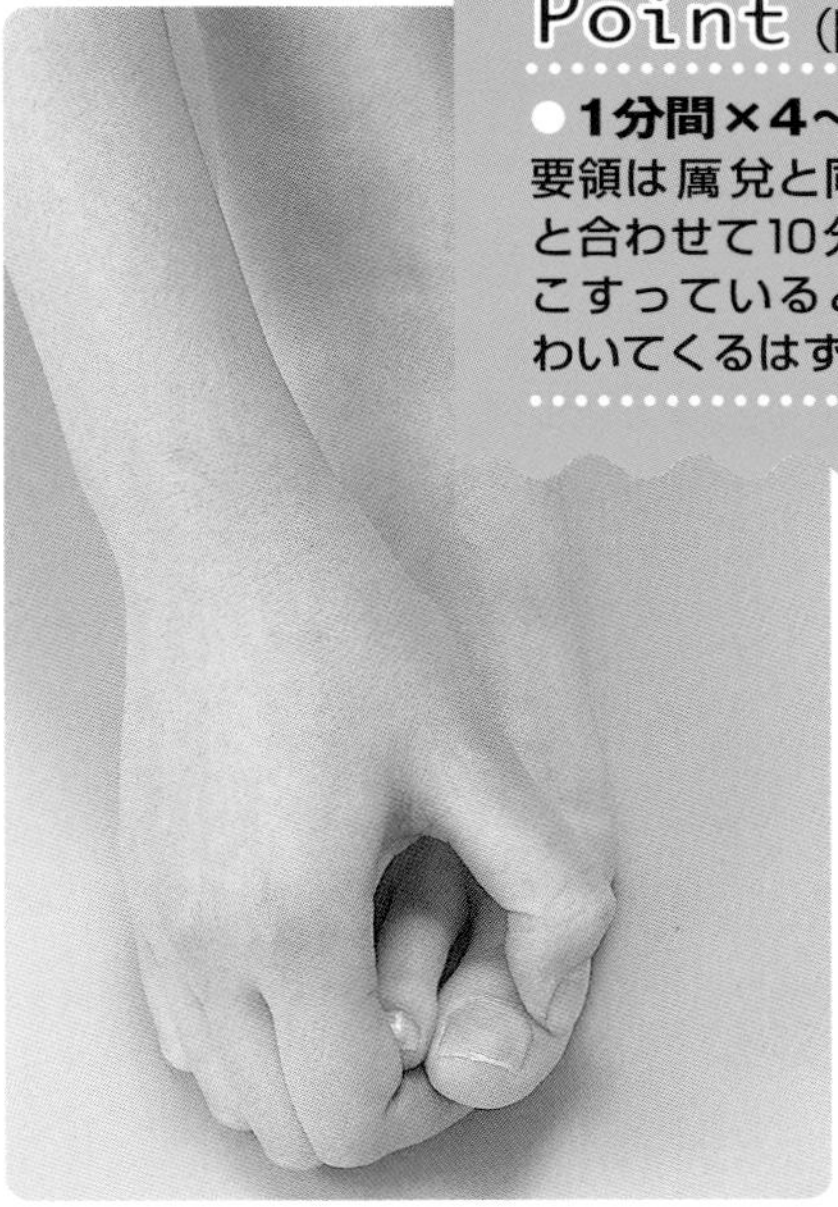

Point（隠白）

●1分間×4〜5回押す
要領は厲兌と同じ。厲兌と合わせて10分〜15分もこすっていると、食欲がわいてくるはずです。

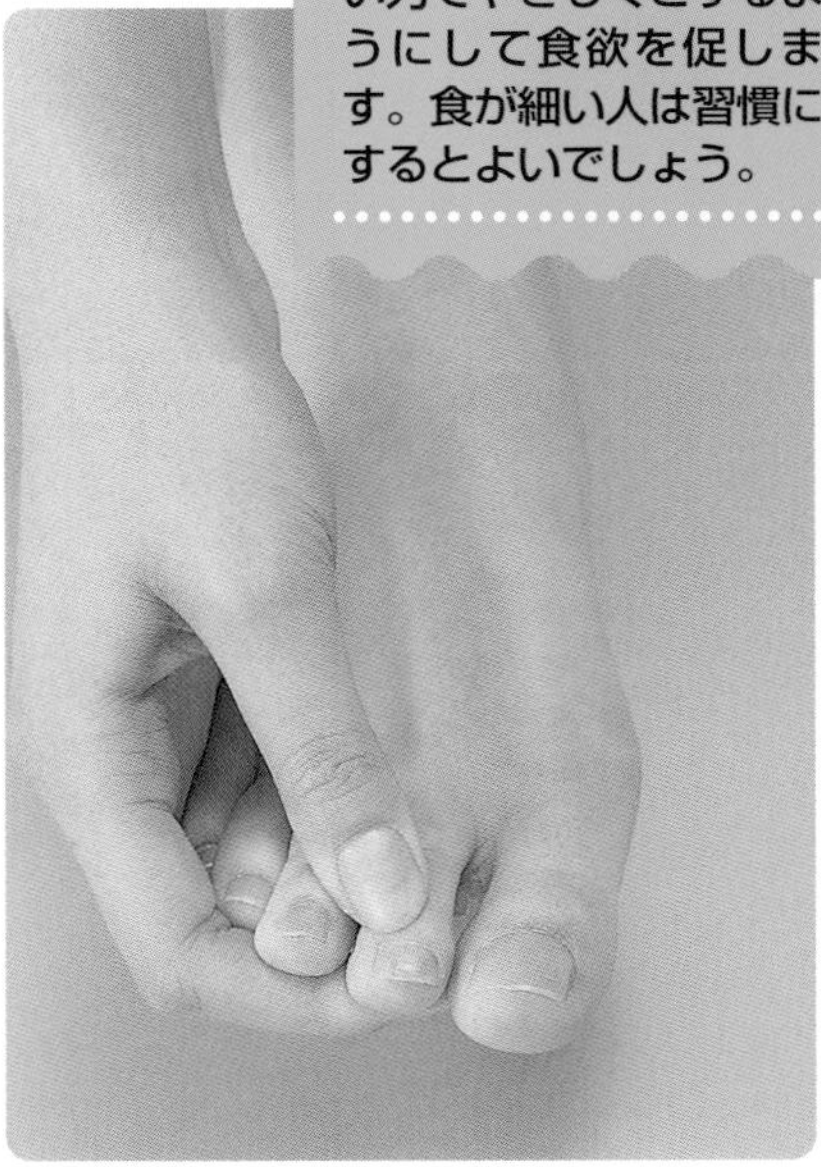

Point（厲兌）

●1分間×4〜5回押す
手の親指の腹を使い、弱い力でやさしくこするようにして食欲を促します。食が細い人は習慣にするとよいでしょう。

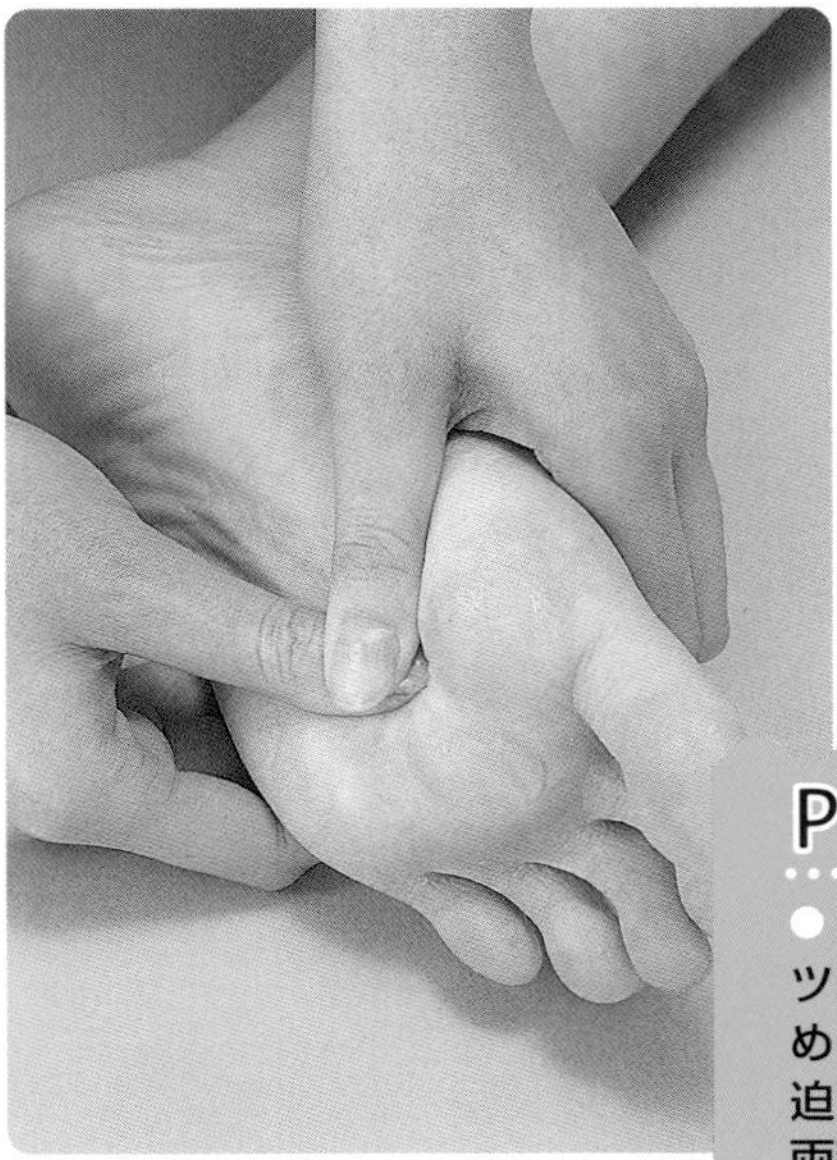

Point（湧泉）

●1分間×4〜5回押す
ツボに親指の腹を押し当て、強めの力でギューッと1分ほど圧迫します。力が足りないときは、両手の親指を重ねて押します。

胃もたれ、不快感

胃がもたれた感じがするのは、食べた物がいつまでも消化されず胃に残っているから。ツボ刺激はこうした症状に劇的な効果を発揮します。

消化機能を活性化してすっきり軽い胃に

なんとなく胃が重い、すっきりしない、ムカムカするという症状が出るのは、胃腸の機能が落ちている証拠。食べた物が消化されず、胃に停滞しているのです。

胃腸障害の特効ツボ、足三里、厲兌、足心を刺激し、胃の働きを高めましょう。数分で胃が驚くほど軽くなるのが自覚できます。

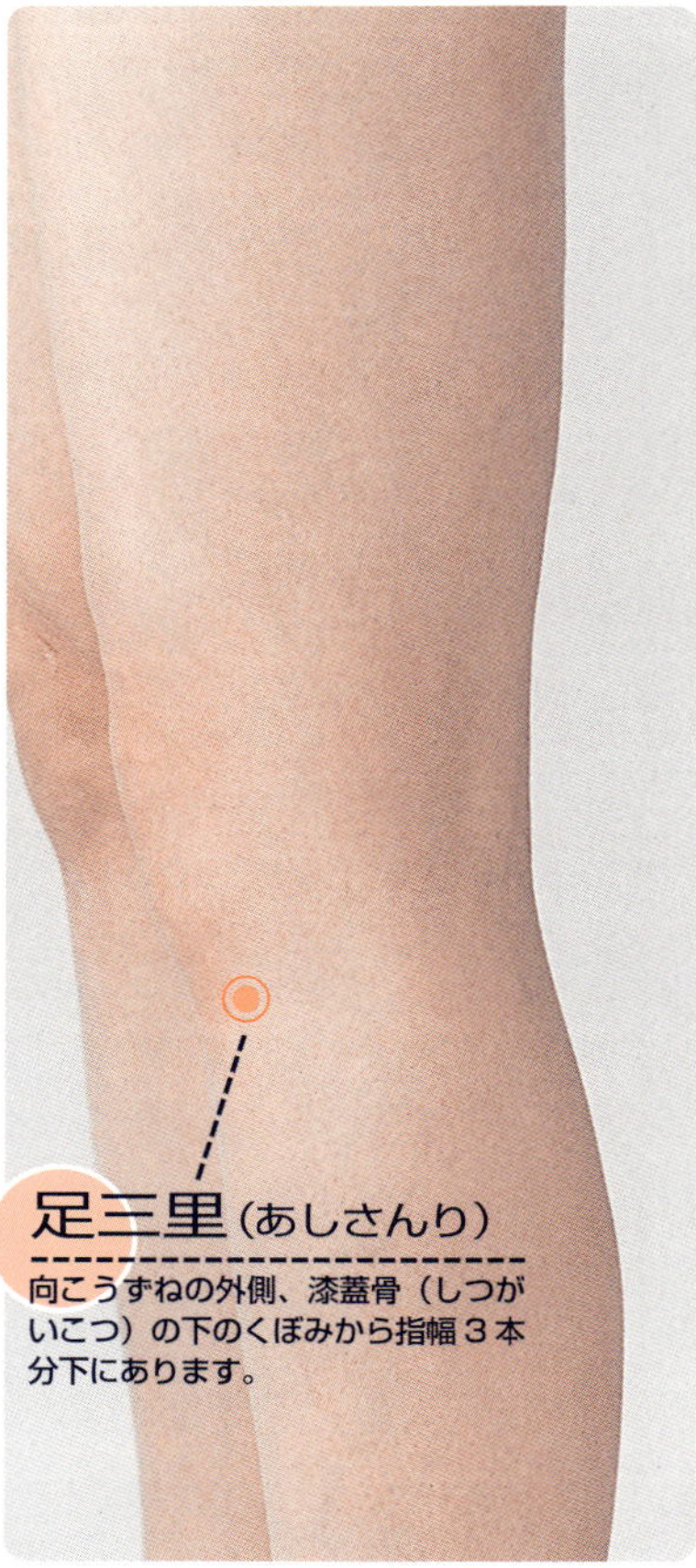
足三里（あしさんり）
向こうずねの外側、漆蓋骨（しつがいこつ）の下のくぼみから指幅３本分下にあります。

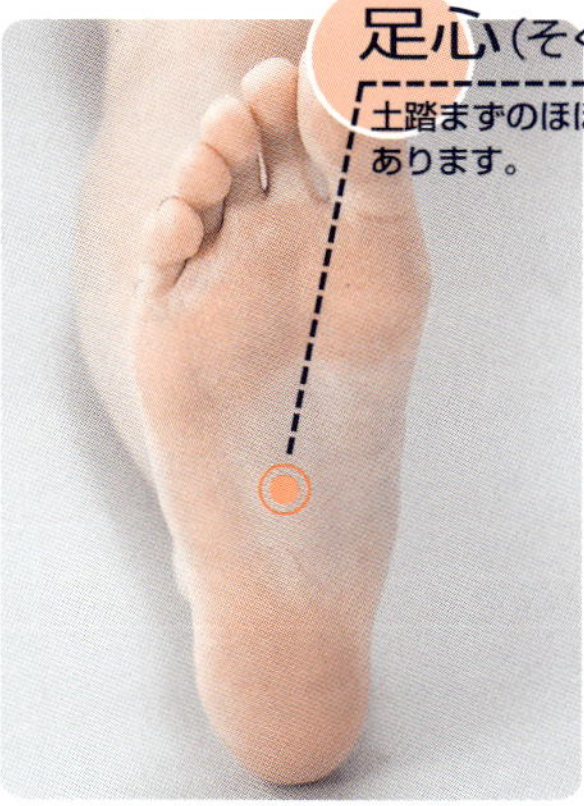
足心（そくしん）
土踏まずのほぼ中央にあります。

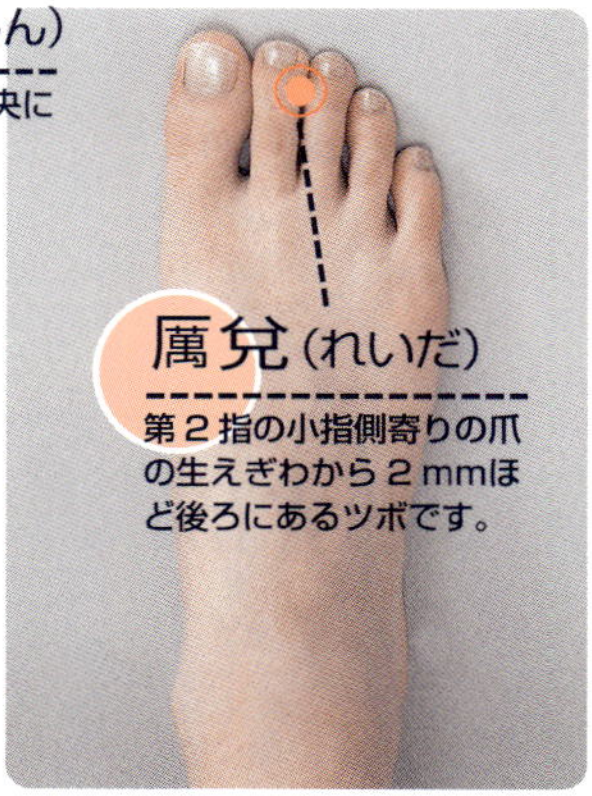
厲兌（れいだ）
第２指の小指側寄りの爪の生えぎわから２mmほど後ろにあるツボです。

Point（足三里）

●**1分間×4〜5回押す**

ゆっくりと押します。はじめは弱い力で様子を見、効果がないようなら少しずつ力を強めていきます。

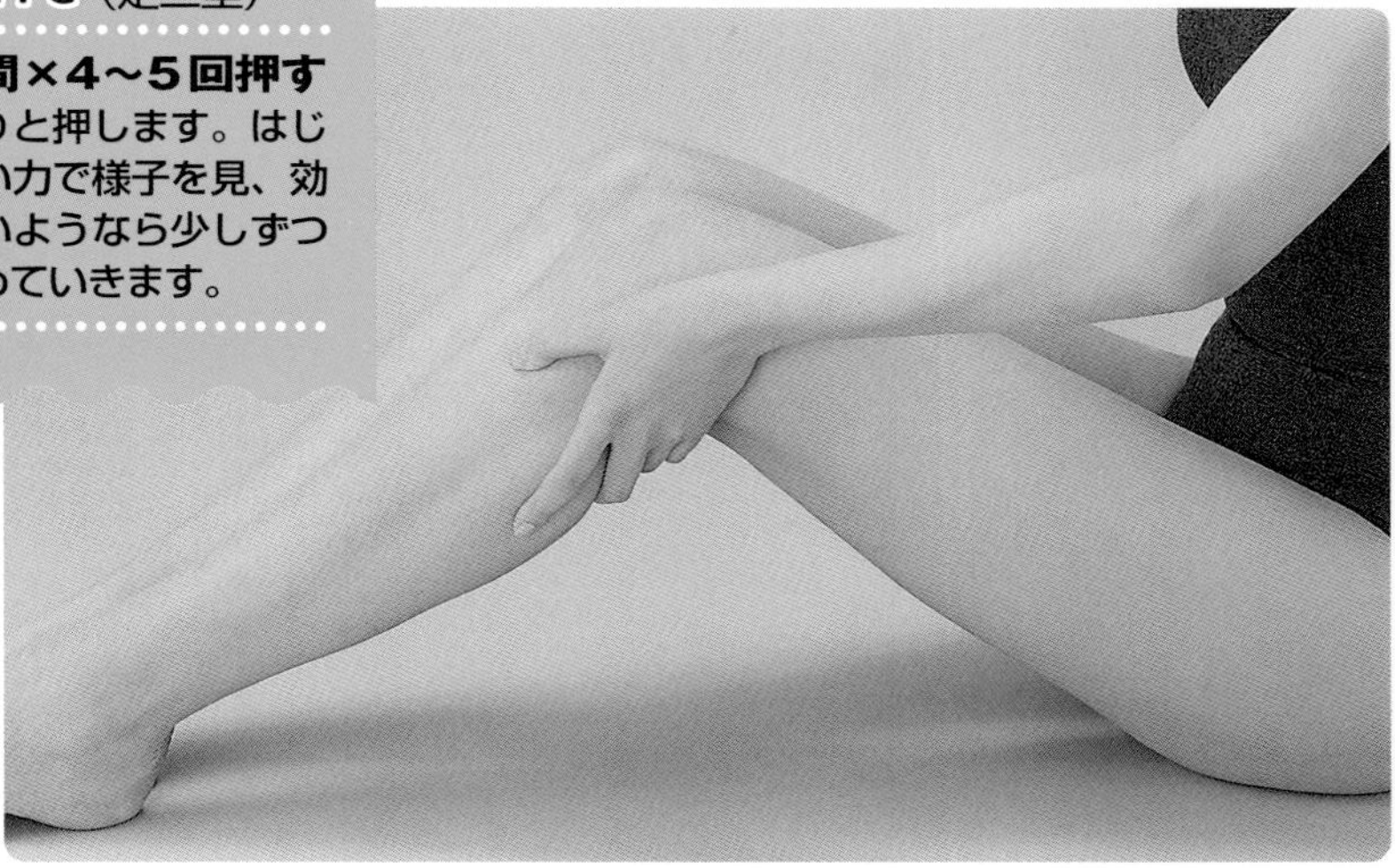

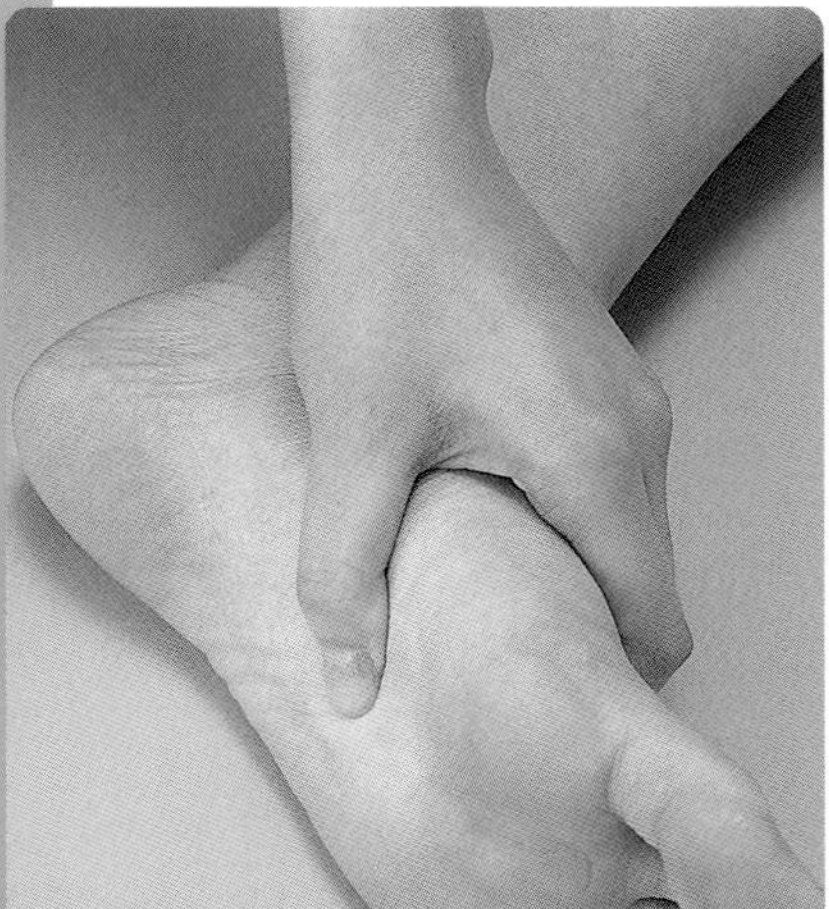

Point（厲兌）

●**4〜5分間こする**

ツボに親指の腹を当て、前後にやさしくこすります。胸がすっきりしてくるのが実感できるはずです。

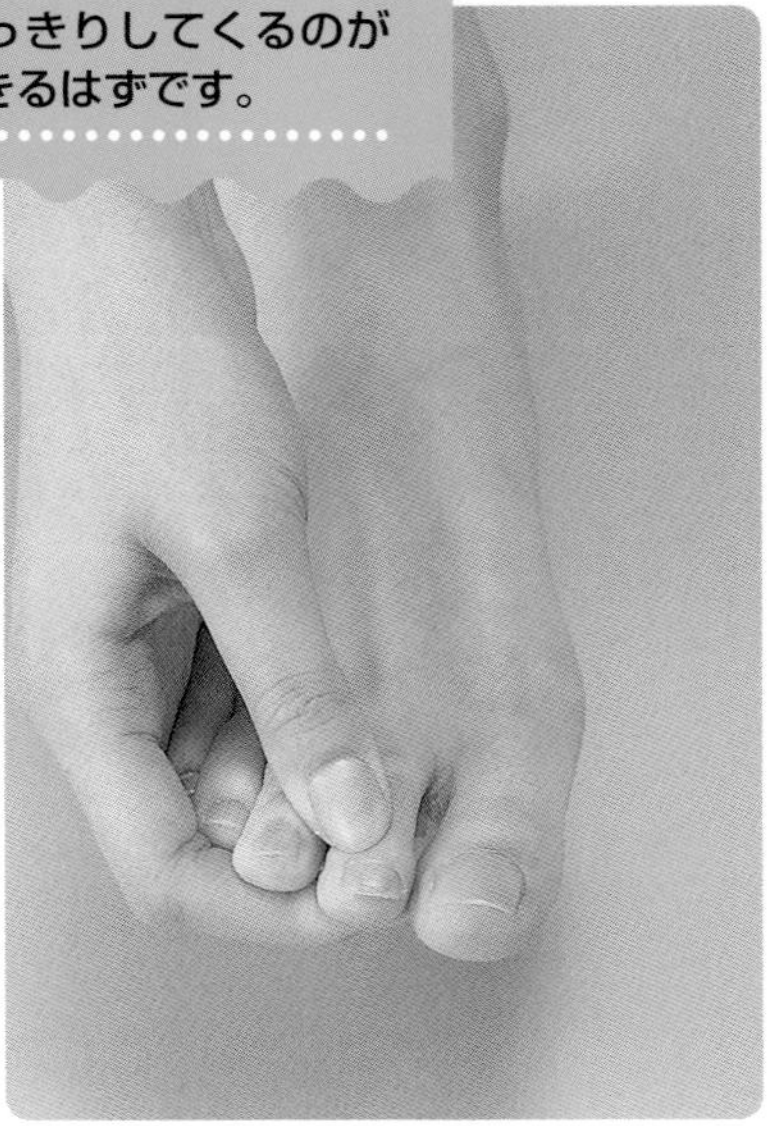

Point（足心）

●**1分間×4〜5回押す**

ツボに親指の腹を当て、押し込むように徐々に力を入れて、じっくりと圧迫します。

便秘

便秘の多くは、腸の働きが鈍くなって起こる弛緩性便秘。ツボ刺激でぜん動運動を活発にすれば、慢性の便秘の悩みから解放されるはずです。

腸を元気にするツボとコツ

便秘には、腸管自体の病気による器質性便秘、ストレスが原因の緊張性便秘などもありますが、最も頻繁に見られるのは、腸の働きが弱くて起こる弛緩性《しかんせい》便秘です。

弛緩性便秘の多くは、腸のぜん動運動が活発になるようにしむけることで改善できますが、ツボ刺激が功を奏すのは、じつはこのタイプの便秘。10分ほどの心地よい刺激をあたえ、便意を促しましょう。

慢性的な便秘の改善には、重点的に使うツボを日替わりで変えるのがコツ。食物繊維の摂取や、適度な運動も大切です。

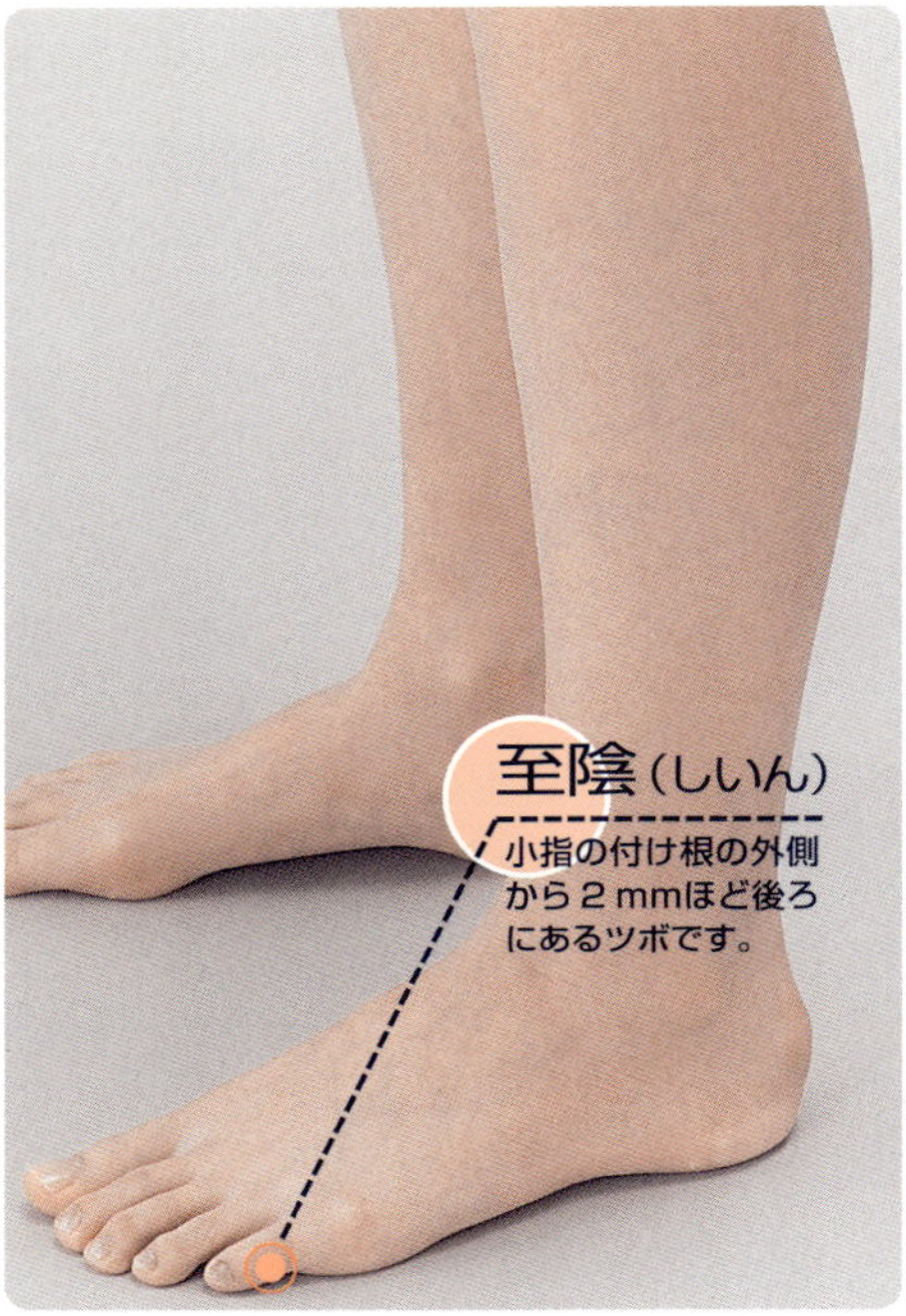
至陰（しいん）
小指の付け根の外側から２mmほど後ろにあるツボです。

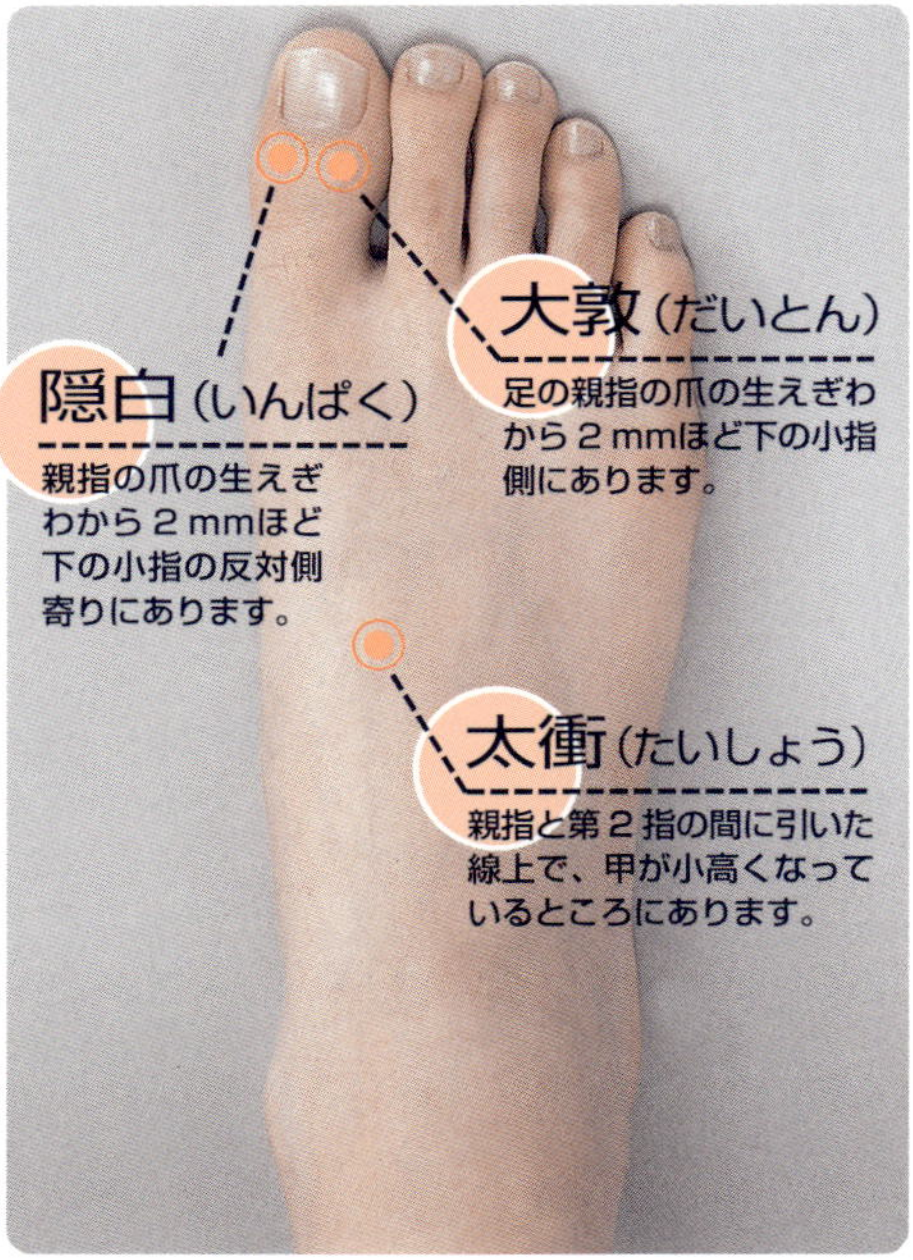
大敦（だいとん）
足の親指の爪の生えぎわから２mmほど下の小指側にあります。
隠白（いんぱく）
親指の爪の生えぎわから２mmほど下の小指の反対側寄りにあります。
太衝（たいしょう）
親指と第２指の間に引いた線上で、甲が小高くなっているところにあります。

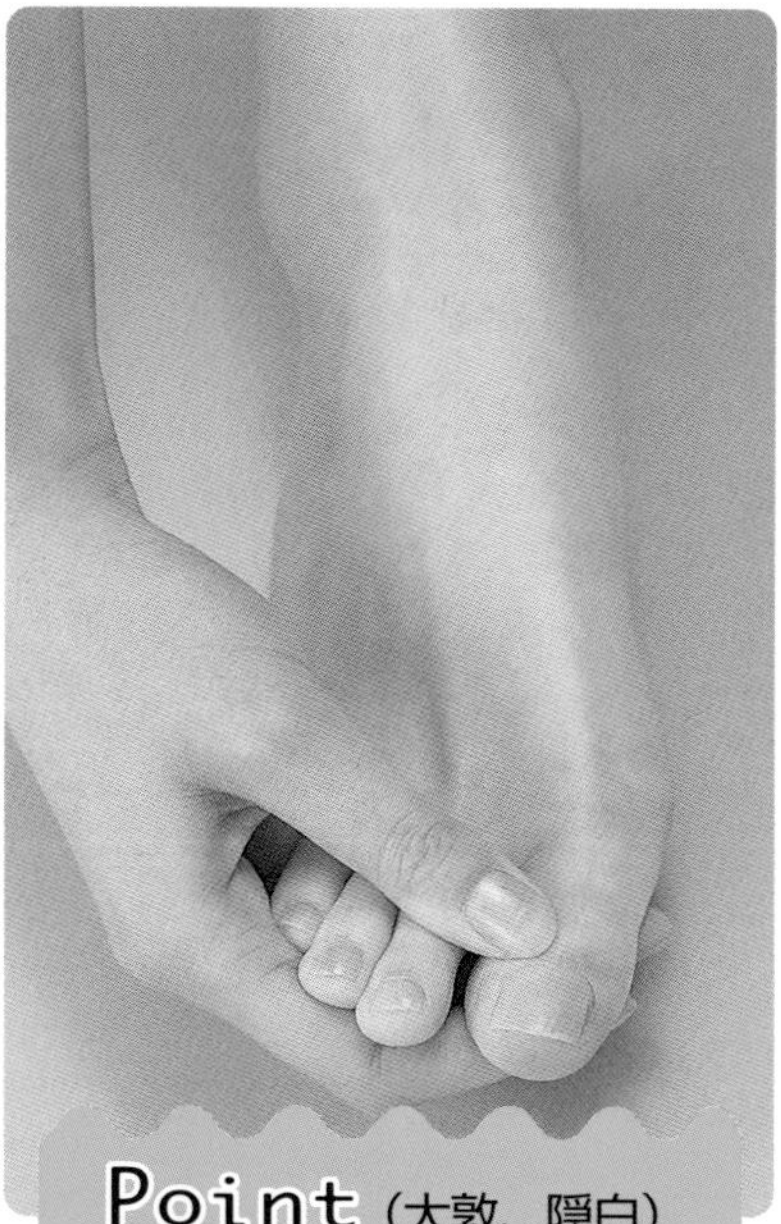

Point（大敦、隠白）

●1分間×4～5回押す
ツボに親指の腹を当て、押し込むようにじっくりと圧迫したり、こね回したり、こすったりします。早い人ではいろいろなツボを合わせ、5～10分の刺激で便意をもよおしてきます。

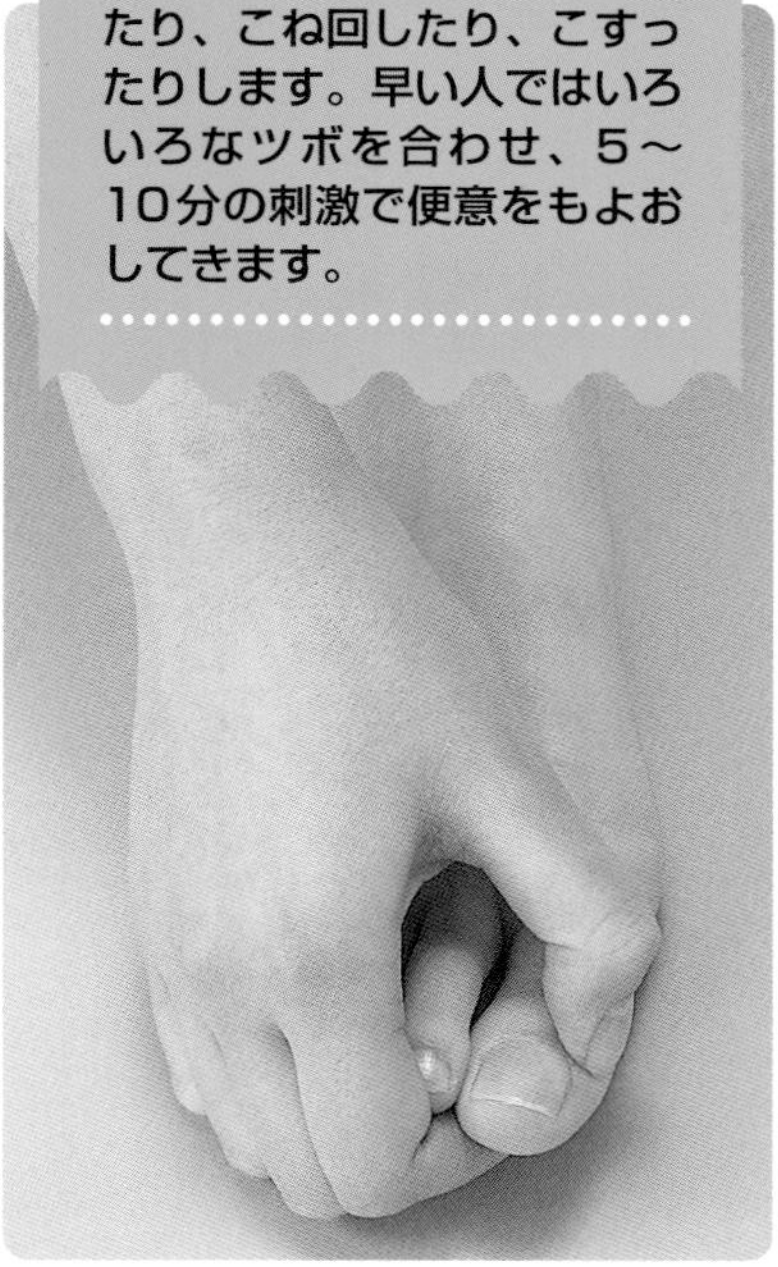

Point（至陰）

●1分間×4～5回押す
“痛いが気持ちいい”くらいの力で、圧迫します。押しにくいときは、爪を立てぎみにするとよいでしょう。

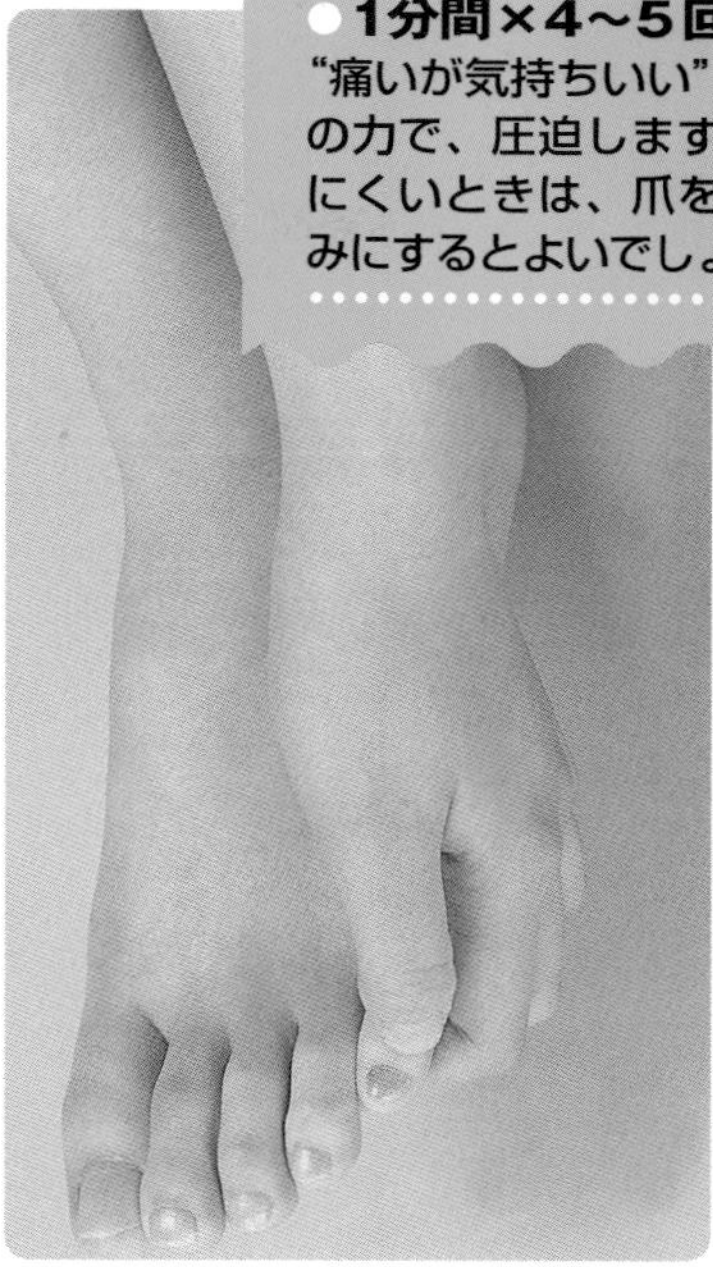

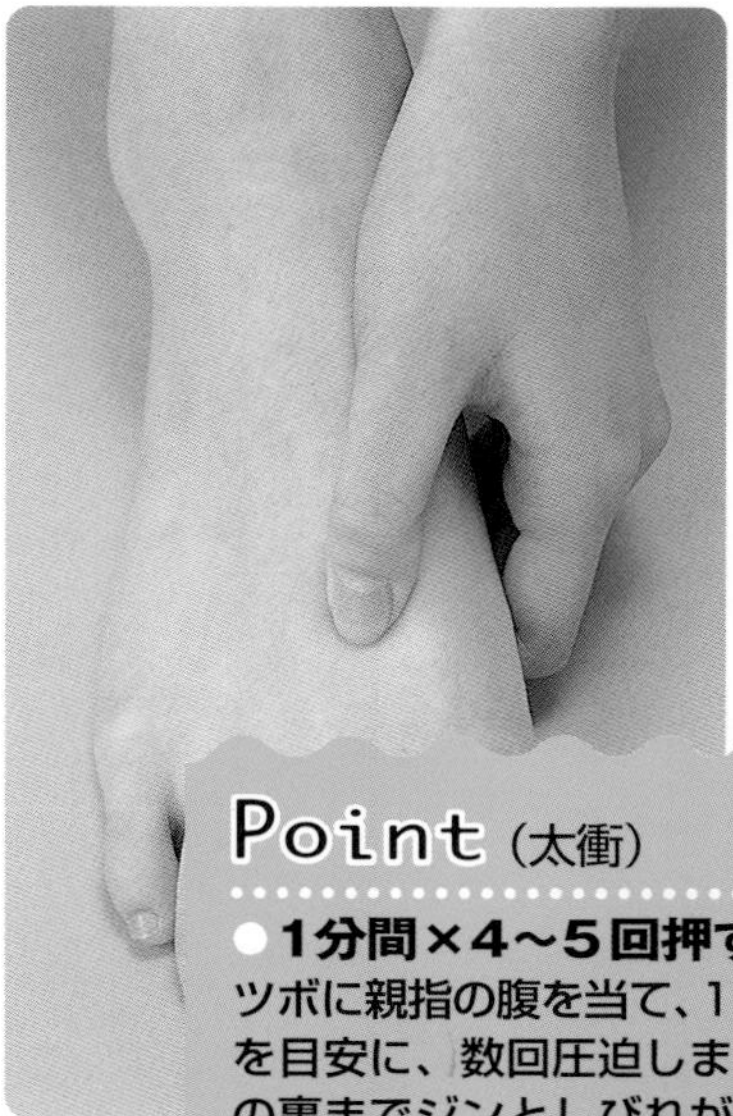

Point（太衝）

●1分間×4～5回押す
ツボに親指の腹を当て、1回1分を目安に、数回圧迫します。足の裏までジンとしびれが走る感じがあると、よく効きます。

むくみ

むくみのほとんどは、体内水分の代謝が悪いために起こります。冷えの原因ともなるむくみは、ツボ刺激で早めにとり除いておきましょう。

血行不良を改善して余分な水分を排出

人のからだの約70%は、水分が占めています。そして、その水分は、絶えず収支バランスをとりながら一定量に保たれています。ところが、何らかの理由で排泄がうまくいかないと、余分な水分が皮下組織にたまり、むくみとなって現れます。病気に起因するものを除き、一般に見られるむくみの多くは、水分代謝の悪さから起こります。

こうしたむくみの改善には、血液の循環を促してやるのが一番。血液の流れにのって全身を巡っている体内の水分は、血液の流れにのって全身を巡っているからです。

血行促進には、ツボ刺激が非常に効果的です。オフィスでも休み時間などに試してみましょう。

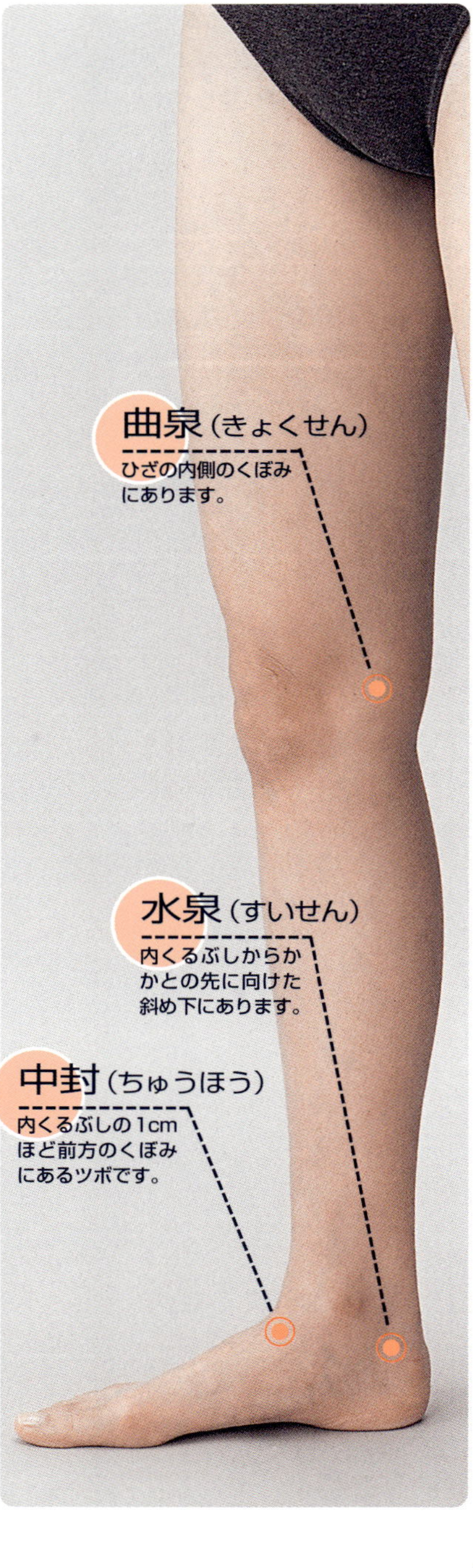
曲泉（きょくせん）
ひざの内側のくぼみにあります。
水泉（すいせん）
内くるぶしからかかとの先に向けた斜め下にあります。
中封（ちゅうほう）
内くるぶしの1cmほど前方のくぼみにあるツボです。

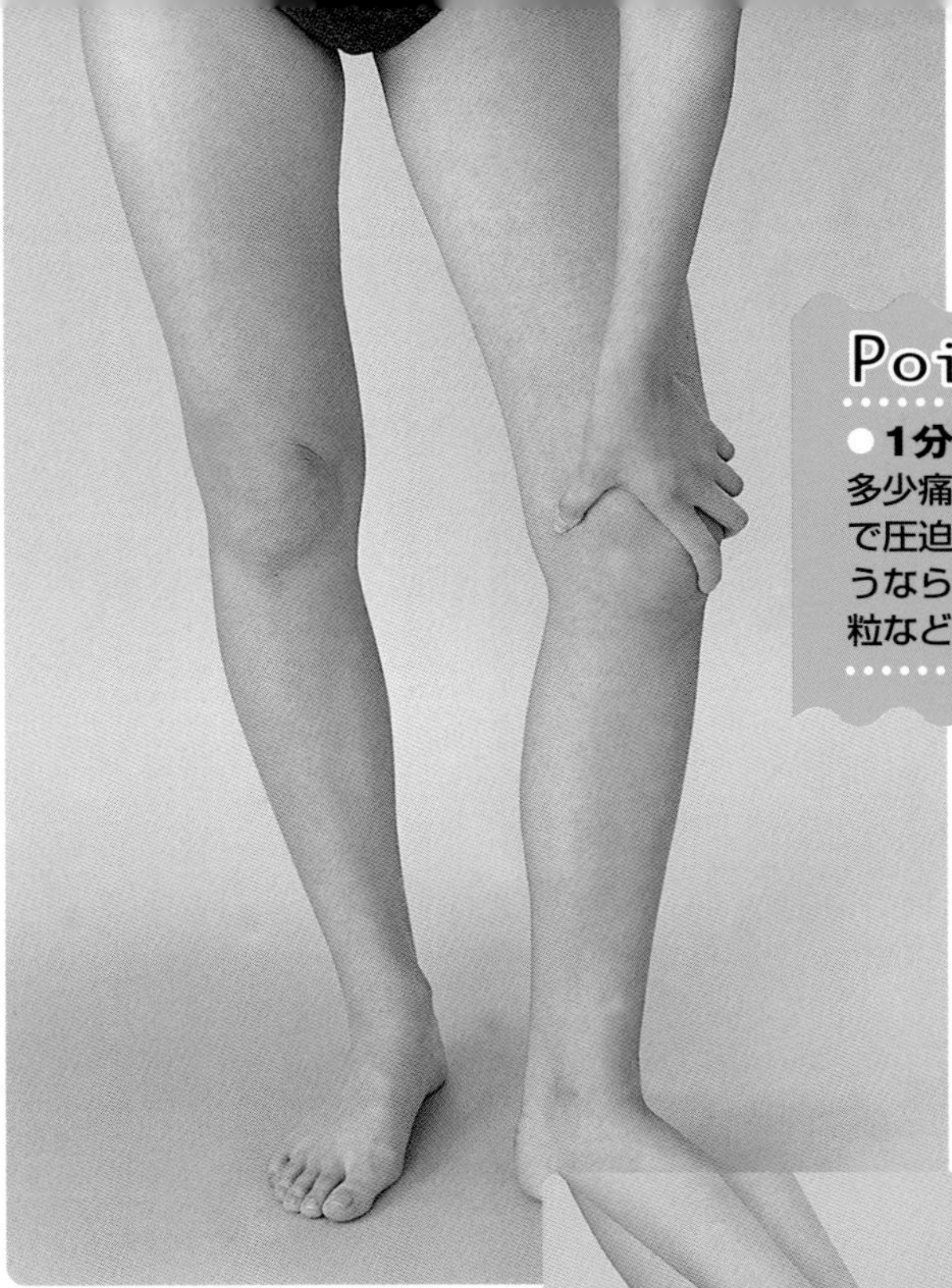

Point (曲泉)

● 1分間×4～5回押す

多少痛みを感じるくらいの力で圧迫します。押しにくいようなら、低周波治療器や磁気粒などを使うのも一法。

Point (水泉)

● 1分間×4～5回押す

足首を甲側からつかむようにしてツボに親指を押し当て、ゆっくりと圧迫します。もみ込むようにするのも効果的です。

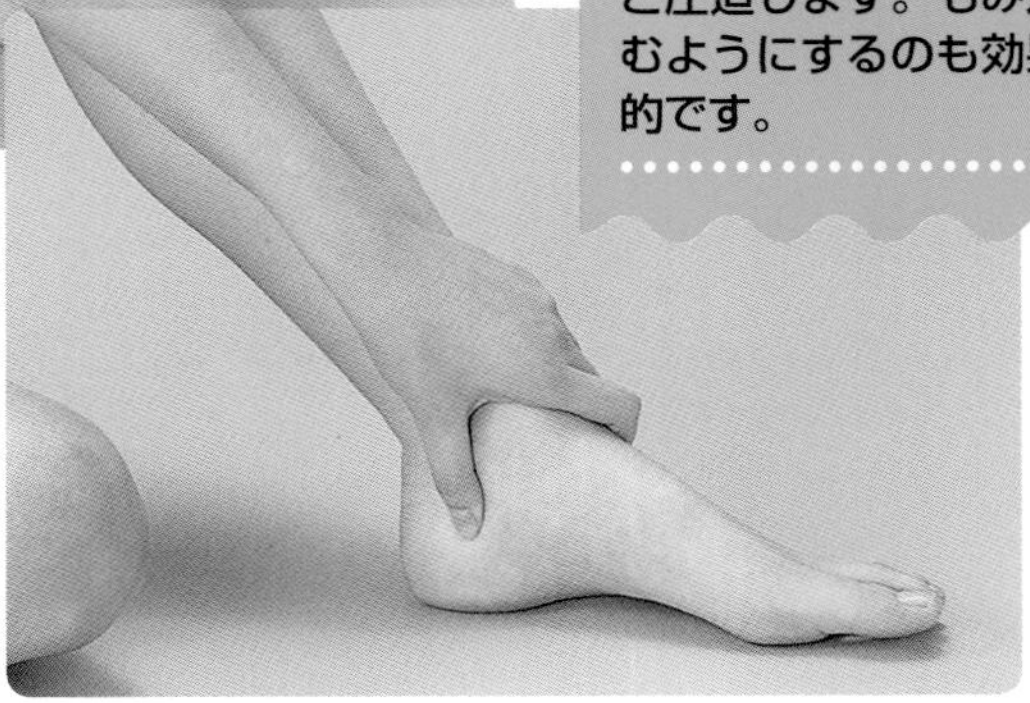

Point (中封)

● 1分間×4～5回押す

軽く圧迫したり、こすったりします。やりすぎると効果が出にくくなるので、5分くらいでその日はやめます。

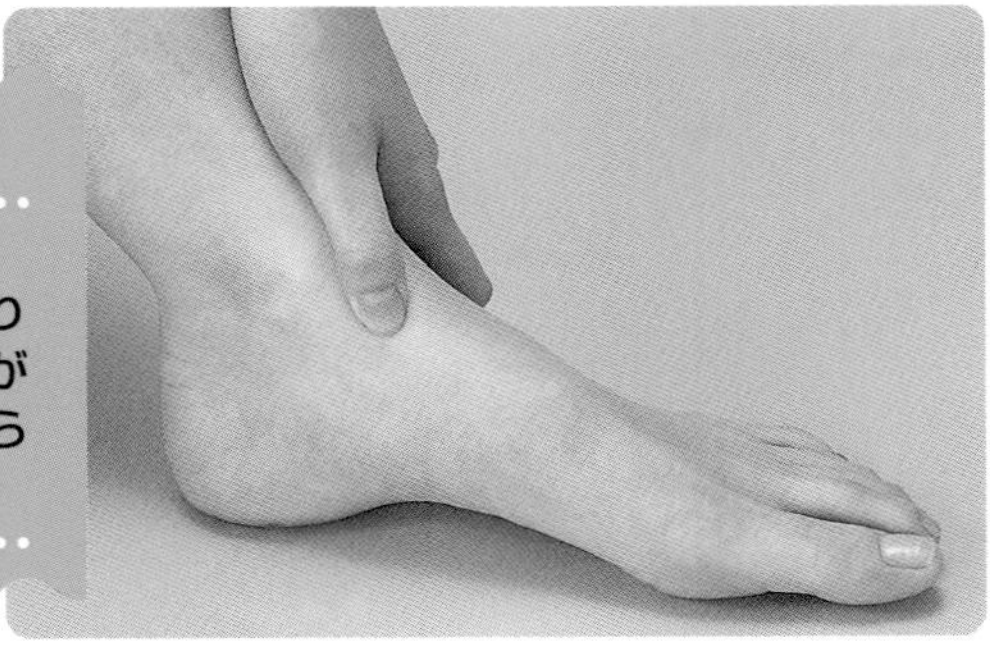

次ページへ ●●●

複数のツボを使い、15分を目安に刺激を

むくみ解消のツボ刺激のコツは、じっくりと時間をかけて、こすったり圧迫したりすることです。ただし、時間をかけるといっても、一つのツボを5分以上刺激するのは、得策とはいえません。

1か所だけ集中的に行うと、効果が現れにくくなるからです。複数のツボを使い、合わせて15分を目安に行うとよいでしょう。

ツボ刺激のほか、むくみには、リンパマッサージも有効です。

また、足のむくみには、足を40℃前後のお湯に20分、水に1分と交互につける足浴もよく効きます。むくみと冷えは表裏一体の関係にあり、むくみがあると冷えも招きやすいのですが、この方法では、むくみがとれると同時に、足先もポカポカしてきます。

なお、むくみには、心臓病や腎臓病などに起因するものもあります。症状が改善されないときは、医師に相談してください。

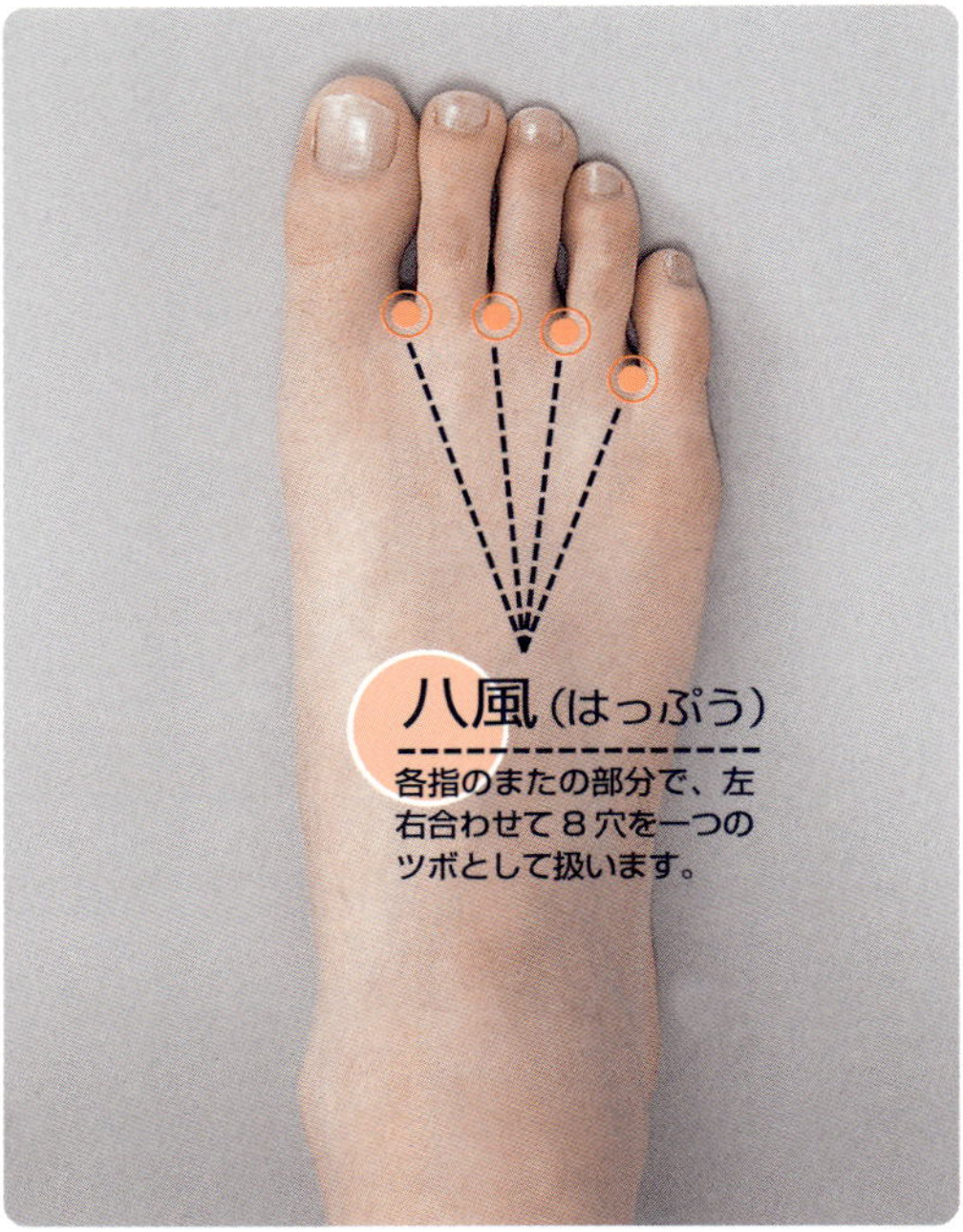
八風（はっぷう）
各指のまたの部分で、左右合わせて８穴を一つのツボとして扱います。

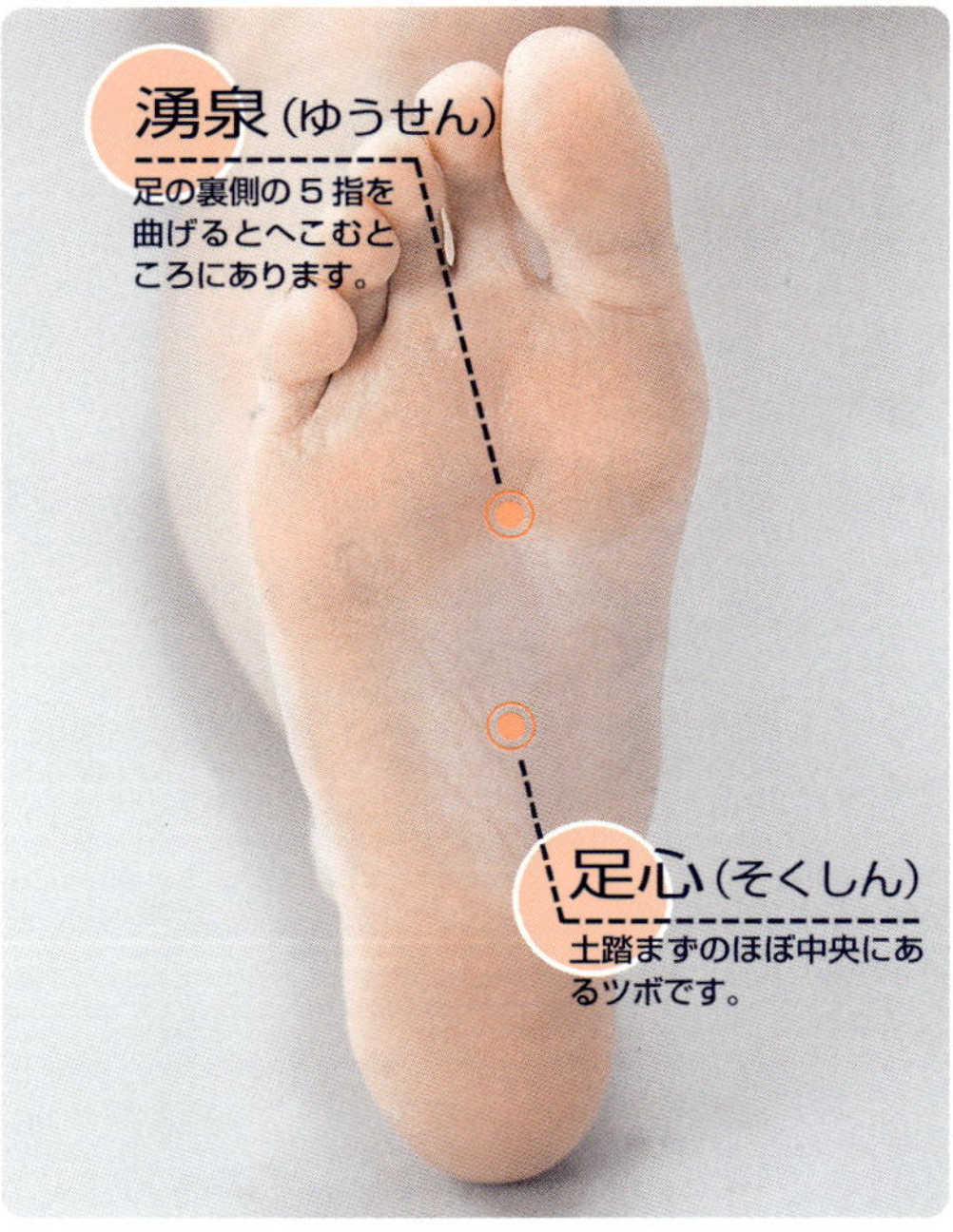
湧泉（ゆうせん）
足の裏側の５指を曲げるとへこむところにあります。
足心（そくしん）
土踏まずのほぼ中央にあるツボです。

Point（八風）

それぞれ30秒～1分間こする

指と指の間を、痛くない程度の力でやさしくこすります。左右４穴、計８穴のすべてに行います。

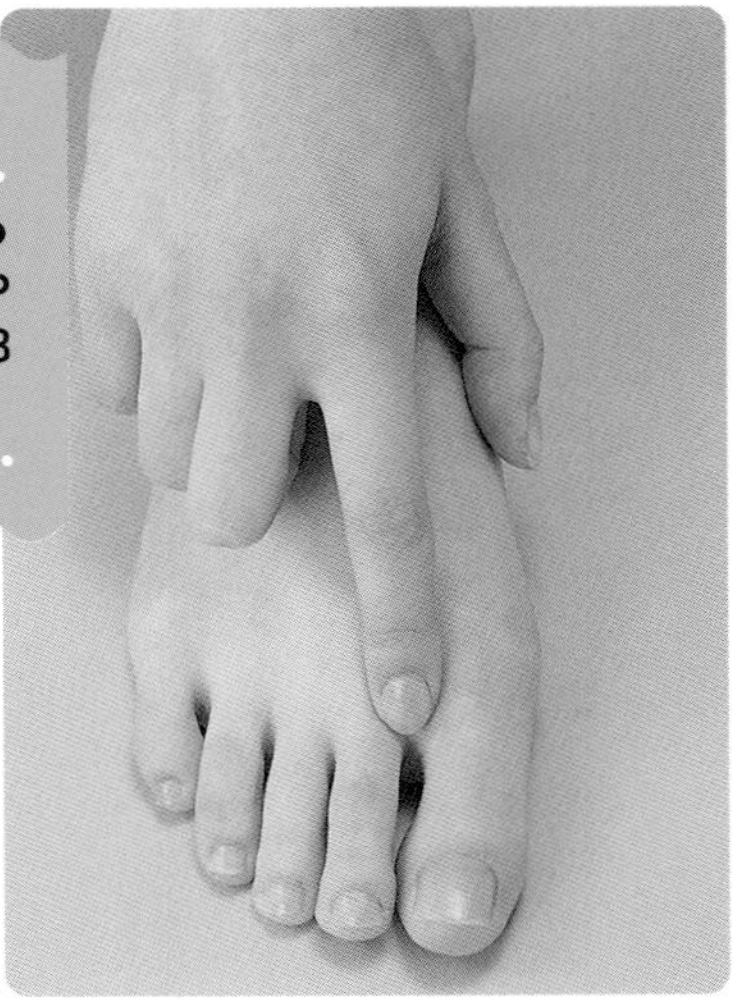

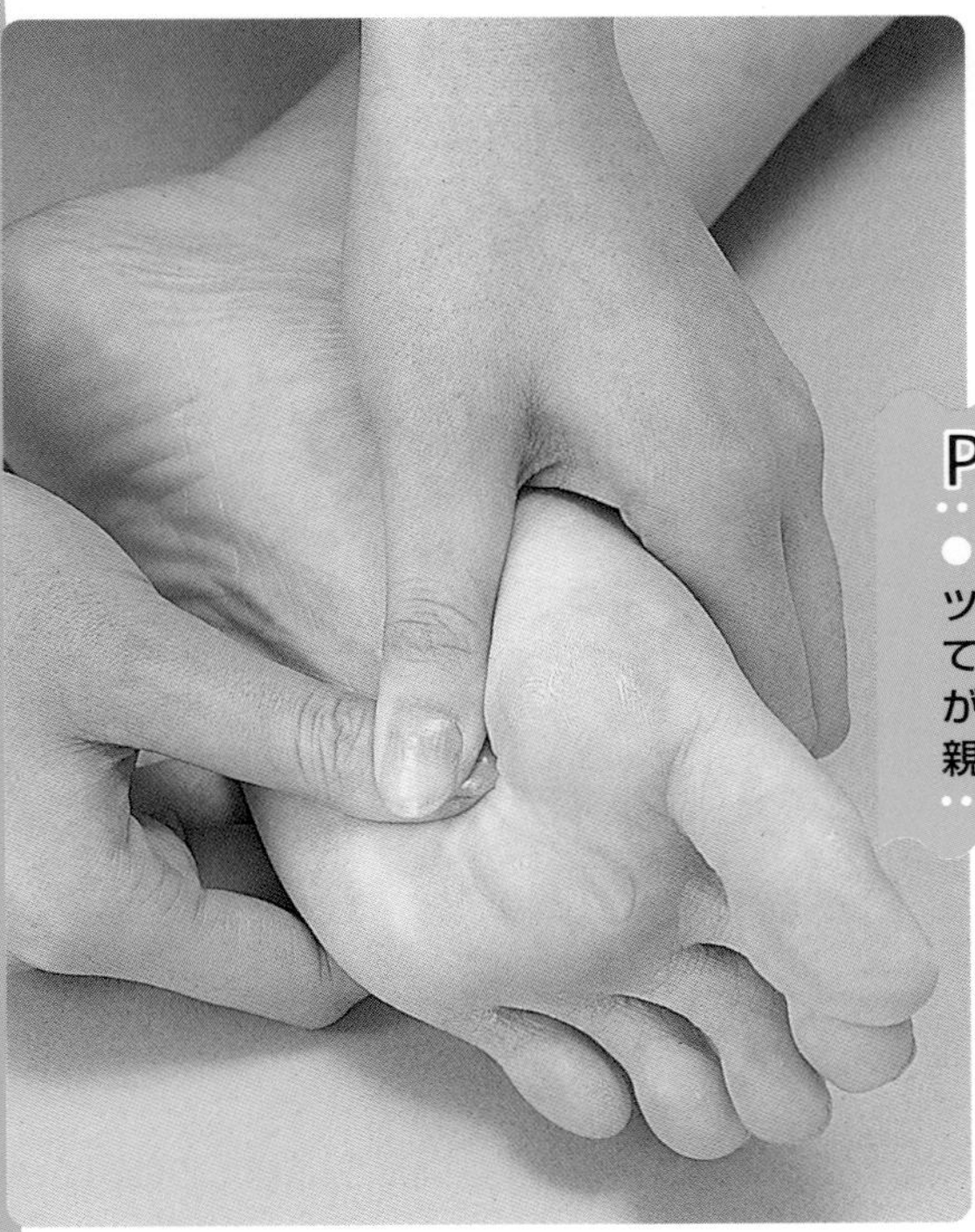

Point（湧泉）

1分間×4～5回押す

ツボに親指の腹を押し当て、強めに圧迫します。力が足りないときは、両手の親指を重ねて押します。

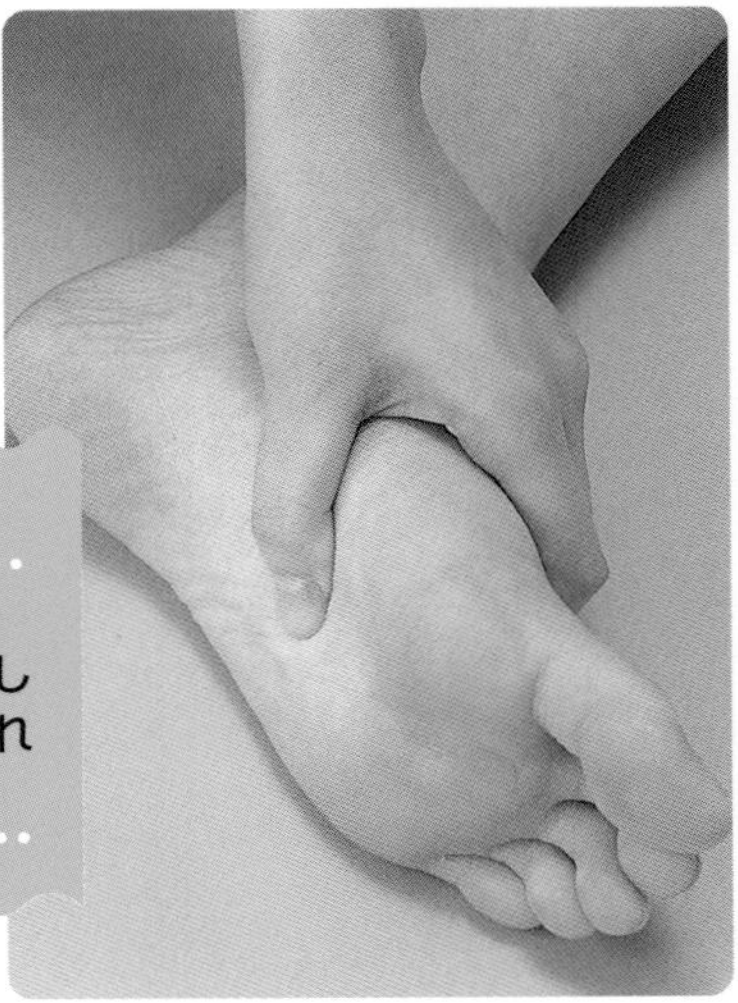

Point（足心）

1分間×4～5回押す

ツボに親指の腹を当て、押し込むように徐々に力を入れて、じっくりと圧迫します。

生理痛、生理不順

生理痛や生理不順には、ツボ刺激が有効です。ただし、症状がひどい場合は、子宮の病気なども考えられますから、婦人科で受診してください。

〝気〟と〝血〟の流れをスムーズに

下腹や腰が痛い、頭が重い、吐き気がするなど、生理に関する女性の訴えは十人十色。東洋医学では、このような症状は〝気〟と〝血〟の流れが悪く、滞っているために起こると考え、昔からそれらの巡りをよくするツボ刺激で改善しています。

生理痛は女性の宿命とあきらめる前に、ツボ刺激を試してみてください。生理の周期がずれるといった生理不順にも効果があります。

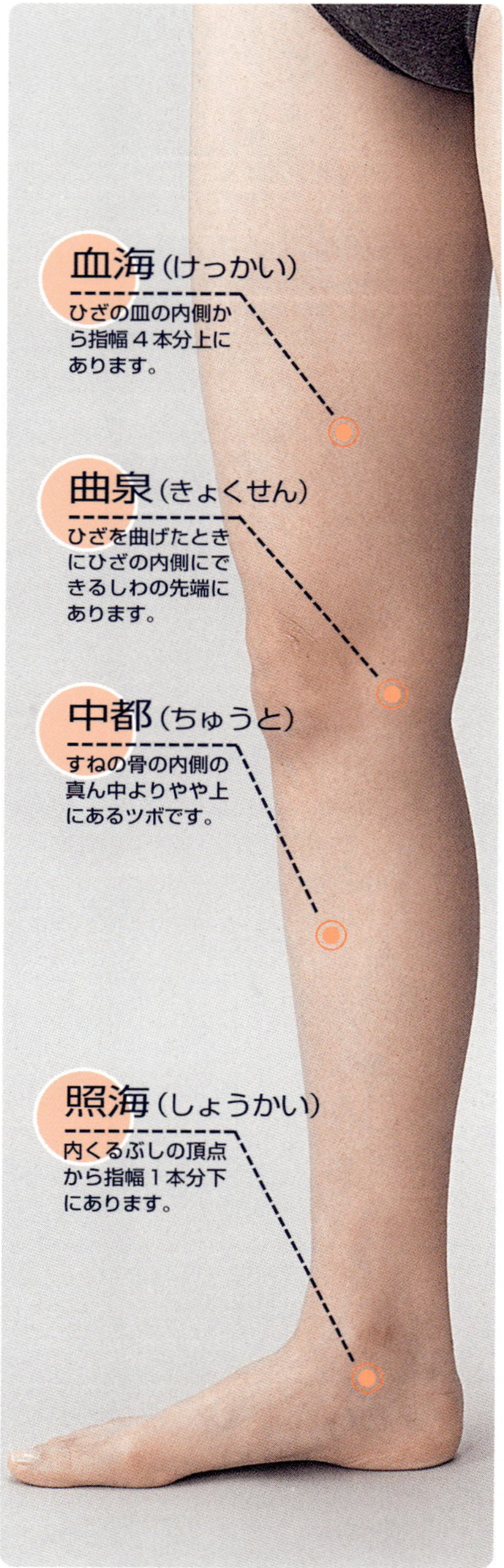
血海（けっかい）
ひざの皿の内側から指幅４本分上にあります。
曲泉（きょくせん）
ひざを曲げたときにひざの内側にできるしわの先端にあります。
中都（ちゅうと）
すねの骨の内側の真ん中よりやや上にあるツボです。
照海（しょうかい）
内くるぶしの頂点から指幅１本分下にあります。

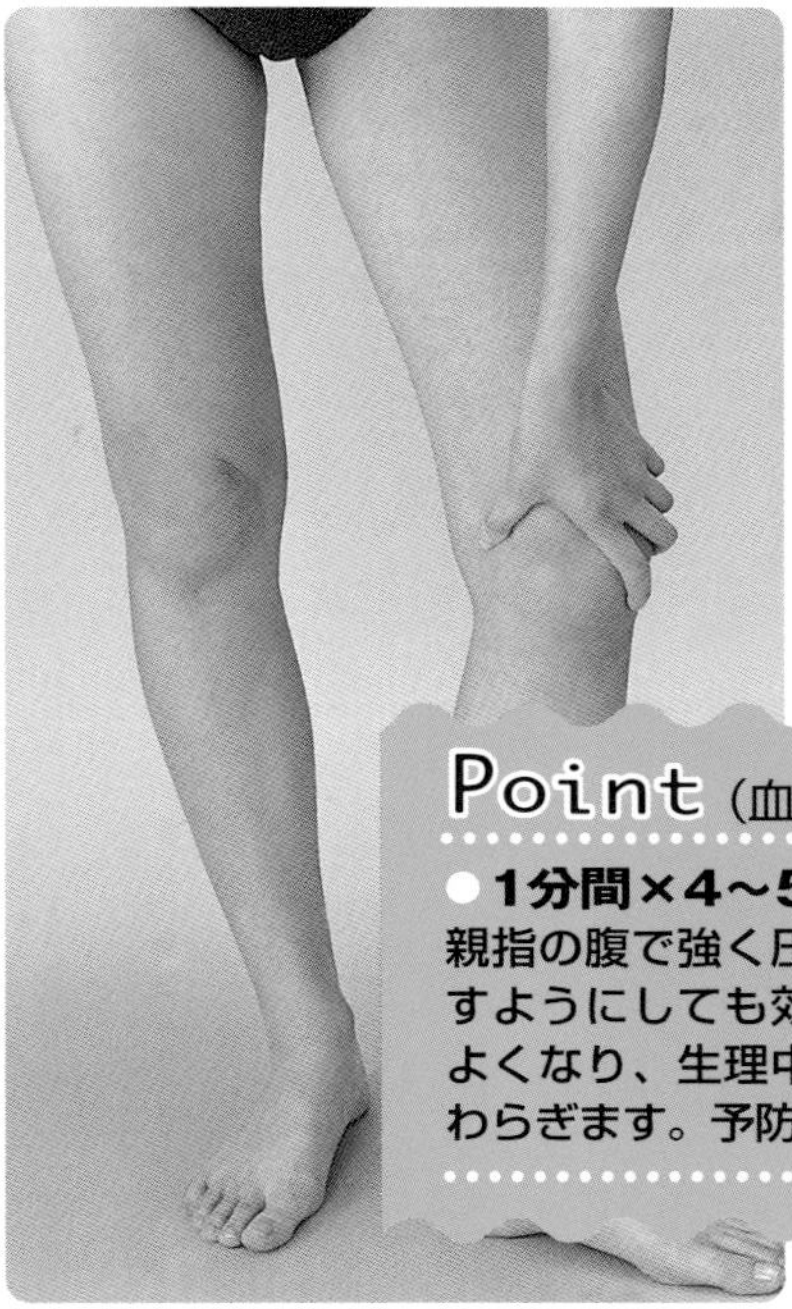

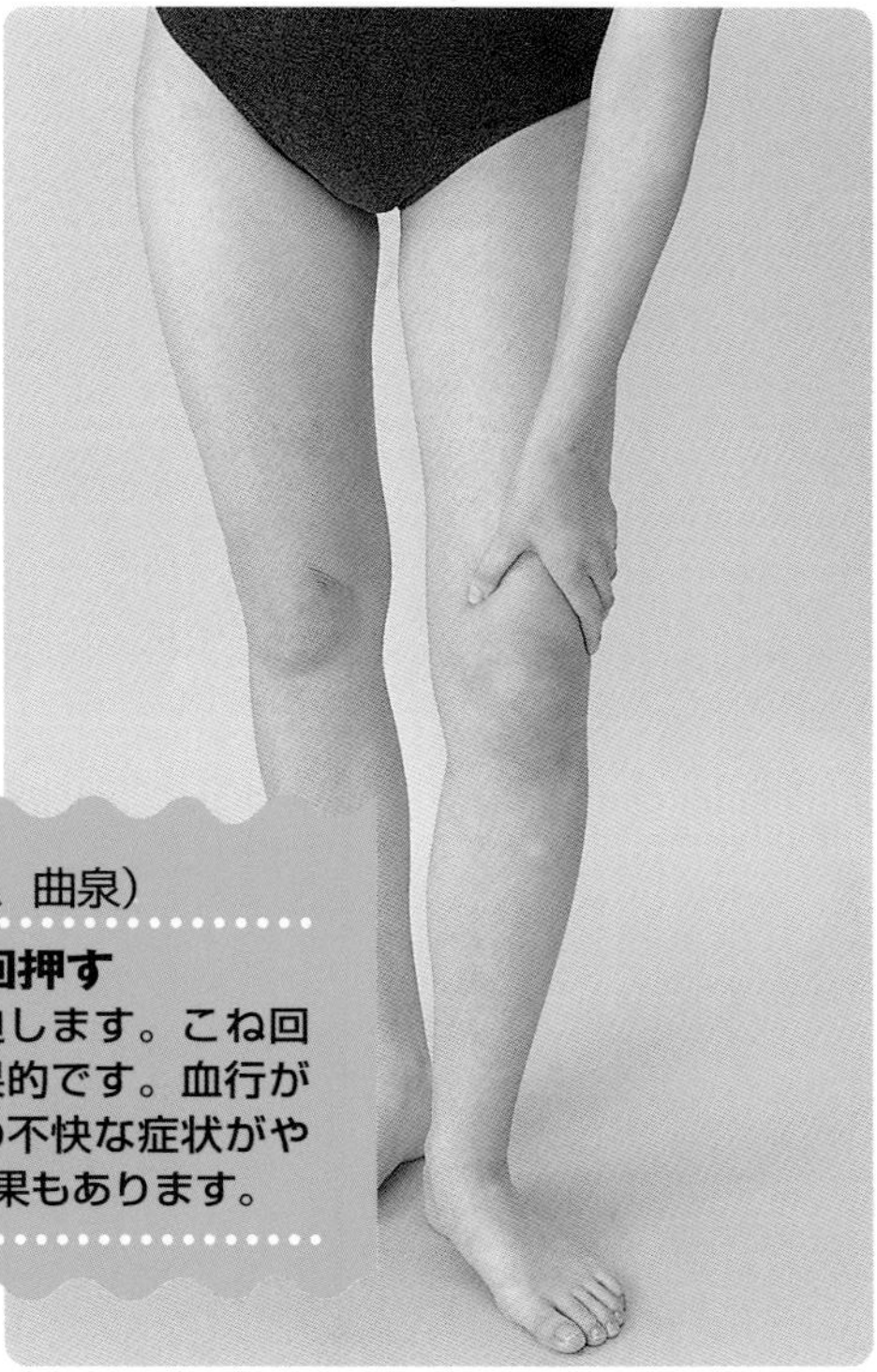

Point（血海、曲泉）

●**1分間×4～5回押す**

親指の腹で強く圧迫します。こね回すようにしても効果的です。血行がよくなり、生理中の不快な症状がやわらぎます。予防効果もあります。

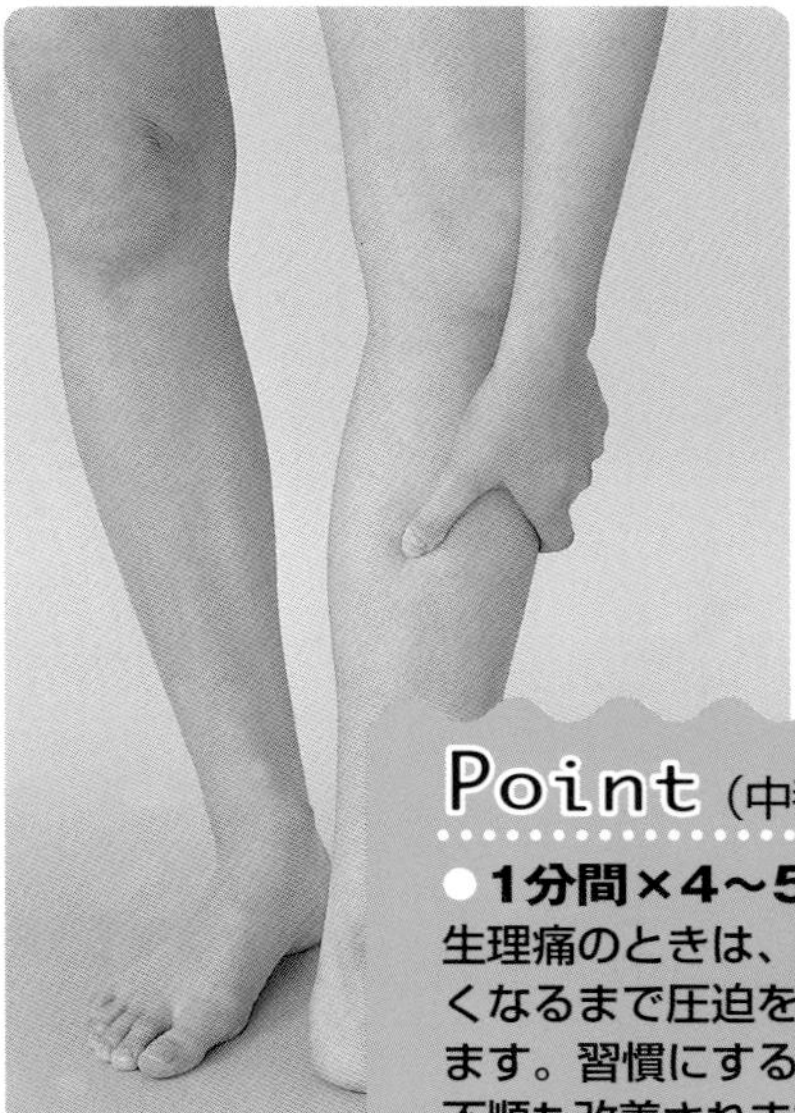

Point（中都）

●**1分間×4～5回押す**

生理痛のときは、症状が軽くなるまで圧迫を繰り返します。習慣にすると、生理不順も改善されます。

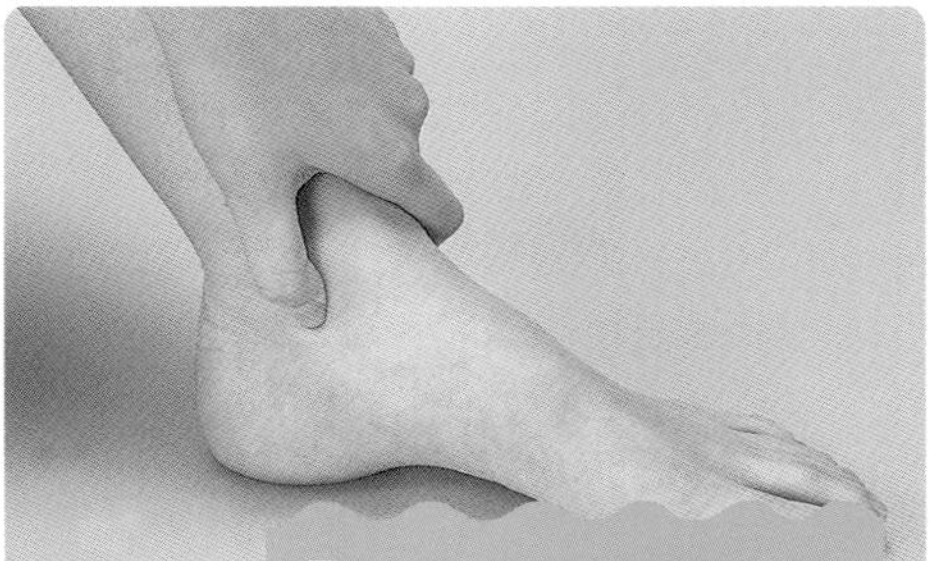

Point（照海）

●**1分間×4～5回押す**

1回1分を目安に、押したりもんだりを数回繰り返します。

次ページへ●●●

下半身を温めてから刺激するとより効果的

下半身には、女性特有の症状に効くツボがたくさんあります。

たとえば血海《けっかい》は、女性ホルモンに関係するあらゆる症状に効くツボで、貧血ぎみの人や疲れやすい人の生理痛や生理不順、また不妊症などに有効とされます。

足の甲や足の裏のツボは、子宮や卵巣の機能も高めてくれます。

いろいろ試して自分の症状に合った特効ツボを見つけ、そこを中心に刺激するとよいでしょう。

いずれのツボも、1回の刺激は1分ほどにとどめ、少し時間をおいて2回、3回と行います。そして、症状に変化が起きたら、その時点ですぐにやめます。力加減は、痛むときは強め、予防には弱めが基本です。

なお、生理痛は、からだを冷やさないように注意するだけでも、かなり軽減できます。ツボ刺激も下半身を温めてから行うと、より効果的です。

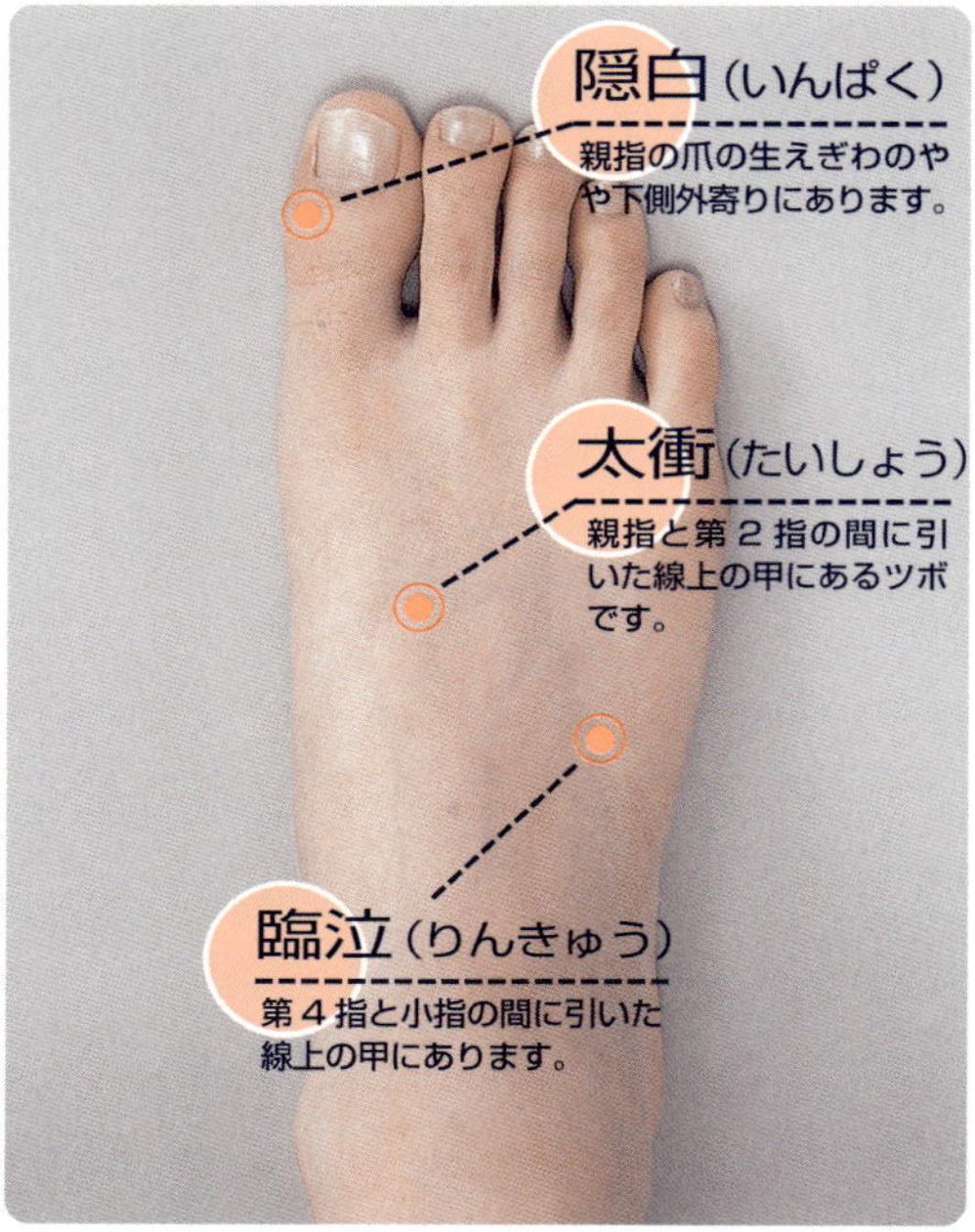
隠白（いんぱく）
親指の爪の生えぎわのやや下側外寄りにあります。
太衝（たいしょう）
親指と第２指の間に引いた線上の甲にあるツボです。
臨泣（りんきゅう）
第４指と小指の間に引いた線上の甲にあります。

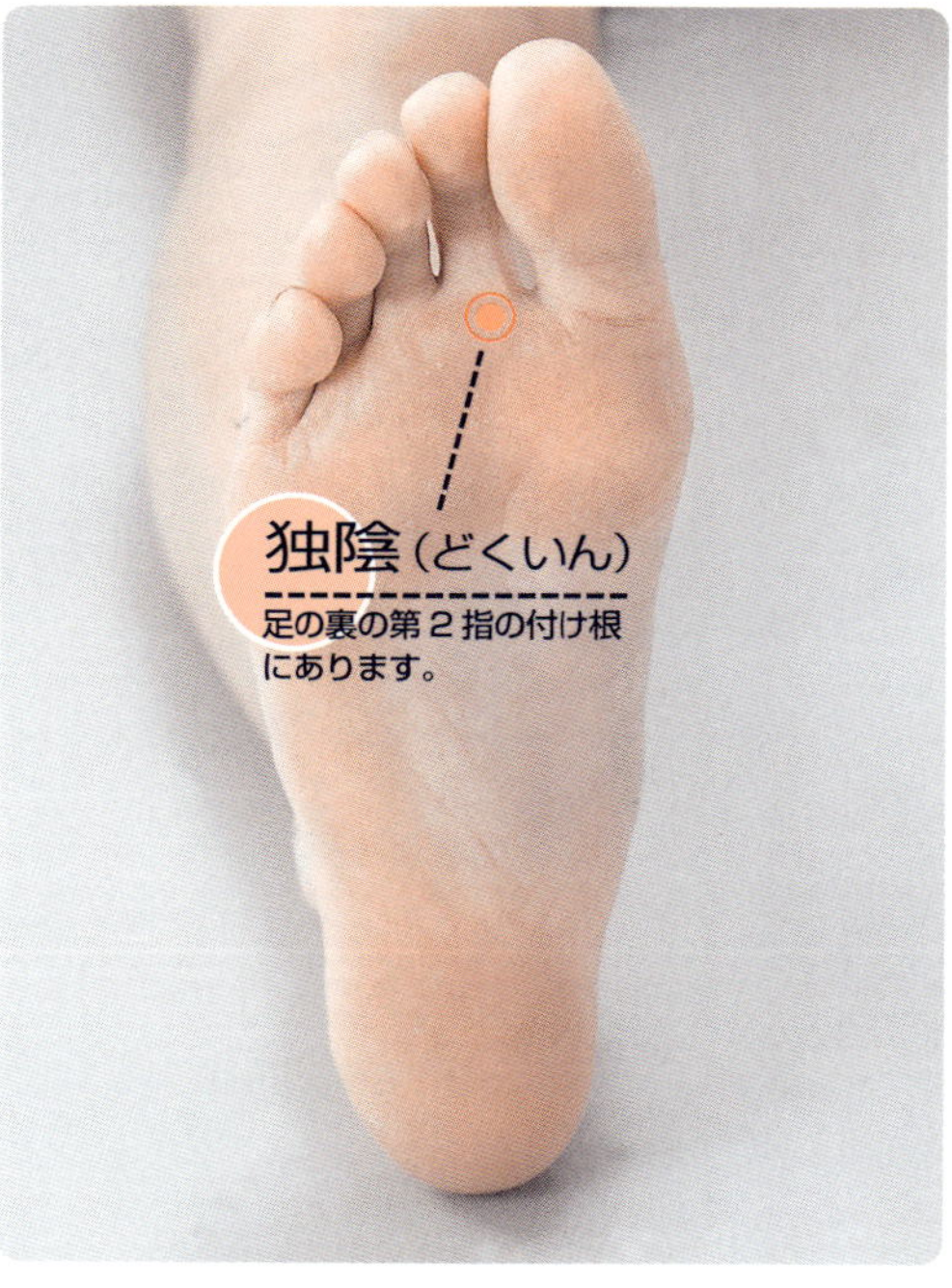
独陰（どくいん）
足の裏の第２指の付け根にあります。

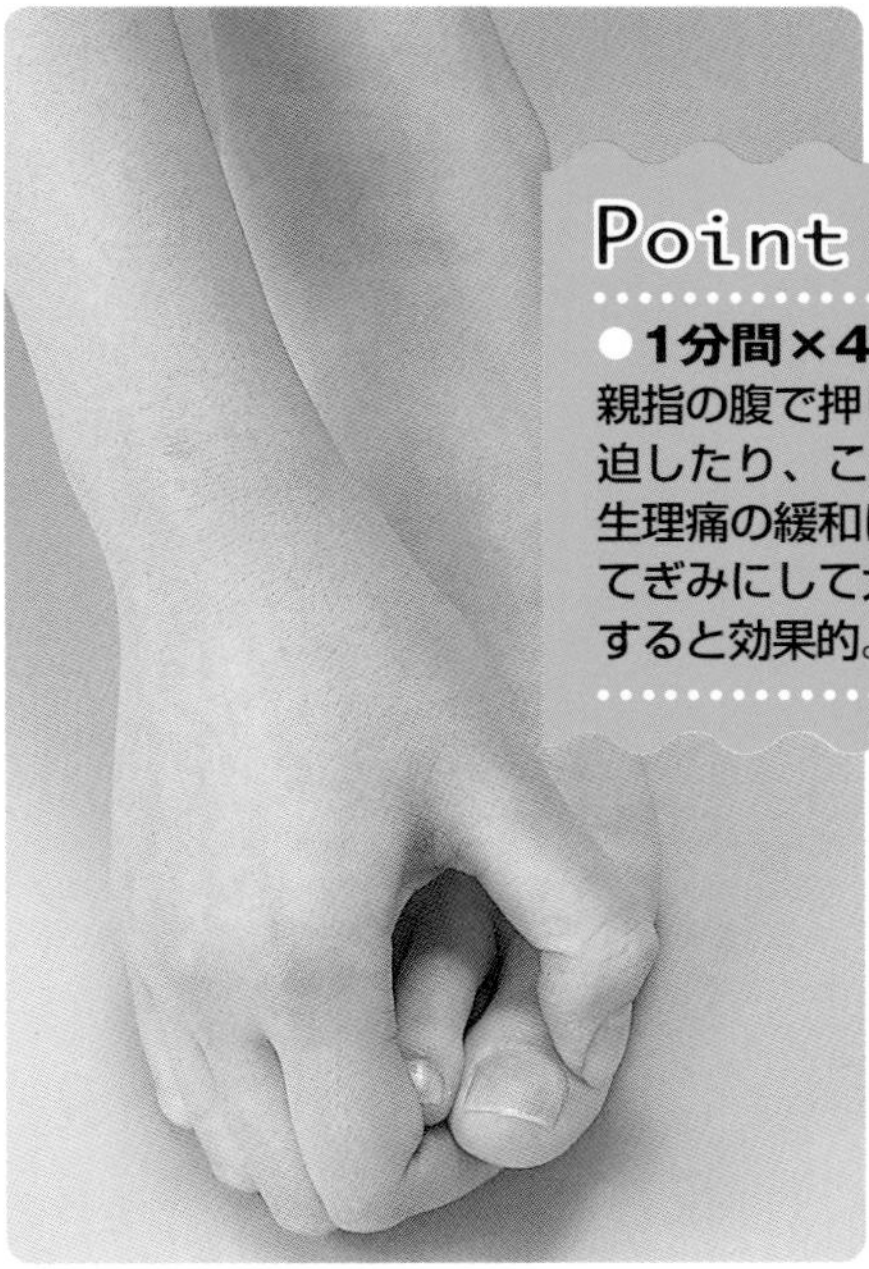

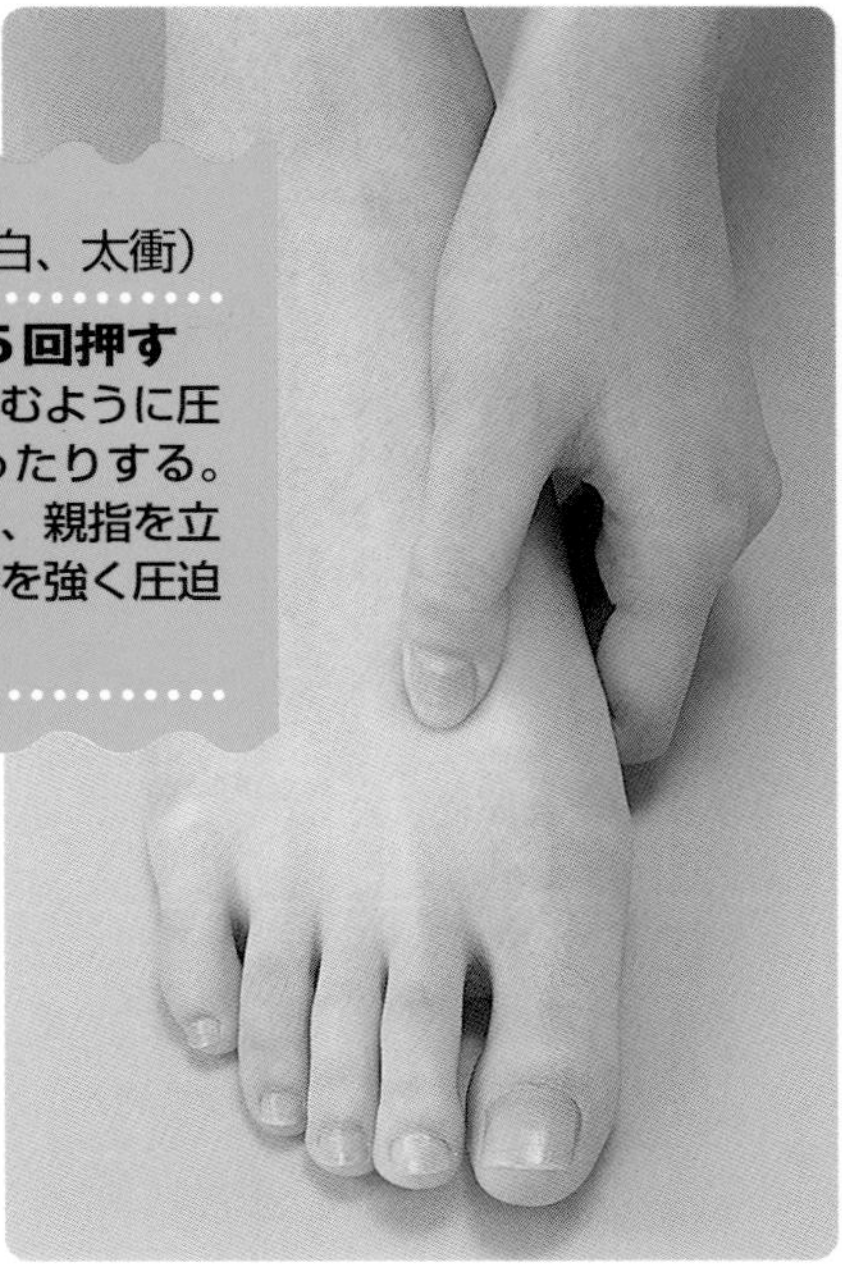

Point（隠白、太衝）

● **1分間×4～5回押す**

親指の腹で押し込むように圧迫したり、こすったりする。生理痛の緩和には、親指を立てぎみにして太衝を強く圧迫すると効果的。

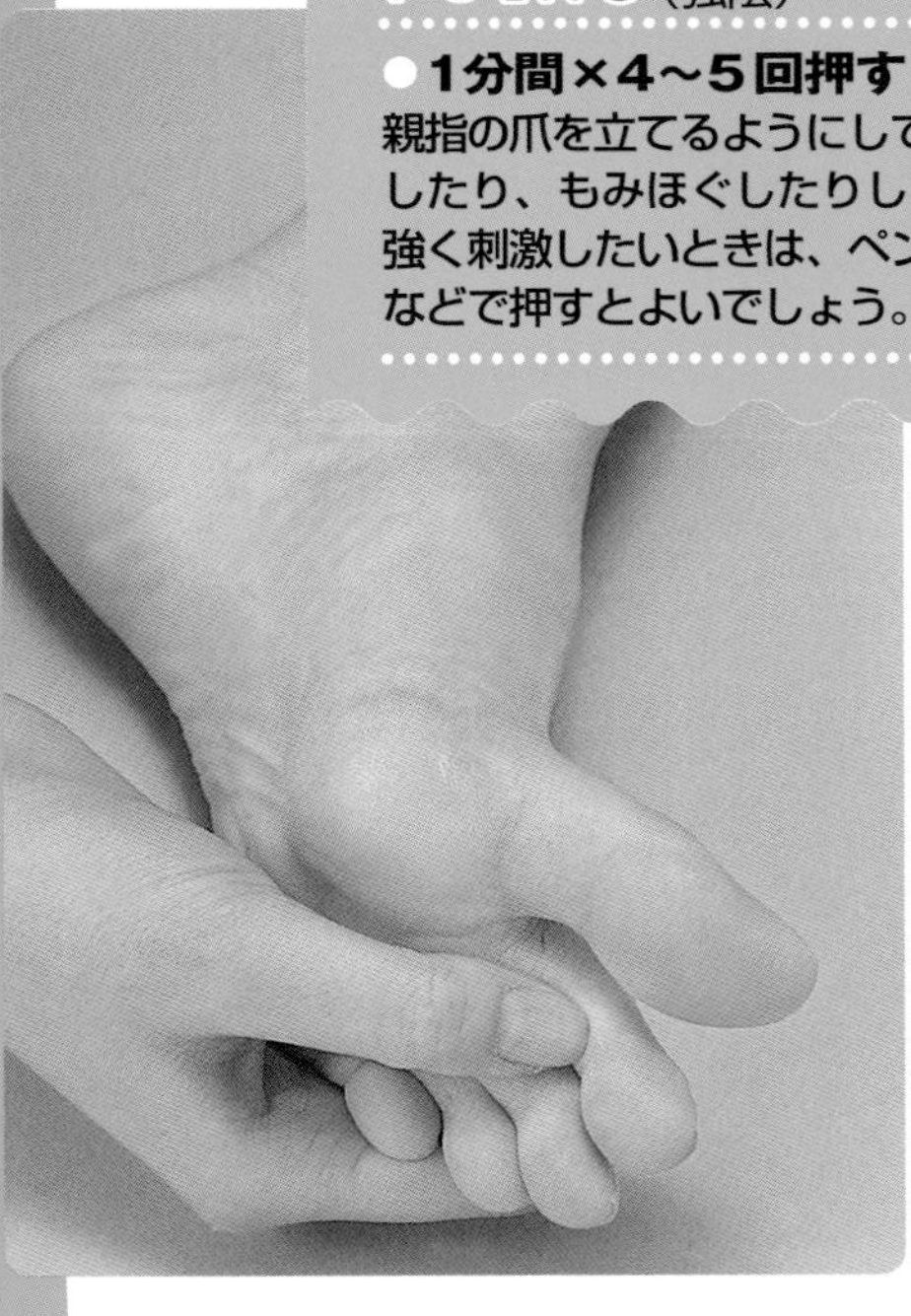

Point（独陰）

● **1分間×4～5回押す**

親指の爪を立てるようにして圧迫したり、もみほぐしたりします。強く刺激したいときは、ペンの柄などで押すとよいでしょう。

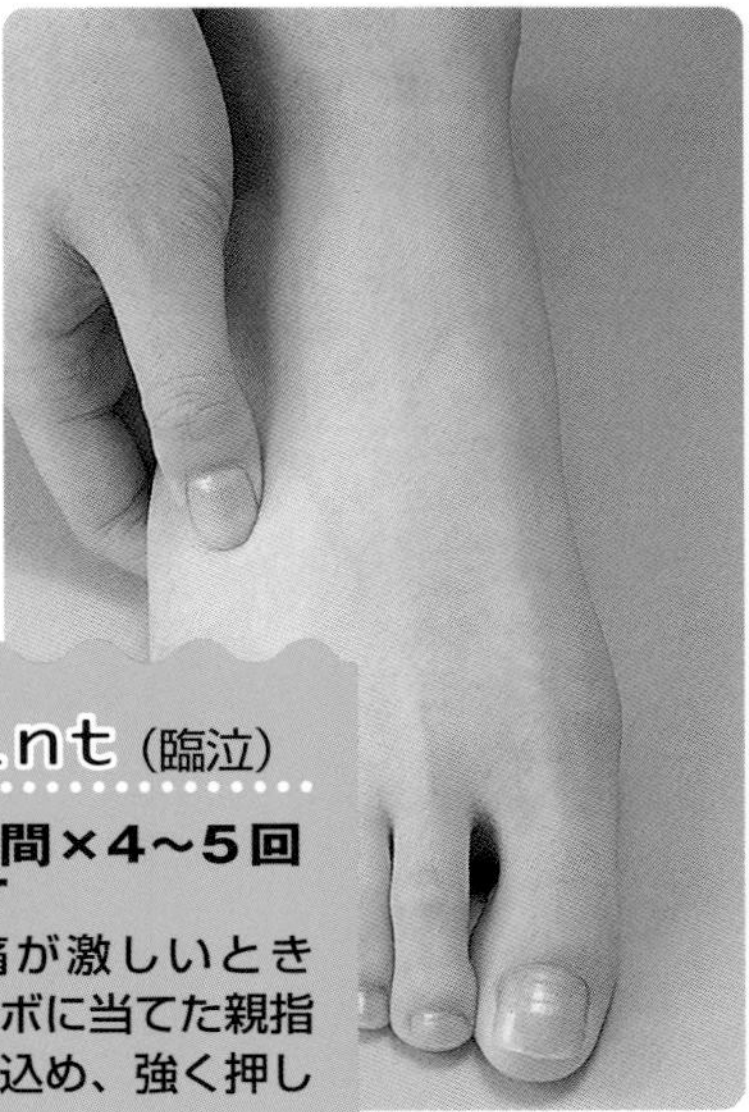

Point（臨泣）

● **1分間×4～5回押す**

生理痛が激しいときは、ツボに当てた親指に力を込め、強く押します。

更年期障害

女性である以上、更年期は避けて通れません。〝血の道症〟とも呼ばれる閉経前後のつらい症状を、ツボ刺激で少しでも軽くしたいものです。

1か所を集中的にでなくできるだけ多くのツボを

更年期の女性は、頭痛、のぼせ、倦怠感、不眠など、さまざまな心身の不調に悩まされます。

更年期特有のこのような症状を東洋では〝血《ち》の道症《みちしょう》〟といい、ツボで血液の循環とホルモンのバランスを整えて改善しています。10～15分かけて、いろいろなツボを刺激してやりましょう。

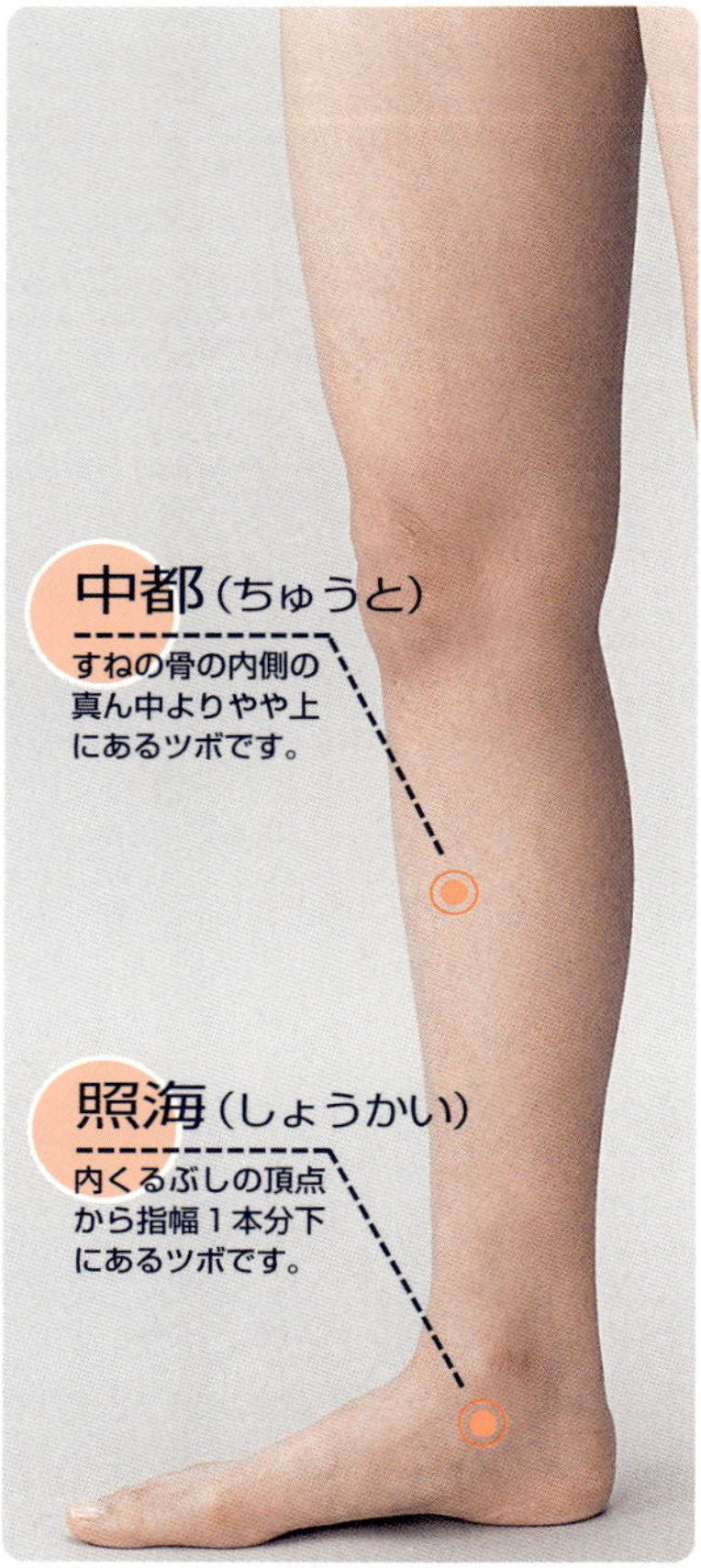
中都（ちゅうと）
すねの骨の内側の真ん中よりやや上にあるツボです。
照海（しょうかい）
内くるぶしの頂点から指幅１本分下にあるツボです。

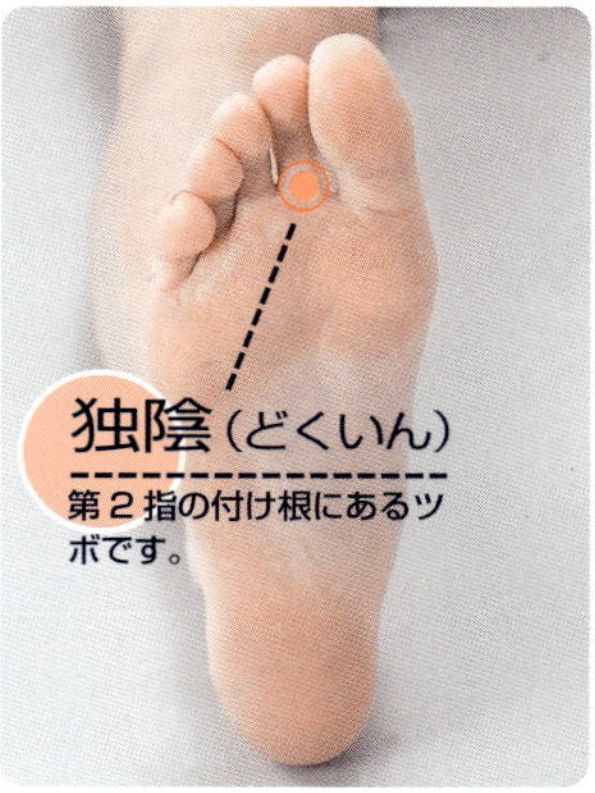
独陰（どくいん）
第２指の付け根にあるツボです。

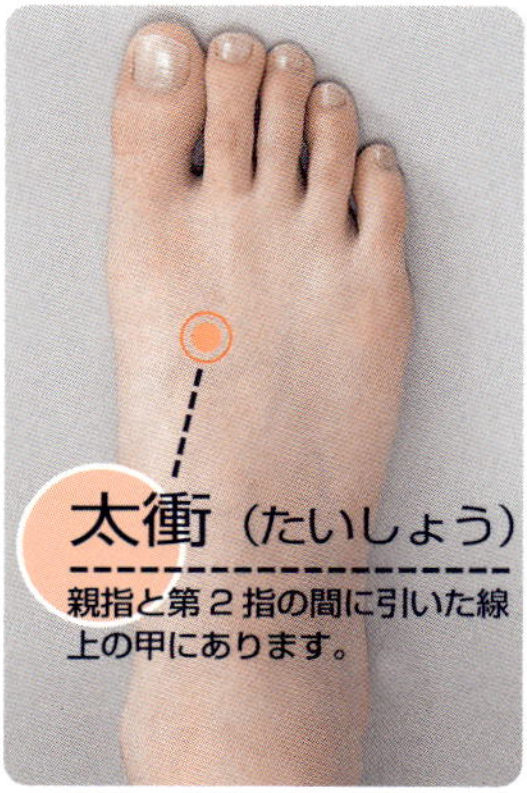
太衝（たいしょう）
親指と第２指の間に引いた線上の甲にあります。

なお、更年期の症状は、前向きな気持ちで過ごすだけで軽減されることも少なくありません。スポーツを楽しんだり、趣味のサークルに参加するなどして、生活のリズムを支えてみるのも一法です。

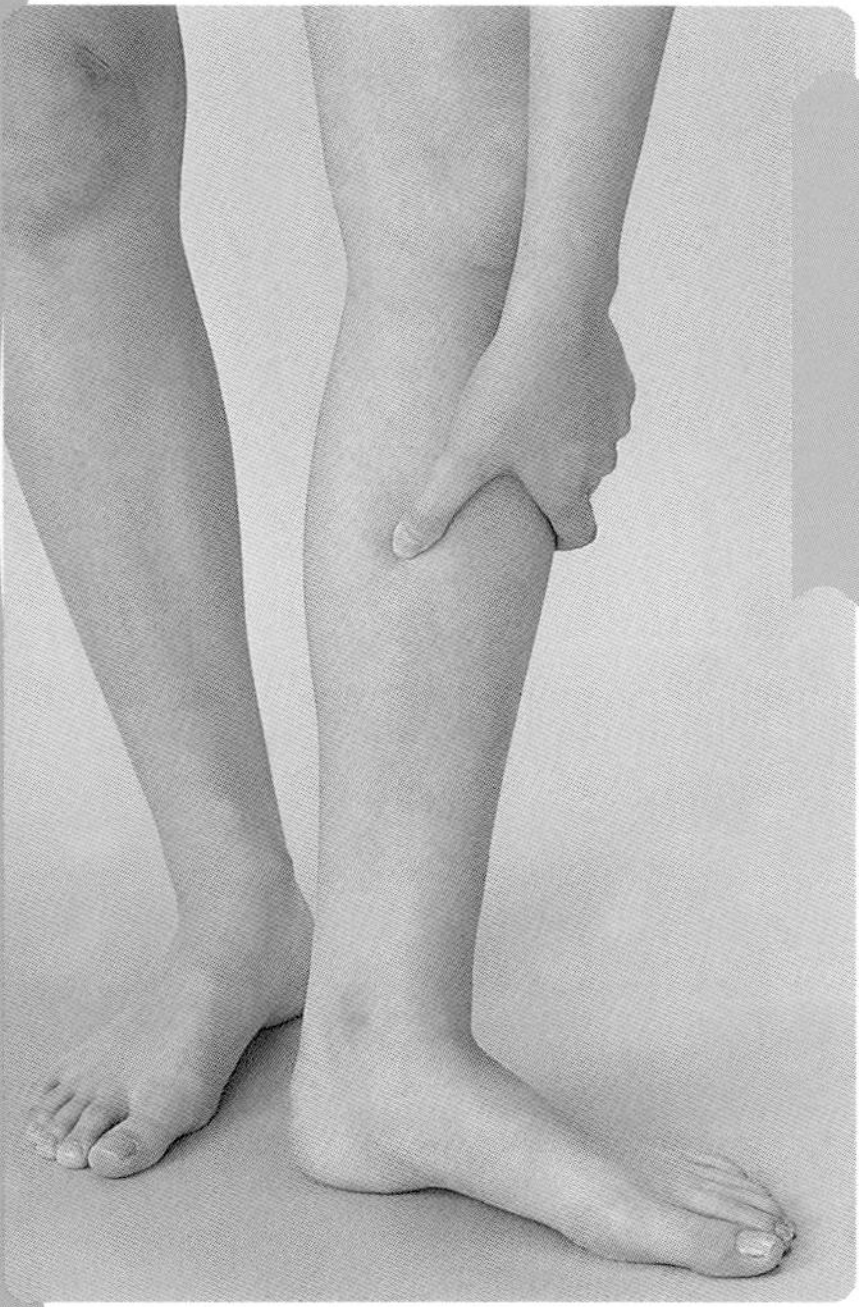

Point（中都）

● **1分間×4～5回押す**

更年期はあらゆるものに敏感になっている時期なので、いずれのツボも、強い力は必要ありません。

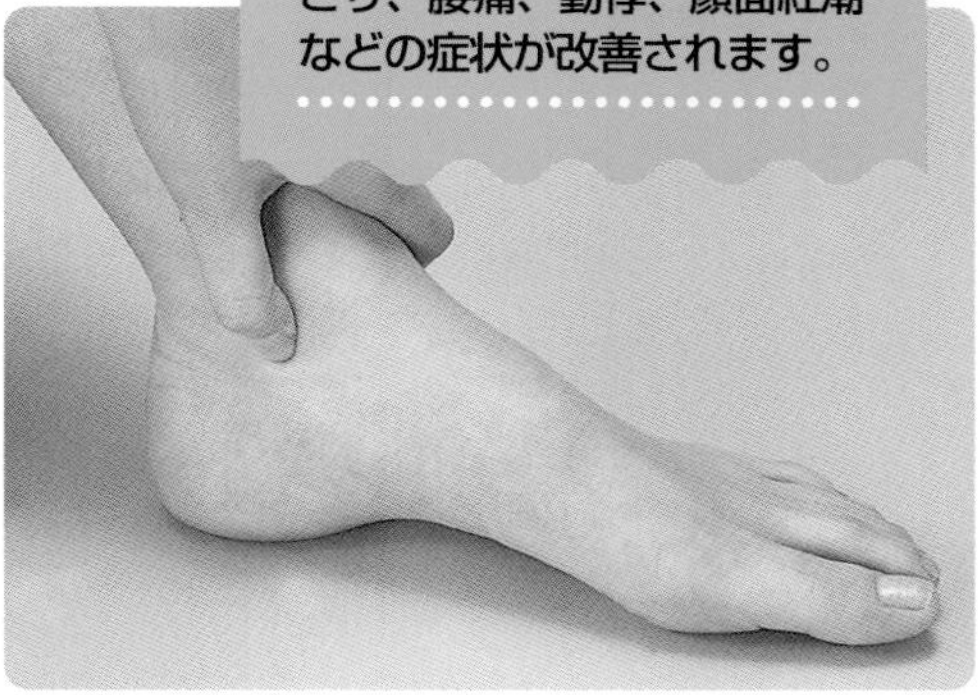

Point（照海）

● **1分間×4～5回押す**

もみほぐしてもいいでしょう。血行が促され、頭痛、肩こり、腰痛、動悸《どうき》、顔面紅潮などの症状が改善されます。

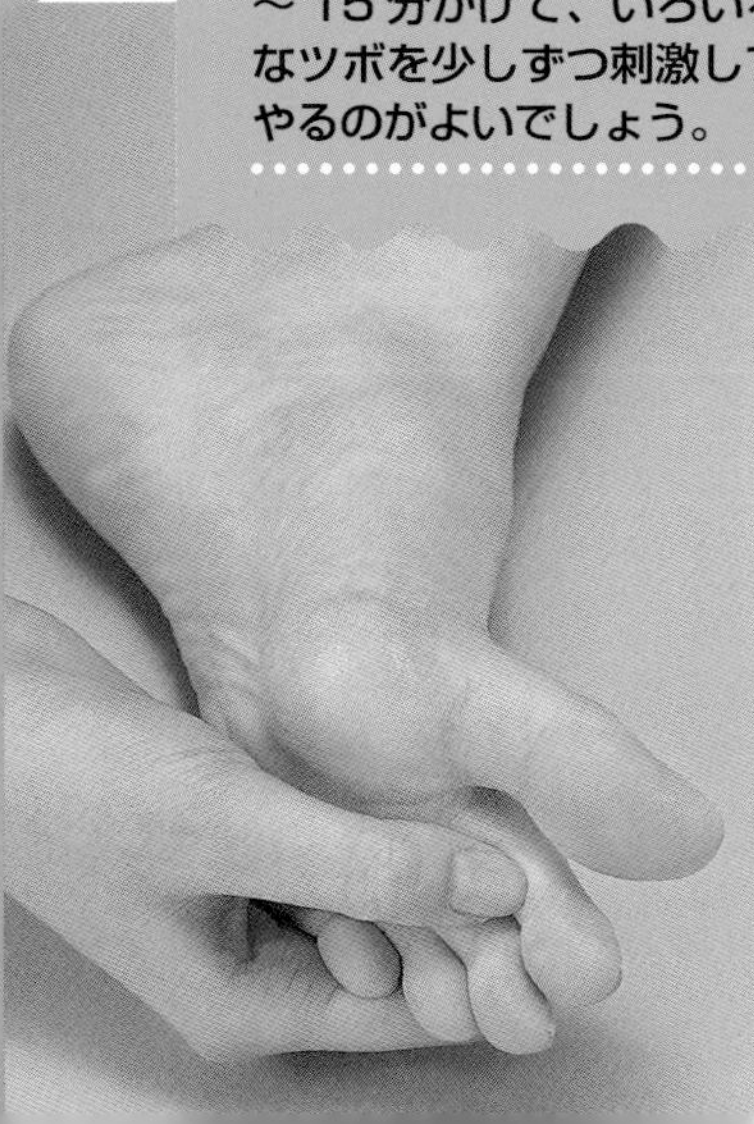

Point（独陰）

● **1分間×4～5回押す**

爪を使って圧迫します。更年期障害の改善では、10～15分かけて、いろいろなツボを少しずつ刺激してやるのがよいでしょう。

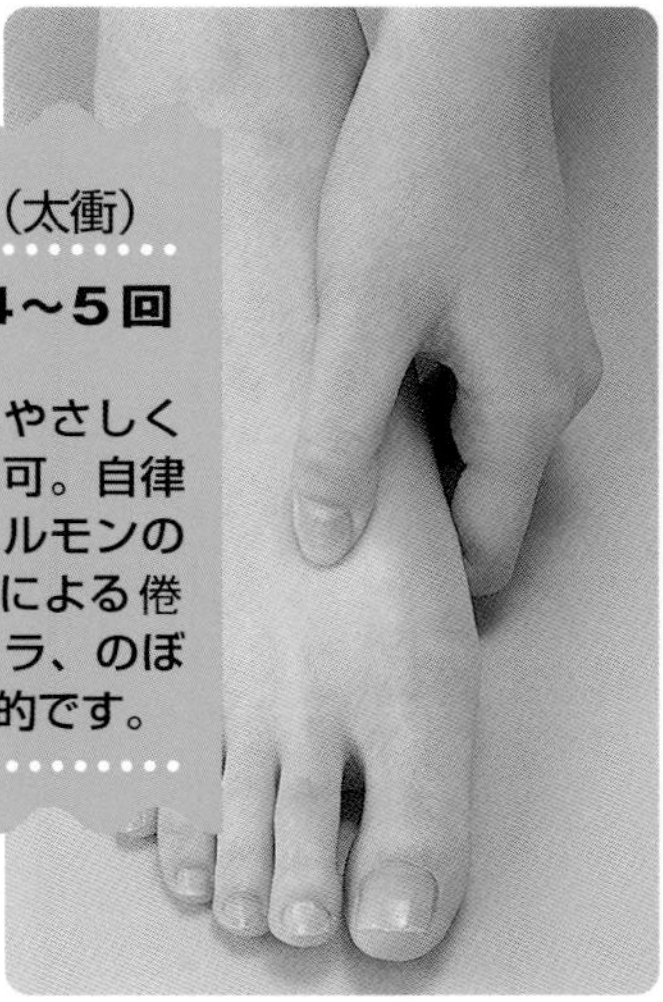

Point（太衝）

● **1分間×4～5回押す**

こするようにやさしく刺激するのも可。自律神経や女性ホルモンのアンバランスによる倦怠感、イライラ、のぼせなどに効果的です。

疲れ、だるさ

疲れはためないことが大切。疲労回復のツボの刺激は、肉体的な疲れと、気分の落ち込みなど精神的要因の強い疲れの両方に効果があります。

ツボ刺激を習慣にして疲労物質をこまめに除去

疲れの元凶は、〝疲労素〟とも呼ばれる乳酸。血液の循環が悪いと、筋肉に乳酸がたまりやすくなり、ちょっとしたことですぐに疲れる、疲れがとれない、からだがだるいということになります。

ツボを刺激して、疲労物質をこまめにとり除きましょう。精神的要因の強い疲れにも有効です。

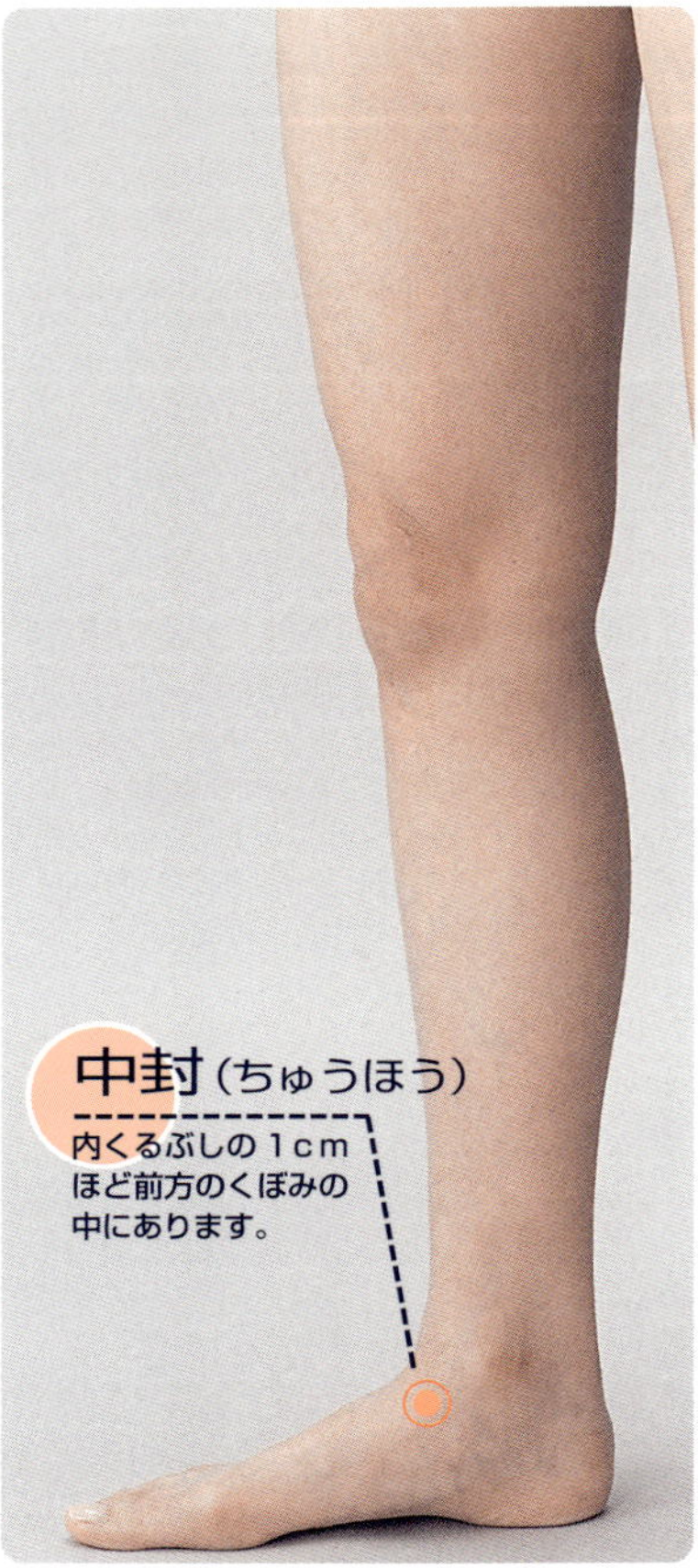
中封（ちゅうほう）
内くるぶしの1cmほど前方のくぼみの中にあります。

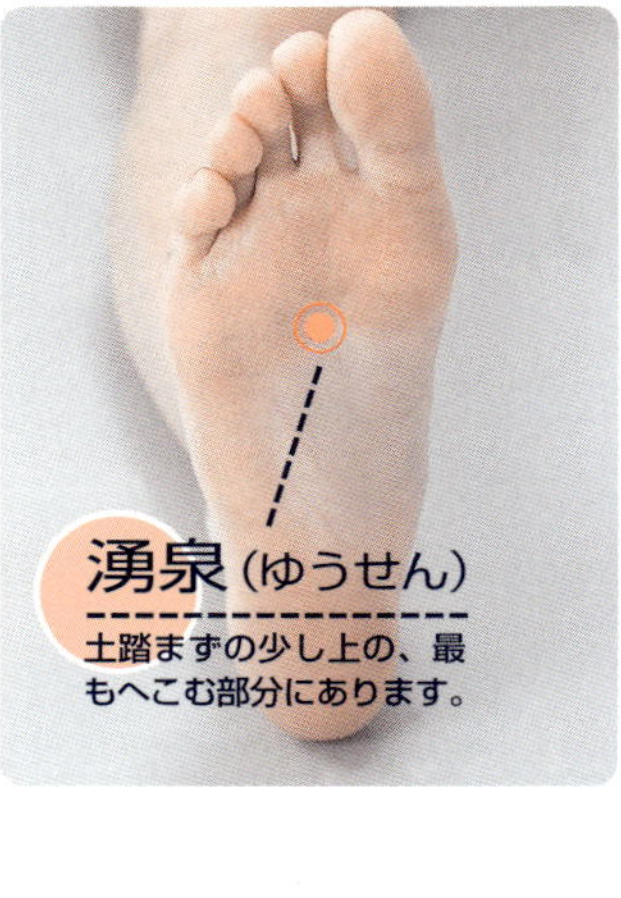
湧泉（ゆうせん）
土踏まずの少し上の、最もへこむ部分にあります。

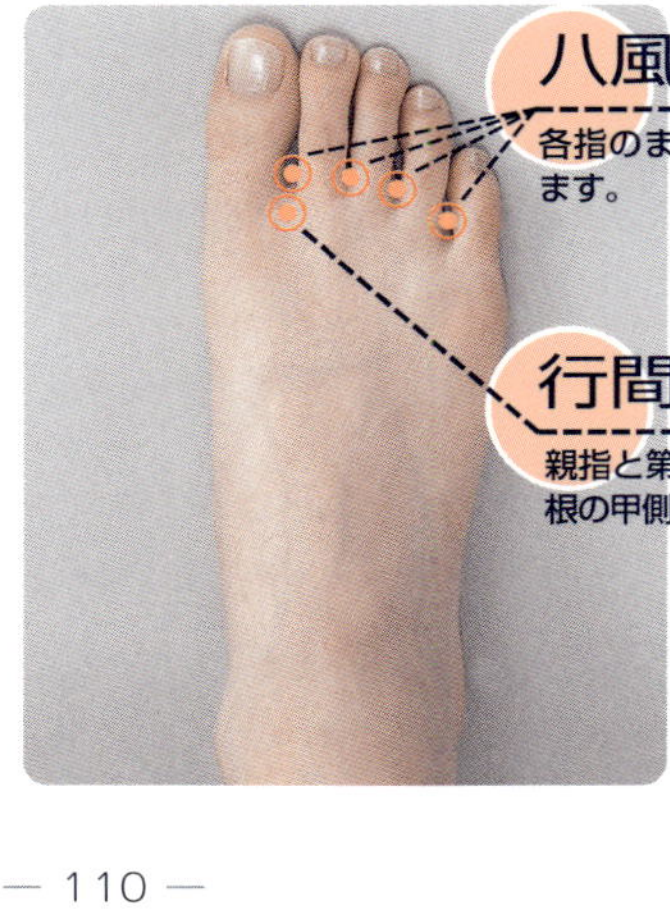
八風（はっぷう）
各指のまたの部分にあります。
行間（こうかん）
親指と第２指の間の付け根の甲側にあるツボです。

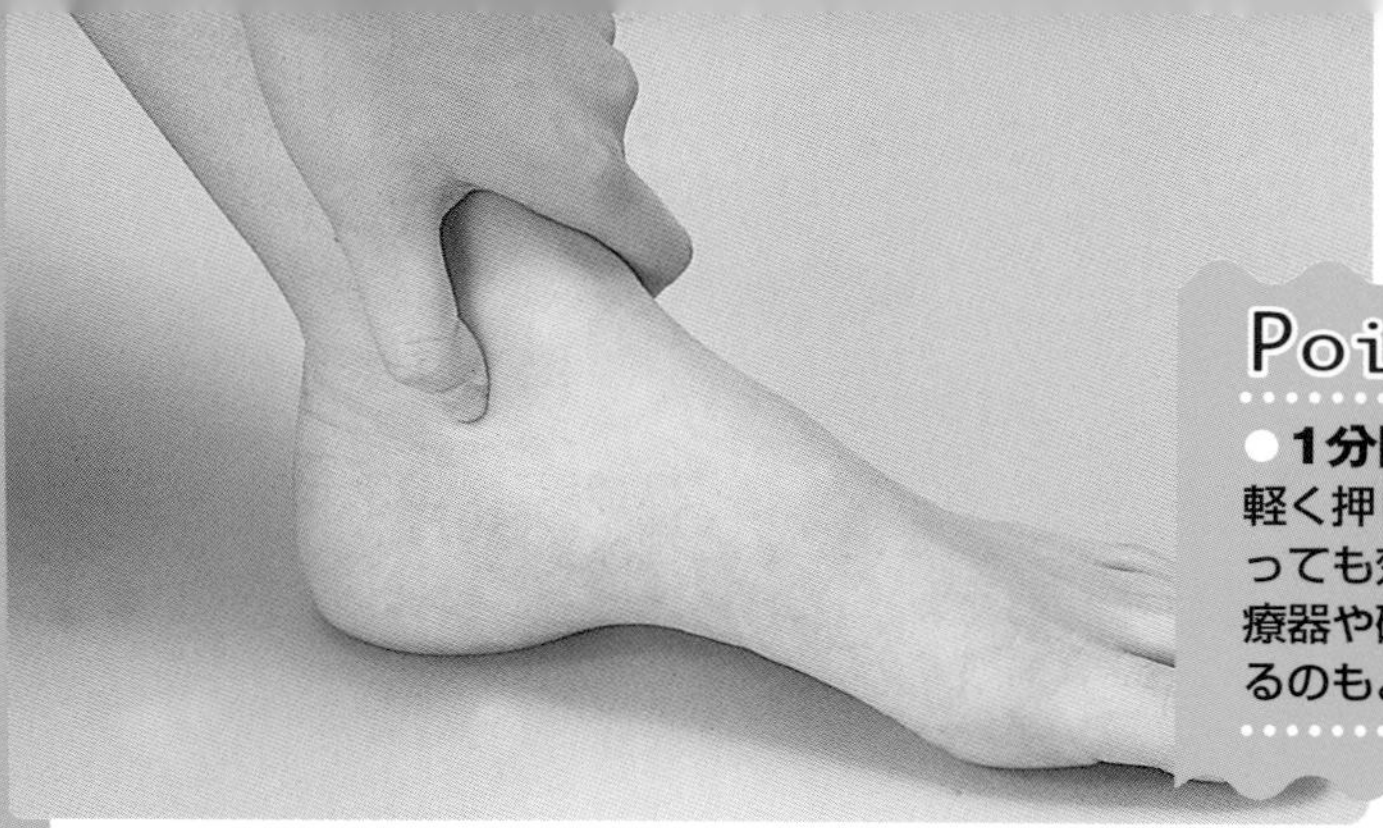

Point（中封）

● 1分間×4～5回押す
軽く押します。やさしくこすっても効果的です。低周波治療器や磁気粒、お灸を利用するのもよい方法です。

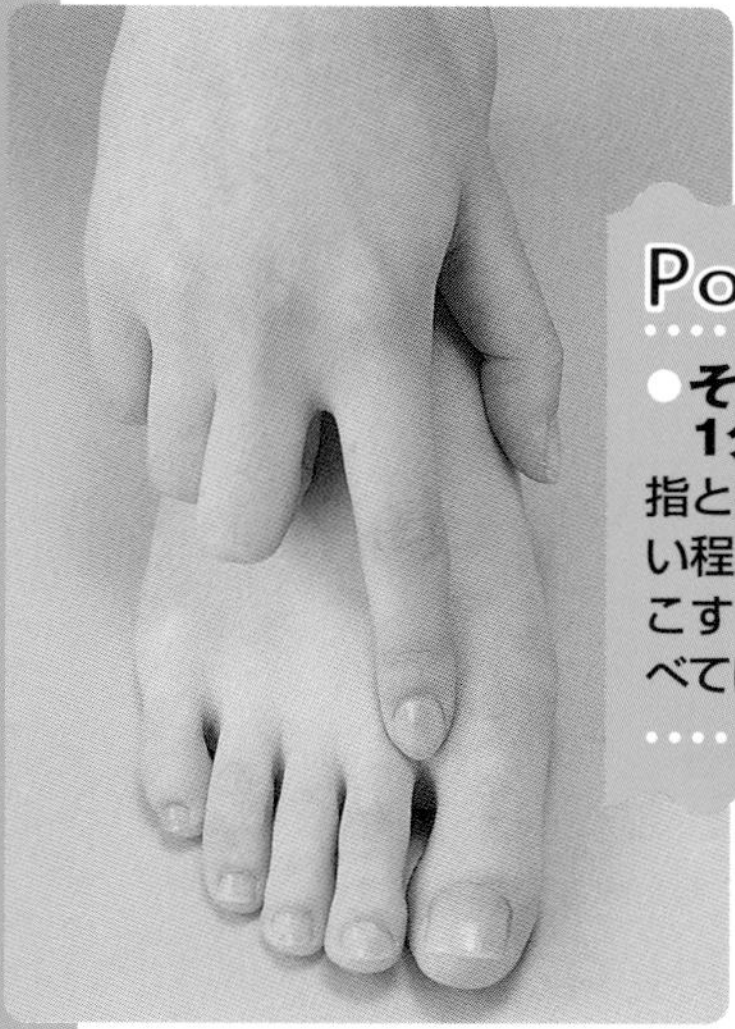

Point（八風）

● それぞれ30秒～1分間こする
指と指の間を、痛くない程度の力でやさしくこすります。指の間すべてに行ってください。

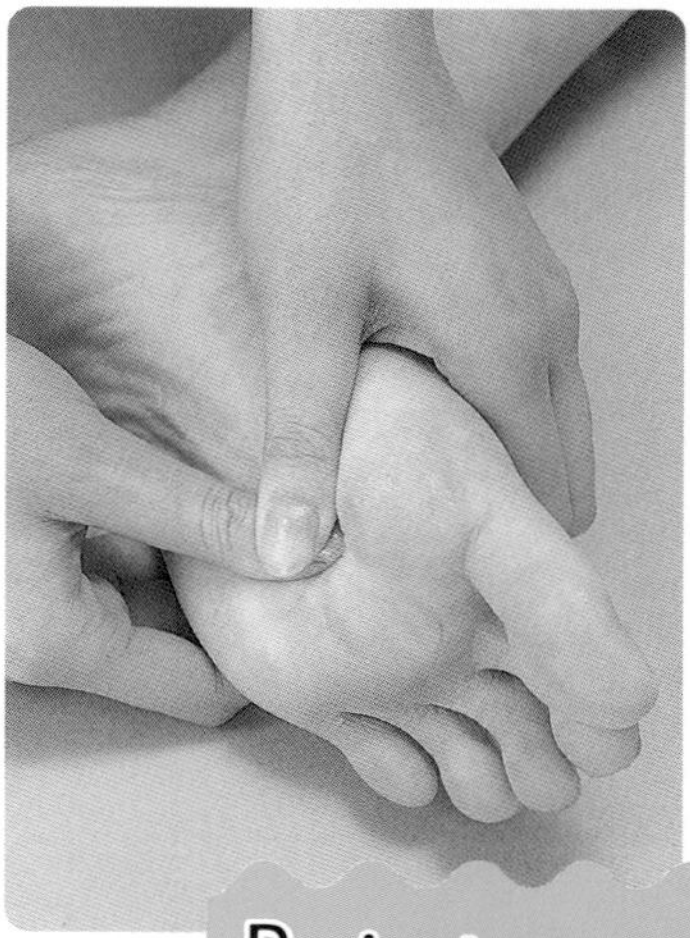

Point（湧泉）

● 1分間×4～5回押す
ツボに両手の親指を重ねて押し当て、力を込めて強く圧迫します。内臓機能の衰えによるだるさに、とくに効果的です。

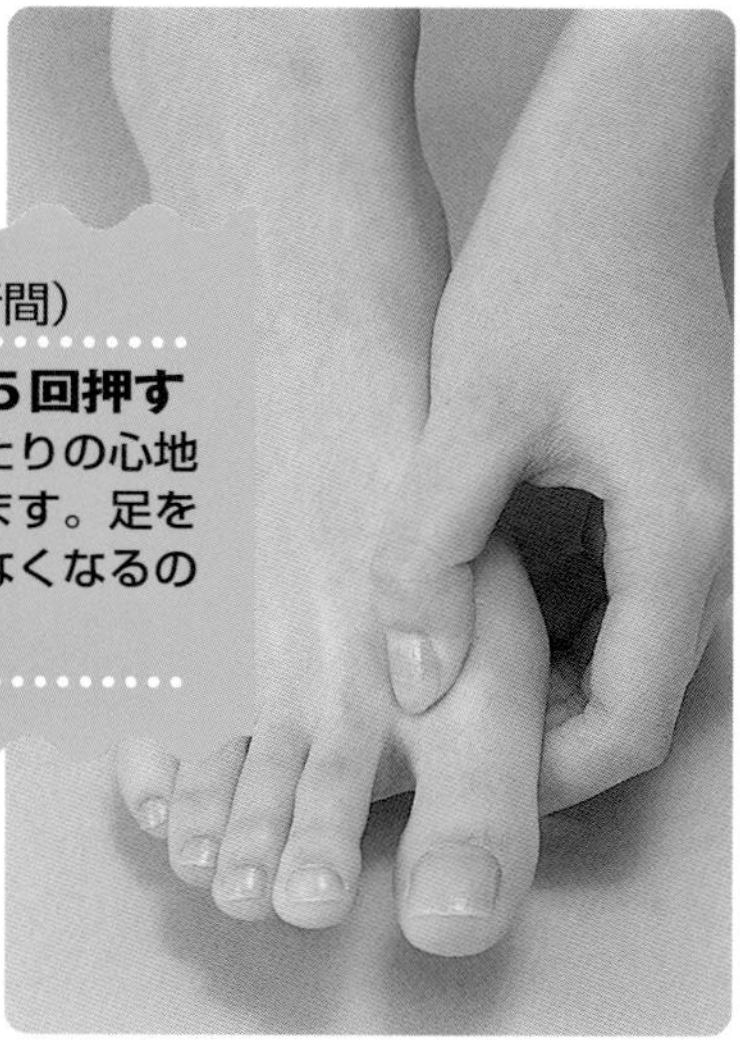

Point（行間）

● 1分間×4～5回押す
押したりさすったりの心地よい刺激を与えます。足を中心にだるさがなくなるのが実感できます。

冷え症、のぼせ

冷えものぼせも、おもな原因は同じ。足の血行促進のツボ、自律神経のバランスを整えるツボなどを刺激することで、症状を改善できます。

体質だからと、あきらめずにトライ！

冷えとのぼせは相反する症状のように思われがちですが、いずれも血液の循環不良、自律神経の乱れ、血圧やホルモンの異常などがおもな原因として考えられます。冷えとのぼせが交互に現れるという人も、決して少なくありません。

全身の調節をはかるツボへの刺激で体質から改善し、冷え、のぼせの悩みを解消しましょう。

冷えものぼせも、使うツボはほぼ同じで、〝少し痛みを感じる程度のやさしい刺激〟が基本。時間は、一日10～15分が目安です。冷えの改善には、足首をグルグル回す、足の裏全体をもむ、たたくなども効果があります。

冷えをやわらげる場合だけでなく、顔や手足はほてるのにからだがひんやりしている、下半身は冷えるのに上半身がポーッと熱いという場合も、冷やさず、からだを温めるようにしてください。

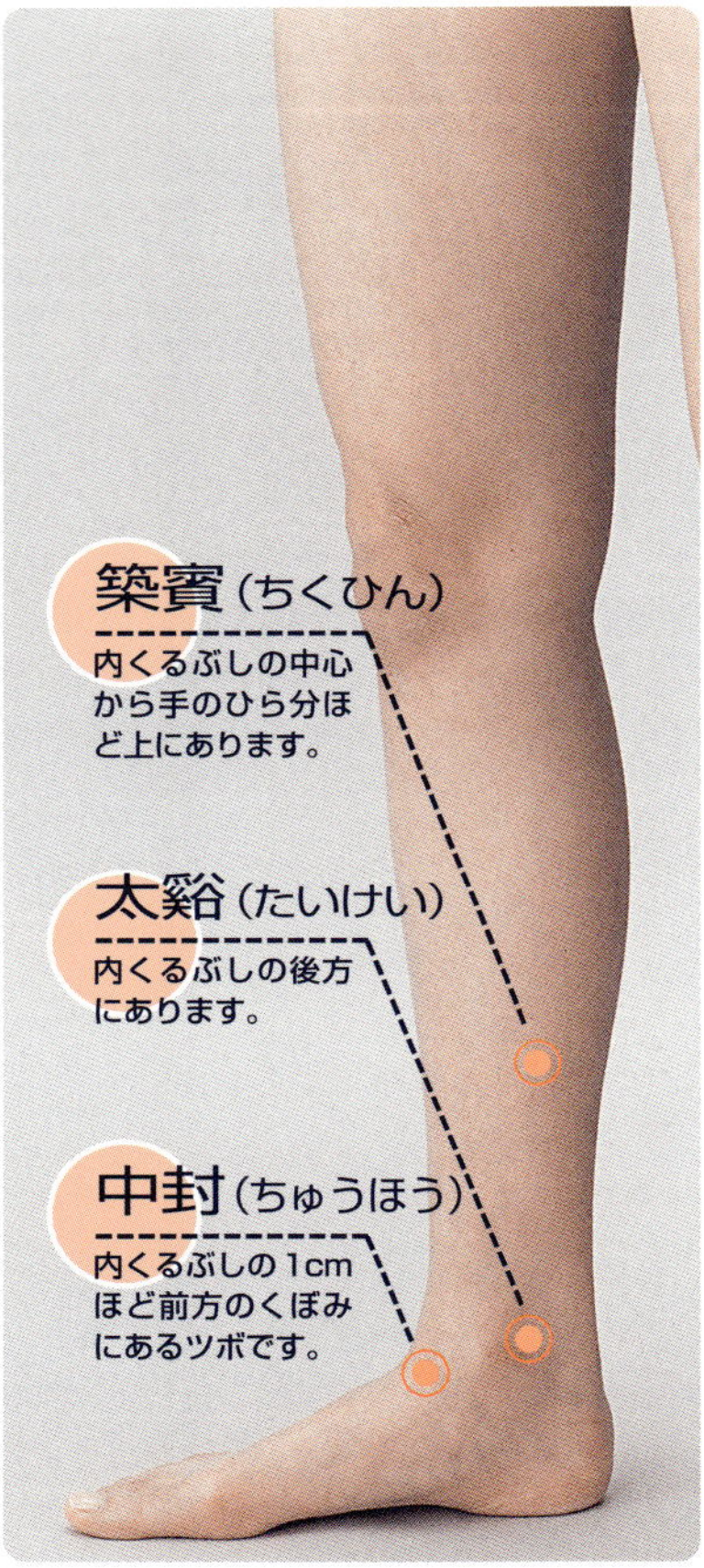
築賓（ちくひん）
内くるぶしの中心から手のひら分ほど上にあります。
太谿（たいけい）
内くるぶしの後方にあります。
中封（ちゅうほう）
内くるぶしの1cmほど前方のくぼみにあるツボです。

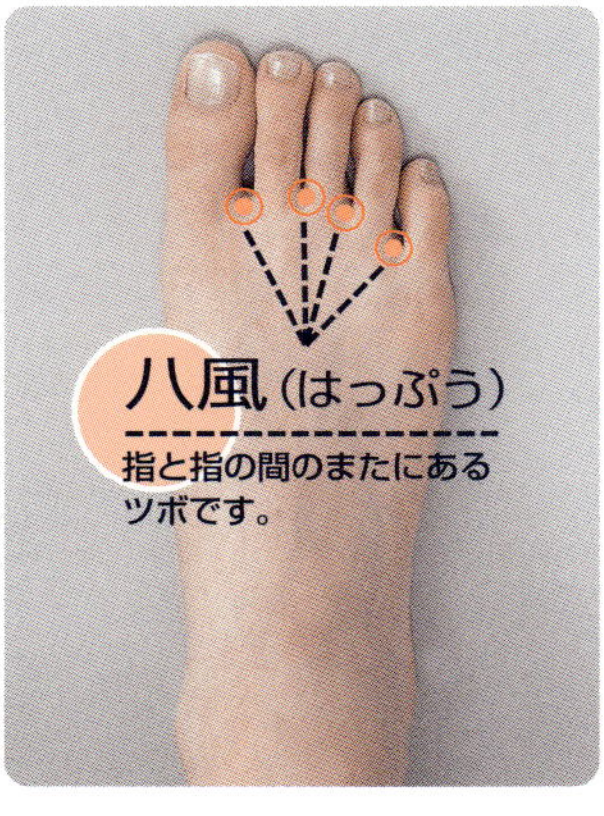
八風（はっぷう）
指と指の間のまたにあるツボです。

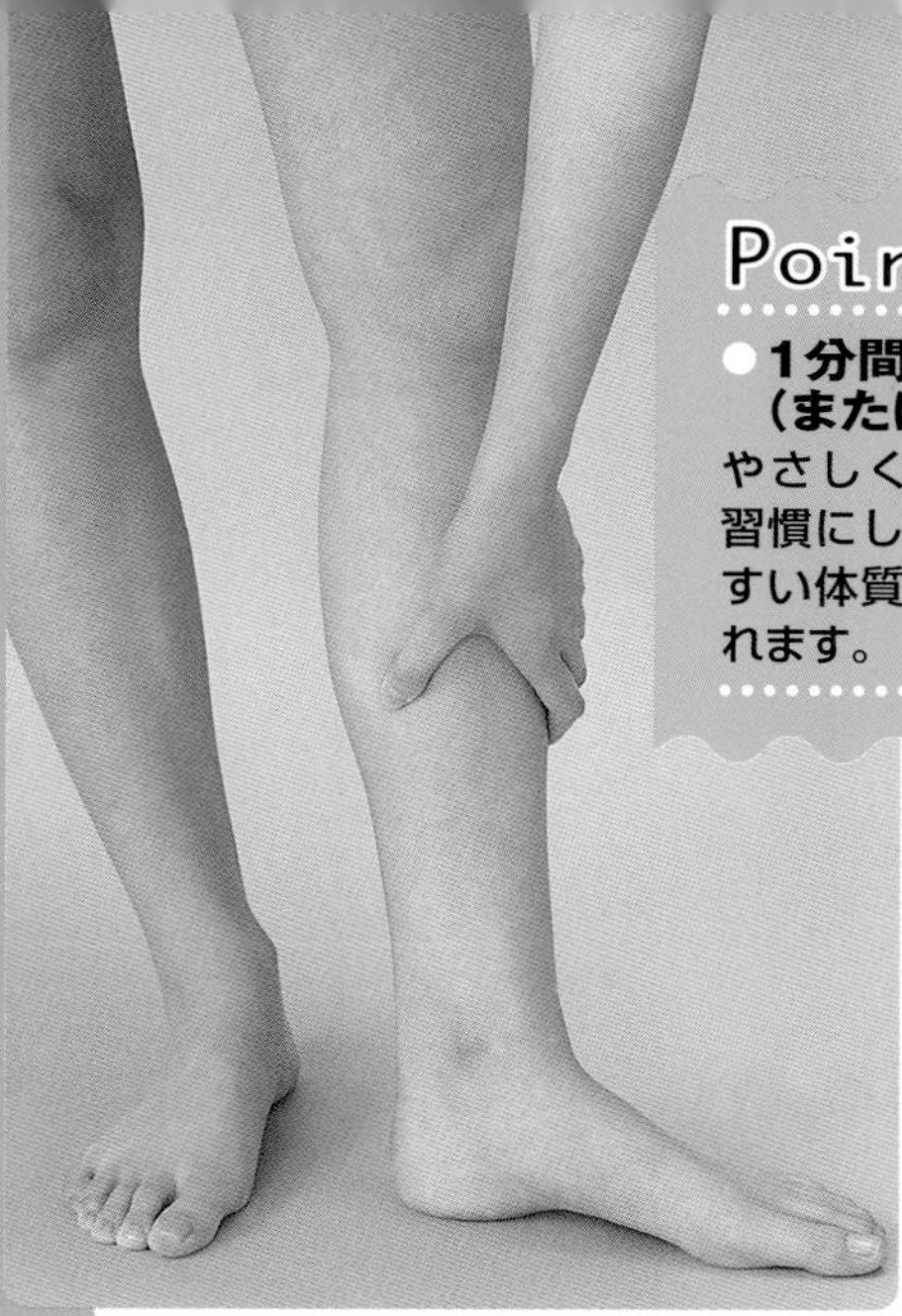

Point (築賓)

● **1分間×4～5回押す（またはもむ、なでる）**

やさしく刺激を与えます。習慣にしていると、冷えやすい体質そのものが改善されます。

Point (太谿)

● **1分間×4～5回押す**

ツボに親指を当て、少しこね回すようにして圧迫します。手足の冷え、ほてりにとくに効果があります。

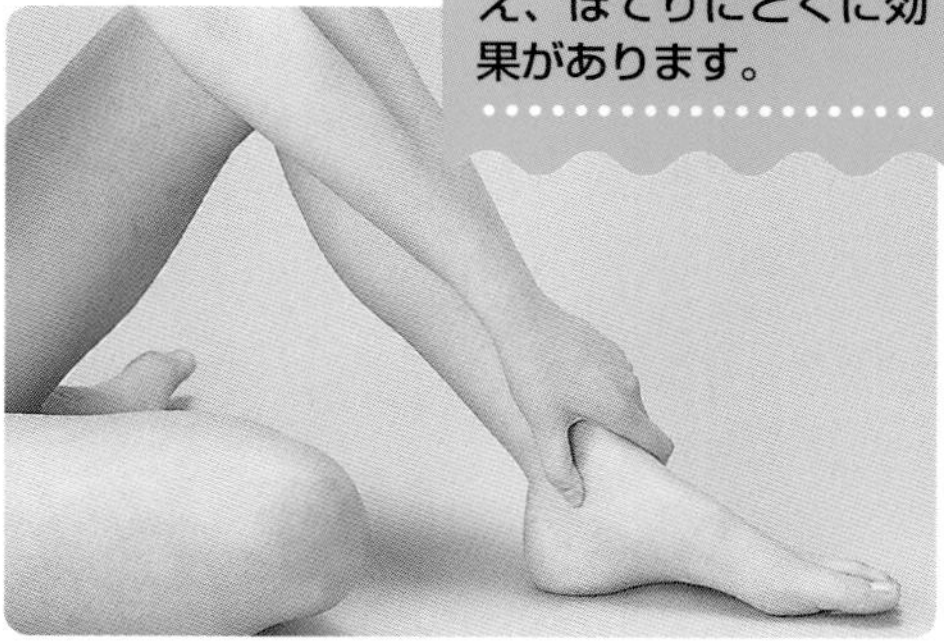

Point (中封)

● **1分間×4～5回押す**

軽く圧迫します。こすってもOK。冷えや冷えに伴うのぼせ、更年期の症状として現れるのぼせなどに有効です。

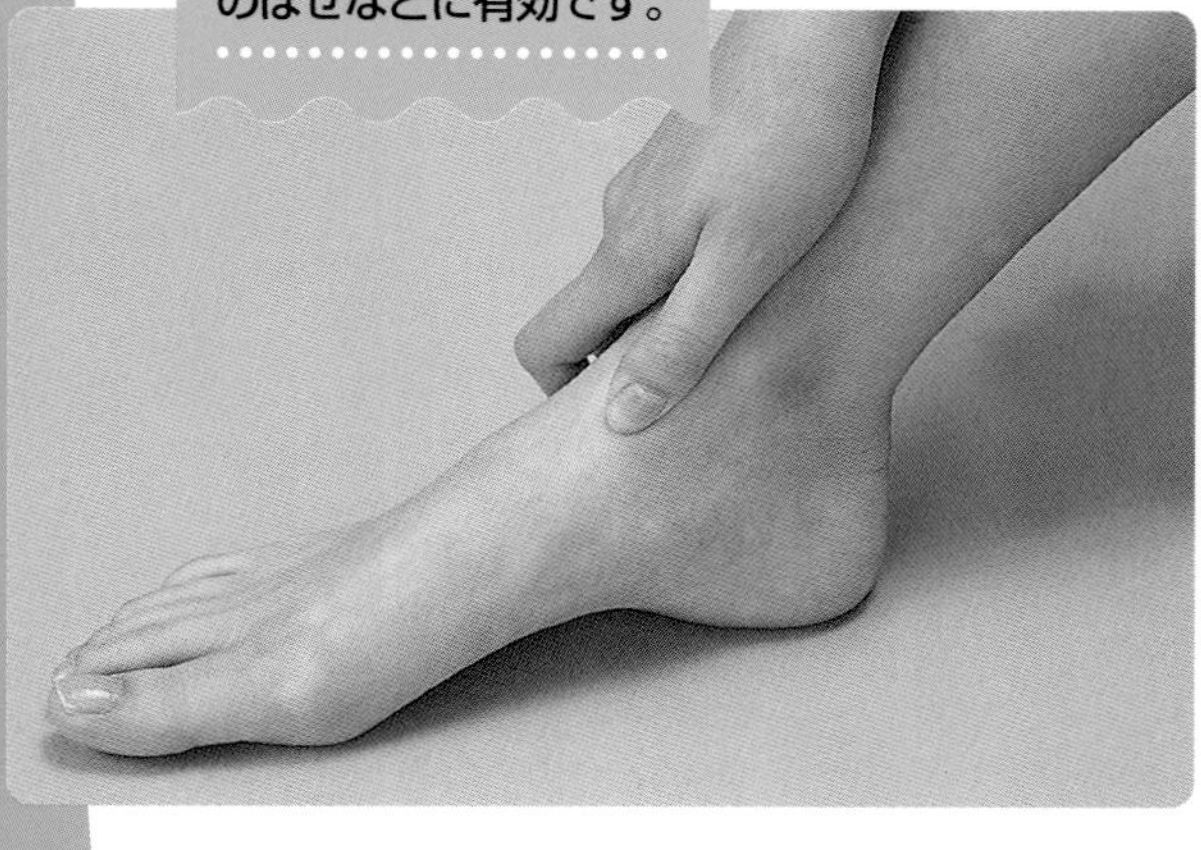

Point (八風)

● **それぞれ30秒から1分間こする**

指と指の間のすべてのまたを、気持ちいいと感じるくらいの強さで、念入りにこすります。足先からホカホカしてきます。

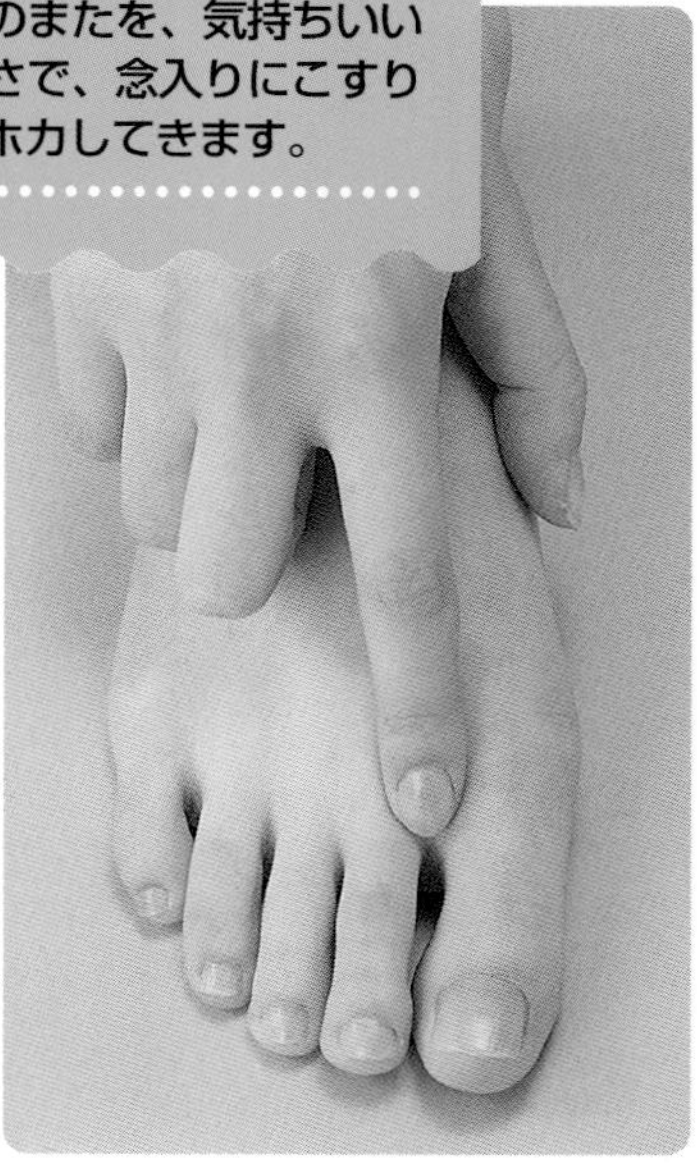

高血圧

高血圧は突然死の危険要因の一つです。血圧がすでに高い人はもちろん、高血圧予備軍も、血圧調整のためのツボ刺激をぜひ習慣にしてください。

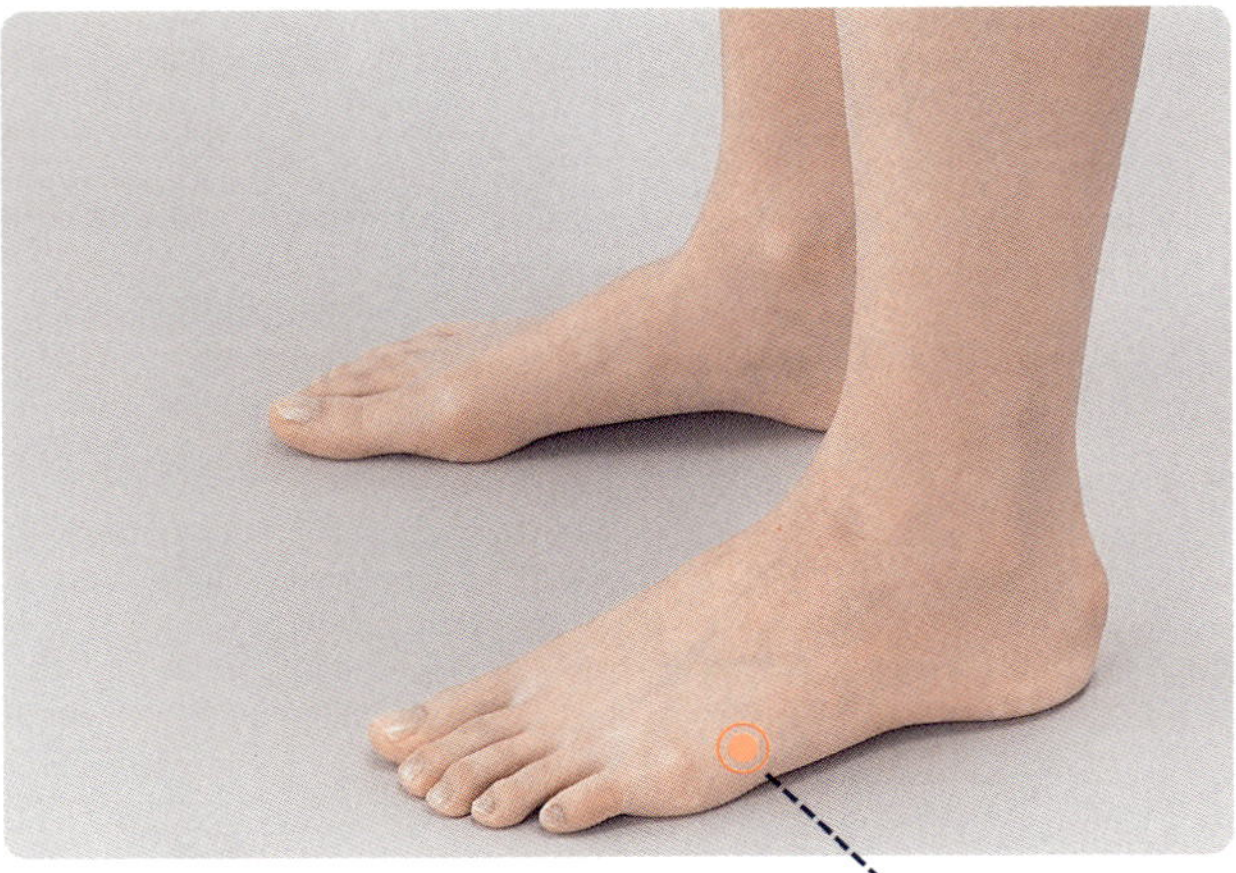

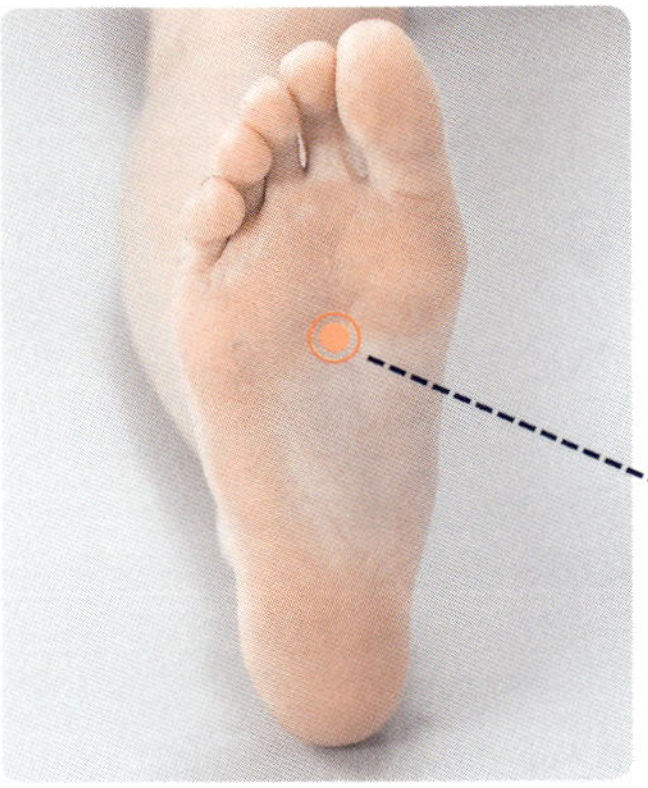

束骨（そっこつ）

小指の付け根のでっぱりの後ろ側、足背と足底の境目にあります。

湧泉（ゆうせん）

土踏まずの少し上にあります。

薬＋《プラス》足ツボ刺激で血圧をコントロール

血圧とは、心臓から押し出された血液が血管内壁にかける圧力のことです。

世界保健機関では血圧の上（収縮期）が160以上、下（拡張期）が95以上の両方、または一方があてはまる場合を高血圧としています。

高血圧が問題なのは、血圧の高い状態が続くと、動脈硬化が促進され、脳出管障害や虚血性心疾患など命にかかわる合併症を引き起こす危険があるからです。

血圧が高い人は、医師の処方で降圧剤などを服用すると同時に、根気よく足のツボ刺激を続けてください。血圧のコントロールに役立つばかりでなく、高血圧に伴う足の末端の冷えも改善できます。

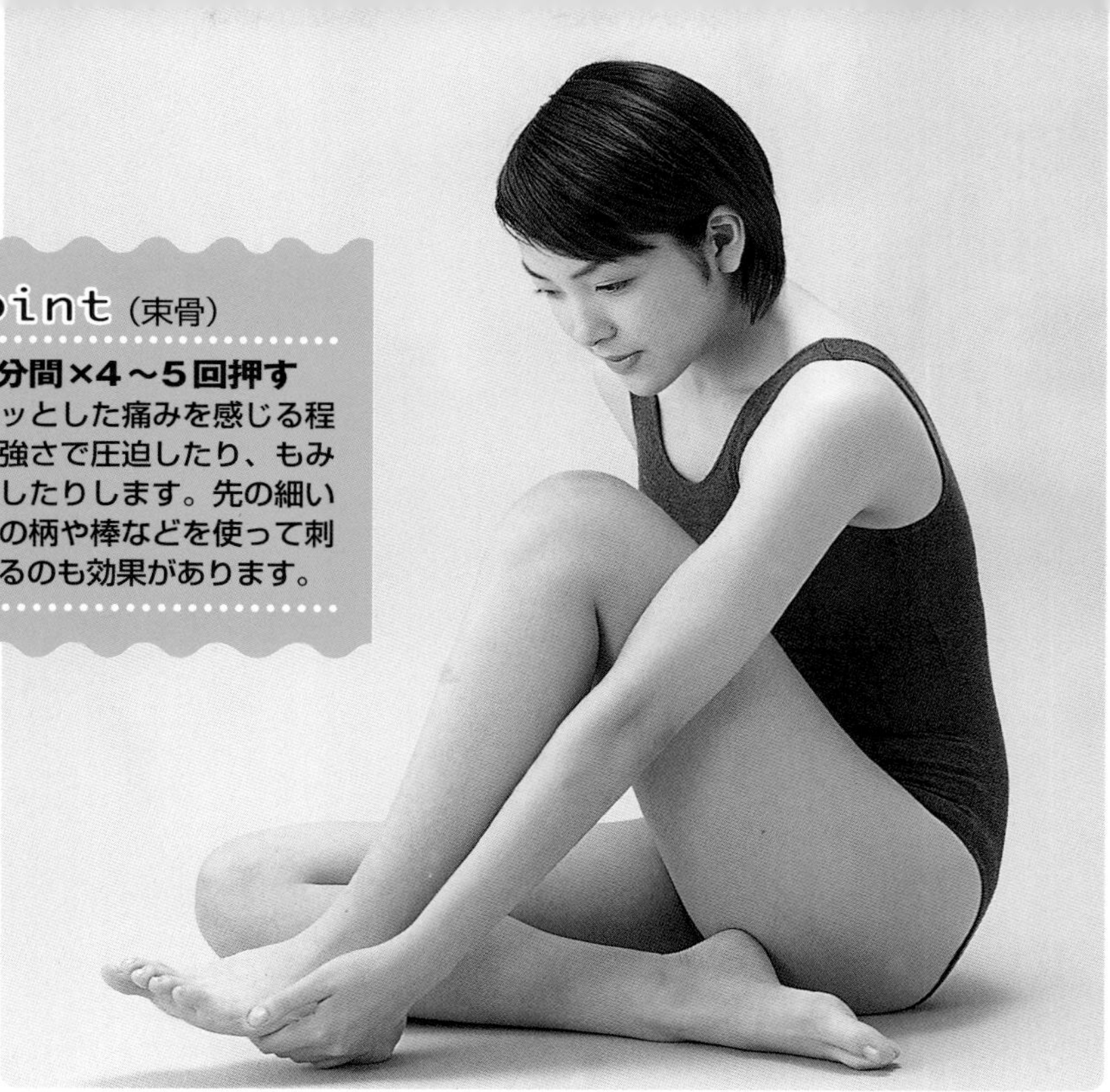

Point（束骨）

● **1分間×4～5回押す**

チクッとした痛みを感じる程度の強さで圧迫したり、もみほぐしたりします。先の細いペンの柄や棒などを使って刺激するのも効果があります。

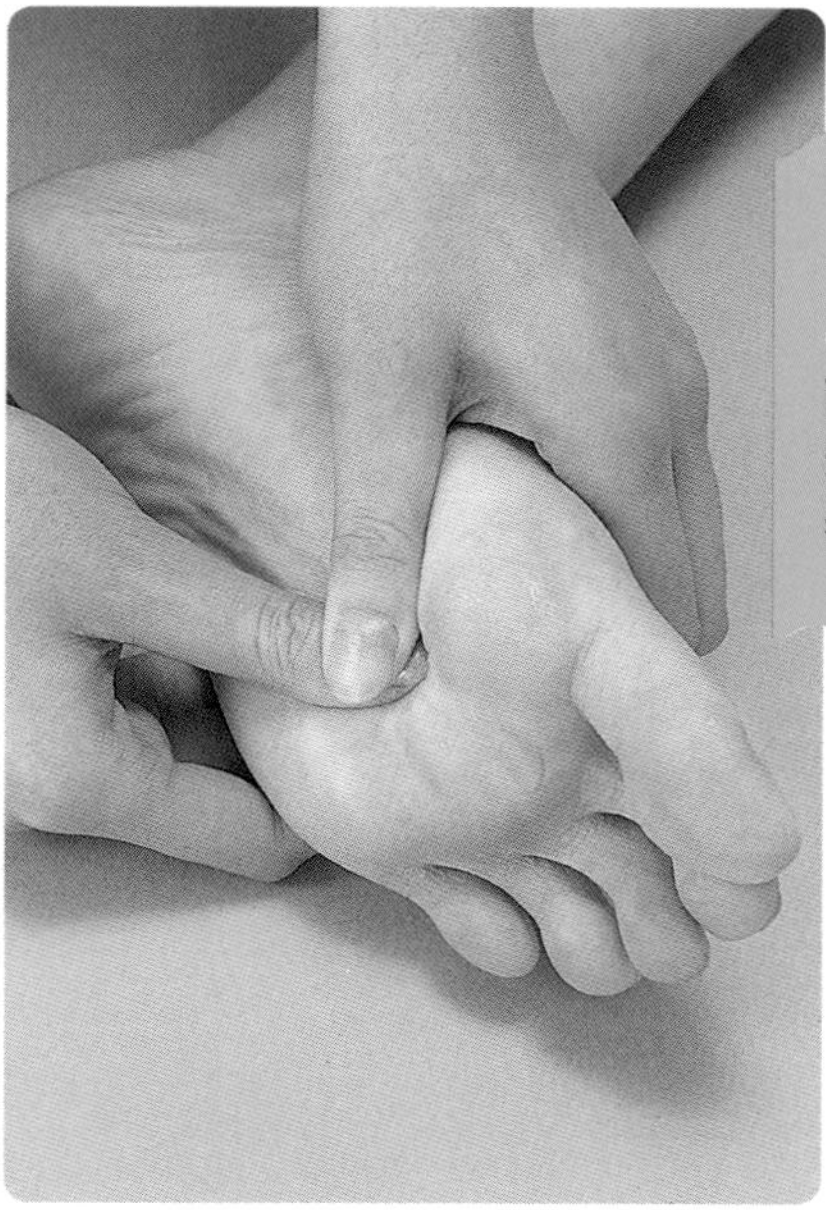

Point（湧泉）

● **1分間×4～5回押す**

両手の親指を重ねてツボに当て、圧迫します。高血圧のツボのうち、湧泉だけはギューッと強い力で刺激を。

次ページへ ●●●

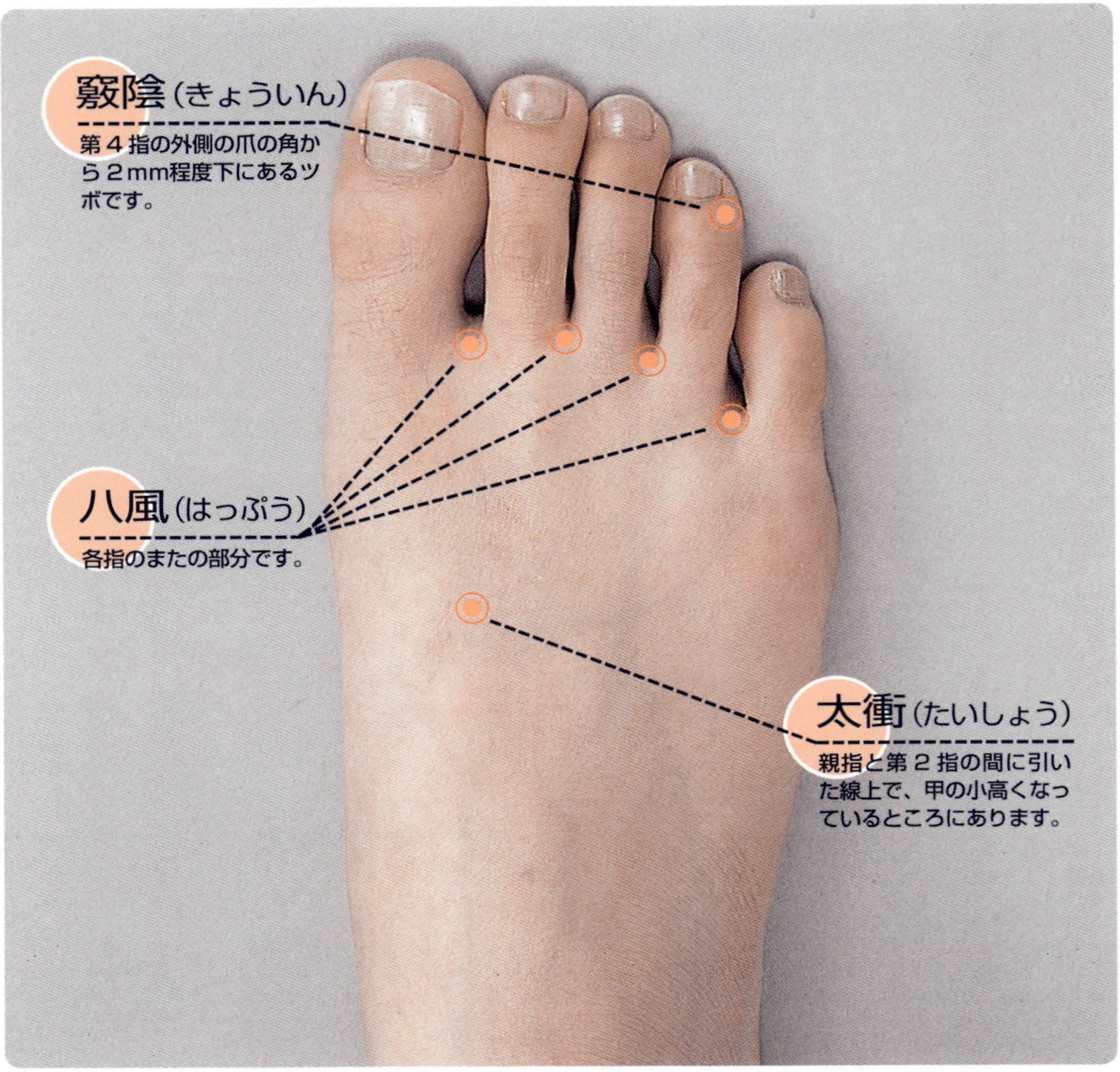
竅陰（きょういん）
第４指の外側の爪の角から２mm程度下にあるツボです。
八風（はっぷう）
各指のまたの部分です。
太衝（たいしょう）
親指と第２指の間に引いた線上で、甲の小高くなっているところにあります。

毎日やさしく押すのが改善のポイント

足には血圧をコントロールするツボがたくさんありますが、一瞬の刺激で血圧が下がるというツボは、残念ながらありません。高血圧改善では、今日は足指中心、明日は足の裏中心というように、10～15分くらいずつ、毎日続けることが大切です。連日行い、痛みをとるときよりも弱めの力での刺激がポイントになります。

ツボを刺激するほか、足首を回す、足の裏全体を軽くたたくなども効果があります。塩分や動物性脂肪を控える、適度な運動をする、禁煙を心がけることも必要です。

なお、血圧が下がったからといって、服用中の薬を自己判断でやめてしまうのは危険です。必ず医師の指示に従ってください。

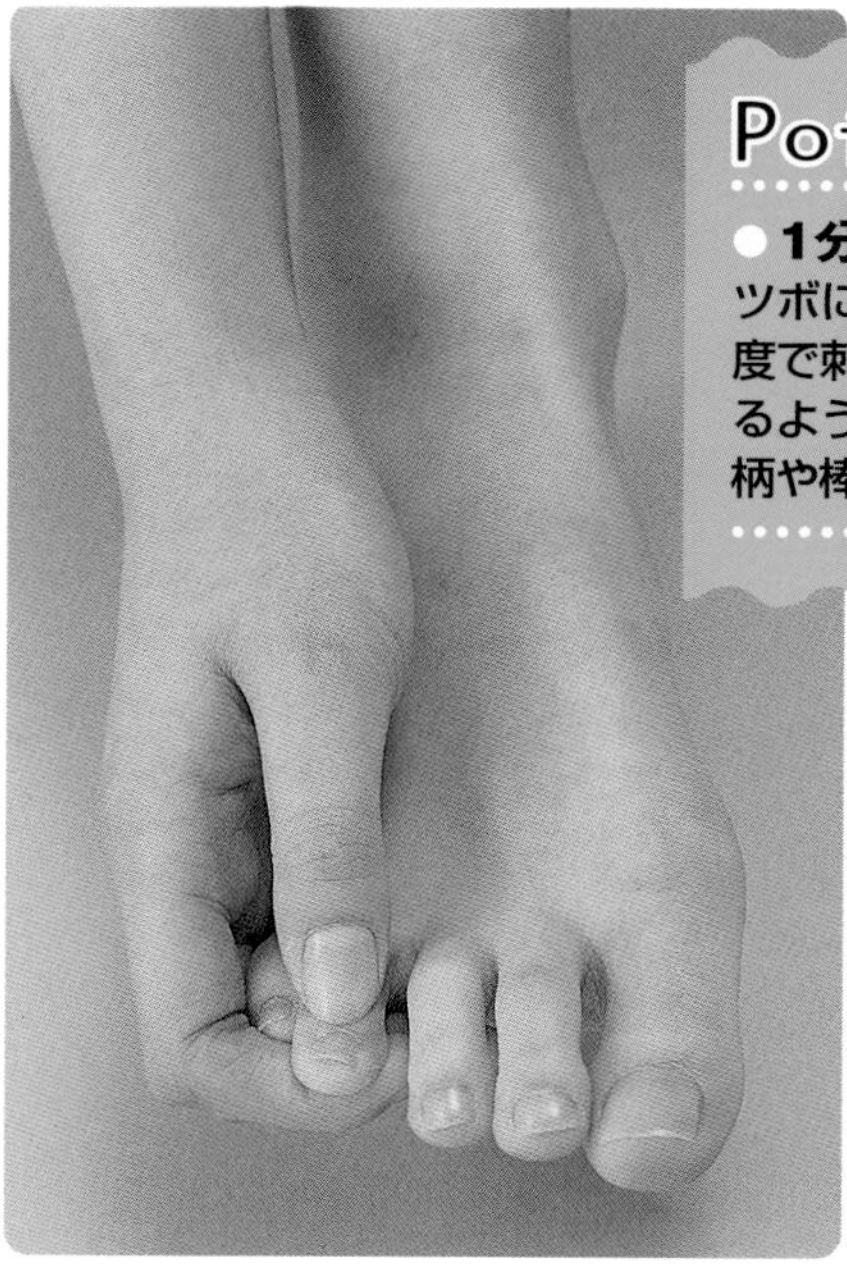

Point（竅陰）

●1分間×4～5回押す
ツボに対して45度から直角の角度で刺激するのがコツ。爪を立てるようにして圧迫したり、ペンの柄や棒などで押したりします。

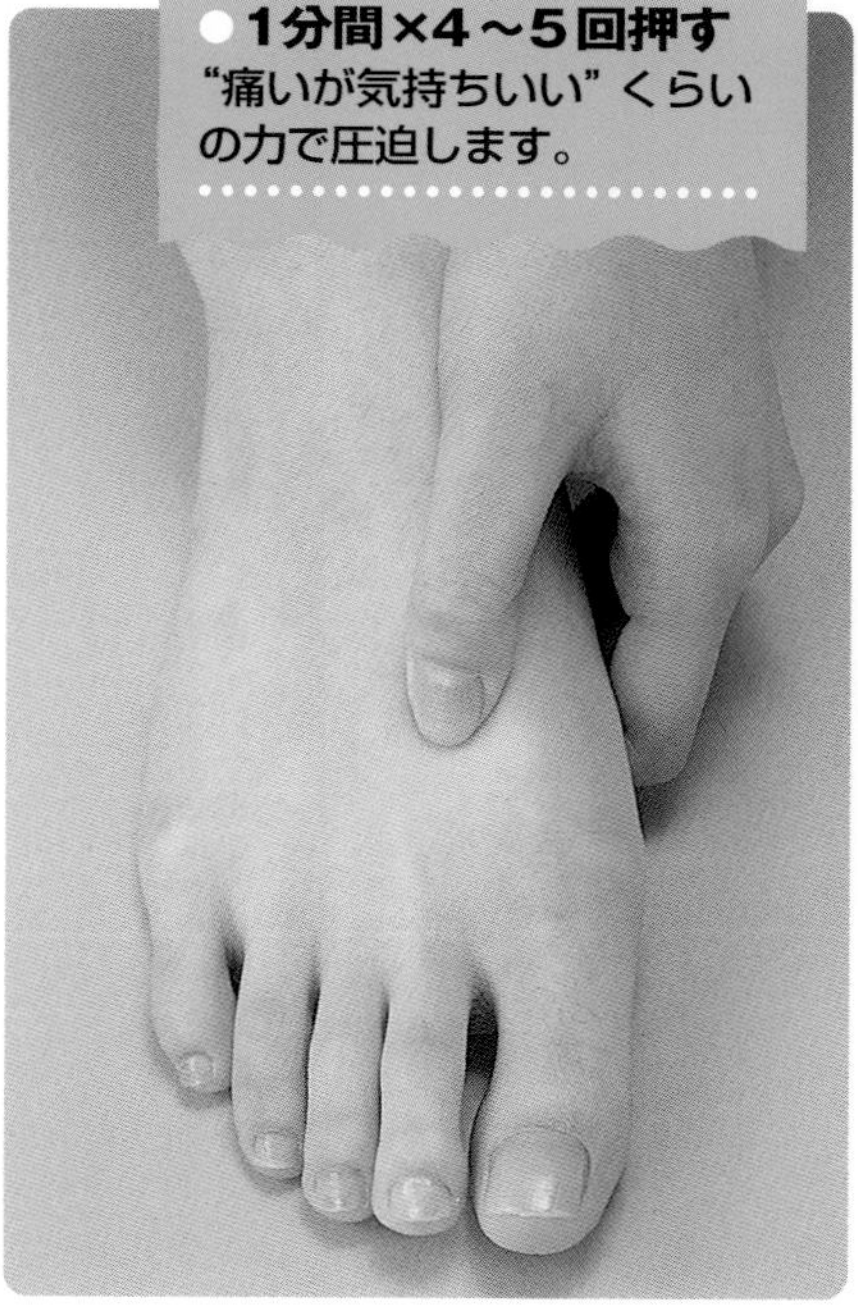

Point（太衝）

●1分間×4～5回押す
“痛いが気持ちいい”くらいの力で圧迫します。

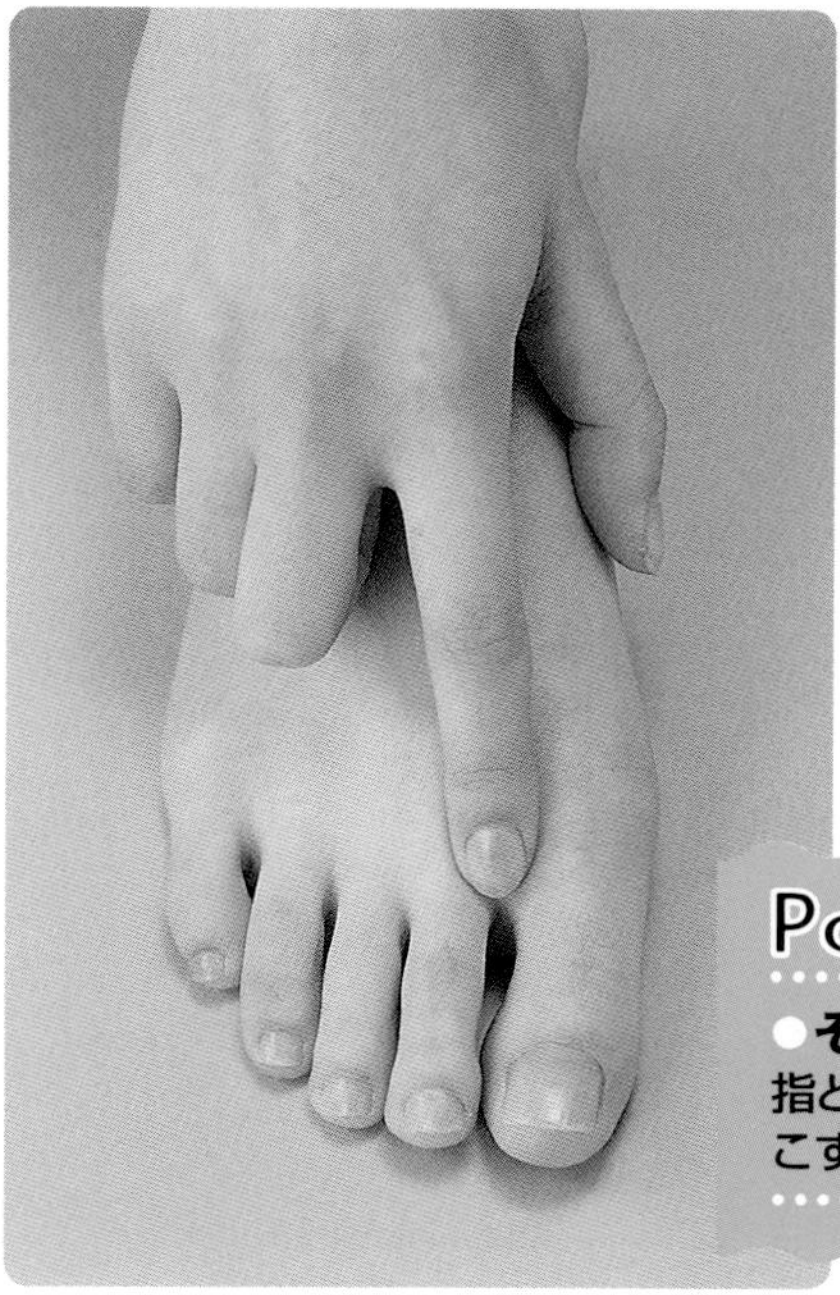

Point（八風）

●それぞれ30秒間こする
指と指の間をそれぞれやさしくこすります。

低血圧

高血圧ほど危険性のない低血圧は“なまけ病”ともとられがち。でも本人のつらさは予想以上。ツボ刺激で特有の症状を一掃しましょう。

朝スッキリしない、だるい…こんな人は

一般に、収縮期血圧(上の血圧)が100㎜以下の場合を低血圧と呼んでいますが、血圧が高い場合と違って、低いほうはそれほど心配はありません。

低血圧は病院でも病気として扱われることは少ないようです。統計的に見ても、低血圧の人のほうが長生きする傾向があります。

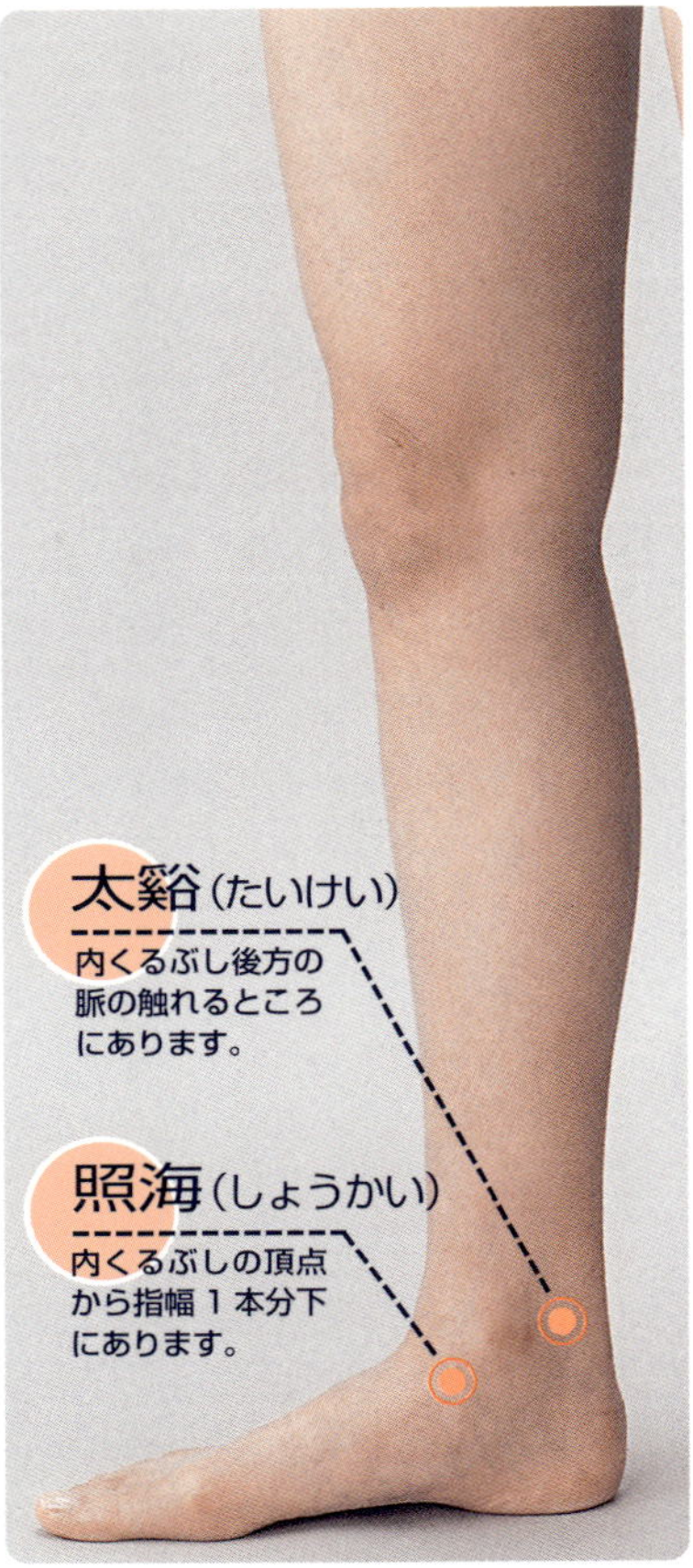
太谿（たいけい）
内くるぶし後方の脈の触れるところにあります。
照海（しょうかい）
内くるぶしの頂点から指幅１本分下にあります。

ただ、そういっても、朝スッキリ起きられない、午前中はボーッとして仕事にならない、めまいや立ちくらみがする、耳鳴りがする、手足が冷える、食欲がない、疲れやすいといった低血圧に伴う症状は、本人にとってはとってもつらいものです。

これらの低血圧特有の症状は、循環器系の働きが悪く、末梢《まっしょう》に十分に血液が行き渡らないために起こると考えられます。

太谿、照海、八風《はっぷう》、足心《そくしん》といった、代謝機能を高めて血行をよくするツボを刺激し、不快な症状を一掃しましょう。

地道に続けているうちに、確実に症状が軽くなってくるのを実感できるはずです。

刺激直後に血圧が下がることもありますが、習慣にすることで、血圧も正常に近づいていきます。

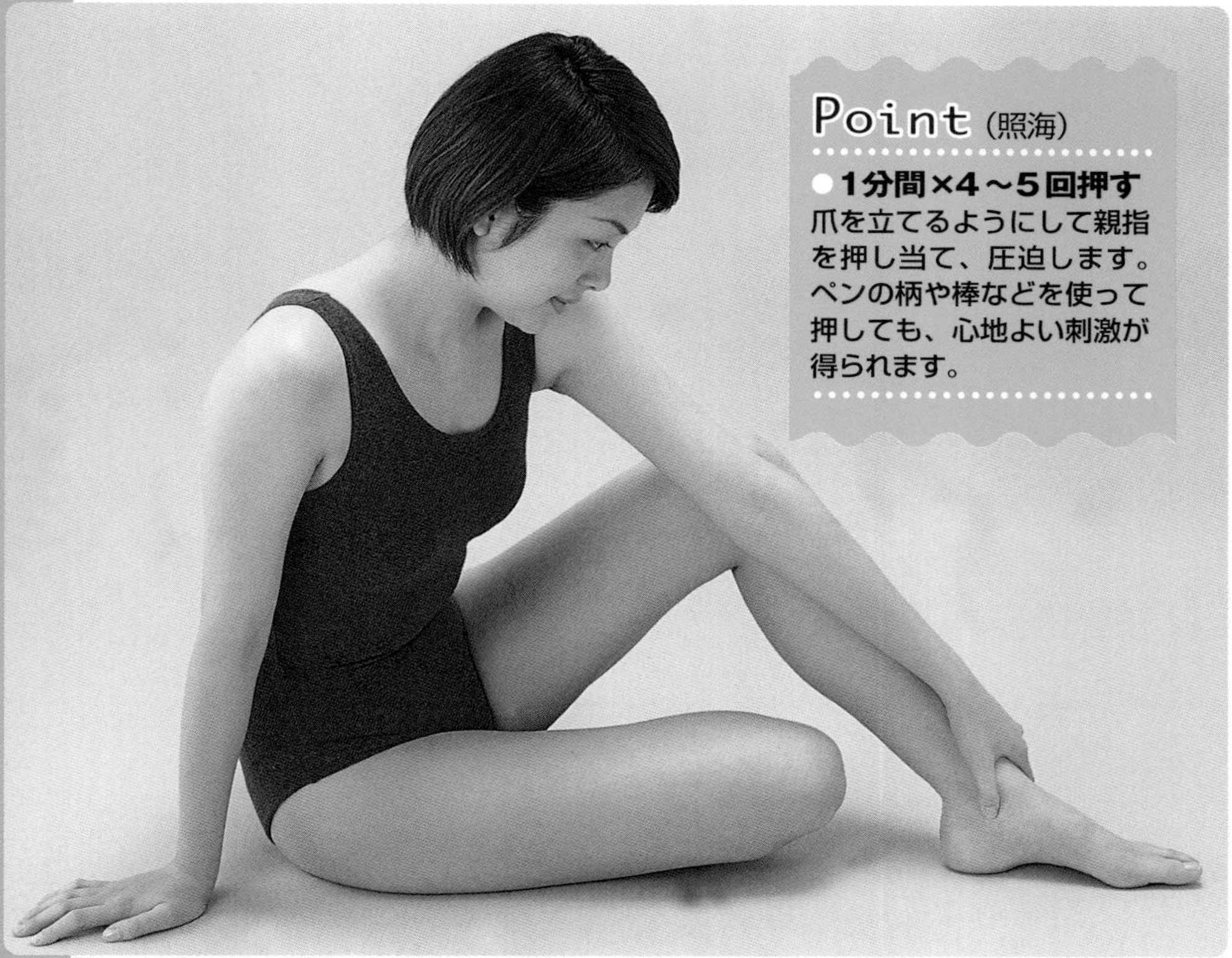

Point（照海）

●1分間×4～5回押す

爪を立てるようにして親指を押し当て、圧迫します。ペンの柄や棒などを使って押しても、心地よい刺激が得られます。

Point（太谿）

●1分間×2～3回押す

もみほぐすようにしたり、軽く圧迫します。毎日行っていると、体質が改善されてきます。

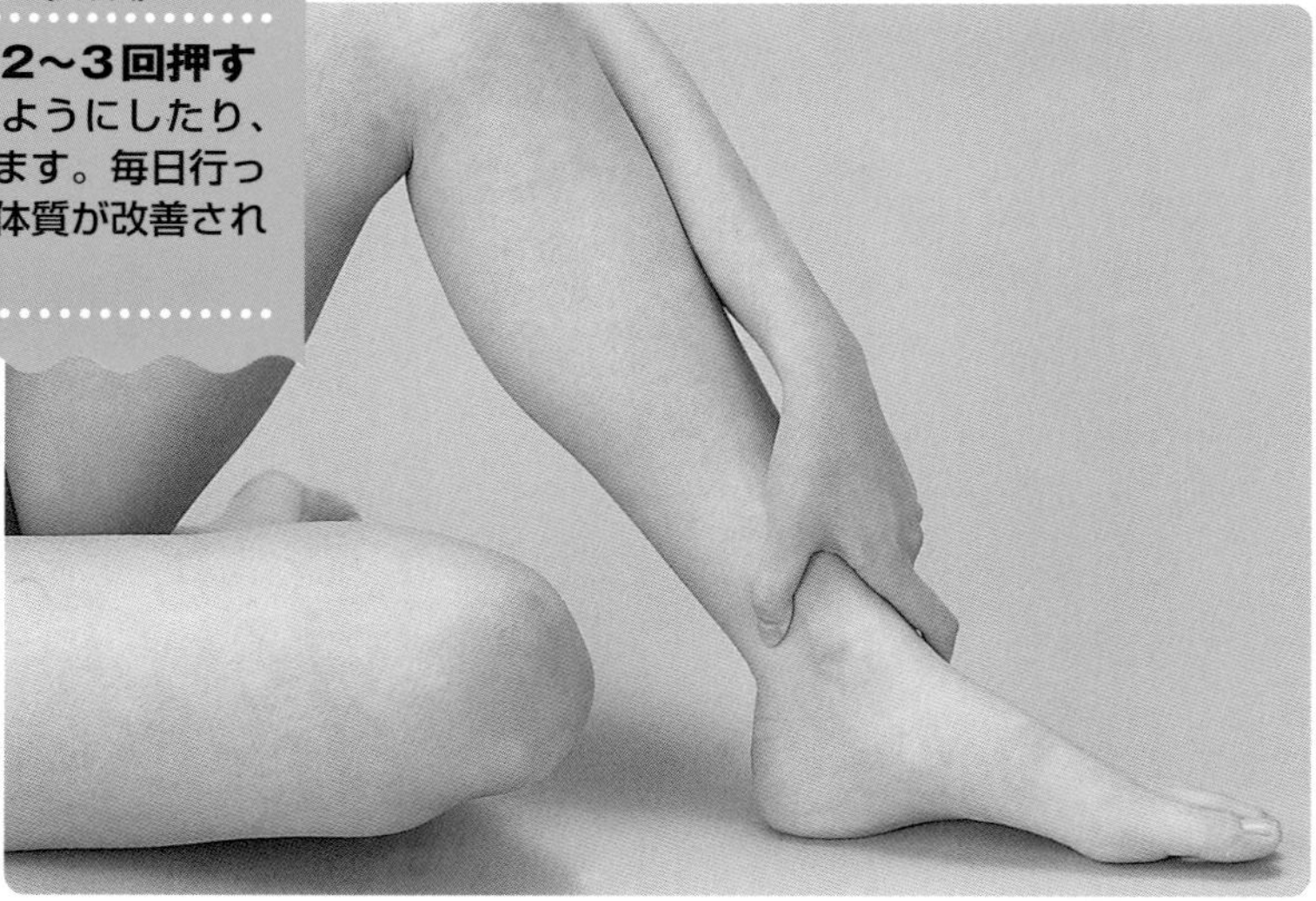

次ページへ

やさしく刺激して衰えた機能を回復

低血圧は、やせ形で虚弱体質の人、東洋医学でいうところの〝腎《じん》虚《きょ》〟の人に多く見られます。このようなタイプは、腎機能の低下により、内分泌系や生殖器などの働きが弱まっていることが考えられます。

ツボを刺激するときは〝やさしく〟を基本にしてください。足の裏のツボも、痛みをとる場合などと違って、いたわるような気持ちで刺激します。週に5日、1日10〜15分を目安に、いろいろなツボを刺激し、からだ全体のバランスをよくしていきましょう。なお、低血圧の人は、概して胃腸も弱いものです。消化・吸収のよい、高たんぱく、高ビタミンの食事を規則正しくとるように心がけることも大切です。

足首を回転させる、手足をブラブラ振るといった軽い運動も、だるさやめまい、冷えなどの改善に役立ちます。

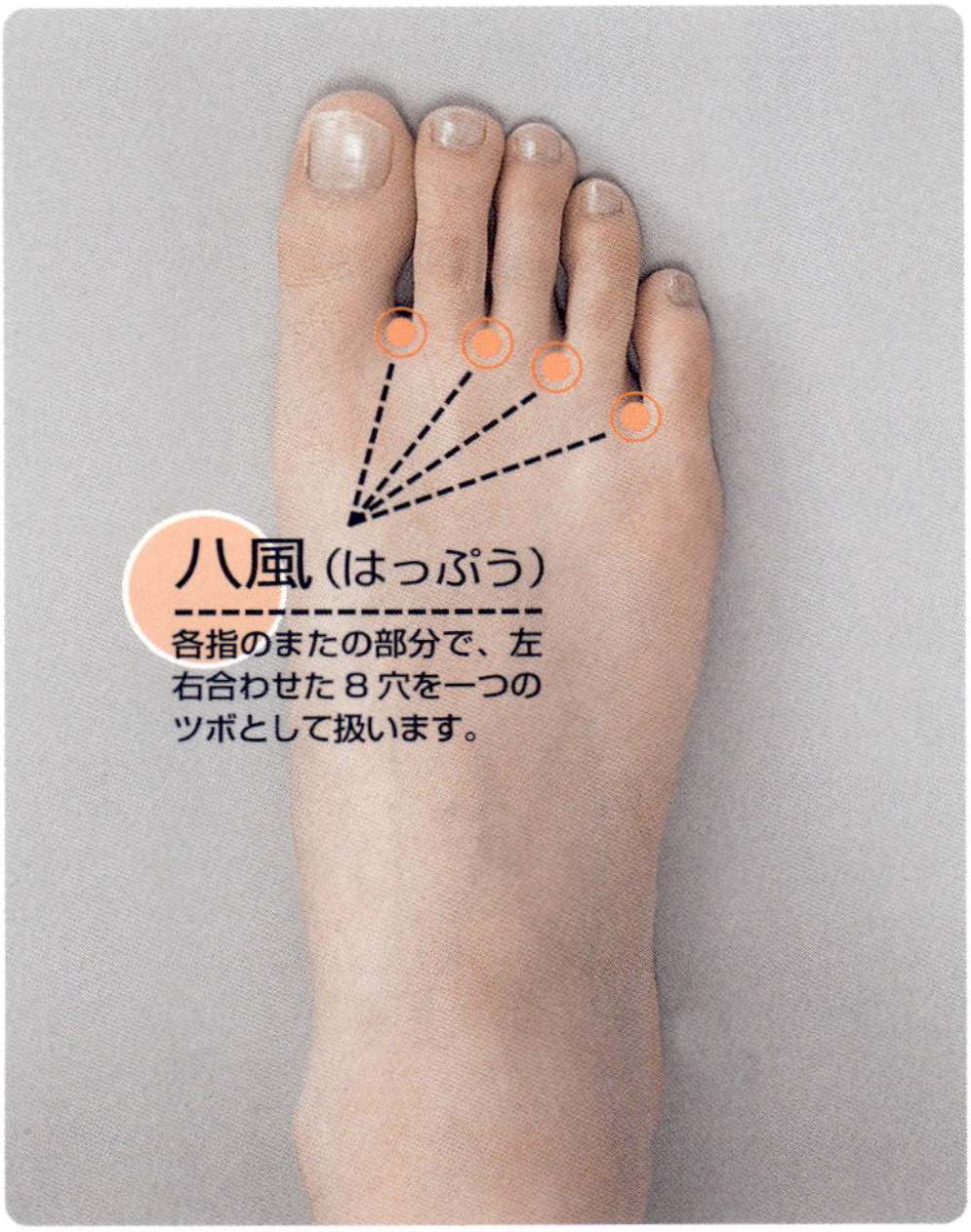
八風（はっぷう）
各指のまたの部分で、左右合わせた８穴を一つのツボとして扱います。

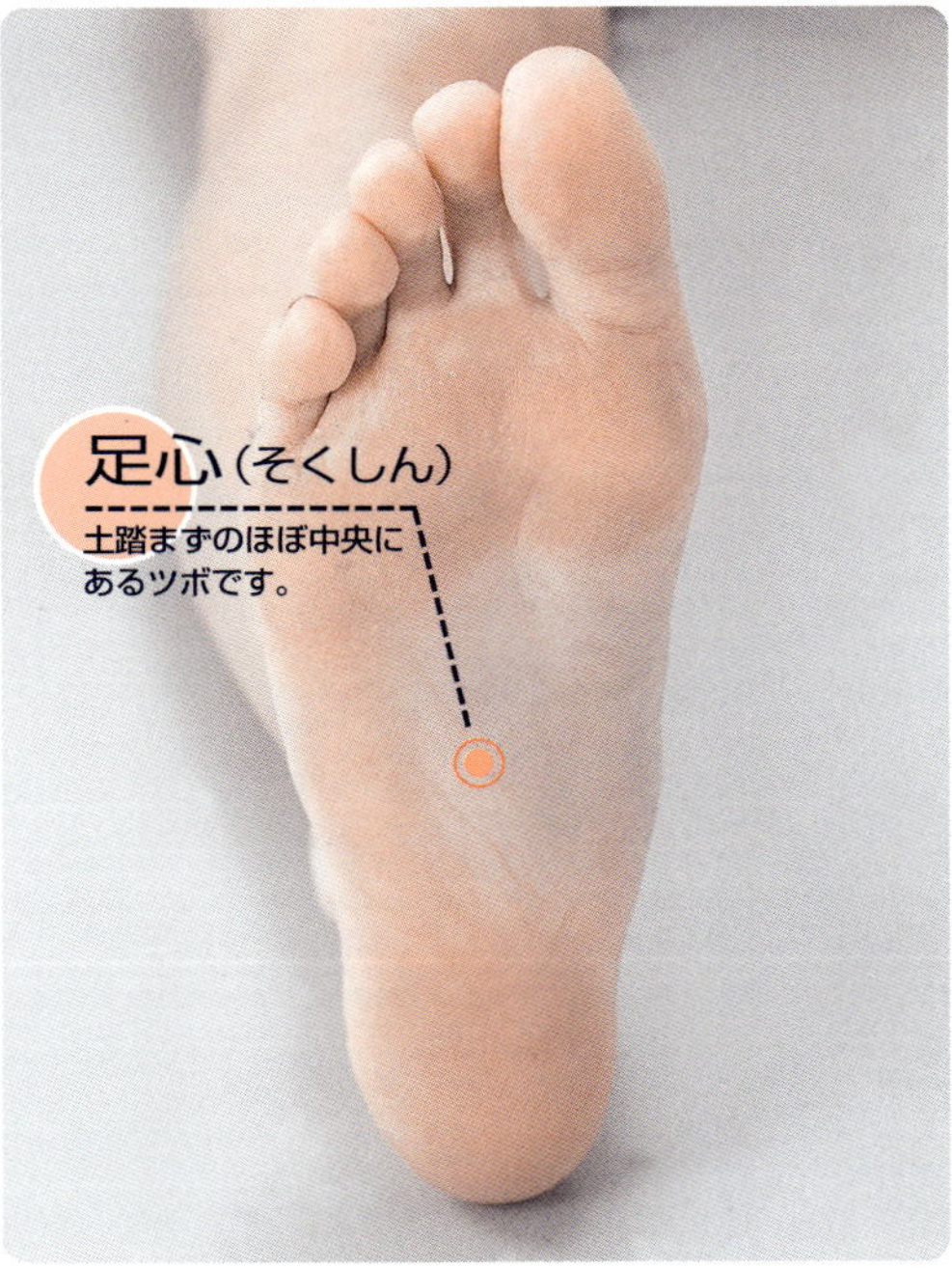
足心（そくしん）
土踏まずのほぼ中央にあるツボです。

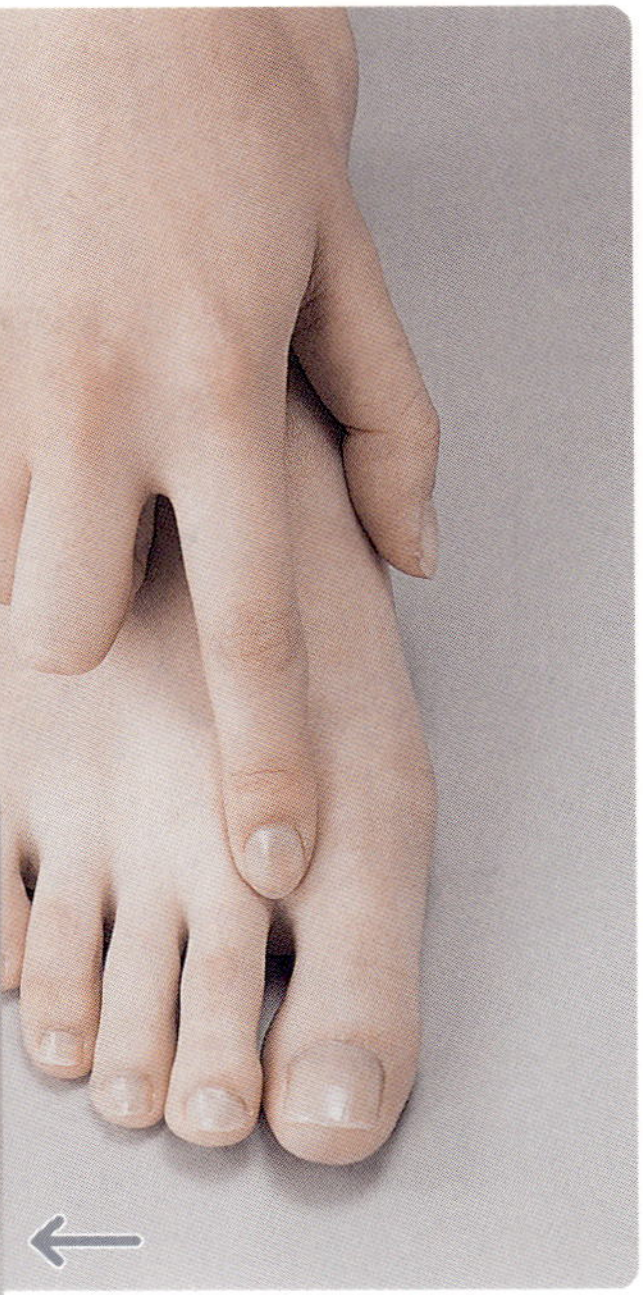

Point（八風）

●それぞれ 30 秒間こする

人さし指の腹を使い、足の指と指の間の 8 つのまたを痛みを感じない程度の力でやさしくこすります。

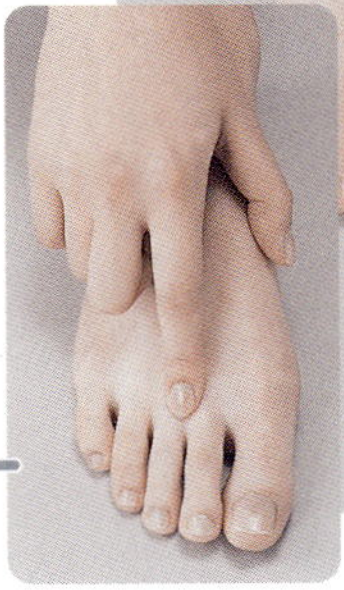
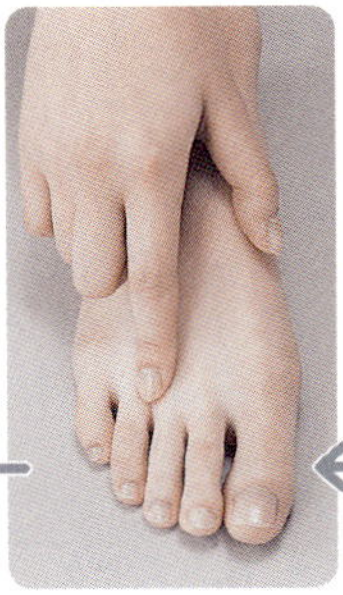
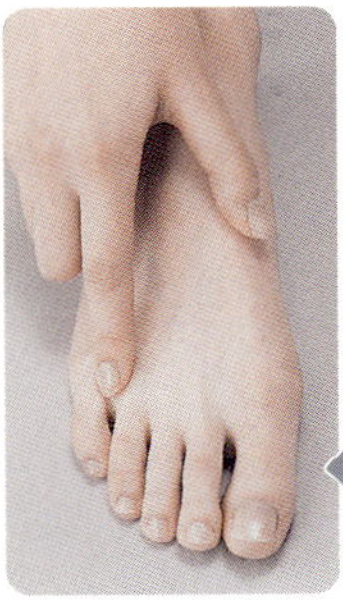

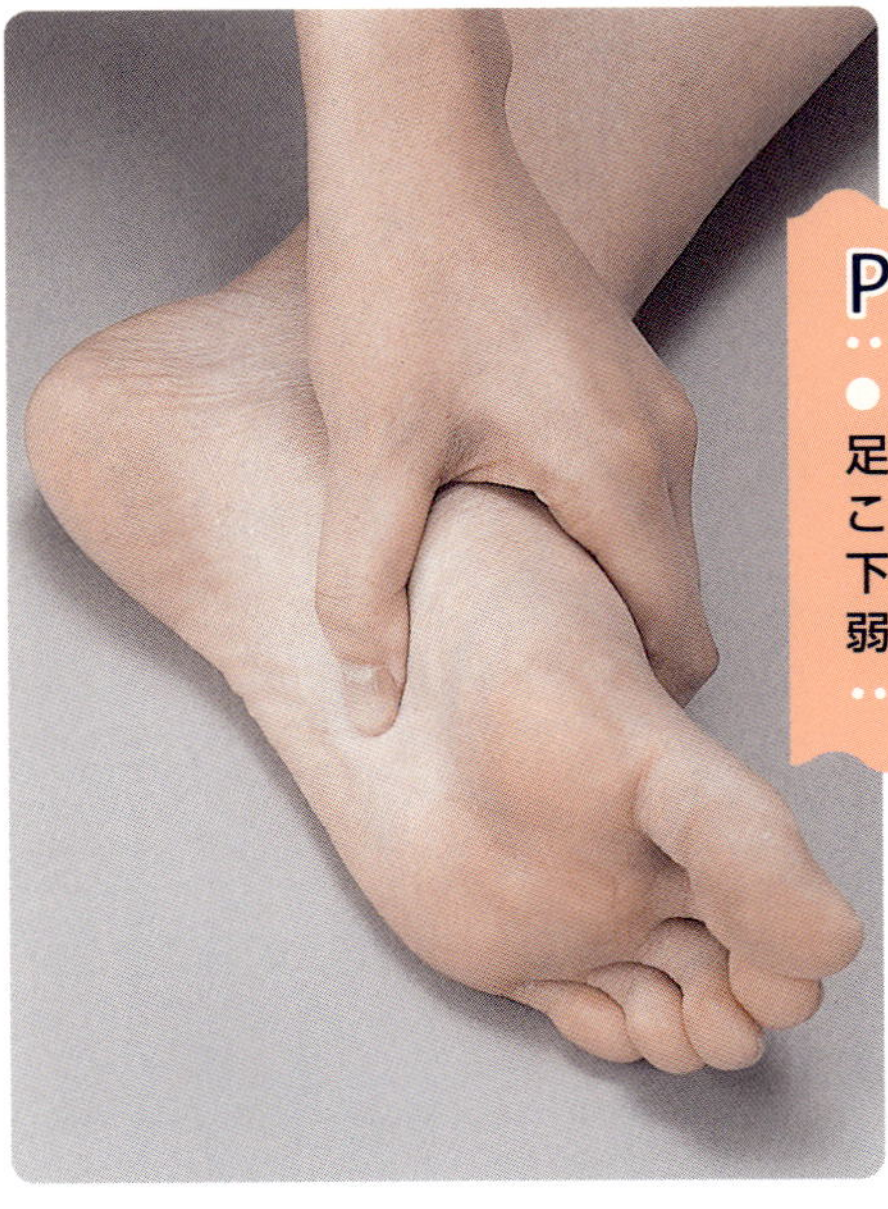

Point（足心）

●1分間×4～5回押す

足の裏のツボは強く刺激することが多いのですが、機能低下が考えられる低血圧の人は弱めの力で圧迫します。

貧血

若い女性の2人に1人は〝貧血予備軍〟だといわれます。鉄欠乏症貧血には、ツボ刺激と食事改善の両面から臨みたいものです。

血行をよくして全身への酸素の運搬をアシスト

貧血とは、体内で酸素の運搬役を担っている赤血球の数や、赤血球中のヘモグロビンという血色素の量が正常値より減少した病態をいいます。

貧血になると、動悸《どうき》や息切れ、立ちくらみ、めまいといった症状が現れます。顔色がさえない、肌から潤いやハリが失われる、髪につやがなくなる、爪が割れたりくぼんだりするなど、美容面でも悪影響が出てきます。

貧血の改善には、あとで述べるように食事での鉄補給が非常に重要ですが、代謝をよくして血液の流れをスムーズにする、足三里、血海、隠白《いんぱく》、大敦《だいとん》などのツボを刺激するのも効果的です。

週に5～6日、一日10～15分を目安に、定期的にいろいろなツボに刺激を与えましょう。

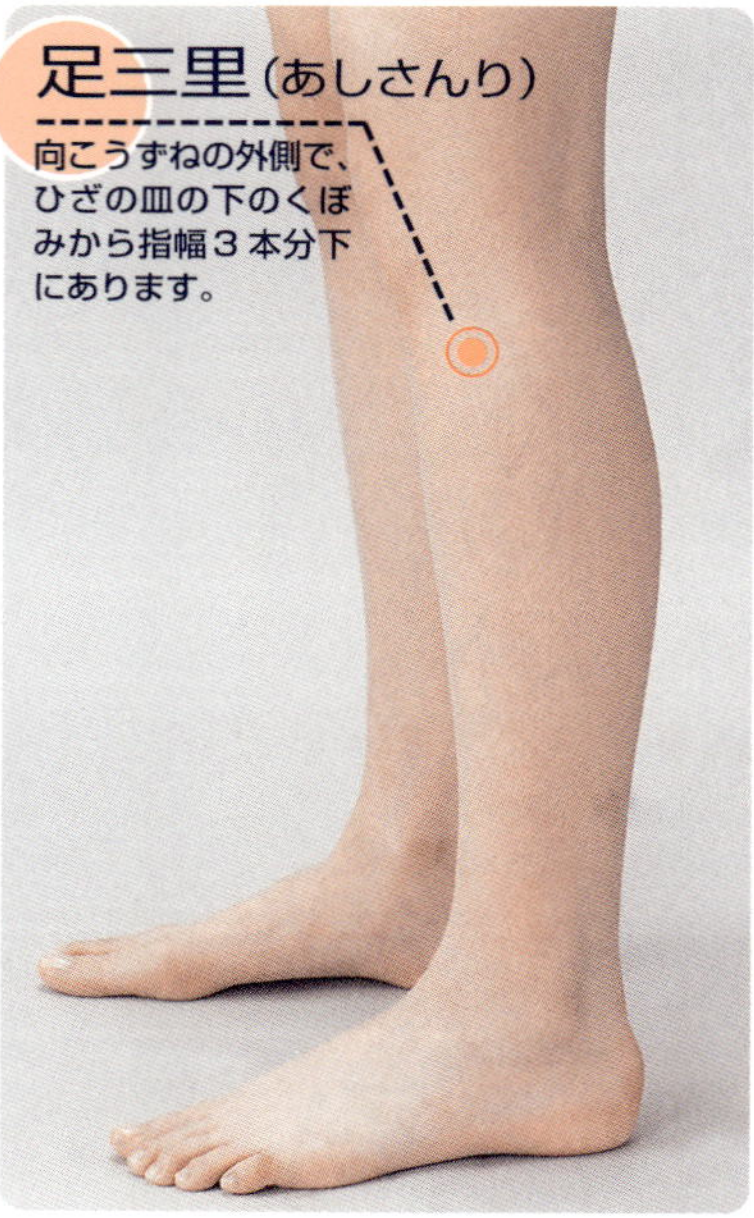
足三里（あしさんり）
向こうずねの外側で、ひざの皿の下のくぼみから指幅３本分下にあります。

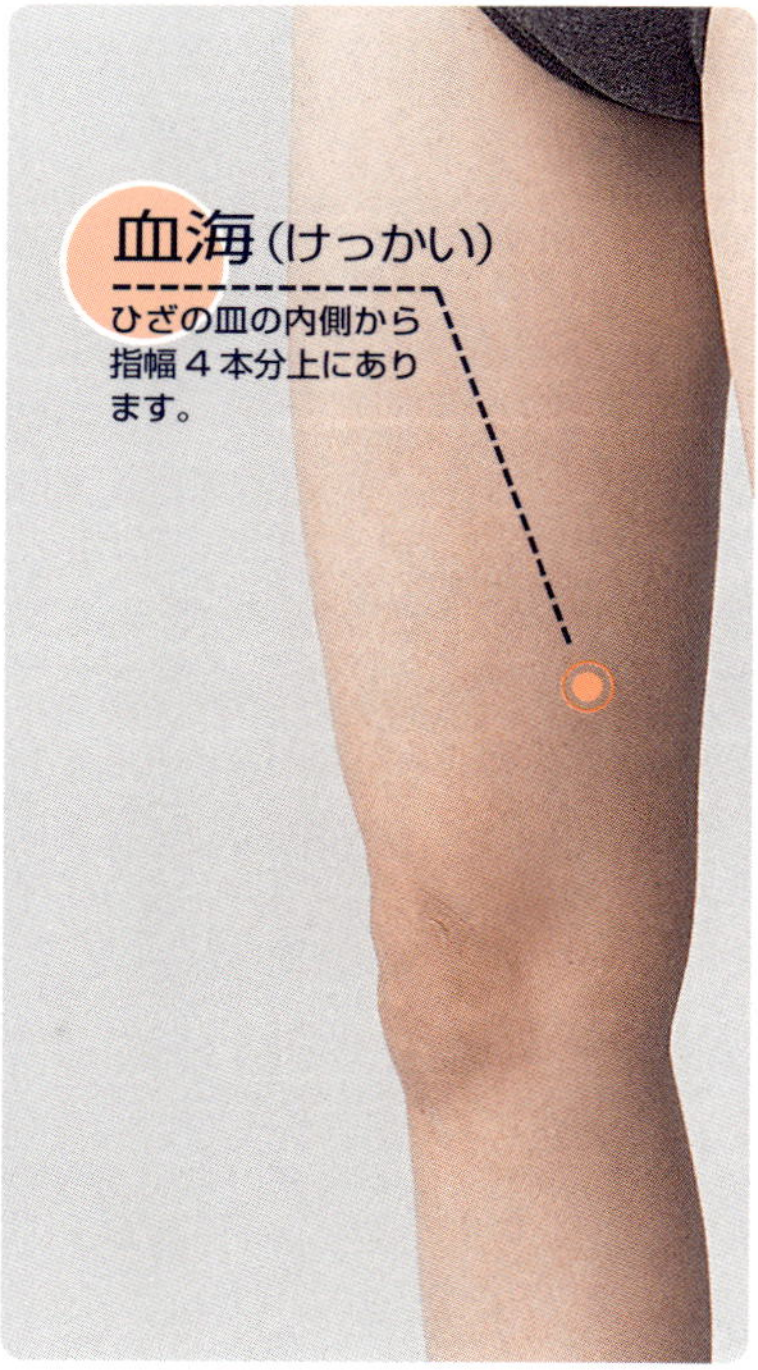
血海（けっかい）
ひざの皿の内側から指幅４本分上にあります。

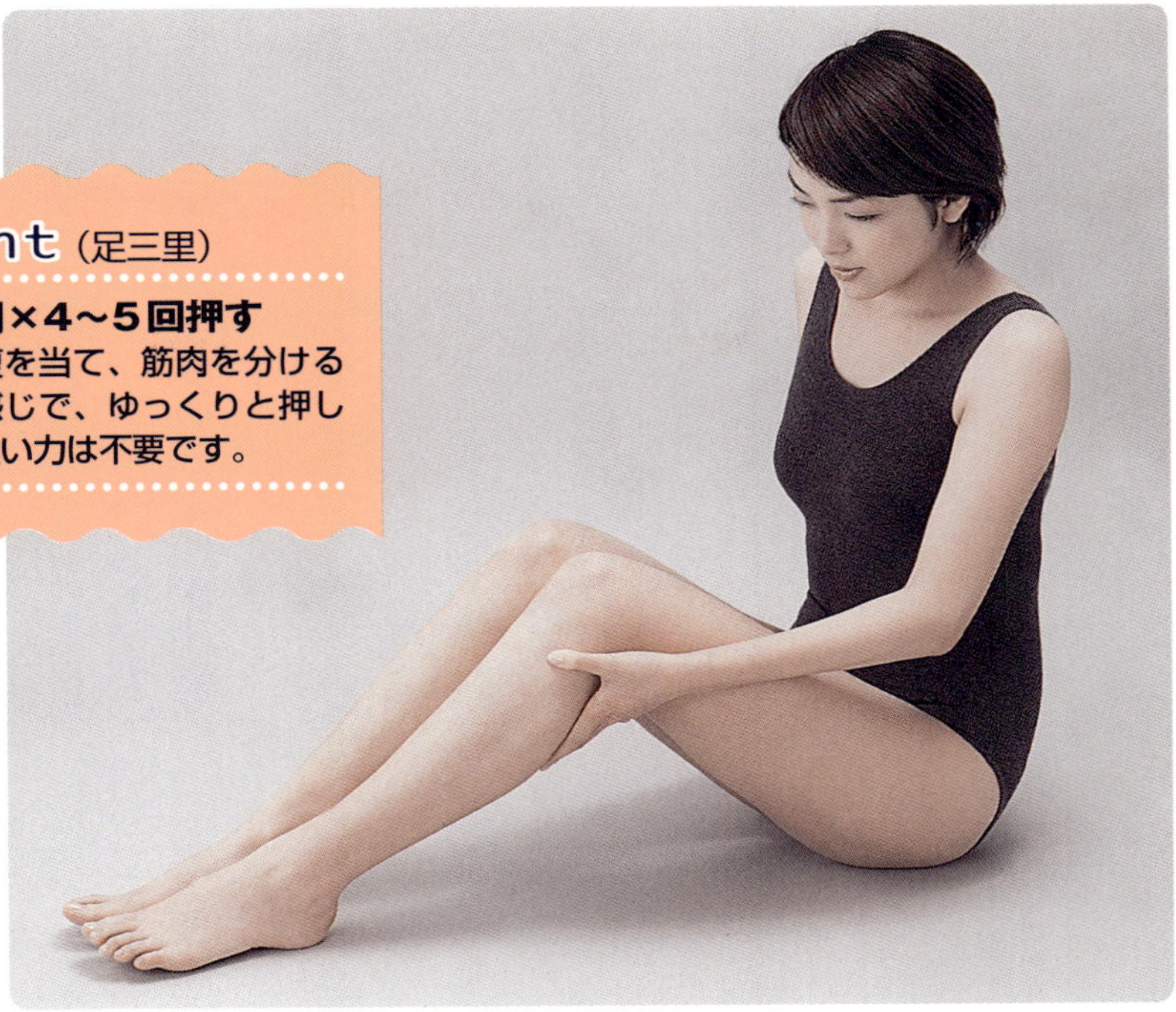

Point（足三里）

●1分間×4～5回押す

親指の腹を当て、筋肉を分けるような感じで、ゆっくりと押します。強い力は不要です。

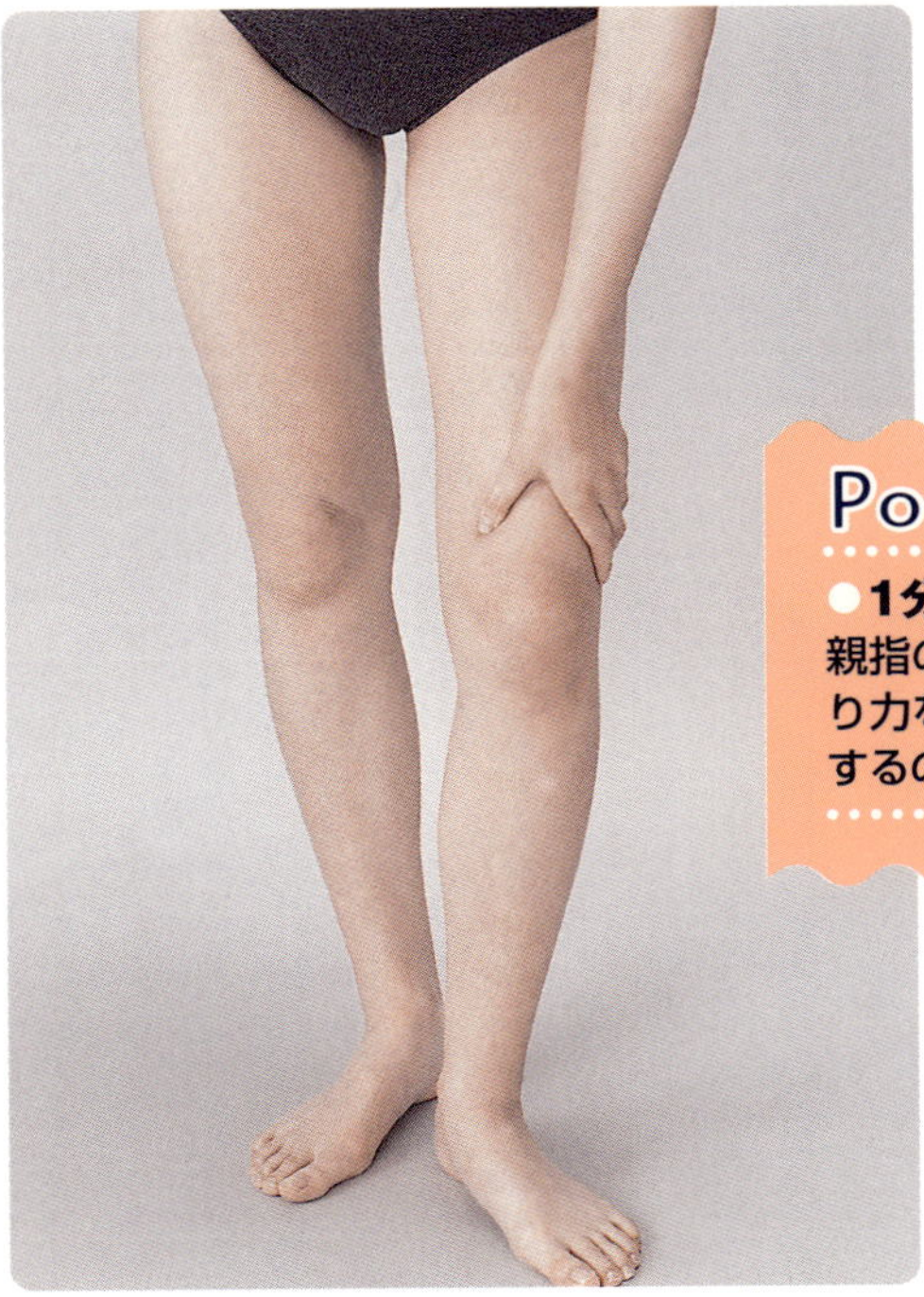

Point（血海）

●1分間×4～5回押す

親指の腹で押します。あまり力を入れず、もむようにするのも効果的です。

次ページへ●●●

鉄分の多い食事と、ツボ刺激で悩み解決

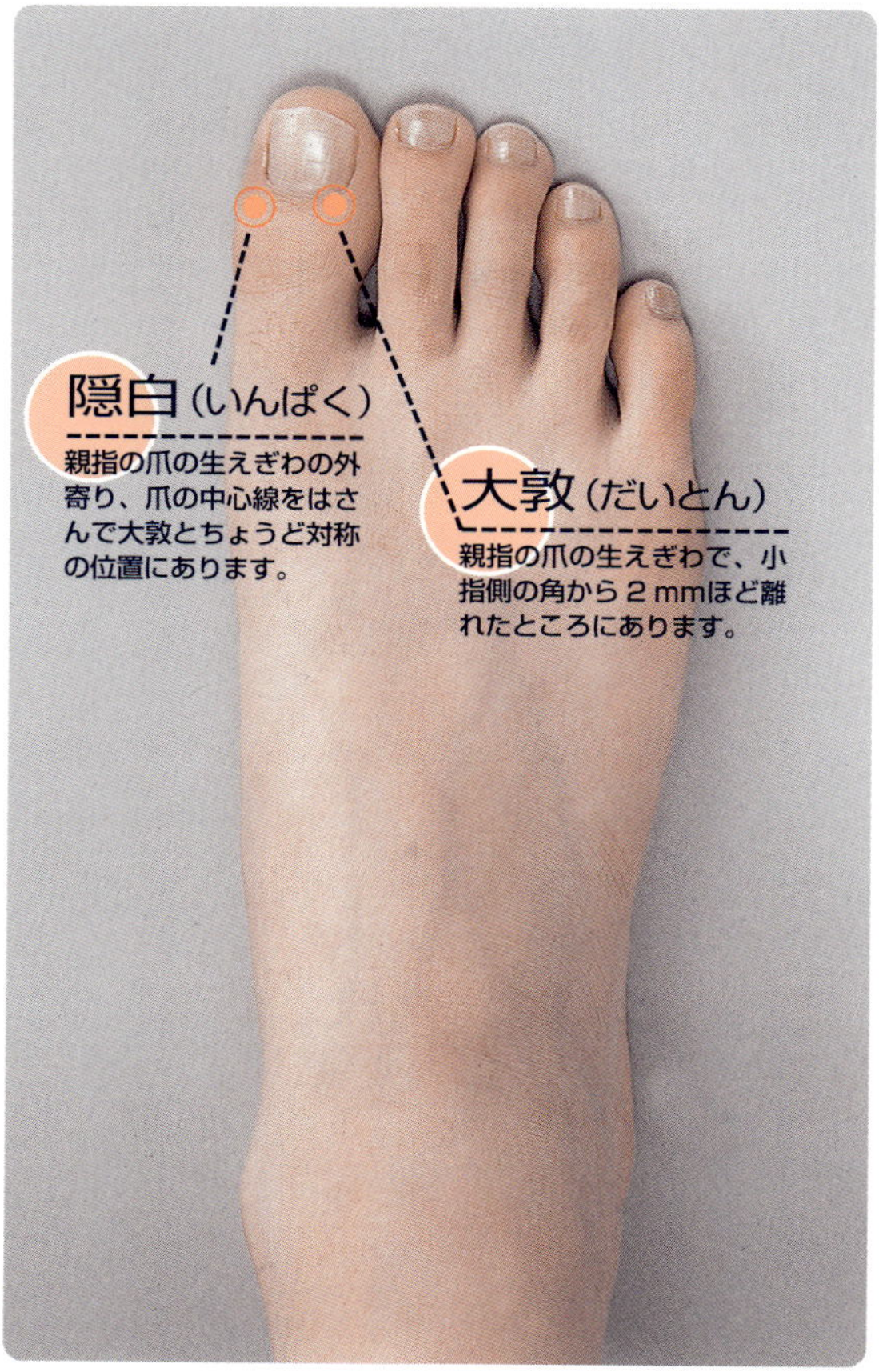
隠白（いんぱく）
親指の爪の生えぎわの外寄り、爪の中心線をはさんで大敦とちょうど対称の位置にあります。
大敦（だいとん）
親指の爪の生えぎわで、小指側の角から２mmほど離れたところにあります。

貧血には、胃かいようや十二指腸かいよう、痔、血液の病気などによるものもありますが、圧倒的に多いのは鉄欠乏性貧血です。

鉄欠乏性貧血では、ヘモグロビンの著しい減少が見られます。ヘモグロビンの色素の主要成分は鉄です。この鉄が不足するとヘモグロビンが十分に合成できなくなり、赤血球が薄く小さくなって、貧血が起こるのです。

女性に貧血が多いのは、生理や妊娠などによって、男性の2～4倍もの鉄分を失うためです。ダイエットによる栄養不足も、女性の貧血に拍車をかけているようです。

ツボ刺激は、貧血の症状改善や体質改善には大きな効果を上げます。しかし、ヘモグロビンそのものを合成することはできません。抜本的な解決には、食物から鉄分を補給することが必要です。

男性で1日10㎎、女性は12㎎以上の鉄分をとると、鉄欠乏性貧血はかなり改善できます。鉄にたんぱく質、ビタミンC、ビタミンB群、銅などを組み合わせると、鉄の吸収率がグンとアップするので、ほかの食物とじょうずに組み合わせるようにしてください。

なお、からだの冷えから卵巣の機能が低下し、これが貧血の原因になることもあります。とくに女性は、冷房などでからだを冷やしすぎないようにしましょう。

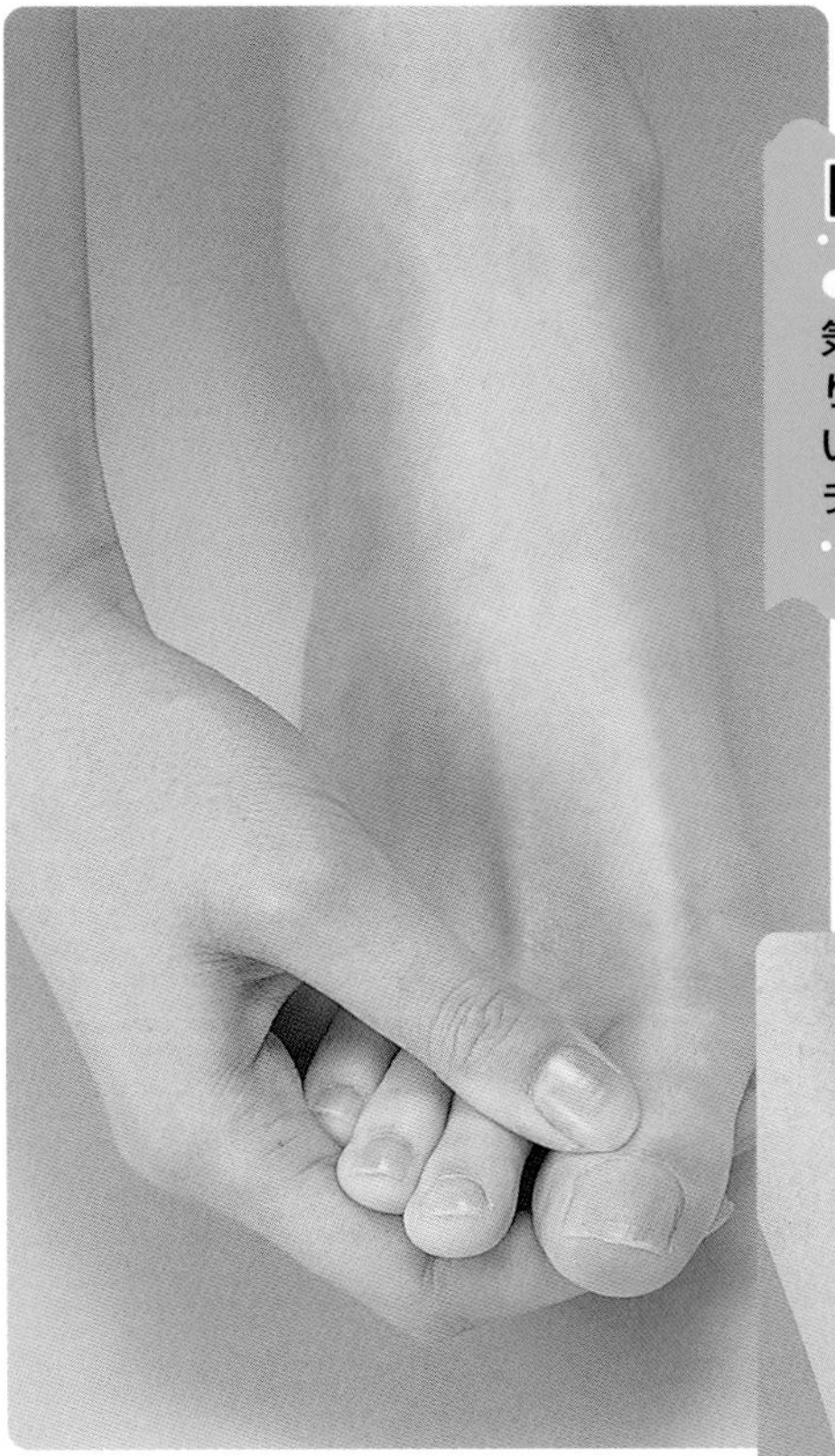

Point（大敦）

●1分間×4～5回押す

気持ちいい強さで、圧迫したり、もみほぐします。先の細いペンの柄などを使ってチクチク刺激するのも効果的です。

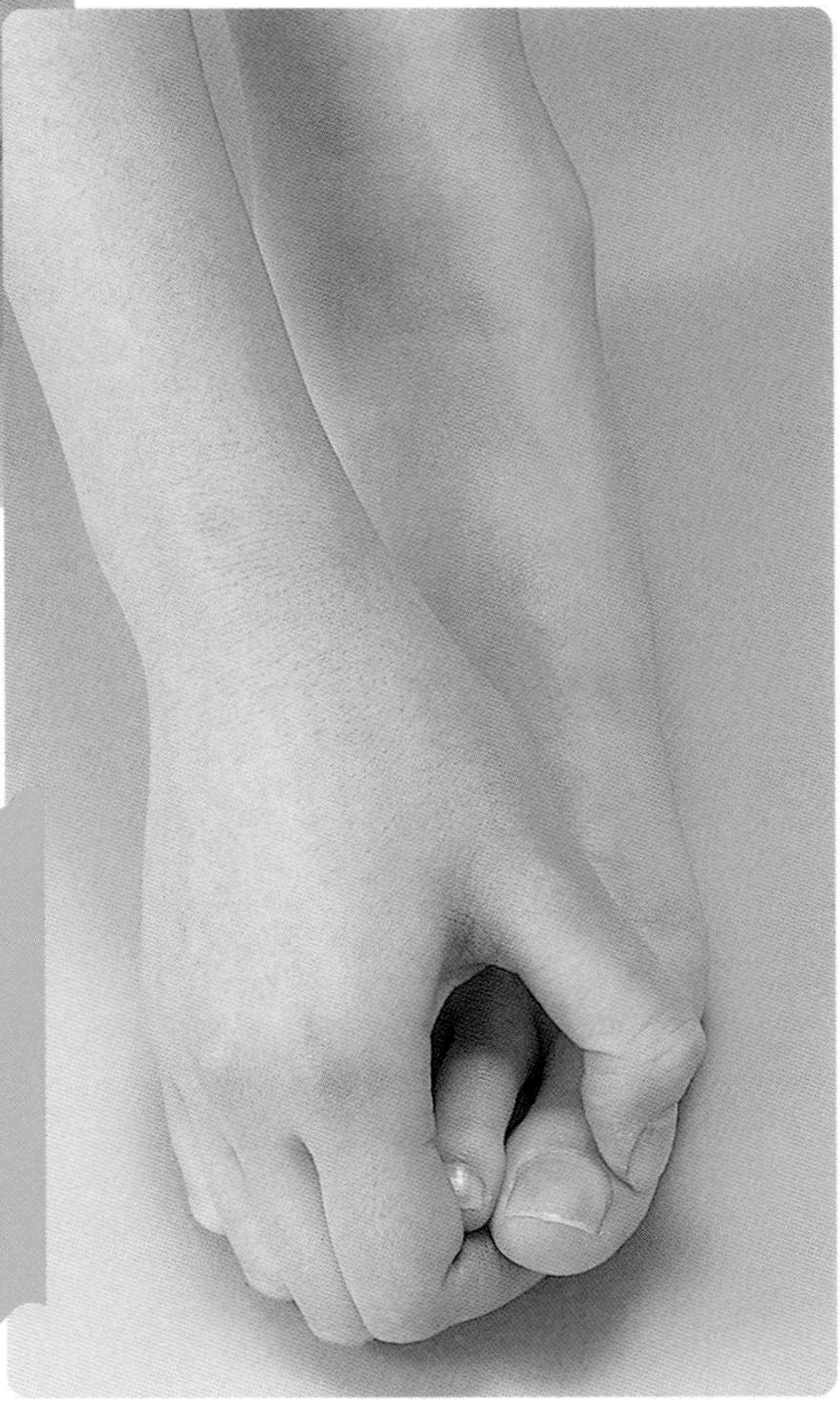

Point（隠白）

●1分間×4～5回押す

いろいろなツボと合わせて1日に10～15分ずつ刺激してやると、からだ全体の調子がよくなってくるはず。要領は大敦と同じです。

自律神経失調症

検査ではとくに異常は認められないのに、だるい、頭が重いなどの症状がある人は、全身のバランスを整えるツボを刺激してみましょう。

寝る前のツボ刺激を習慣に！

自律神経失調症は、自律神経の調節が円滑にいかなくなって、発汗異常、イライラ、動悸《どうき》、頭痛、倦怠感、食欲不振、不眠といった症状が現れる病気です。

病院では精神安定剤などが処方されたりしますが、ツボで全身のバランスを整えていきましょう。就寝前の刺激が効果的です。

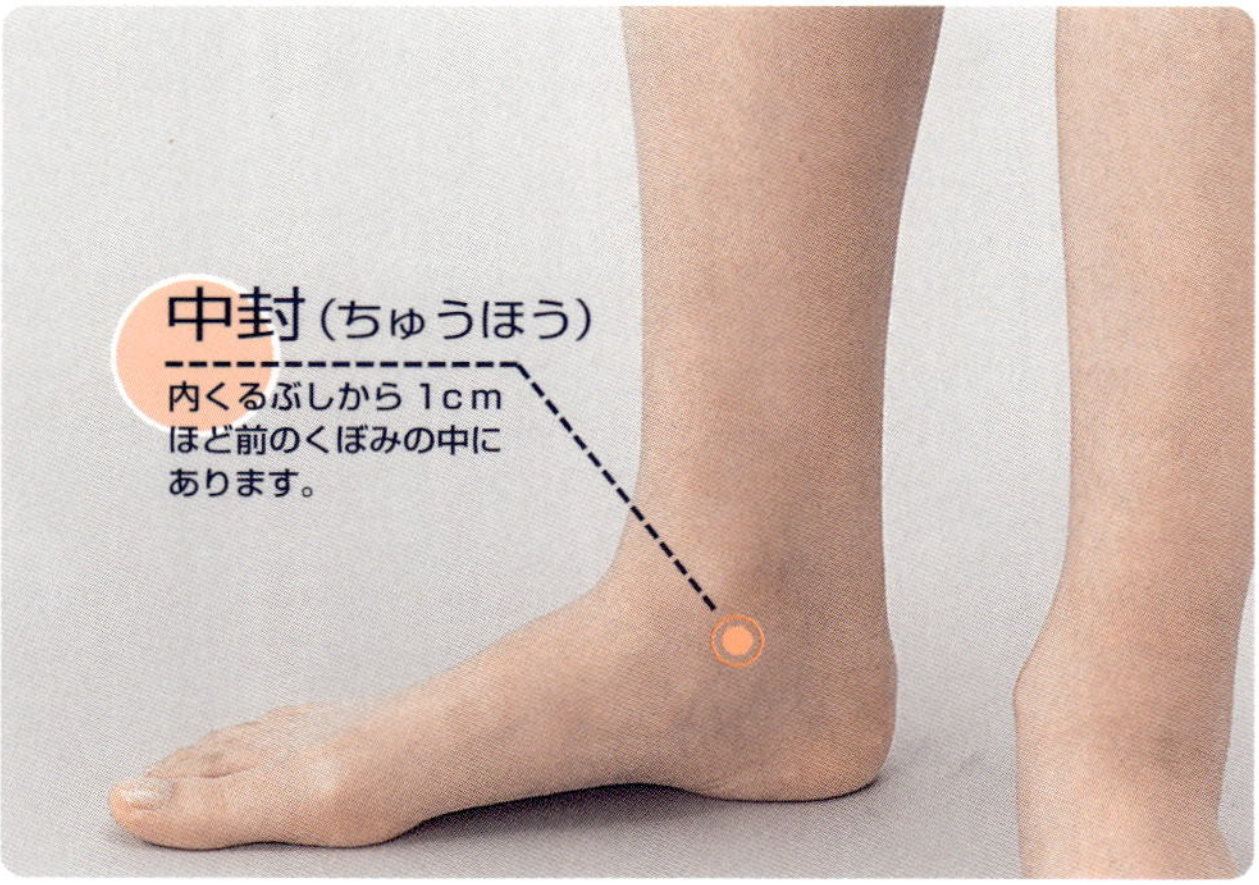
中封（ちゅうほう）
内くるぶしから1cmほど前のくぼみの中にあります。

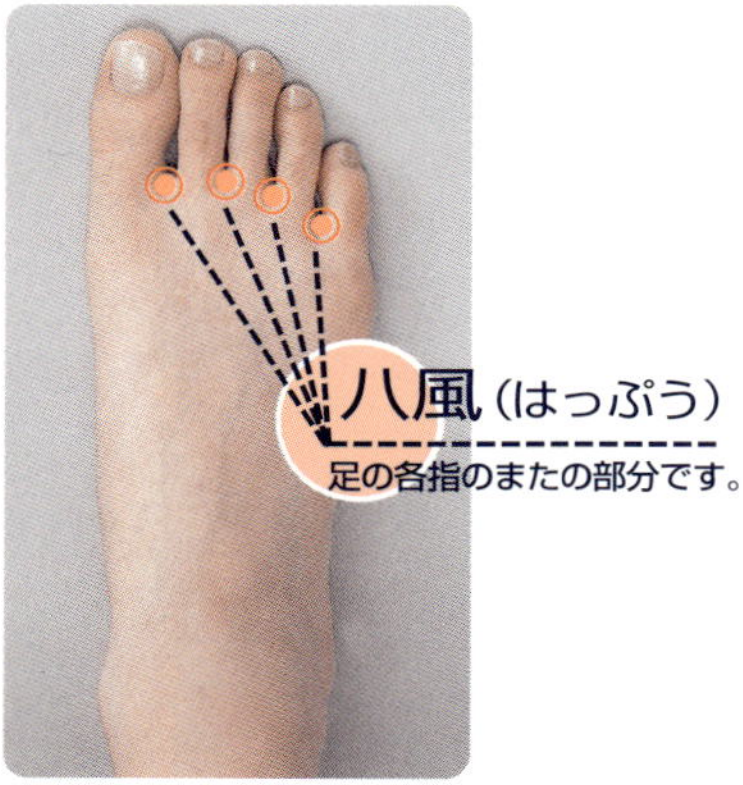
八風（はっぷう）
足の各指のまたの部分です。

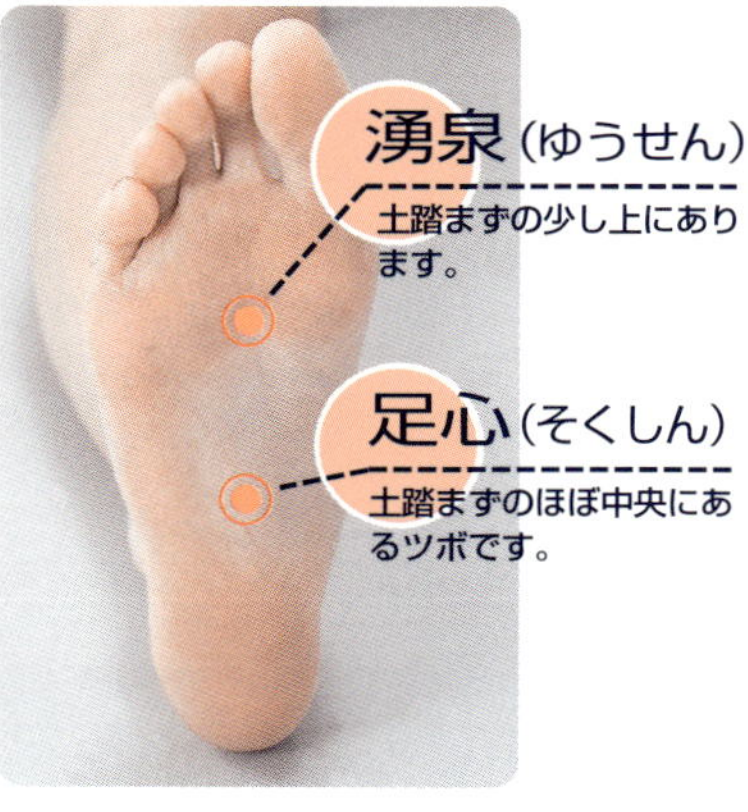
湧泉（ゆうせん）
土踏まずの少し上にあります。
足心（そくしん）
土踏まずのほぼ中央にあるツボです。

Point（中封）

●**1分間×4～5回押す**

親指の腹をツボにやさしく押し当て、軽く圧迫したり、もみほぐします。

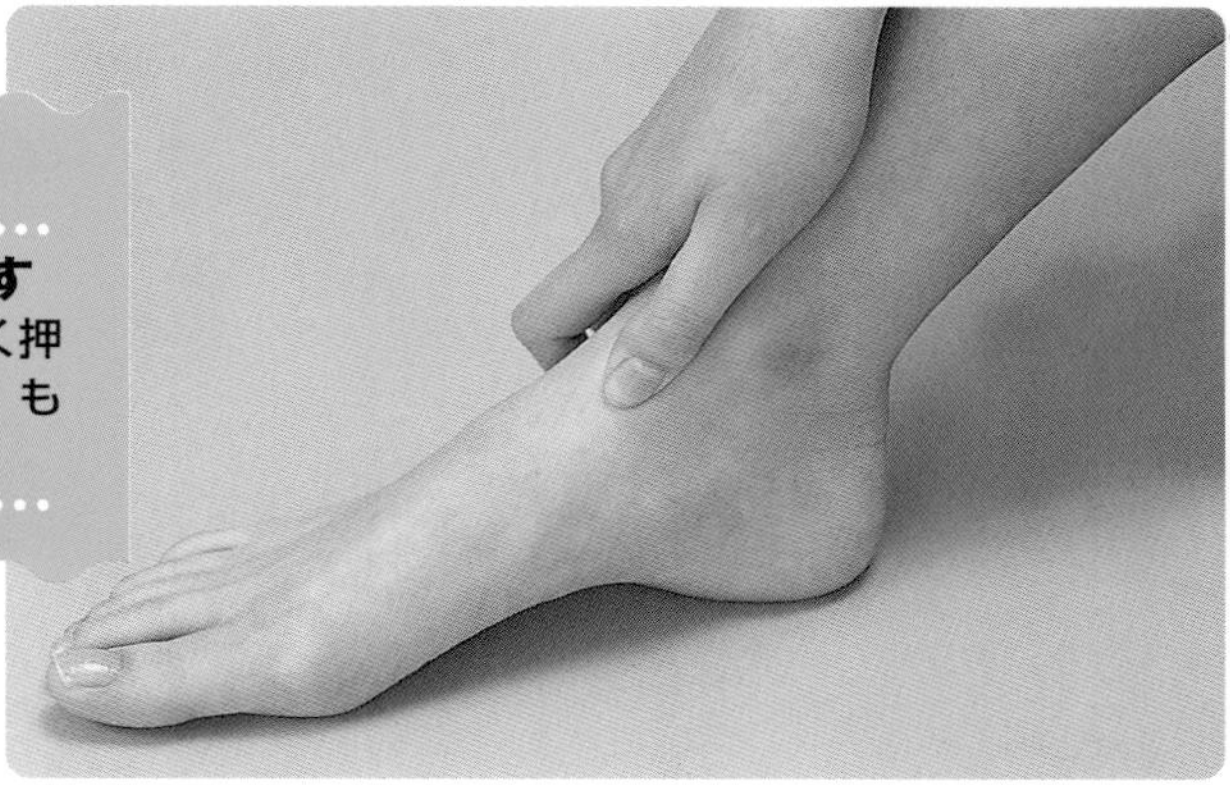

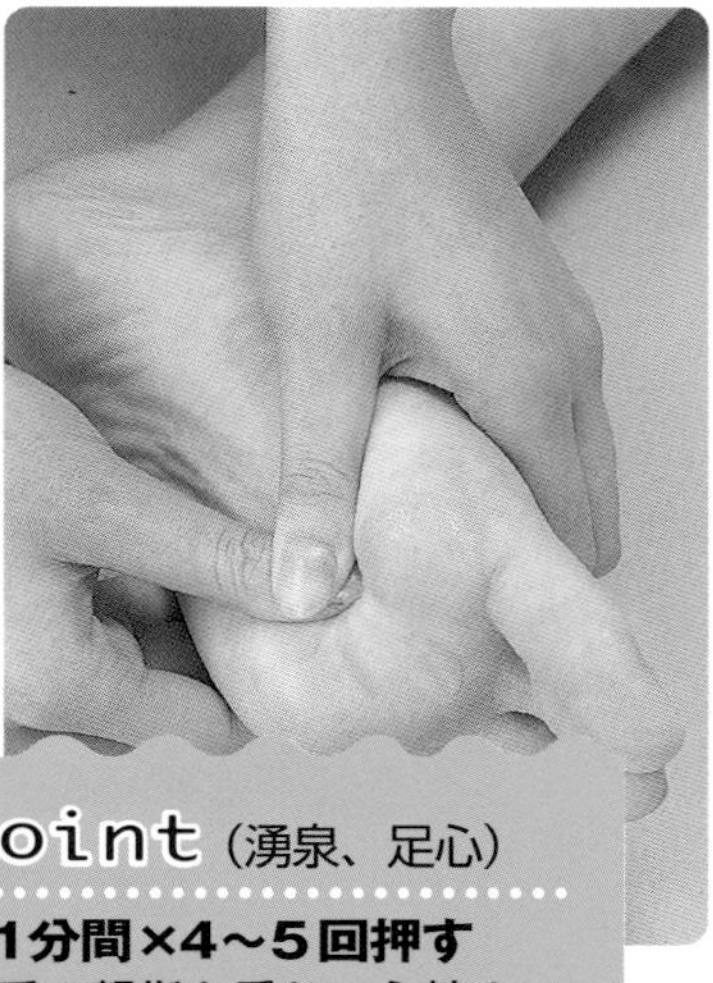

Point（湧泉、足心）

●**1分間×4～5回押す**

両手の親指を重ね、心地よい刺激が伝わるように刺激します。足心も湧泉と同様の力加減で、圧迫します。

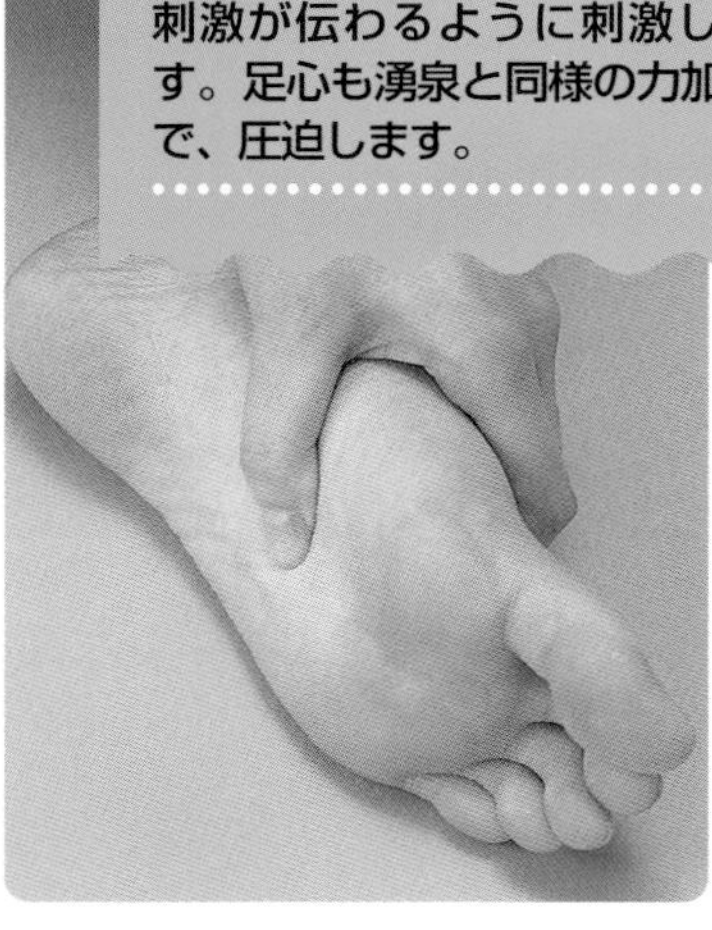

Point（八風）

●**それぞれ30秒間こする**

人さし指の腹を使い、足の指と指の間をやさしくこすります。８穴すべて、念入りに行います。

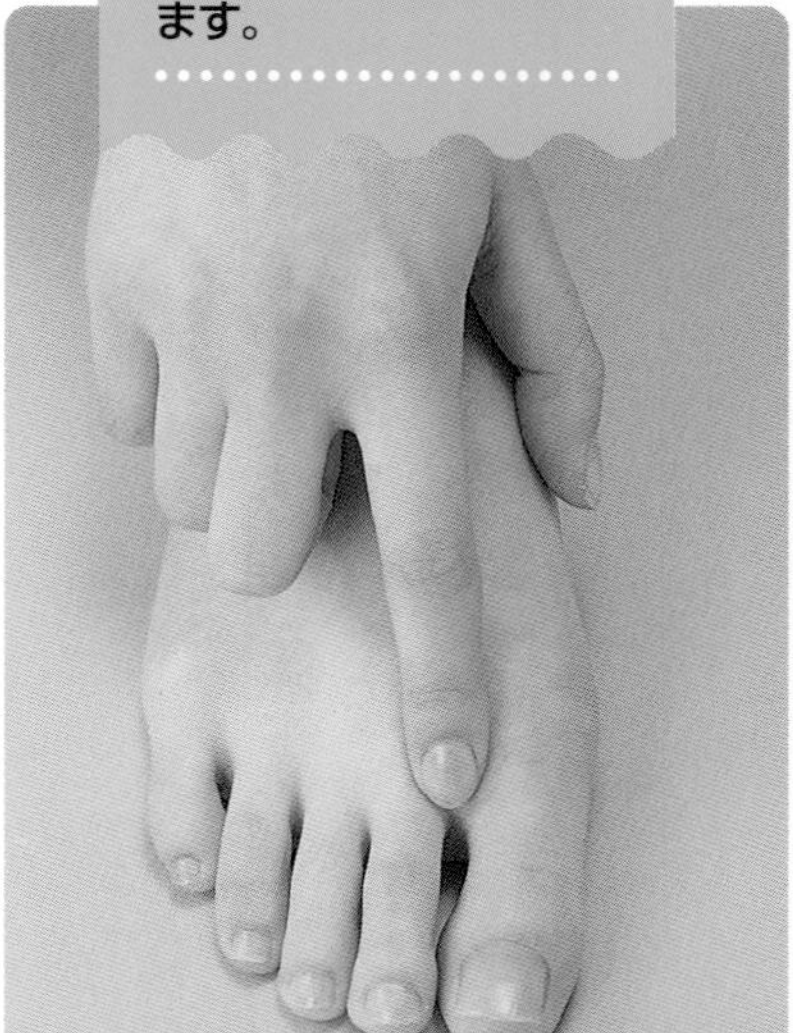

二日酔い、飲みすぎ

二日酔いのつらさはわかっているのに、ついつい度を超して飲んでしまうという人は、代謝をよくするツボを覚えておくとよいでしょう。

飲みすぎによる不快感をツボ刺激でスッキリ

肝臓の処理能力を超えるアルコールが体内に入ると、アルコールの分解過程で出てくるアセトアルデヒドが血中に増え、頭痛、吐き気といった症状が現れてきます。

飲んだ翌日に気持ちよく過ごしたいなら、酒量を控えるのが一番ですが、つい飲みすぎてしまったときは、照海、行間などのツボをチクチク刺激して、全身の代謝を促しましょう。血中のアセトアルデヒドの排出が促進され、その分早く不快感が解消されます。

水分を補給する、ビタミンCをとるなども効果があります。

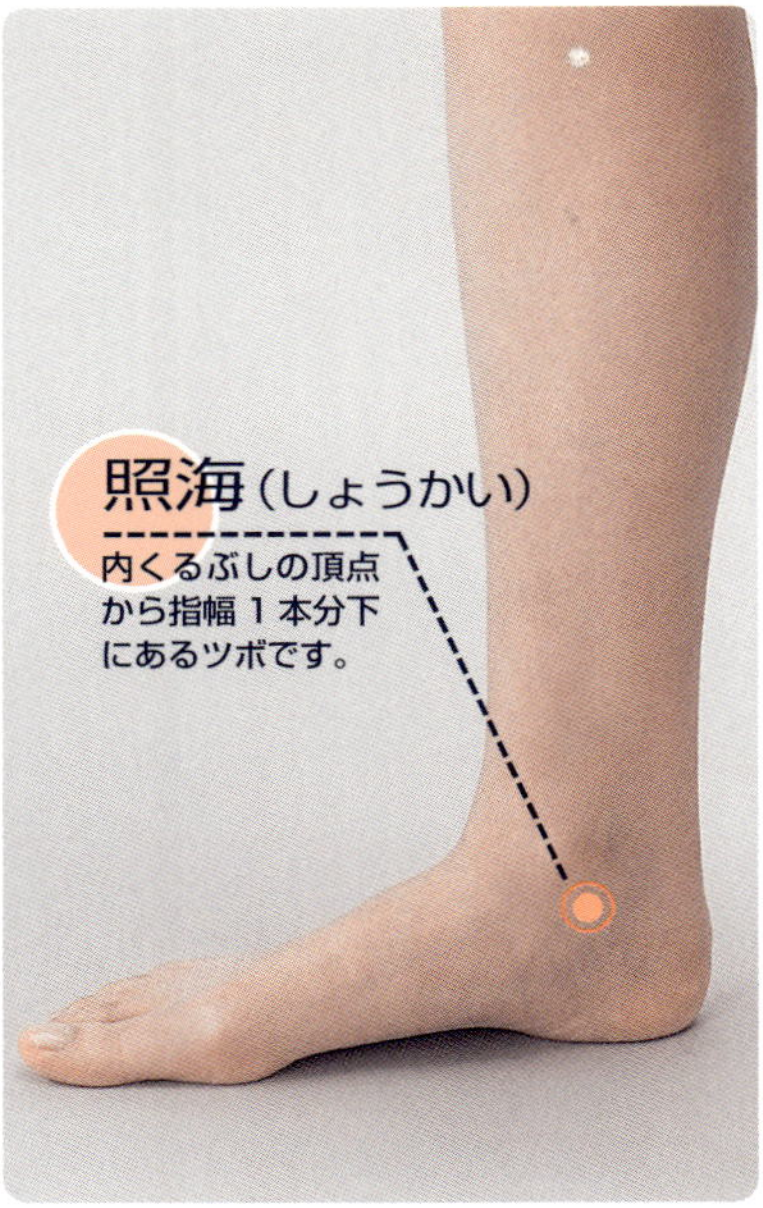
照海（しょうかい）
内くるぶしの頂点から指幅１本分下にあるツボです。

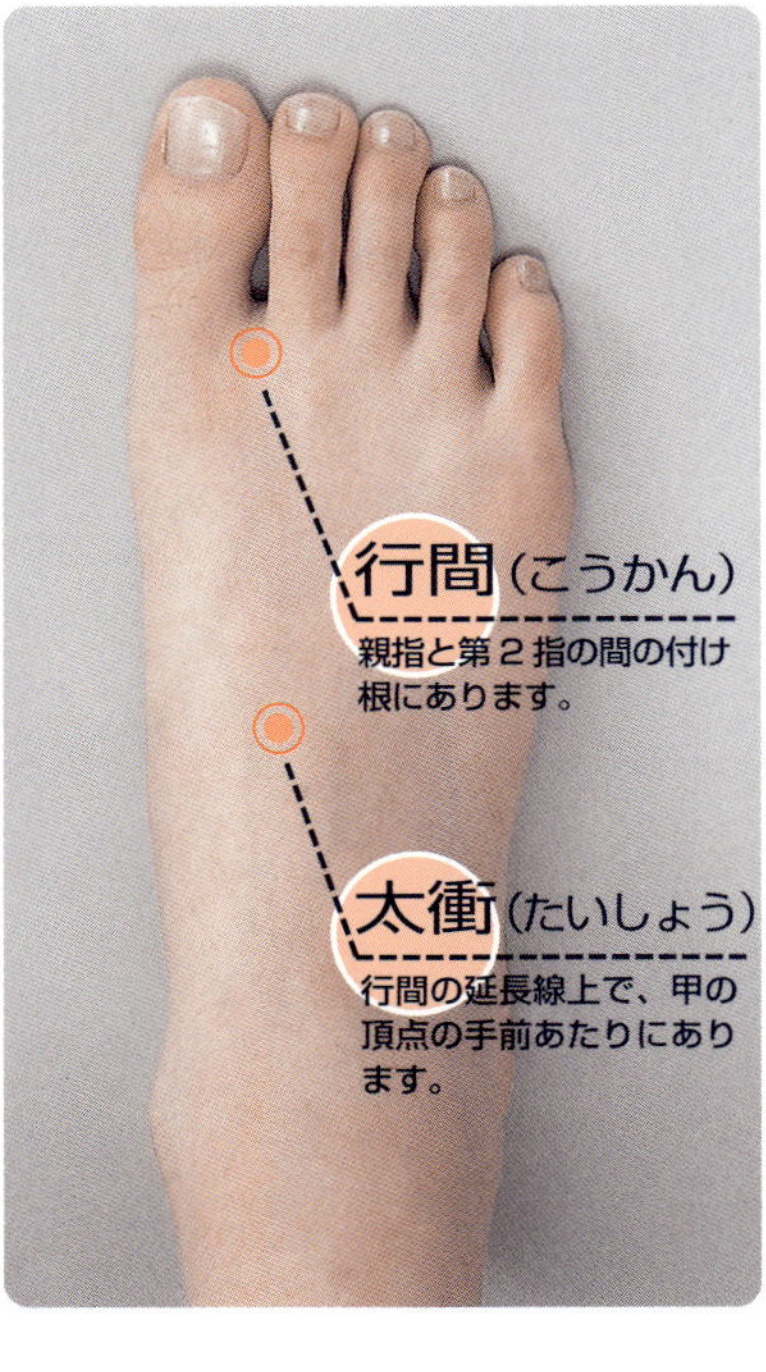
行間（こうかん）
親指と第２指の間の付け根にあります。
太衝（たいしょう）
行間の延長線上で、甲の頂点の手前あたりにあります。

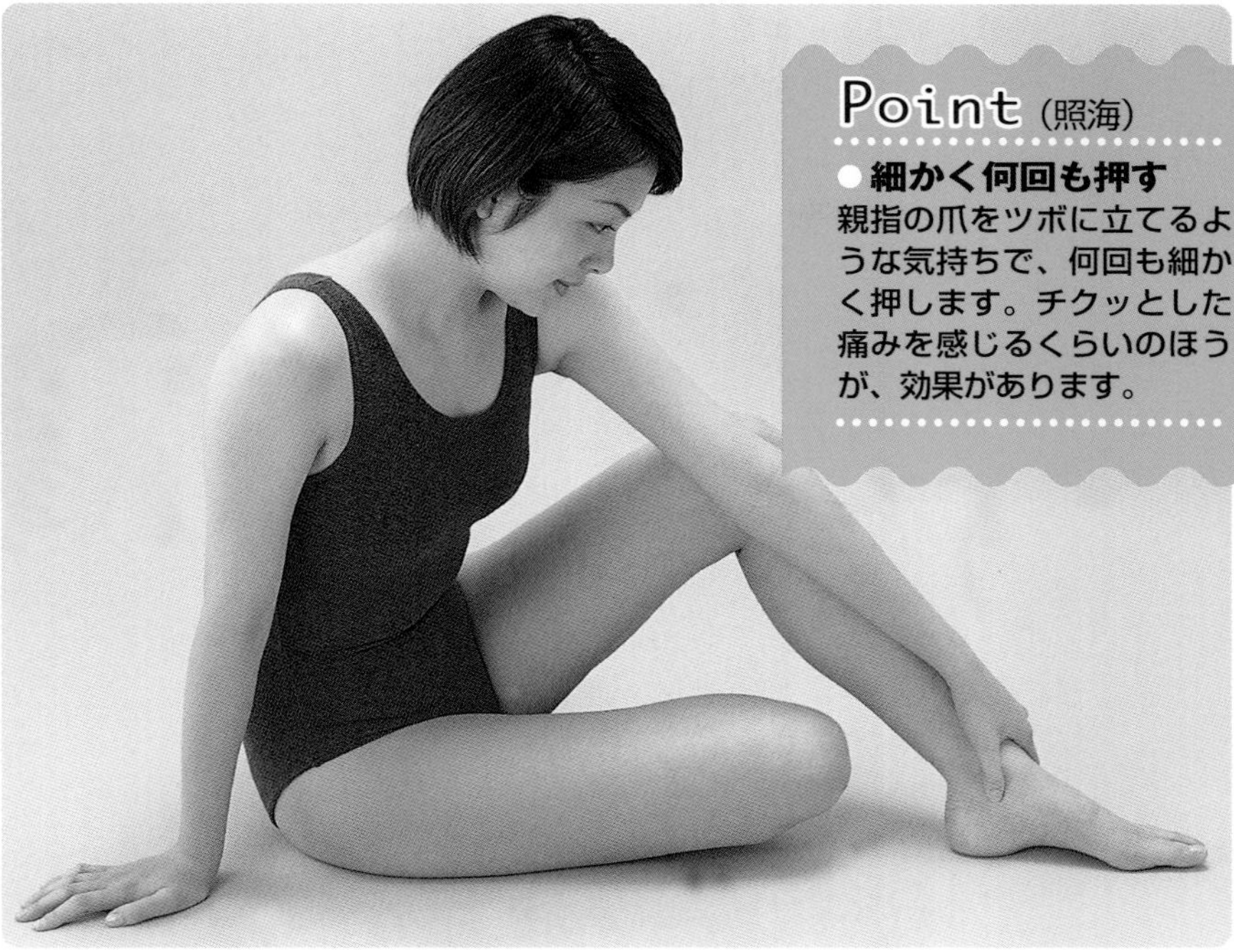

Point（照海）

●細かく何回も押す

親指の爪をツボに立てるような気持ちで、何回も細かく押します。チクッとした痛みを感じるくらいのほうが、効果があります。

Point（行間）

●1分間×4～5回押す

親指をツボに対して45度の角度で押し当て、症状が軽くなるまで、ギューッと強く圧迫したり、強めの力でこね回したりします。

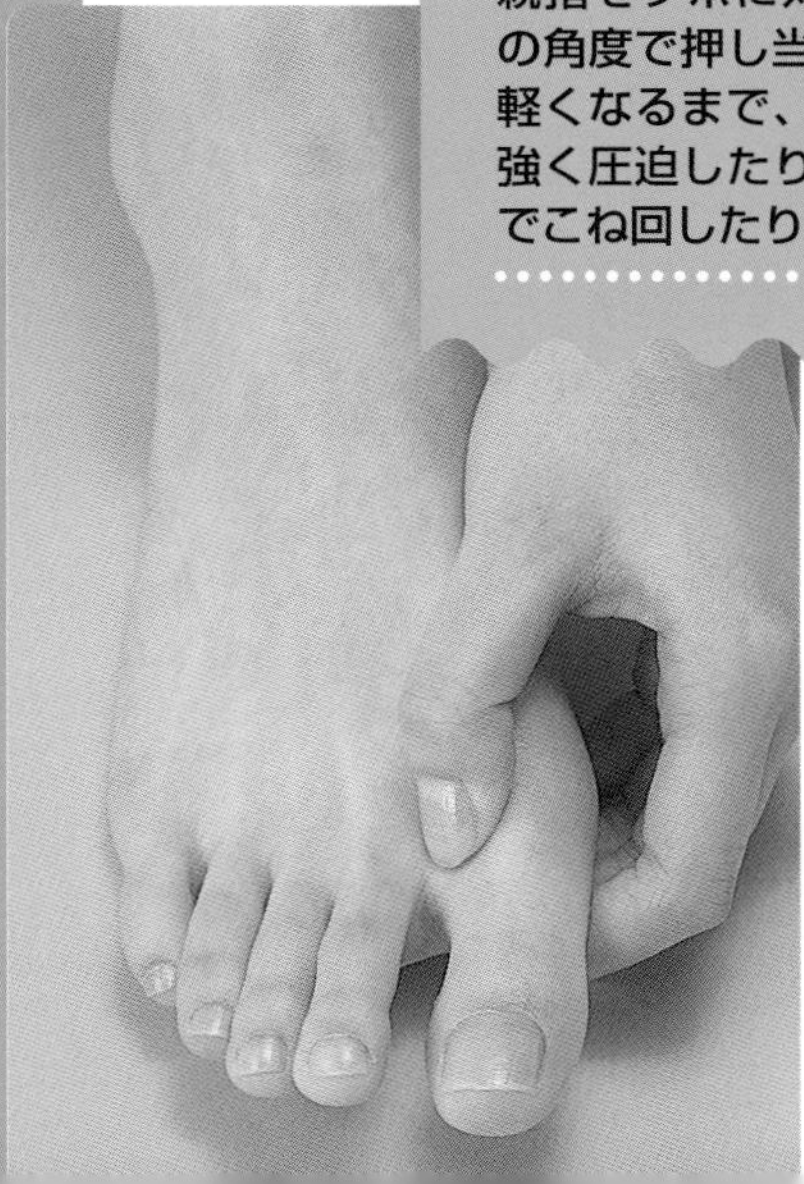

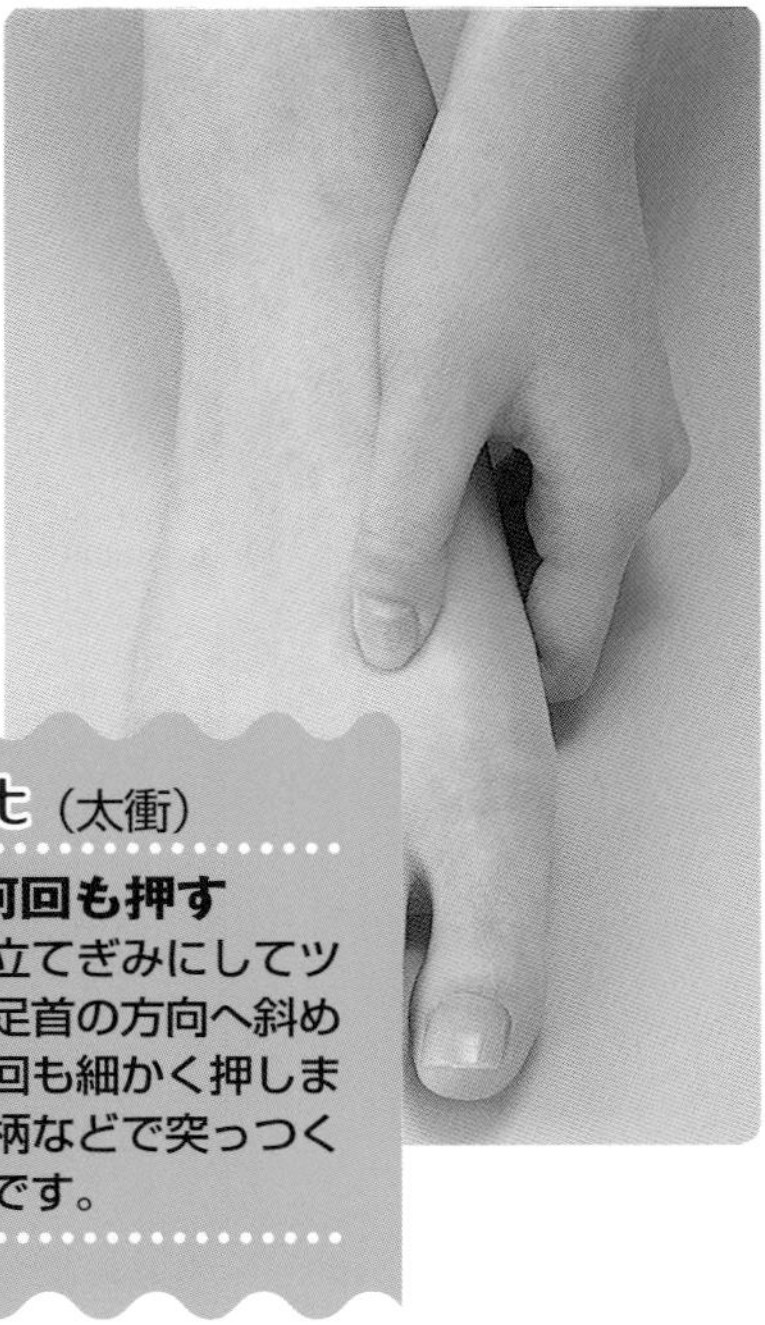

Point（太衝）

●細かく何回も押す

親指をやや立てぎみにしてツボに当て、足首の方向へ斜めの角度で何回も細かく押します。ペンの柄などで突っつくのも効果的です。

乗り物酔い

乗り物酔いの予防、症状軽減には、乗る前のツボ刺激が効果的です。酔いやすい人は、体調を整えておくことも忘れないようにしましょう。

酔ってからでは手遅れ 乗る前にツボ刺激

乗り物酔いは、どちらかというと神経質な人に多く見られるようです。一度吐き気などで苦しんだ経験があとあとまで尾を引き、その精神的な不安から乗り物酔いを繰り返すという人は少なくありません。このような人は、隠白、行間のような心身の緊張を解きほぐしてくれるツボ刺激がおすすめです。

また、乗り物酔いは一時的な自律神経失調症ともいえますから、自律神経の調節に役立つ中封などの刺激も効果的です。築賓は胃の働きを整え、吐き気を抑える効果があります。

いずれのツボも、酔ってから刺激したのでは、逆に吐き気を助長することがあります。乗り物に乗る30分ほど前に、やさしく刺激しておくようにしましょう。

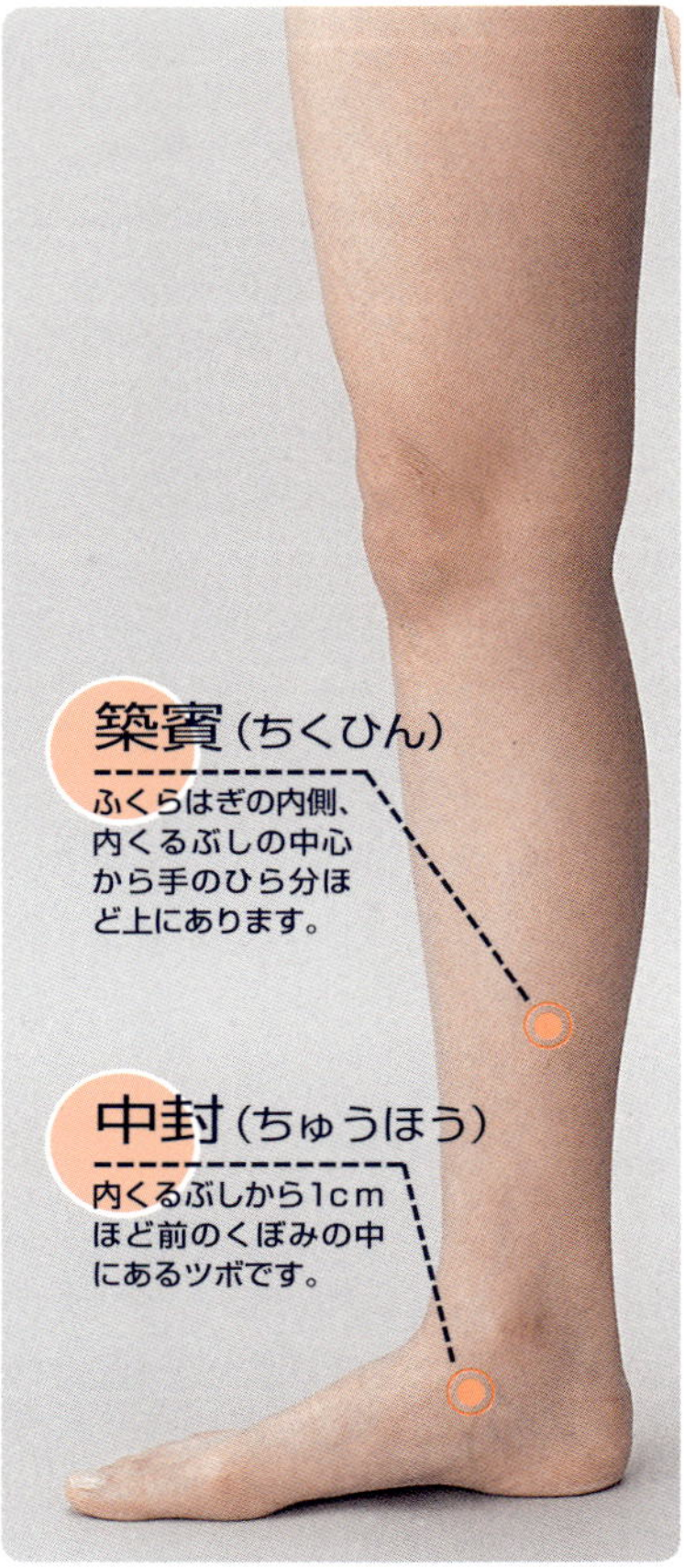
築賓（ちくひん）
ふくらはぎの内側、内くるぶしの中心から手のひら分ほど上にあります。
中封（ちゅうほう）
内くるぶしから1cmほど前のくぼみの中にあるツボです。

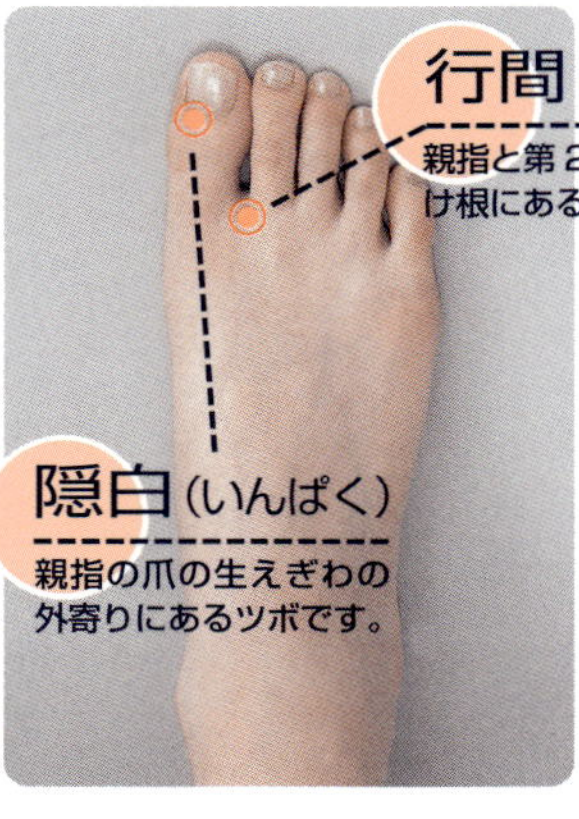
行間（こうかん）
親指と第２指の間の付け根にあるツボです。
隠白（いんぱく）
親指の爪の生えぎわの外寄りにあるツボです。

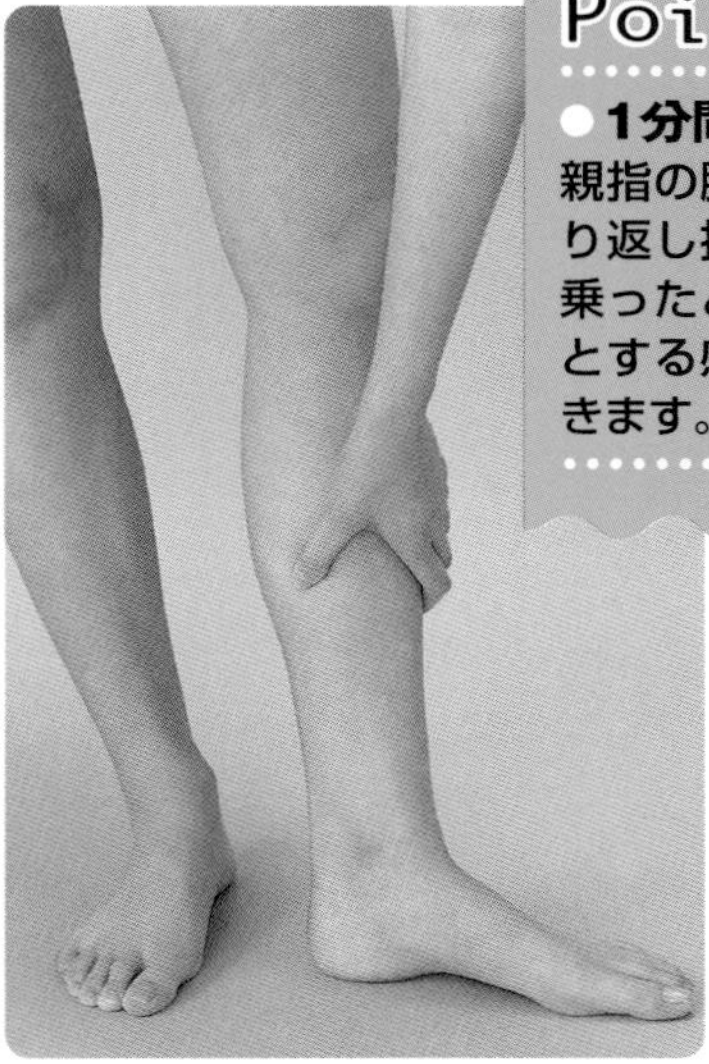

Point（築賓）

●1分間×4～5回押す

親指の腹をツボに当て、繰り返し押します。飛行機に乗ったときの、耳がツーンとする感じも予防、改善できます。

Point（中封）

●1分間×4～5回押す

親指の腹をツボに押し当て、痛いけれど気持ちいいくらいの力で、圧迫したり、もみほぐします。

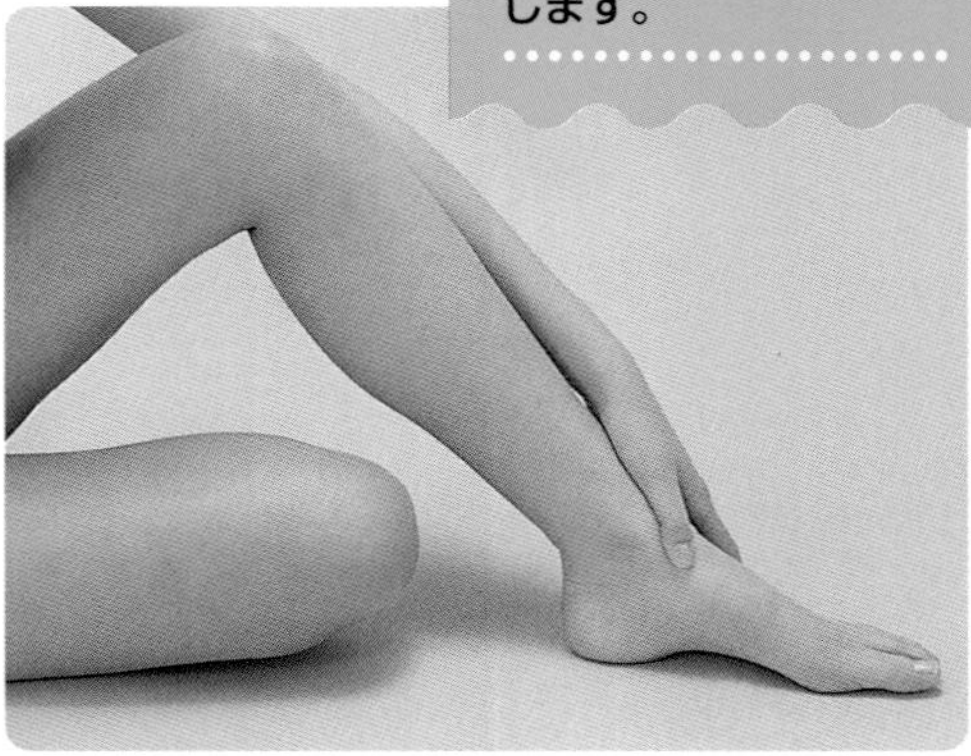

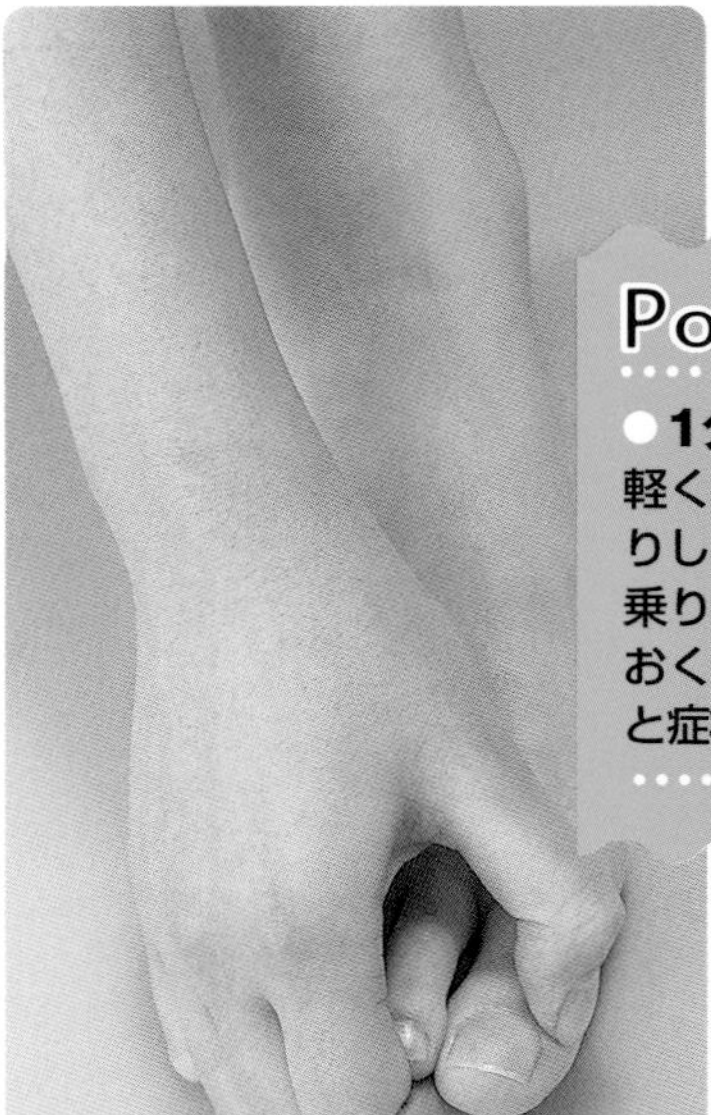

Point（隠白、行間）

●1分間×4～5回押す

軽く圧迫したり、こすったりします。いずれのツボも、乗り物に乗る前に刺激しておくと、乗り物酔いの予防と症状軽減につながります。

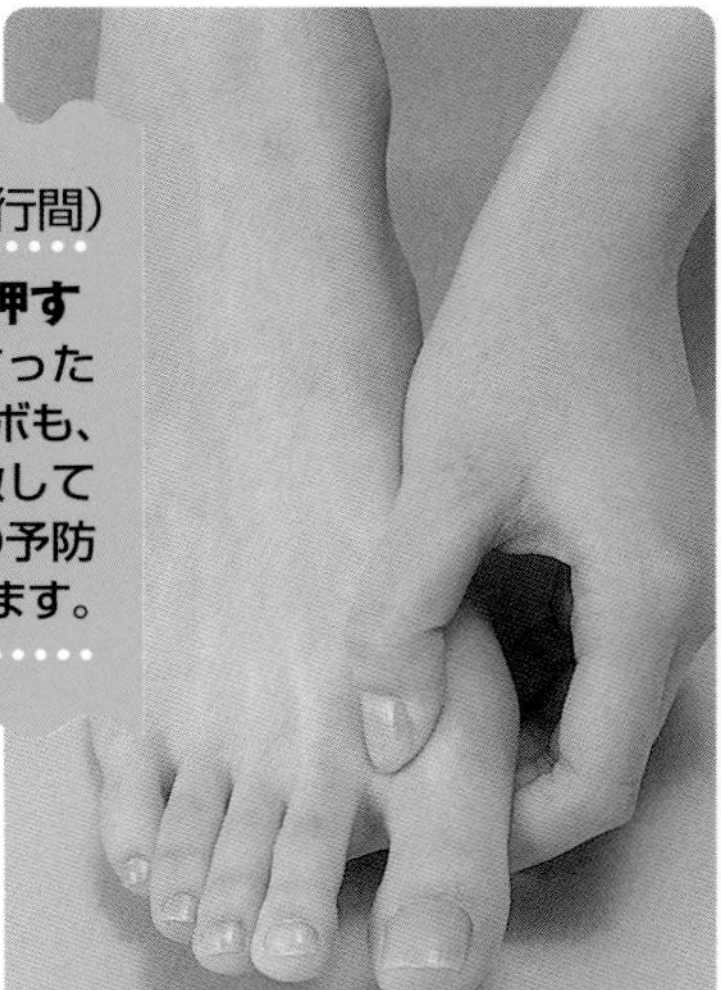

肥満

肥満は万病のもと。生活習慣病をはじめとするさまざまな病気を招きます。ツボ刺激、食事制限、運動で、適正体重に近づけましょう。

代謝機能をよくして太りにくいからだへ

肥満、肥満ぎみの人には、からだのバランスをとるツボ、代謝をよくして体内の脂肪の燃焼を盛んにするツボ、食欲を調整するツボへの刺激が有効です。週に4、5日のペースで定期的に行っていると、からだに負担をかけずにウェイトコントロールできます。

加えて、食事の改善と運動で、消費エネルギーと摂取エネルギーのバランスをとることも大切です。

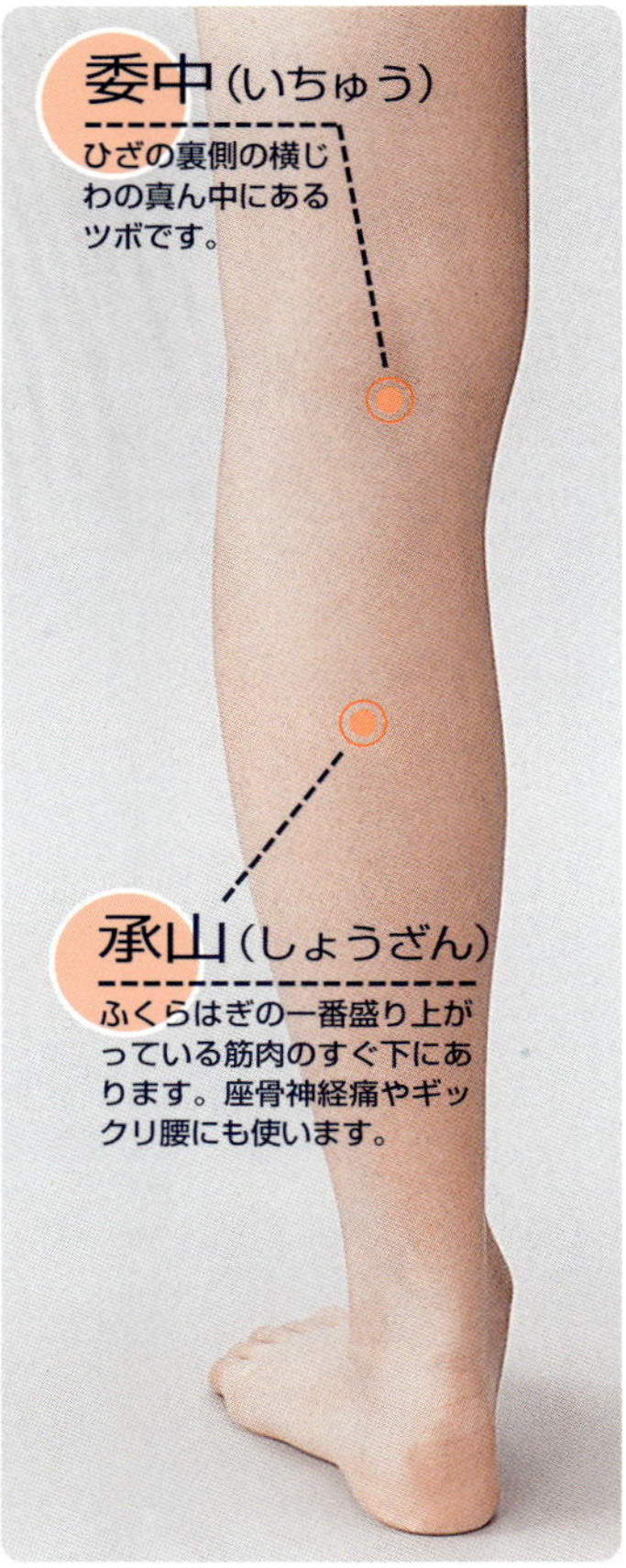
委中（いちゅう）
ひざの裏側の横じわの真ん中にあるツボです。
承山（しょうざん）
ふくらはぎの一番盛り上がっている筋肉のすぐ下にあります。座骨神経痛やギックリ腰にも使います。

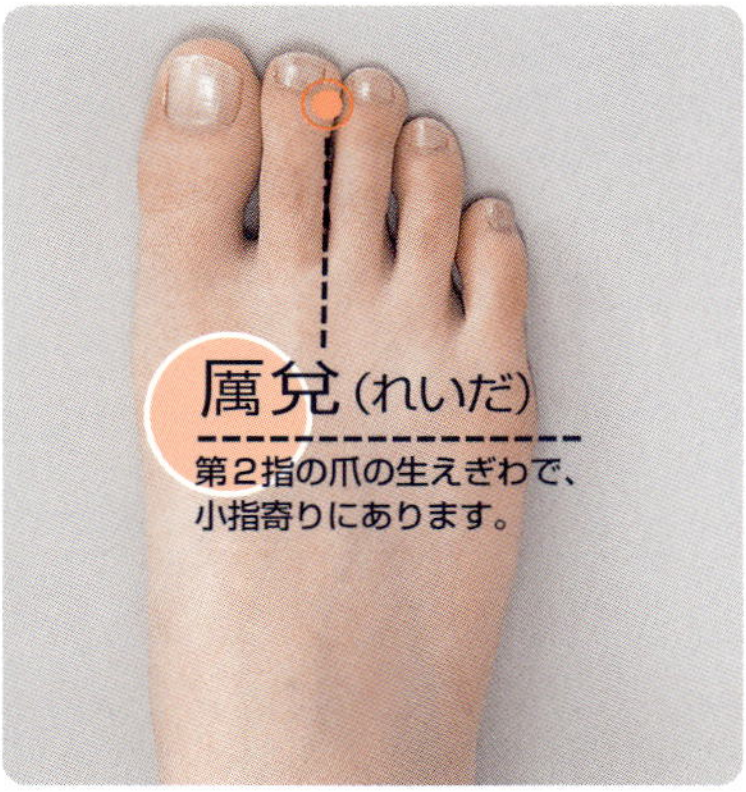
厲兌（れいだ）
第2指の爪の生えぎわで、小指寄りにあります。

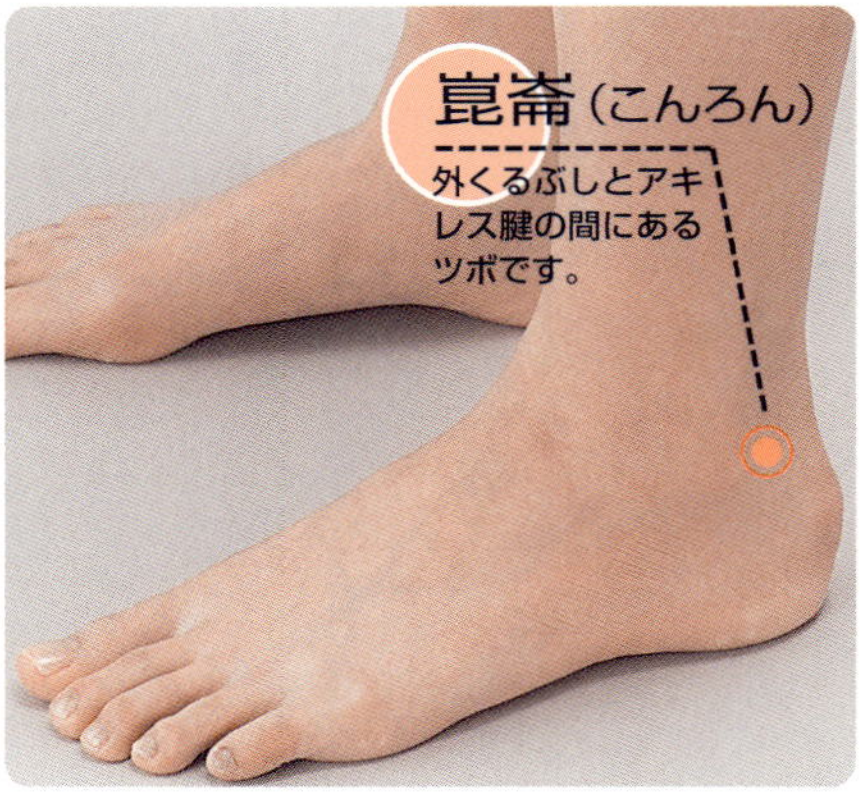
崑崙（こんろん）
外くるぶしとアキレス腱の間にあるツボです。

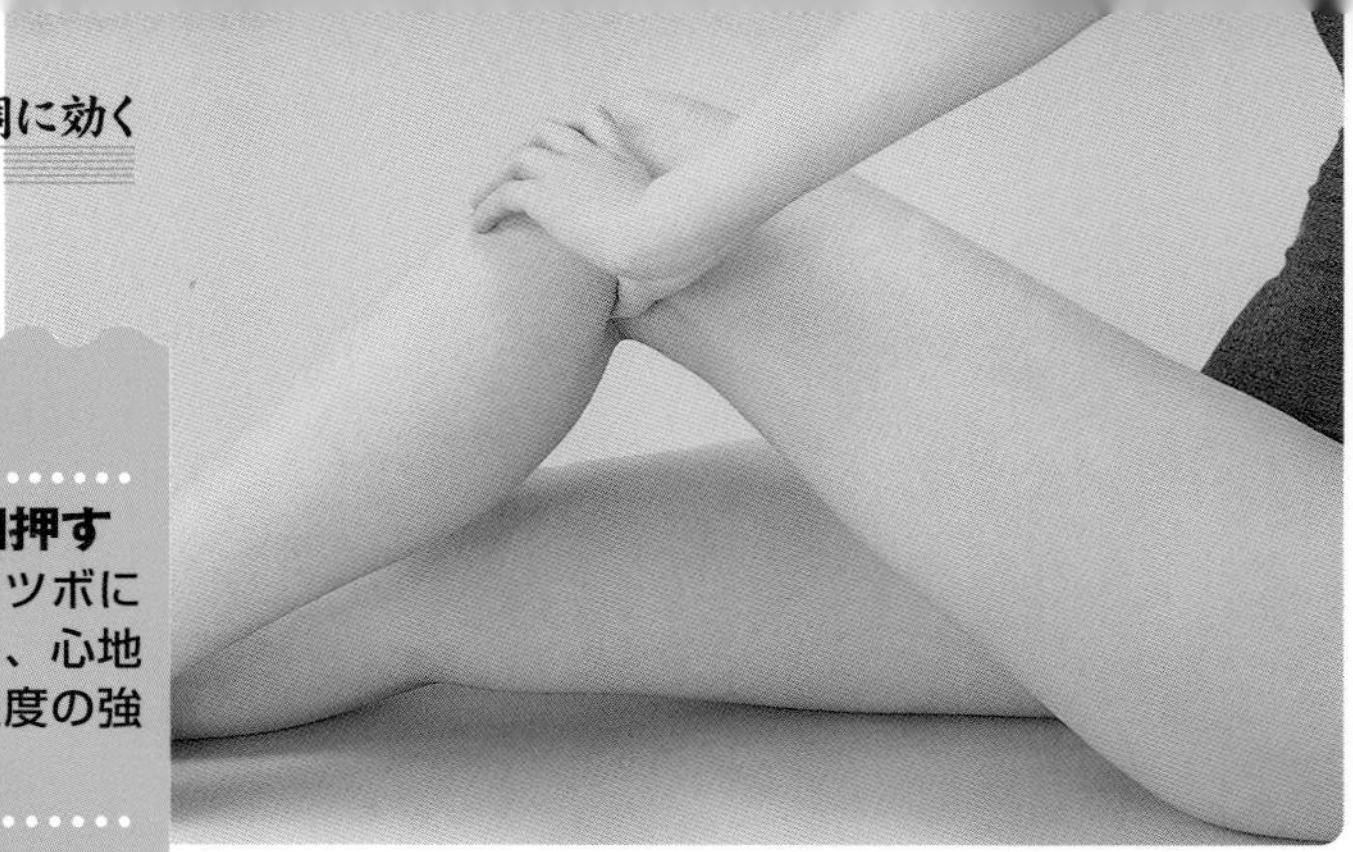

Point（委中）

●**1分間×4～5回押す**

ひざを曲げた姿勢でツボに親指の腹を押し込み、心地よい痛みを感じる程度の強さで圧迫します。

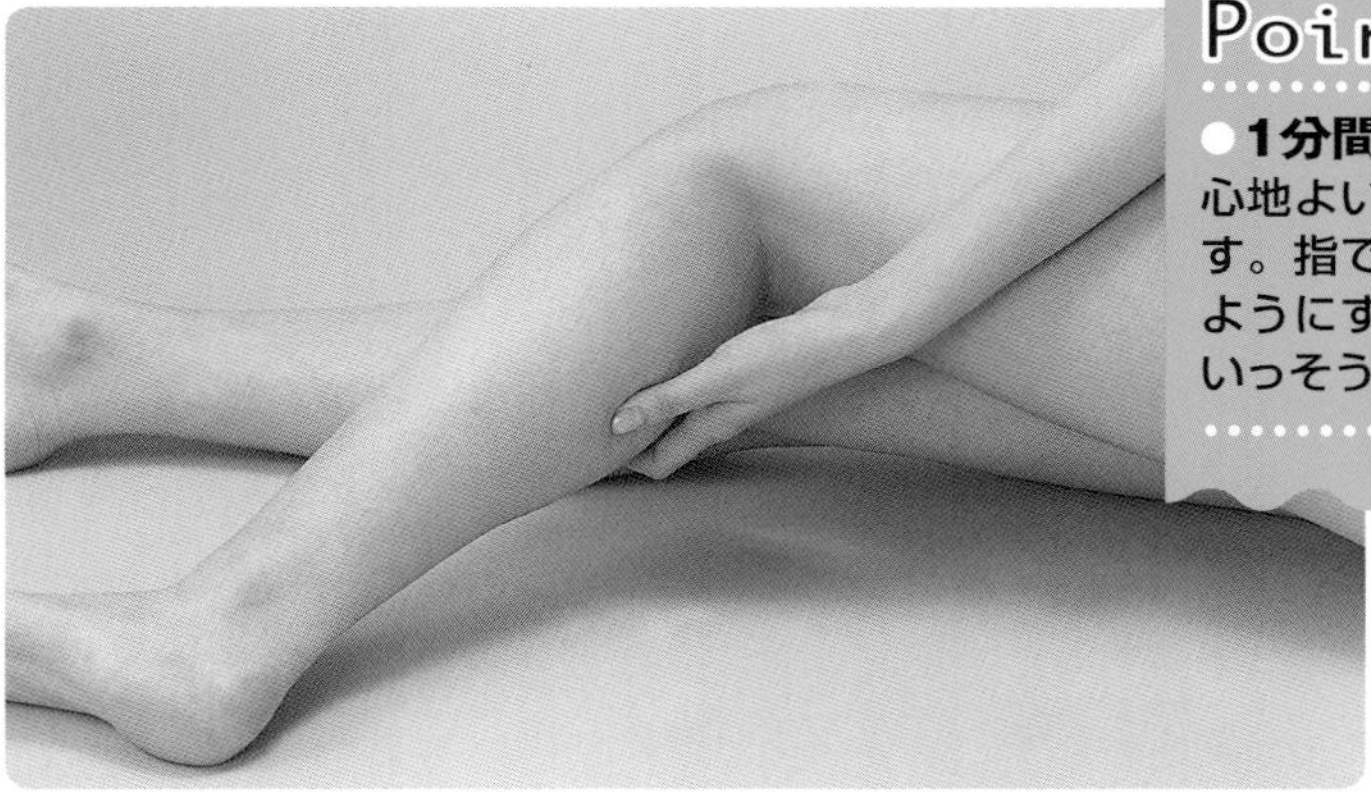

Point（承山）

●**1分間×4～5回押す**

心地よい力加減で圧迫します。指でツボをもみほぐすようにすると、血行促進にいっそう効果的です。

Point（厲兌）

●**1分間×4～5回押す**

こね回すような要領で押します。食事の30分ほど前に行うと、食欲が抑制され、食べすぎが防げます。

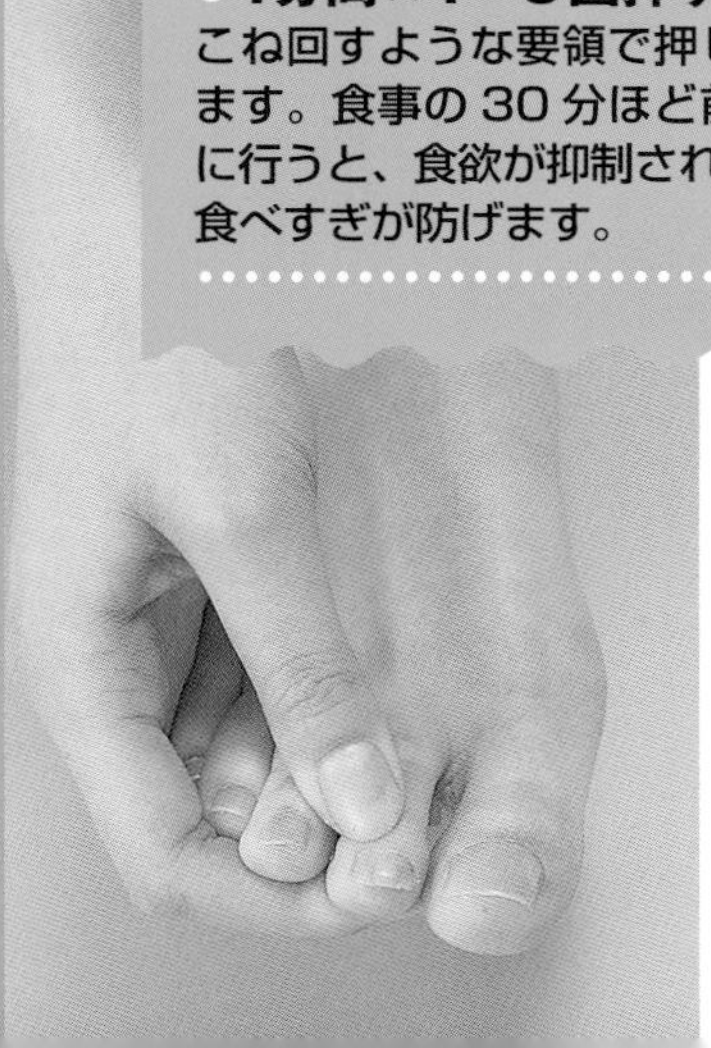

Point（崑崙）

●**1分間×4～5回押す**

ゆっくりと押したり、もんだりします。長期に行っていると、太りにくい体質に変わってきます。

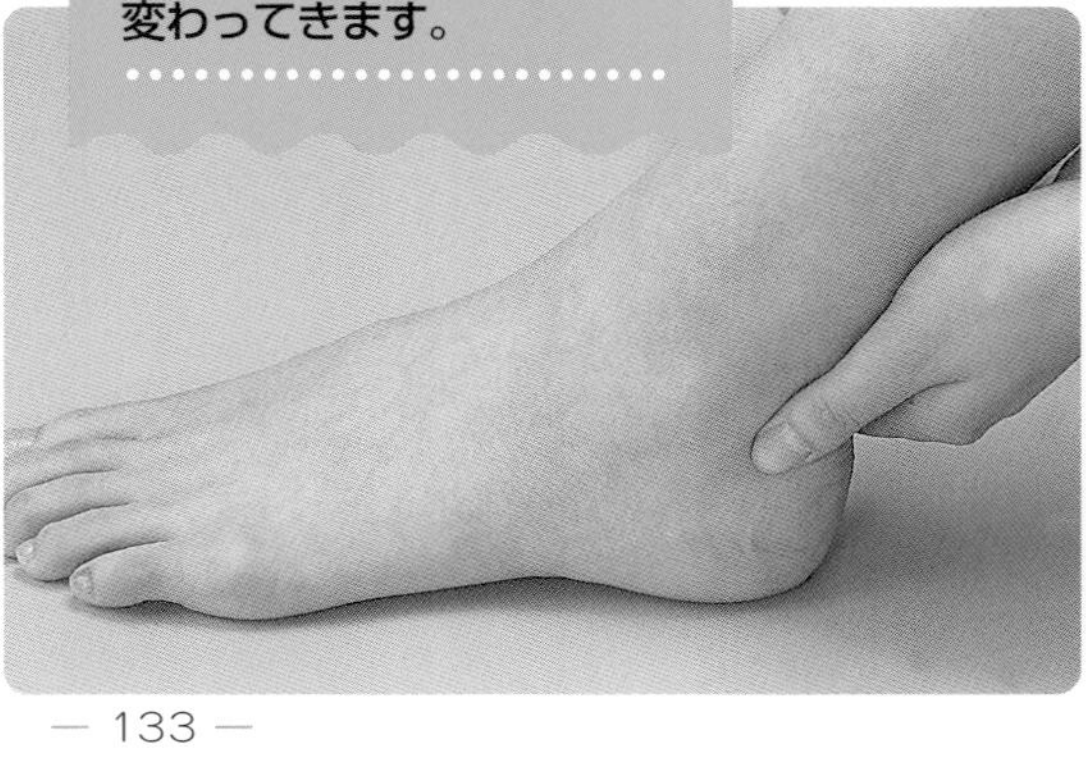

不眠

ぐっすり眠れないと、昼間の疲れが抜けきれず、翌日つらい思いをします。ツボを刺激して緊張をときほぐし、リラックスさせましょう。

緊張をほぐして気持ちよく熟睡

ひと口に不眠といっても、寝つきが悪い、眠りが浅い、夜中に何度も目が覚めるなどいろいろなケースがありますが、いずれも心配事や不安、神経の高ぶりなどが背景にあることが多いようです。

気持ちよく熟睡するためのポイントは、緊張をほぐすこと。ツボを刺激して血液の循環をよくし、心身をリラックスさせてやりましょう。からだの冷えが眠りを妨げていることも少なくありませんが、ツボ刺激ではからだを温める効果も期待できます。

眠りたいときのツボ刺激は、休みたがっている神経を逆なでしないよう、弱めの力でやさしく行うことを原則にします。ツボ刺激は、できれば昼間に一度行い、就寝前はぬるめのお風呂にゆっくり入ってから刺激すると効果的です。

ツボに磁気粒などを貼りつけて眠るのもよい方法です。

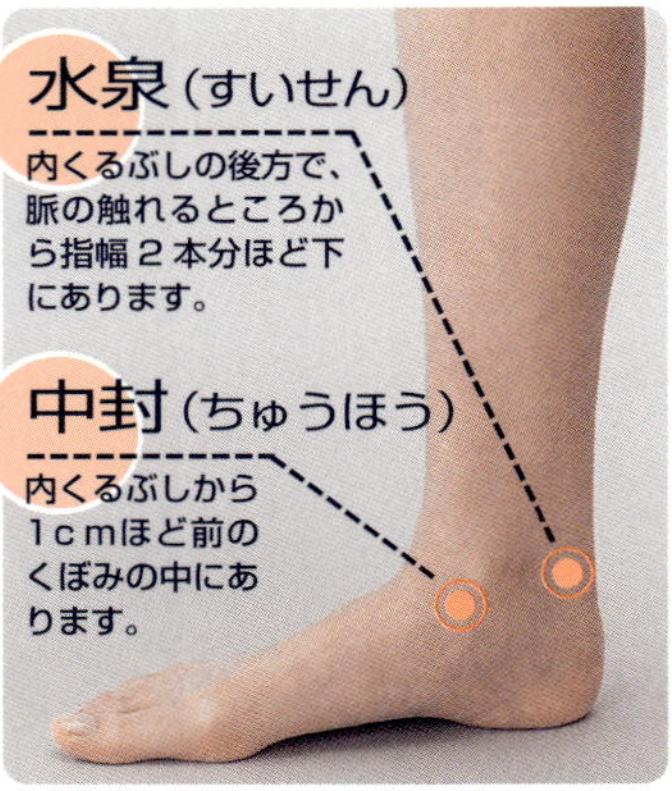
水泉（すいせん）
内くるぶしの後方で、脈の触れるところから指幅２本分ほど下にあります。
中封（ちゅうほう）
内くるぶしから1cmほど前のくぼみの中にあります。

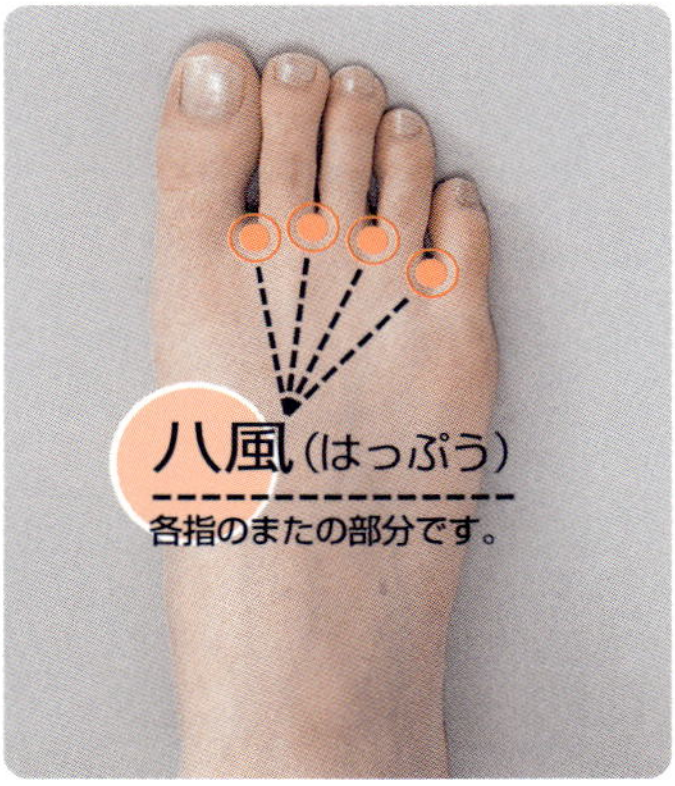
八風（はっぷう）
各指のまたの部分です。

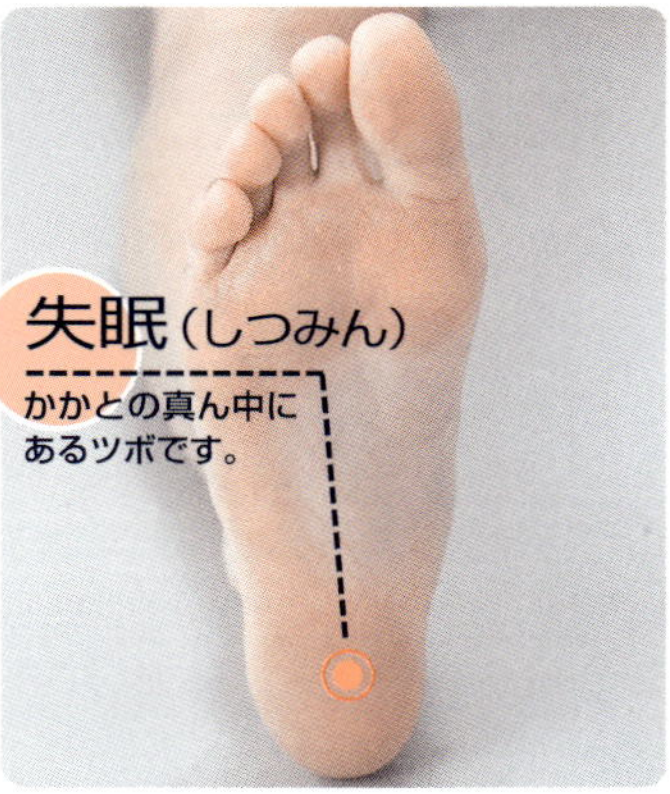
失眠（しつみん）
かかとの真ん中にあるツボです。

Point（失眠）

●**1分間×4～5回押す**

やや強めの力で数回、圧迫します。ゴルフボールなどを転がして刺激するのもよい方法です。

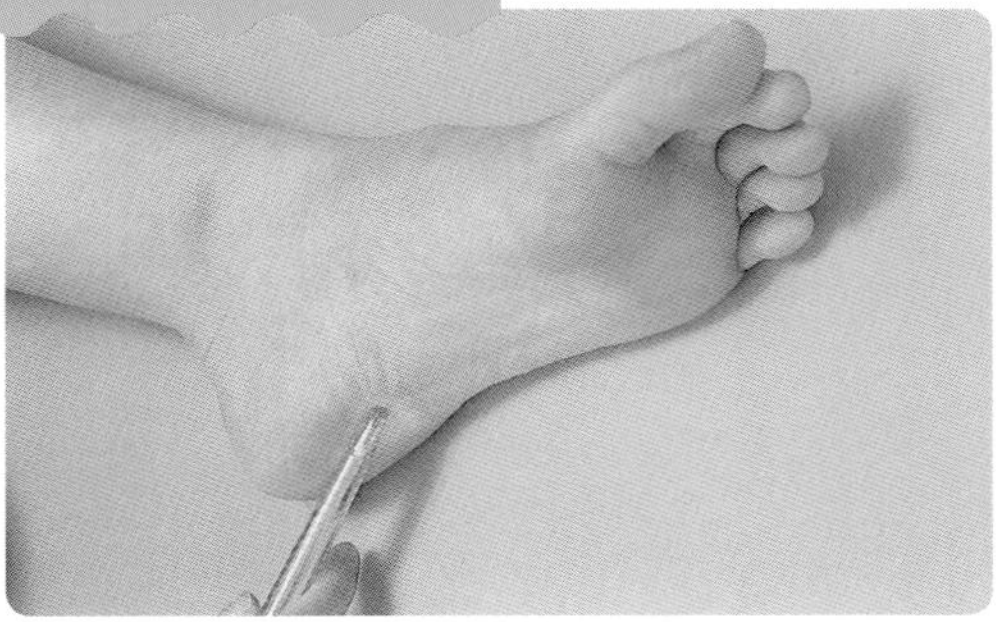

Point（八風）

●**それぞれ30秒間こする**

各指と指の間を念入りにこすります。足先がポカポカ温かくなって、すんなり眠りにつけます。

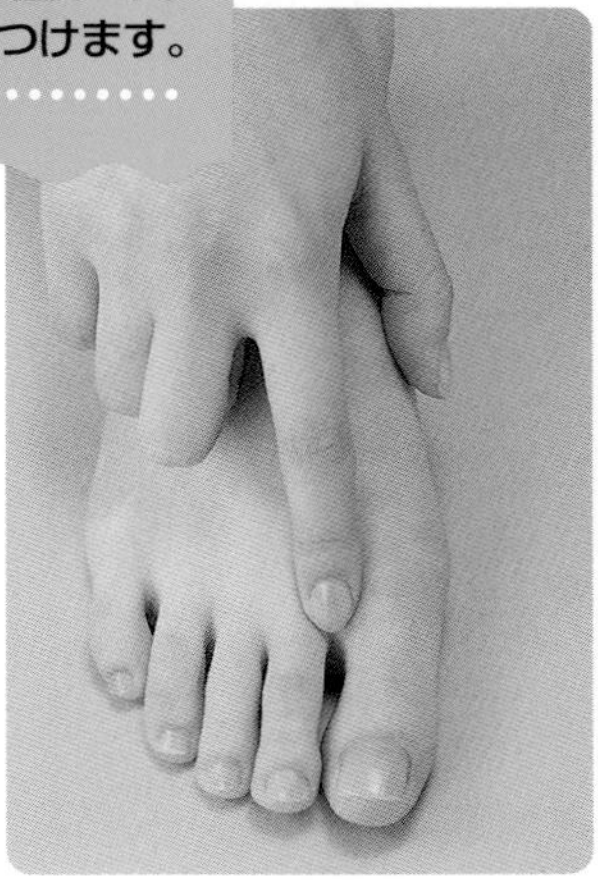

Point（中封、水泉）

●**1分間×4～5回押す**

親指の腹をツボにやさしく押し当て、軽く圧迫したり、もみほぐしたりします。強い刺激は気分を高揚させますから、眠りたいときは、力を加減します。

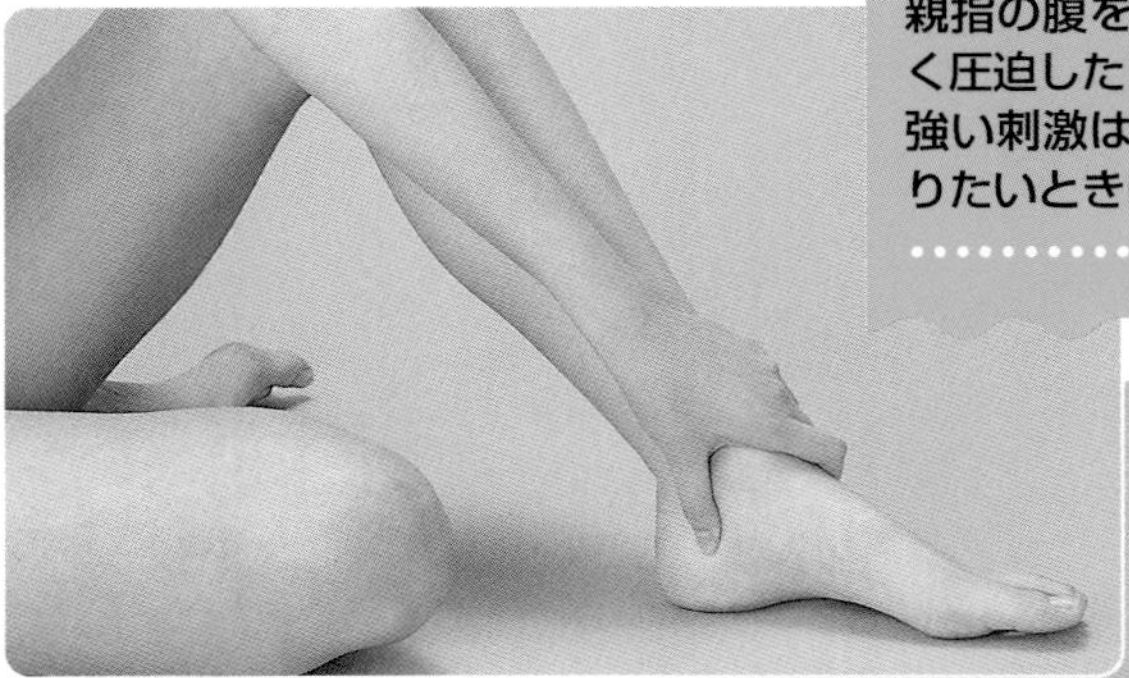

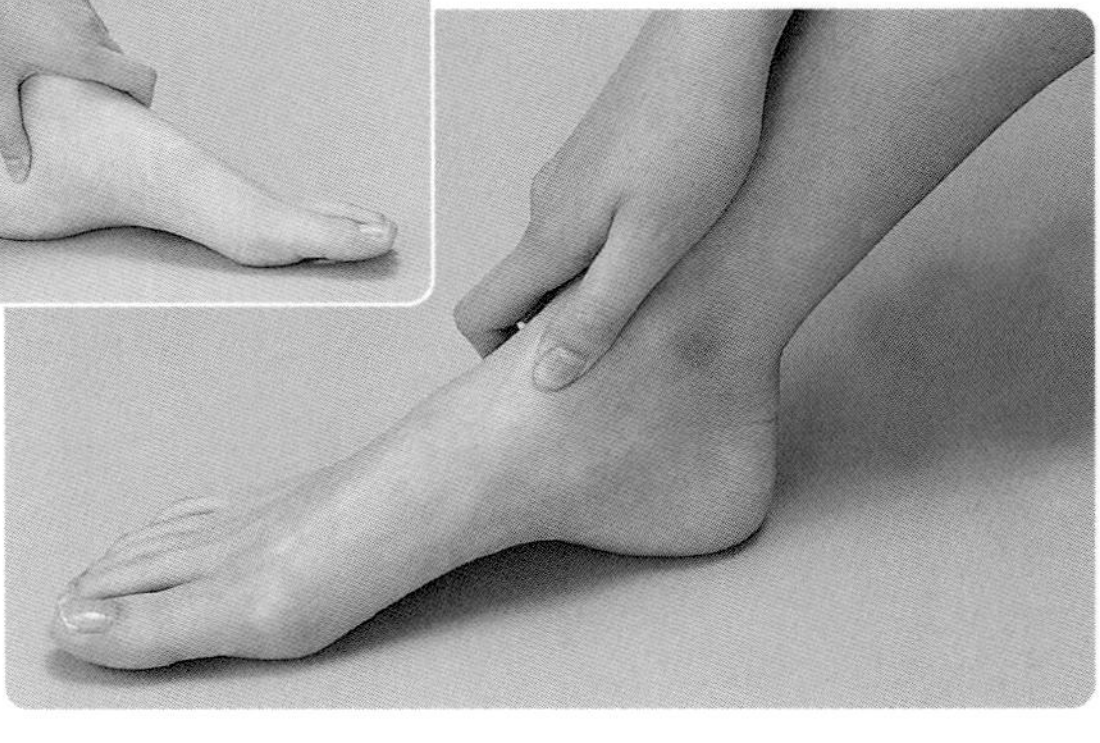

イライラ

ストレスがたまりがちな現代社会では、イライラすることも多いもの。ツボ刺激を習慣にし、精神を安定させましょう。

早めのイライラ解消で心身ともに健康に

心の平静を欠いた状態は、精神衛生上よくないだけではありません。イライラがたび重なると、肉体面でも頭痛、腹痛、動悸《どうき》、息切れ、けいれん、発汗異常、不眠といった症状が現れてきます。

イライラ、カリカリしているなと思ったら、ツボをやさしく刺激して緊張をほぐし、神経の興奮を鎮めましょう。三陰交などへの刺激をふだんから続けていると、自律神経の働きやホルモンのバランスが整えられて、心の安定、落ちつきが得られます。

なお、朝食を抜くと、空腹時間が長くなり、イライラしやすくなります。また、血中のカルシウム濃度が低くなると、イライラしやすくなることもわかっています。三食きちんと食べる習慣をつけ、とくにカルシウムが不足しないように注意することも大切です。

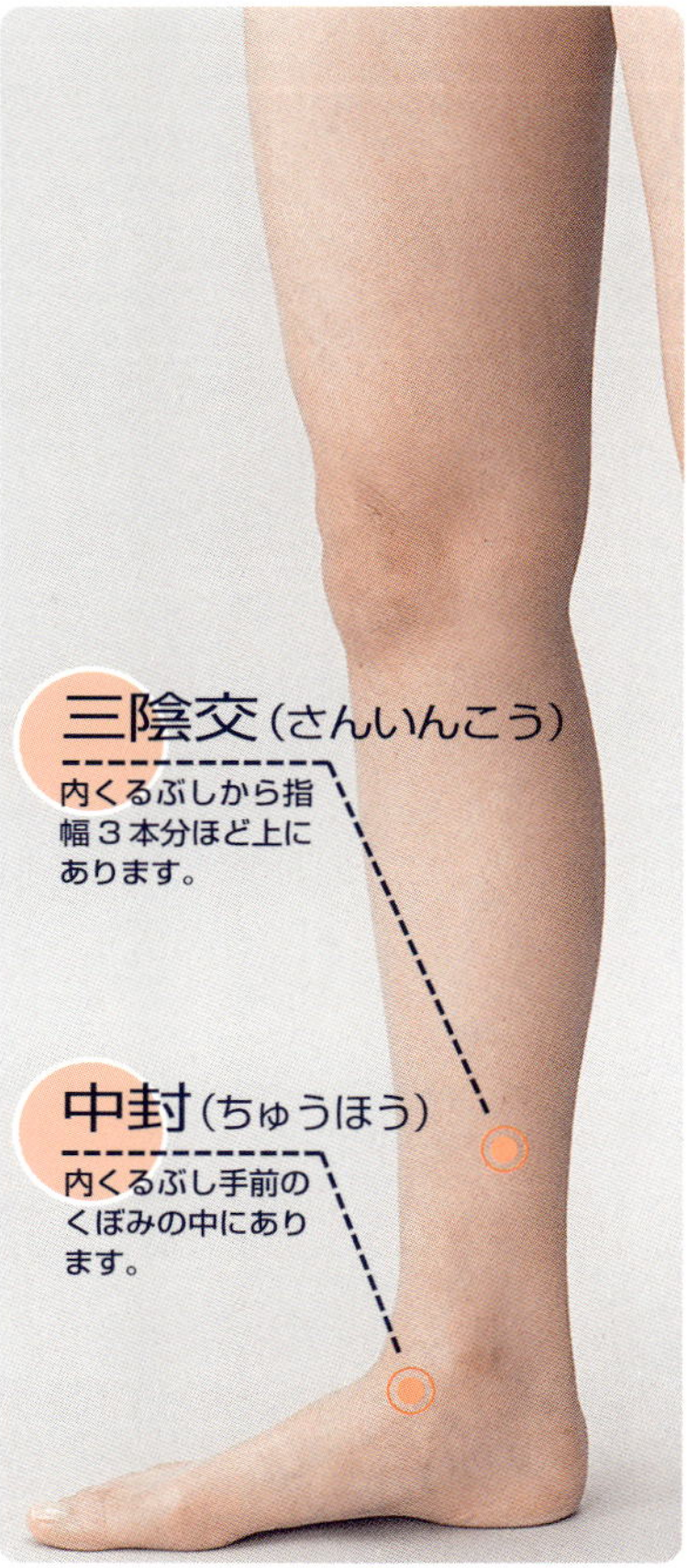
三陰交（さんいんこう）
内くるぶしから指幅３本分ほど上にあります。
中封（ちゅうほう）
内くるぶし手前のくぼみの中にあります。

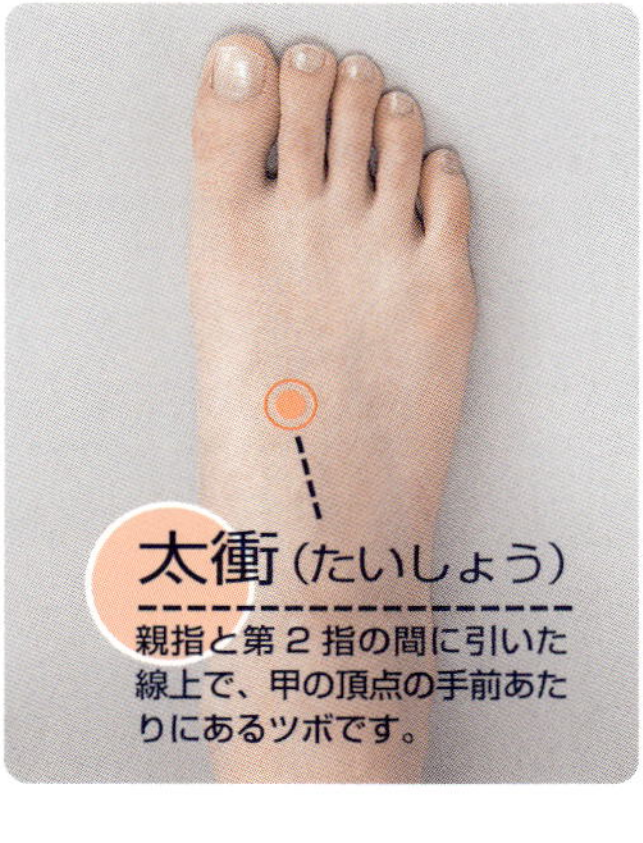
太衝（たいしょう）
親指と第２指の間に引いた線上で、甲の頂点の手前あたりにあるツボです。

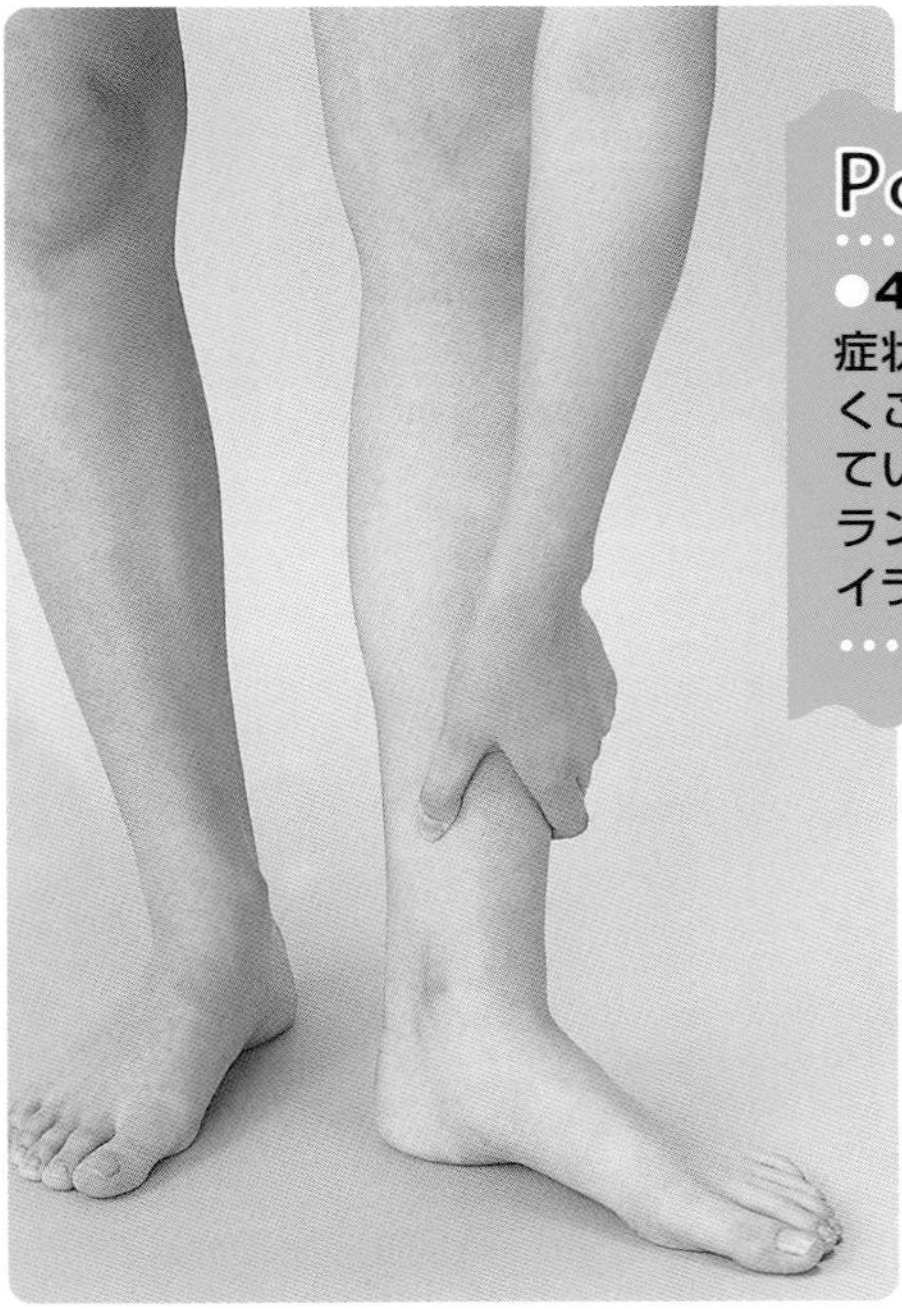

Point (三陰交)

●**4～5分間こする**

症状を見ながら、やさしくこすります。習慣にしていると、ホルモンのバランスがよくなり、イライラしにくくなります。

Point (中封)

●**1分間×4～5回押す**

親指の腹をツボに押し当て、軽く圧迫したり、やさしくこすったりします。

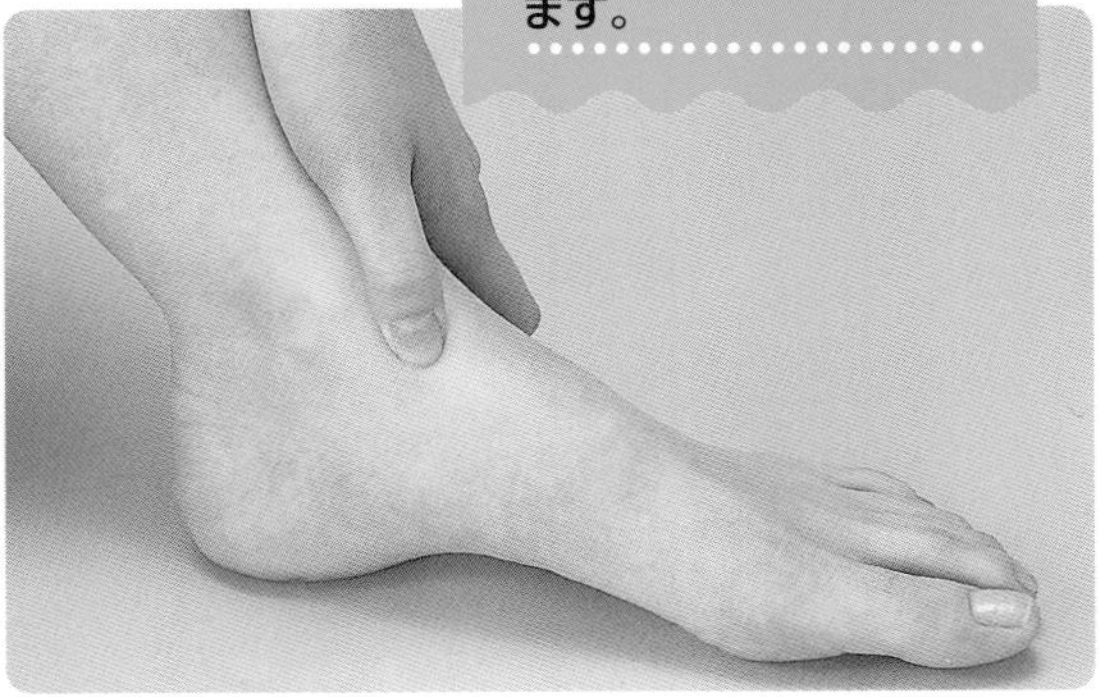

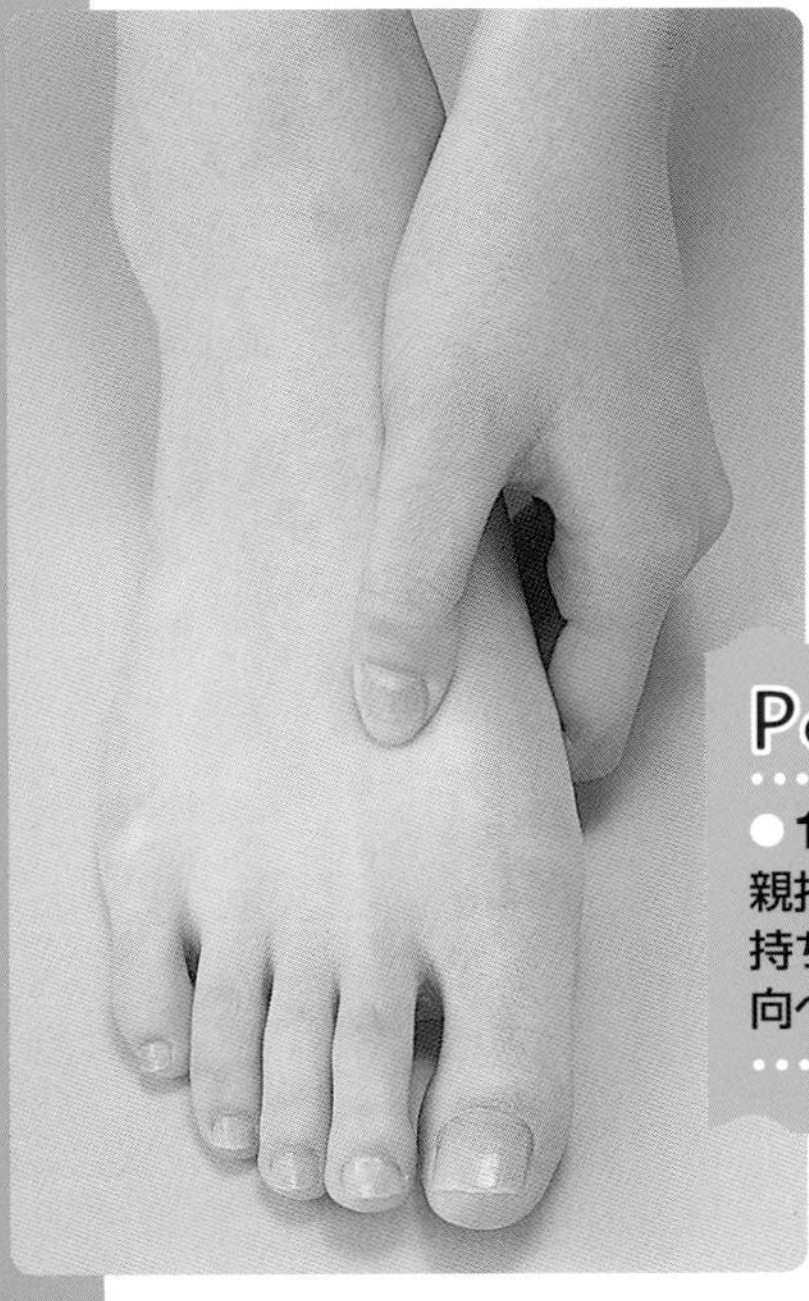

Point (太衝)

●**1分間×4～5回押す**

親指を立てぎみにし、痛いけど気持ちいいくらいの力で、足首の方向へ斜めの角度で圧迫します。

第4章

……これで完璧！……

美しい足になる

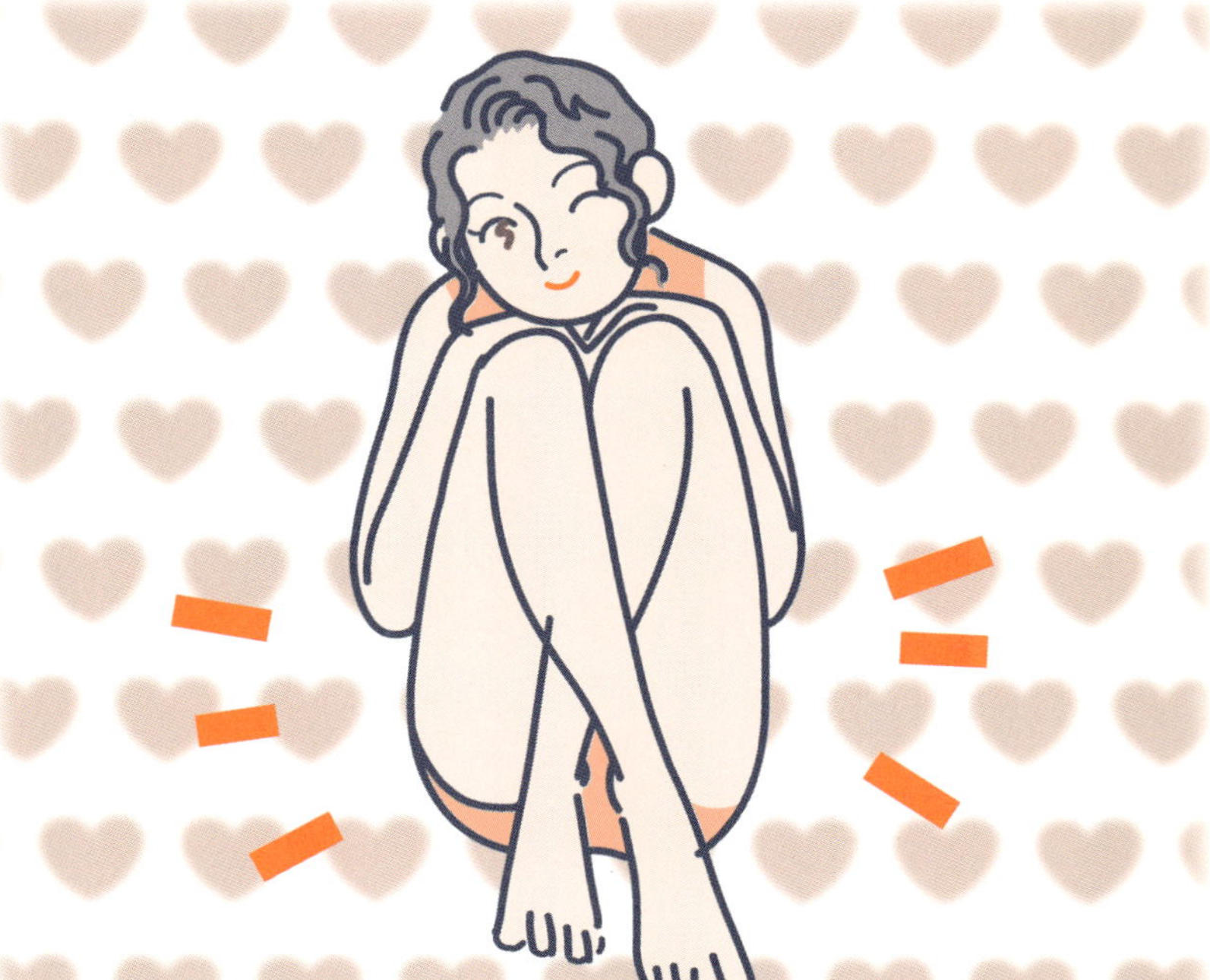

美しい足の、三大条件。
簡単ケアで実現できます。
皆の視線を集める、美しい足！

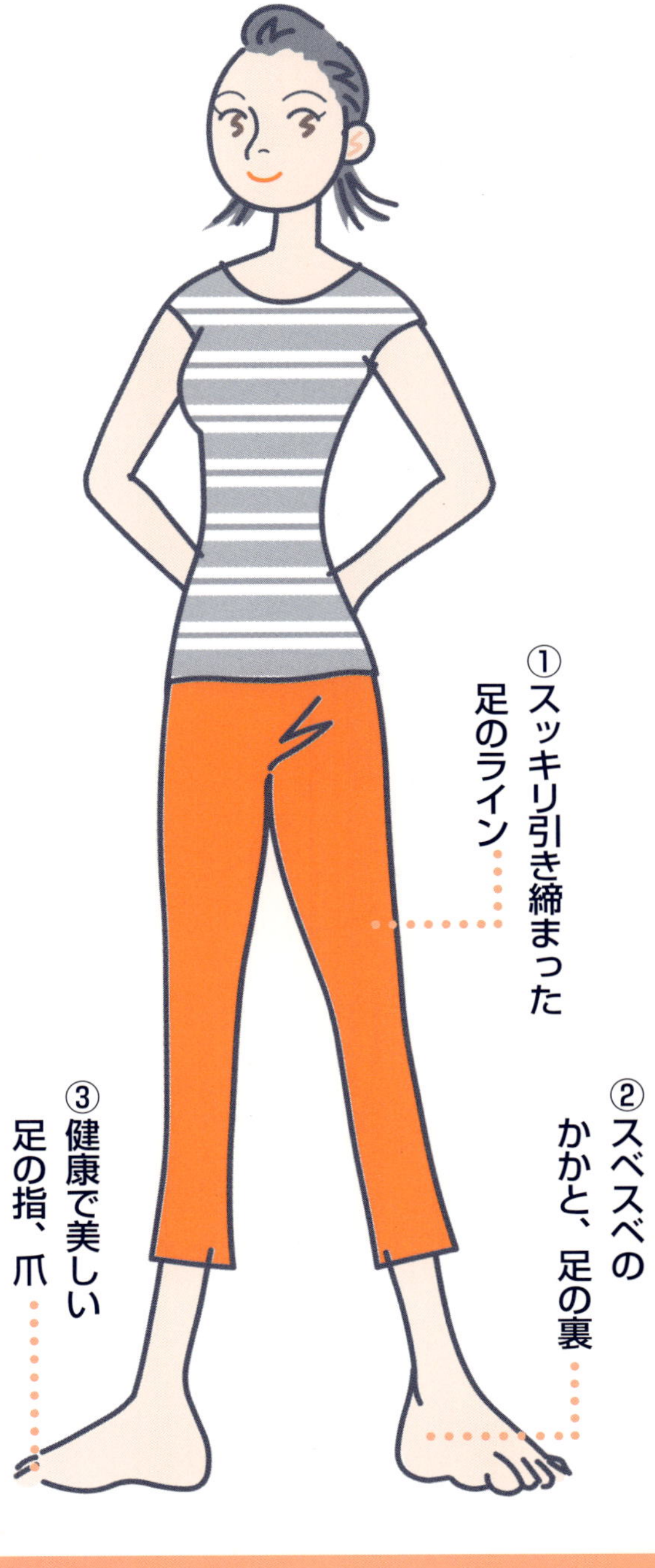
①スッキリ引き締まった足のライン
②スベスベのかかと、足の裏
③健康で美しい足の指、爪

足をきれいに見せるにはまず、シェイプアップ

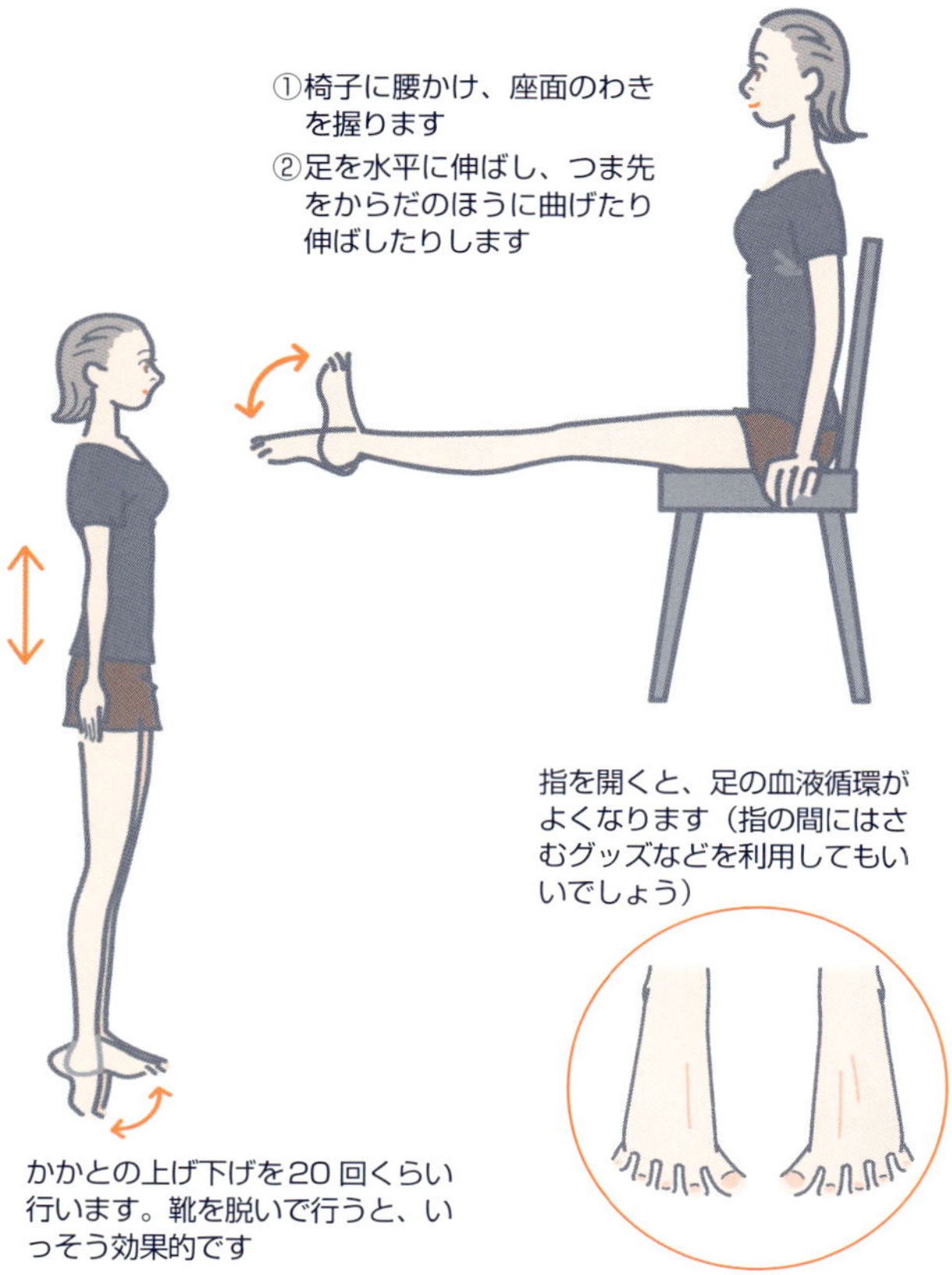

①椅子に腰かけ、座面のわきを握ります
②足を水平に伸ばし、つま先をからだのほうに曲げたり伸ばしたりします

かかとの上げ下げを20回くらい行います。靴を脱いで行うと、いっそう効果的です

指を開くと、足の血液循環がよくなります（指の間にはさむグッズなどを利用してもいいでしょう）

足への負担を軽くしてすっきりラインに

足のラインをすっきりと美しく保つためには、足に疲れをためないようにすることがまず大切です。ヒールの高い靴をはいて歩いたり、オフィスで長時間デスクワークをしたりすると、本人が自覚する以上に足は疲れるものです。

疲労で足に痛みが出ると、不自然な力が加わり、歩き方が悪くなるばかりか、足の形までも悪くなります。

どこでも気軽にできる足のエクササイズで、日常的にかかる足への負担をできるだけ軽くしましょう。仕事の合間や乗り物の待ち時間などを利用して、足首を動かすエクササイズを実行してください。疲れがやわらぎ、足が細くなる効果もあります。

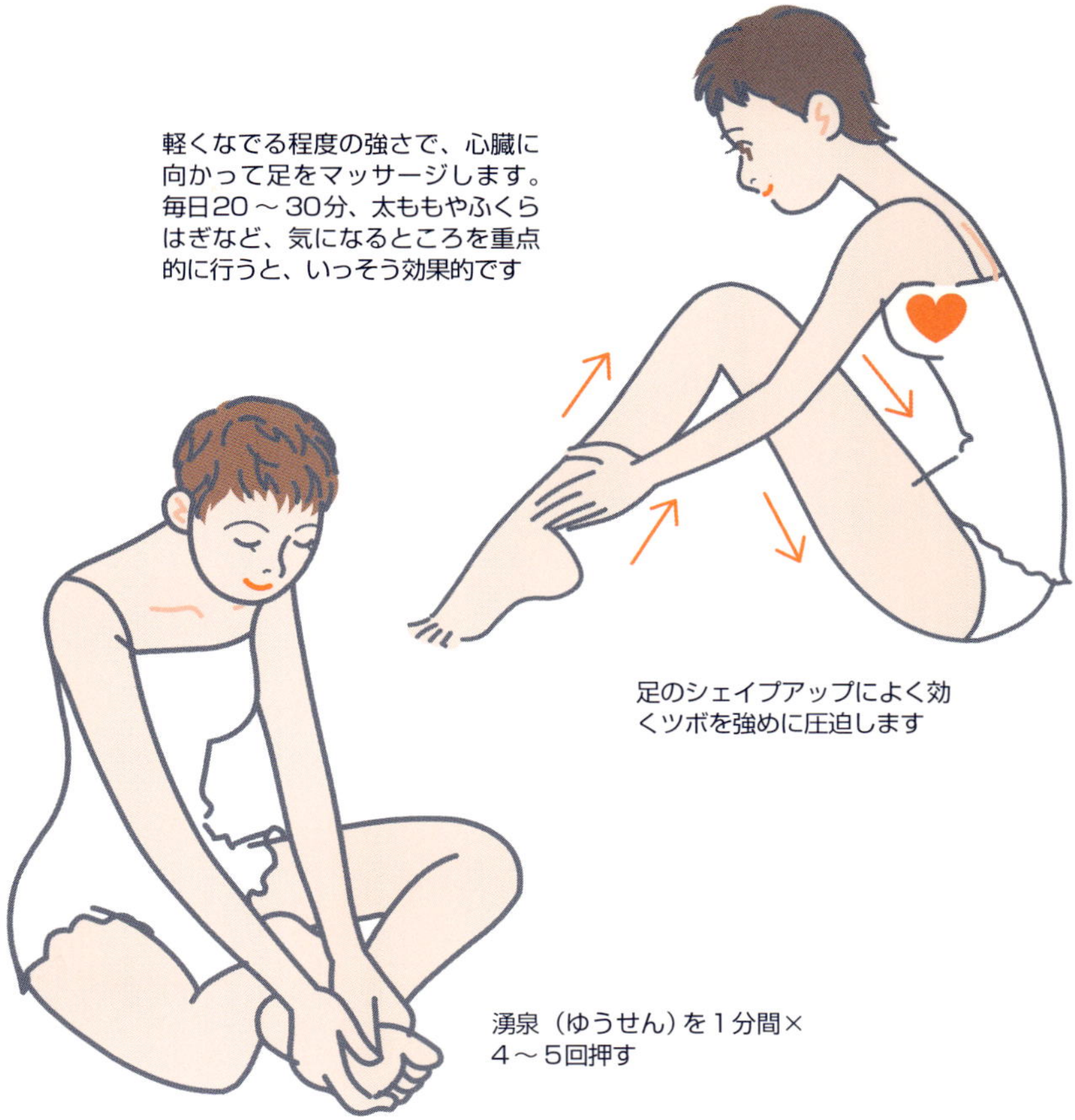
軽くなでる程度の強さで、心臓に向かって足をマッサージします。毎日20～30分、太ももやふくらはぎなど、気になるところを重点的に行うと、いっそう効果的です
足のシェイプアップによく効くツボを強めに圧迫します
湧泉（ゆうせん）を1分間×4～5回押す

ツボ刺激で体調を整えて からだの中から足を美しく

きれいな足になるためには、夜はマッサージで足をケアしてから休むのが理想です。足がむくみ、筋肉に疲労物質をためたままにして休むと、翌朝になってもこれらの症状が解消されないことが多いからです。その、疲れのたまった足で活動を開始して、ますます疲れがたまる—この悪循環では足は一年中疲れっぱなしで、美しくなることなどとてもムリ。体液の流れも悪くなり、足に脂肪がつく原因になります。

足の体液の循環をよくし、新陳代謝を活発にするマッサージを実行しましょう。足のマッサージで内臓や諸器官の機能も高まり、余分な水分や脂肪が落ちて、スラリとした足になれるはずです。

ぬくぬく気持ちいい お灸でむくみなどを解消

お灸は、古来中国や日本で行われている医療法の一つ。皮膚の上に置いたモグサに火をつけ、その熱の刺激で病気を治すというものですが、足のむくみや疲れ、だるさをとるためにも大変有効です。

最近は、初めての人でも手軽に扱えるお灸が、薬局などで1000～2000円の手頃な値段で入手できます。むくみに効くツボ（足三里《あしさんり》）や、足の疲れをとるツボ（湧泉《ゆうせん》）などに試してみるといいでしょう。

お灸のしかたは、それぞれの説明書きに従いますが、お灸をとるタイミングを間違えると、火傷《やけど》をする恐れがあります。

慣れるまでは無理をせず、熱くなったらすぐやめること。また、お灸をしたあとは、半日くらい入浴を控えます。

ドライヤーの温風や火をつけた線香でツボを温めるのも、お灸と同じ効果が期待できますが、やはり火傷には注意が必要です。あせらず、じんわり温めましょう。

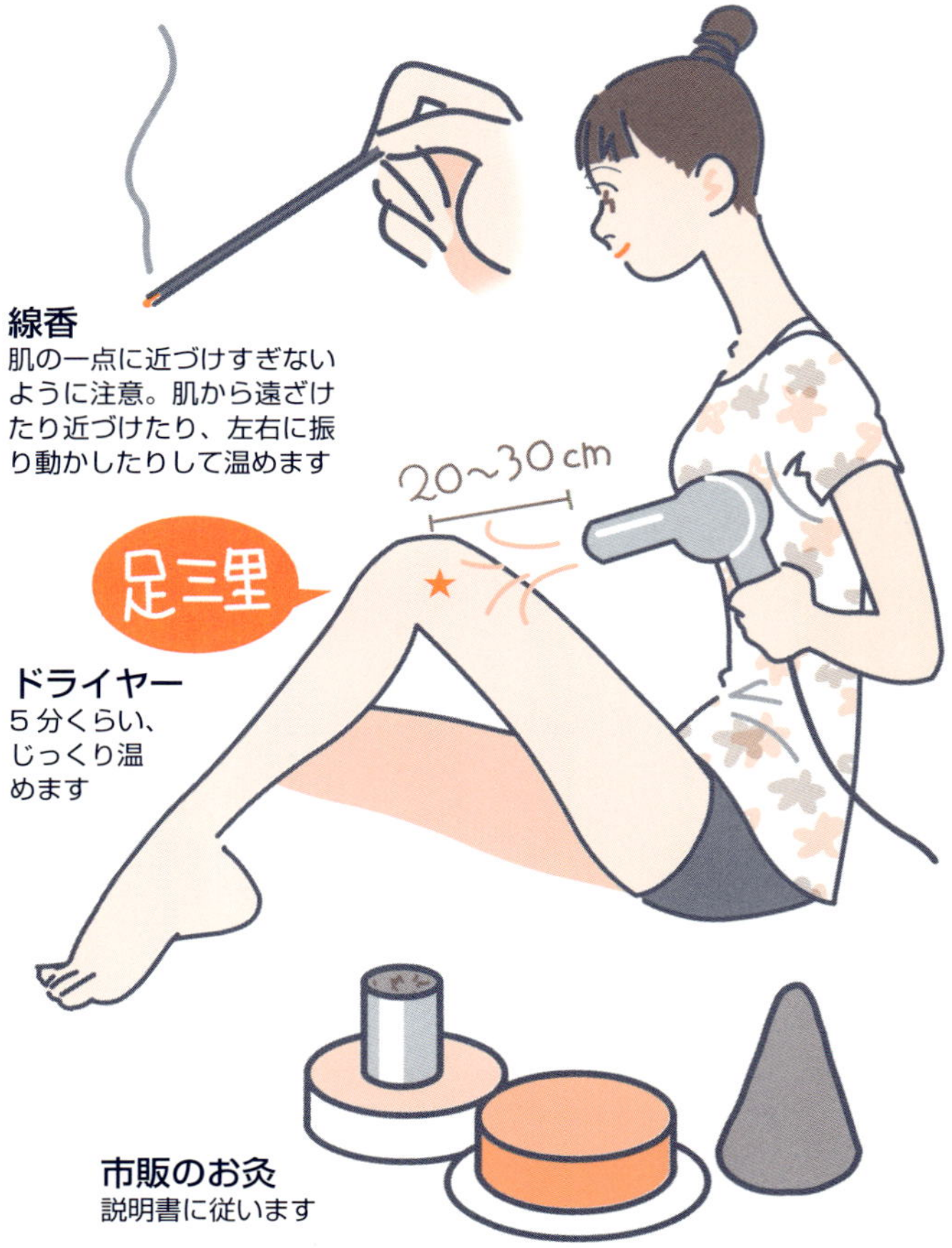

線香
肌の一点に近づけすぎないように注意。肌から遠ざけたり近づけたり、左右に振り動かしたりして温めます
20～30cm
足三里
ドライヤー
5分くらい、じっくり温めます
市販のお灸
説明書に従います

筋肉を刺激し足首キュッ！

足首をグルグル回す動作は、小学生の頃から体操などで行っていた、なじみ深い動きの一つ。この動き、けっこう意味あるものだったのです。

足の筋肉が適度に使われないと、からだのすみずみにまで血液が行き渡らず、からだの内部、あるいは脳にまで支障をきたすことがあります。

ところが、足首の筋肉を活発に動かす足首回しを続けると、血行がよくなり、内臓や脳は、活発に働くようになります。

また、足のシェイプアップにも大変効果があります。足首の筋肉が刺激されることにより、足首がキュッと引き締まってくるのです。

目標は、片足につき、左回りに50回、右回りに50回ですが、慣れるまでは10回ずつ、20回ずつでもOKです。無理をすると、筋肉疲労を起こす恐れがあります。徐々に回数を増やしていきましょう。

床に座った状態でも、椅子に腰かけた状態でも、テレビを見ながらでも、いつでもどこでもできますから、毎日続けてみてください。

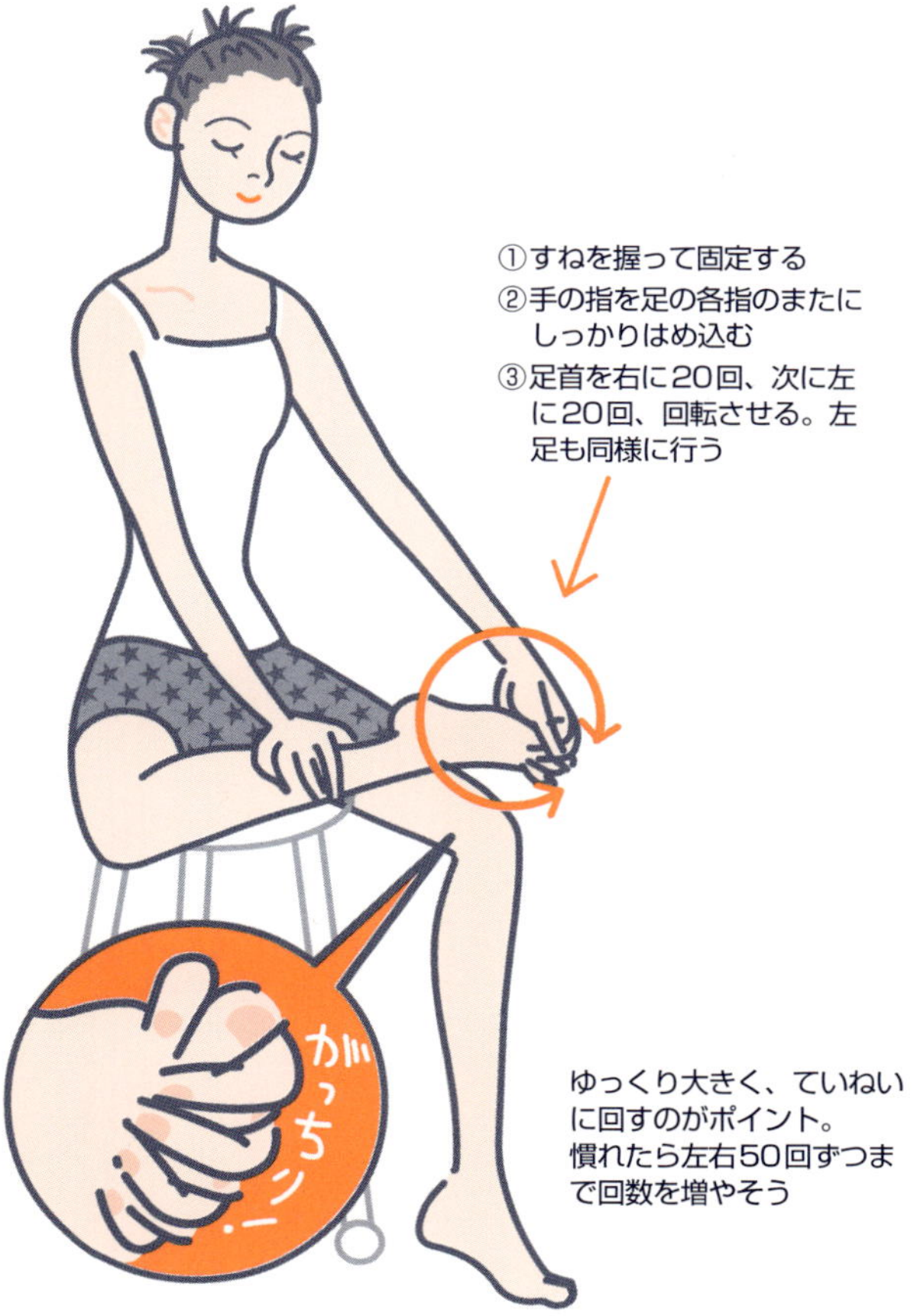
①すねを握って固定する
②手の指を足の各指のまたにしっかりはめ込む
③足首を右に20回、次に左に20回、回転させる。左足も同様に行う
がっちン
ゆっくり大きく、ていねいに回すのがポイント。慣れたら左右50回ずつまで回数を増やそう

ヨガ体操で、呼吸を整え足首のサイズダウン

　ヨガとは、古代インドの哲学思想に基づいた心身鍛錬法のこと。座禅のような姿勢《ポーズ》で呼吸を整えて精神を統一するほか、特殊な姿勢をとる行法で知られています。今では、ヨガは「美容・健康法」としてポピュラーなものになっています。

　そのヨガ体操の中から、足のシェイプアップに効果のあるものを紹介しましょう。ハリウッドのトップ女優たちも、足首のキュッと引き締まった美しいスタイルを保つために行っているそうです。ストレッチ体操として手軽に行ってください。

　からだが足にペタッとつかないといって心配する人がいますが、それは大きな問題ではありません。からだの軟らかさに個人差があるのは当然で、無理のない範囲で行えばよいのです。

　大事なことは、からだの柔軟性ではなく、呼吸法です。息を、「からだを倒すときに吐き、起こすときに吸う」――これがきちんとできるかどうかで、効果に大きな差が出てきます。呼気と換気のタイミングを間違えないように注意しましょう。

　スラリとした美しい足を目指して、最低でも左右各10回、慣れてきたら各50～70回繰り返しましょう。

ヨガの座り方も足の疲れに効果的

　このほか、ヨガをとり入れた最も手軽で簡単な方法として、俗にいう〝おばさん座り〟に似たポーズもおすすめです。足の疲れやむくみが解消されるだけでなく、骨のズレを戻して扁平足《へんぺいそく》を治すといった効果、さらに心を鎮め、落ちつかせるという効果まで期待できます。

　なお、これまで紹介したシェイプアップ法は、どれも一朝一夕に効果が出るものではありません。短期間に集中して行うのではなく、遠回りなようでも毎日根気よく続けることが、一番の近道といえます。

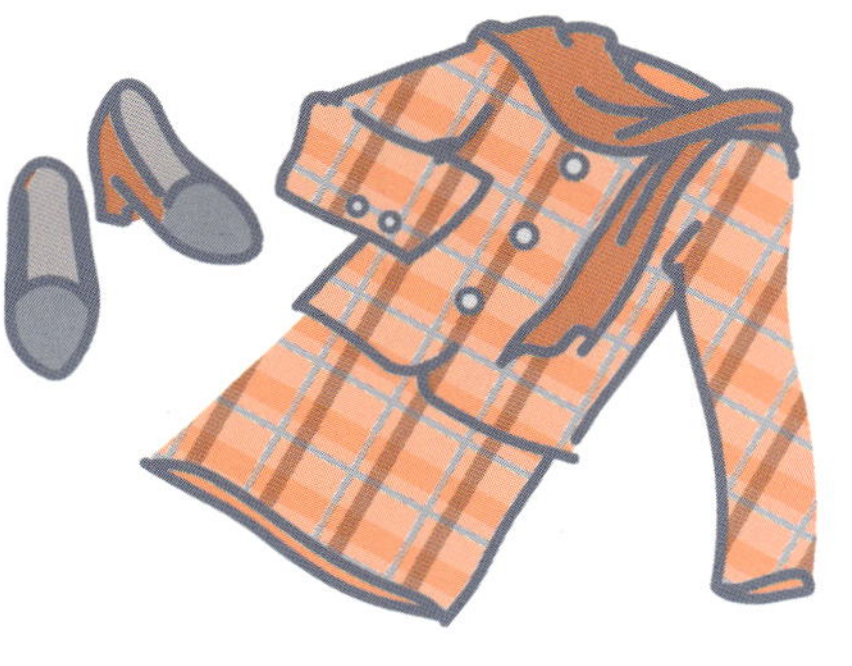

これで完璧！ 美しい足になる

①ひざを伸ばして座ります
②足の裏を太ももに当てます。太ももの外側とふくらはぎを床から離さないように注意

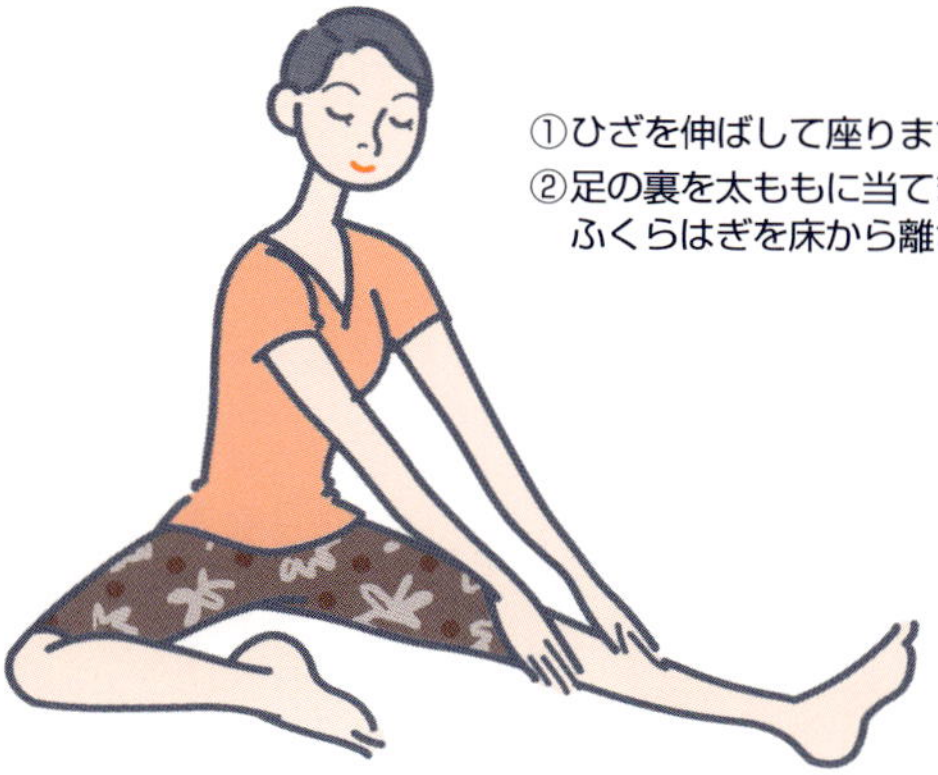

③両手を伸ばして足にのせ、口から息を吐きながらからだを足の上に倒します
④足の裏全体に気持ちのいい痛みを感じたら、鼻からゆっくり息を吸いながら、からだを起こします。左右各10回くらい、慣れてきたら50回くらい行います

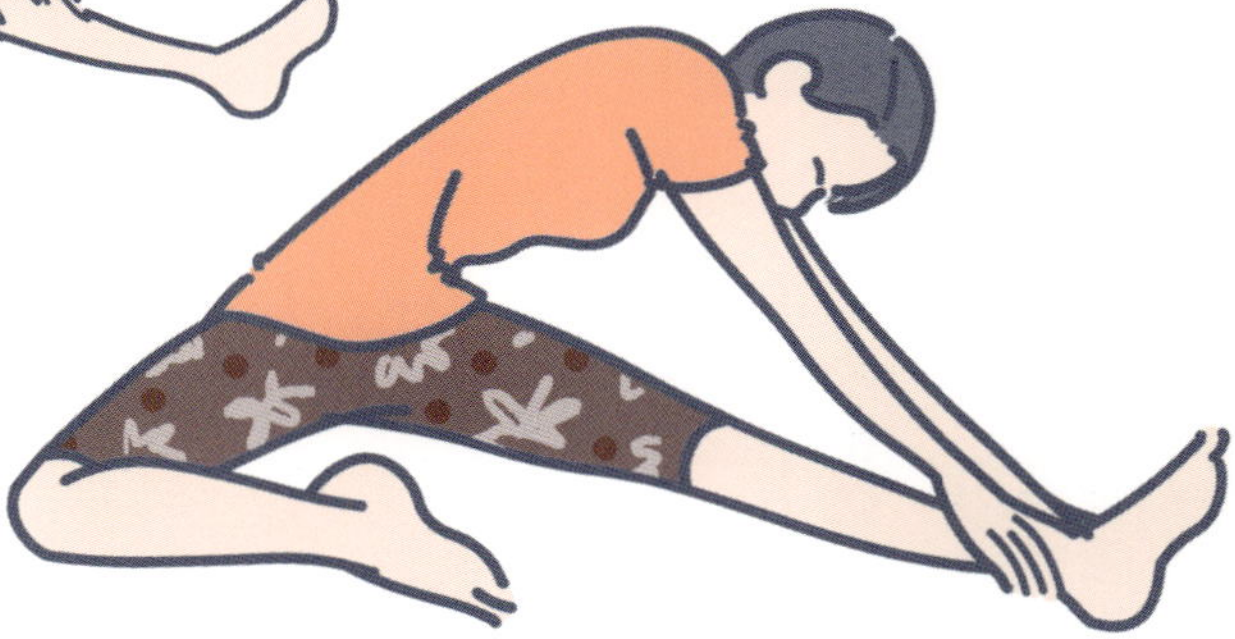

①両ひざを合わせ、おしりを両足の間に下ろして床に座ります
②深呼吸しながら、できるだけ長くこの状態を保ちます

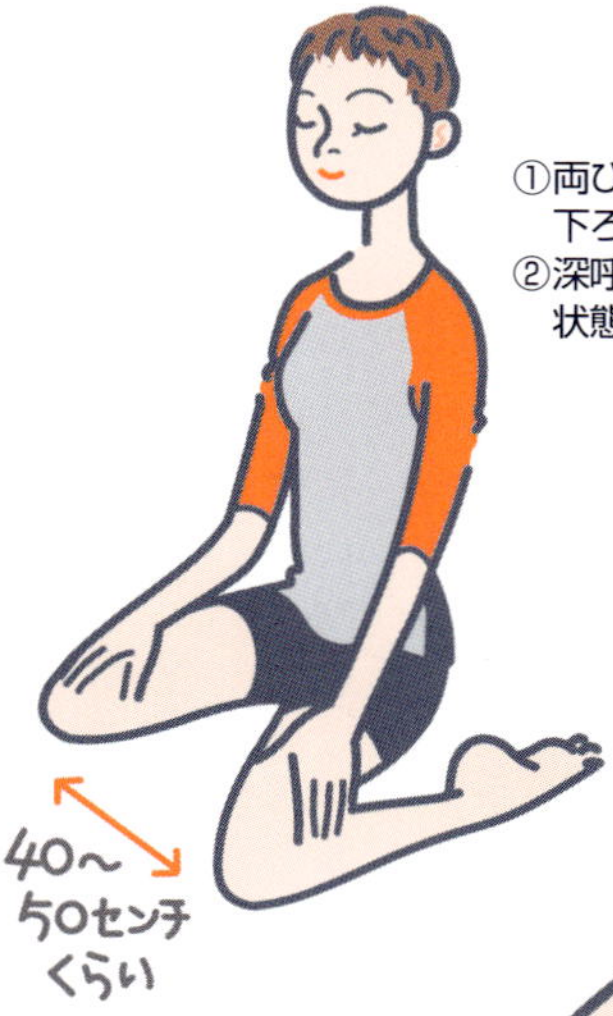

③できれば、上体をそのまま静かに後ろに倒し、背中を床につけます（あまり無理をしないこと）

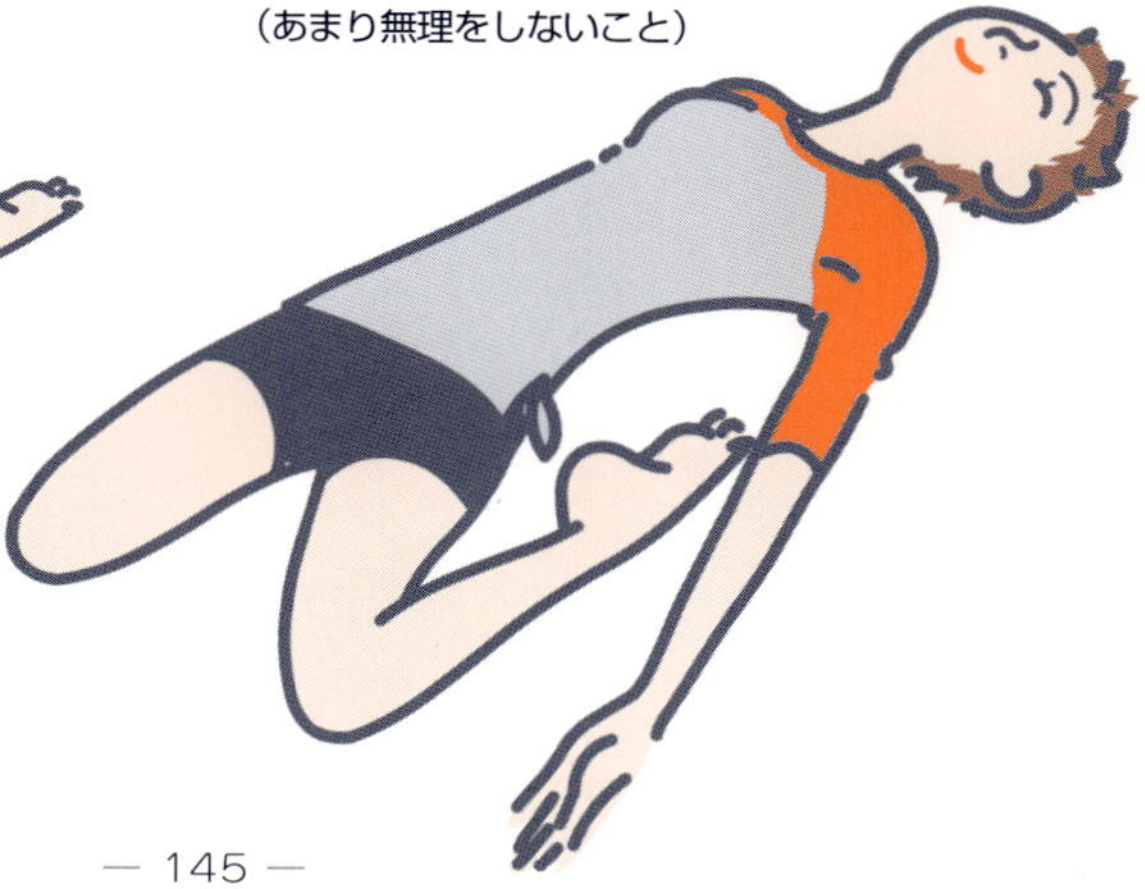

足の指のトラブル対処法（外《がい》反《はん》母《ぼ》趾《し》・内《ない》反《はん》小《しょう》指《し》・扁《へん》平《ぺい》足《そく》）

外反母趾はゴム引きなどで進行防止

足先の細い靴やヒールの高い靴をはき続けていると、足の親指が付け根から小指側へ次第に曲がってきます。これが外反母趾です。変形がひどくなると、激痛のために、歩くこともままならなくなります。

予防としては、足に負担をかけない靴をはくことです。

すでに変形を起こしかけている場合は、輪ゴムに足の親指を掛けてひっぱったり、親指の外側に添え木を当て、テーピングしてからベッドに入ることを習慣づけるとよいでしょう。軽症のうちなら、骨のゆがみを矯正することができます。

痛むときは、まず冷やし、多少痛みが治まってから、親指をひっぱったり、回したりします。

市販の外反母趾専用グッズを利用してもよいでしょう。

内反小指は小指の直接刺激が効果的

足の小指がからだの内側にねじれる内反小指も、外反母趾と同様に、窮屈な靴がおもな原因になります。

小指は変形していても親指ほどには痛みを感じにくいため、気がついたときは爪が肉に深く食い込み、化のうしてはれていたということが少なくありません。早めに気づいてケアすることが大切です。

ねじれた小指を元の状態に戻す手軽な方法としては、小指をグルグル回す、甲に向かってそらせる、前にひっぱるなどの方法があります。

また、小指と薬指の間にコットンなどをはさんでテープで固定するのもよい方法です。寝るときだけでなく、昼間もテーピングしておくとよいでしょう。

そのほか、小指の爪の付け根にある至陰《しいん》、内くるぶしの上方にある三陰交《さんいんこう》などのツボを刺激することも、内反小指の改善に効果的です。

扁平足は身近にあるもので改善

扁平足とは、土踏まずのアーチが消えて、足底の大部分が地面にはりついている足のことで、俗にいう〝ベタ足〟です。扁平足になったまま放っておくと、肩こり、腰痛、外反母趾などさまざまな弊害が生じてきます。

足の裏をどんどん刺激して、美しいアーチをとり戻しましょう。軽い扁平足なら、青竹を踏む、ビンやゴルフボールを足の裏で転がすといったことを続けるだけで、ほとんどの場合、完治します。

床に置いたテニスボールを両足の足底で持ち上げたり、足の指でビー玉をつまみ上げたりして、足の裏の筋肉を強化するのも扁平足の予防、改善につながります。

なお、外反母趾、内反小指、扁平足とも、重症な場合は手術が必要です。専門医で受診してください。

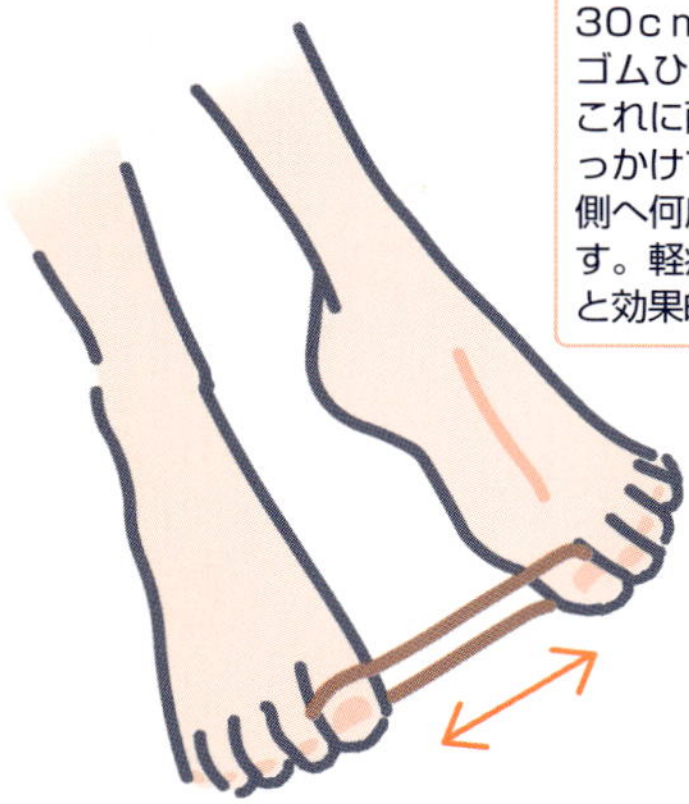

外反母趾
30cm長さの丈夫なゴムひもで輪を作り、これに両足の親指をひっかけて、両方から外側へ何度もひっぱります。軽症のうちに行うと効果的です

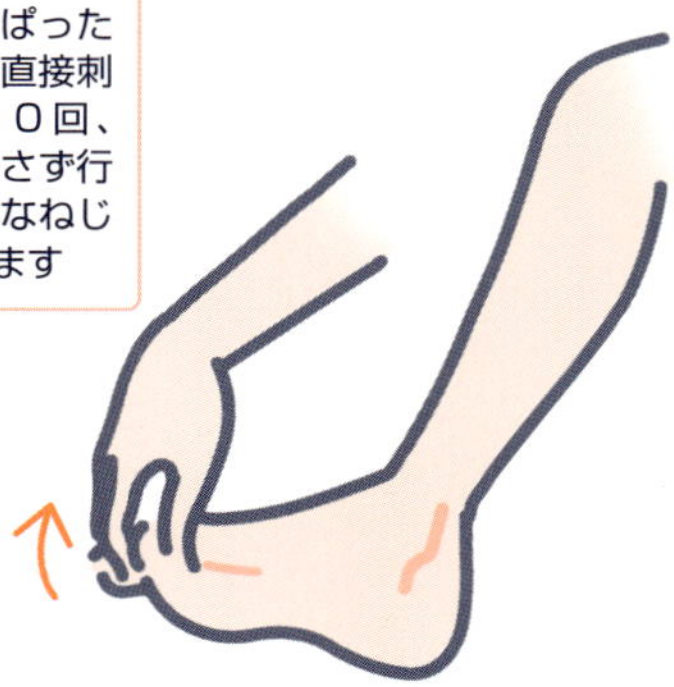

内反小指
回したりひっぱったりして小指を直接刺激。左右各10回、朝と夜に欠かさず行えば、不自然なねじれが治ってきます

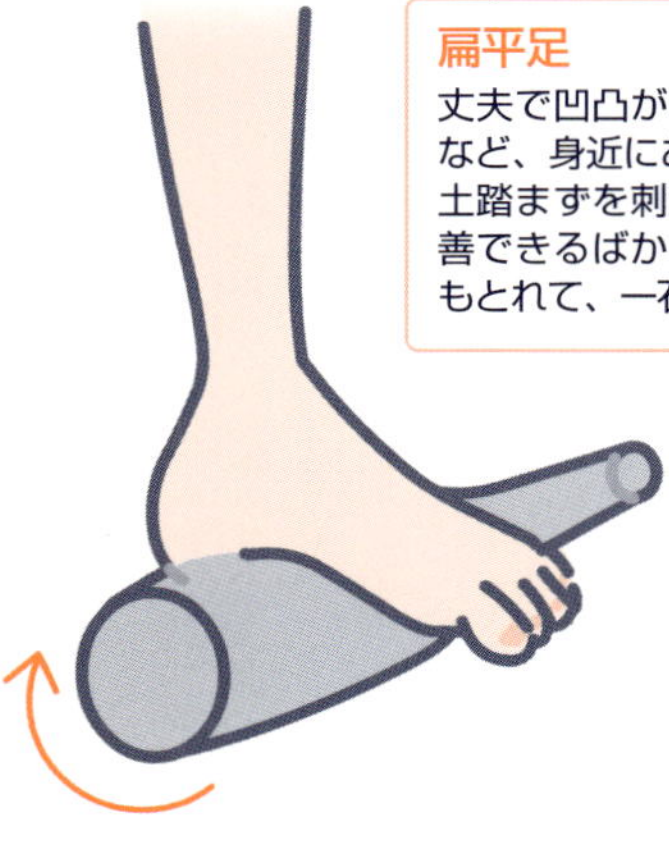

扁平足
丈夫で凹凸があるコーラビンなど、身近にあるもので毎日、土踏まずを刺激。扁平足が改善できるばかりか、足の疲れもとれて、一石二鳥です

足の皮膚を美しく保つ（タコ・ウオノメ）

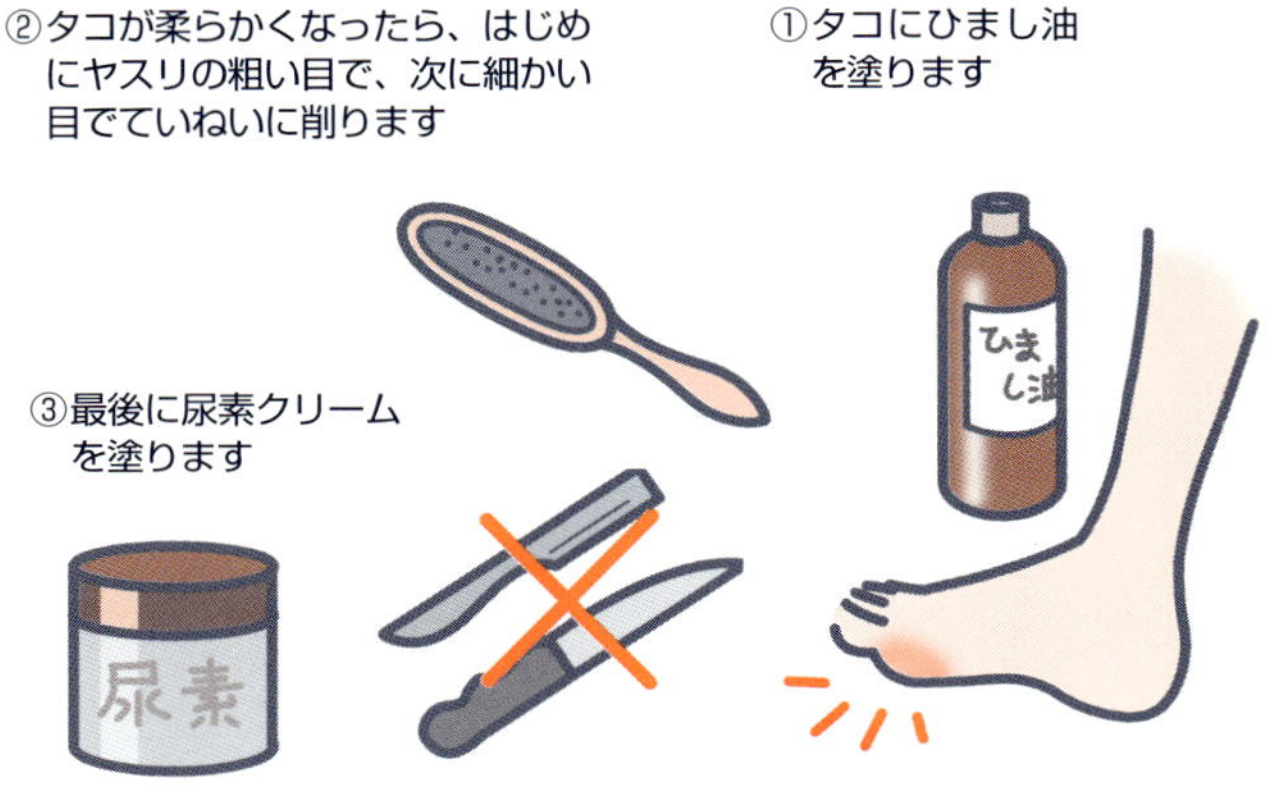

①タコにひまし油を塗ります
②タコが柔らかくなったら、はじめにヤスリの粗い目で、次に細かい目でていねいに削ります
③最後に尿素クリームを塗ります
ひまし油
尿素

見苦しいタコは早めに自分で解決

サイズの合わない窮屈な靴やハイヒールをはき続けていると、その圧力や摩擦を受け続けるかかと、足の裏、足の甲などに角質の増殖が見られるようになります。これがタコ（マメ）です。正座する人のくるぶしにできる座りダコというのもあります。

ウオノメと違って、タコは痛みなどはほとんどなく、また原因を排除することで自然に治ってきます。靴が原因であれば、自分の足にフィットする靴を選べば解決します。

ただし、自然消滅には時間がかかります。見苦しいタコは、自分でとり去ってしまいましょう。

まず、タコとりの三種の神器、ひまし油、タコなどをとり除く専用ヤスリ、尿素クリームをそろえます。すべて薬局で入手できますが、ヤスリは、粗い目と細かい目があるものがおすすめです。

たこをとるときには、カミソリやナイフで切り落とすのは禁物です。雑菌が入って、化のうする恐れがあります。必ずヤスリを使ってください。

一度で無理にきれいにしようと思わずに、何日かに分け、少しずつ削っていくようにします。削ったあとに、尿素クリームを塗り、これを繰り返していると、タコが柔らかくなり、気にならなくなります。

痛いウオノメは芯を残さないことが大切

足の甲側の小指などに多く見られるウオノメも、やはり合わない靴が大きな原因。

足を圧迫する靴の集中攻撃を受け続け、皮膚表面の角質層の一部が厚くなって起こるのですが、タコと大きく異なる点は、真ん中に芯があることです。増殖した角質が、内側に向かってくさび状に食い込んでいるのです。

ウオノメが強烈な痛みを伴うのは、真皮内に入り込んだ角質が、近くの骨と角質層の間にある知覚神経を圧迫するためです。

ウオノメを放っておくと、歩けなくなるばかりか、白内障や内臓の二次的疾患を招くこともあります。早め早めに手を打ちましょう。

痛みが激しくて何もできない場合は、患部の周辺をやさしくもむ、足の裏を握りこぶしで押すなどのマッサージで痛みをやわらげてから削ったり、お灸をするとよいでしょう。

そのほか、浮いてきた硬い皮膚をそのたびに根気よくはがしていくのも効果的ですが、糖尿病などの内臓疾患がある人は、この方法は避けたほうがよいでしょう。患部の皮膚組織が死んでしまう恐れがあるからです。

なおウオノメは、芯が残っていると、同じ場所に何度も繰り返しできます。自己治療で不安な人は、外科手術で完全にとり除いてもらうことをおすすめします。

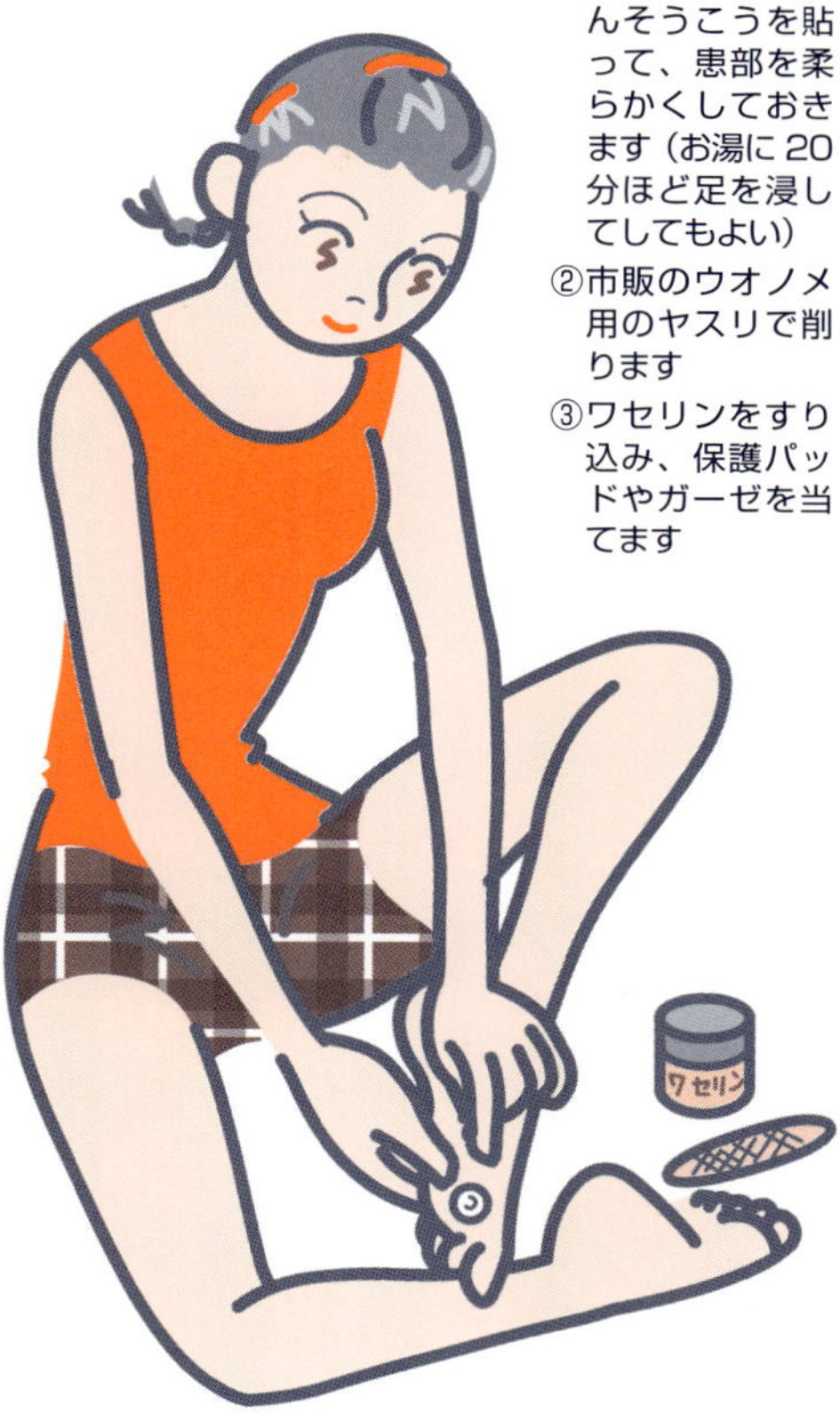

①ウオノメ用のばんそうこうを貼って、患部を柔らかくしておきます（お湯に20分ほど足を浸してしてもよい）

②市販のウオノメ用のヤスリで削ります

③ワセリンをすり込み、保護パッドやガーゼを当てます

爪を美しく健康に（爪割れ・陥入爪・巻爪）

爪割れはまず栄養のアンバランスを見直そう

〝爪は健康のバロメーター〟といわれるように、爪の異常は、爪そのものの病気だけではなく、ほかの病気の一症状として現れることもあります。

たとえば、爪割れに伴う症状には、副腎や甲状腺の病気、カンジダ感染などが考えられます。この場合は、専門医による根本的な治療が必要です。

とくに病気でもないのに爪が割れる場合は、食生活を見直してみましょう。

〝スクエアカット〟のしかた

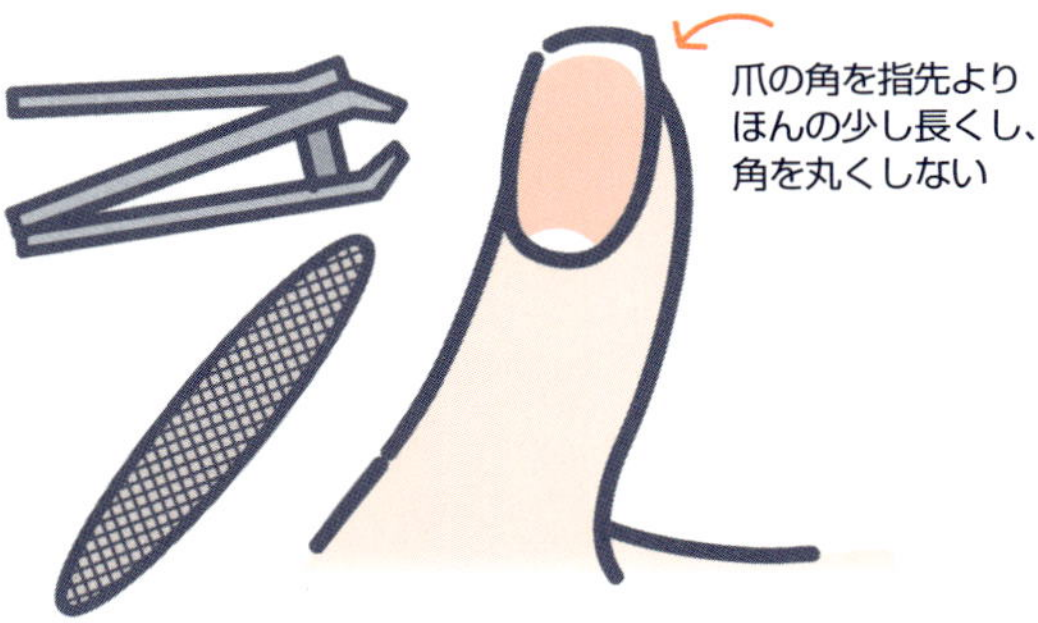
爪の角を指先より
ほんの少し長くし、
角を丸くしない

爪の健康に最も必要な栄養素は、爪の原材料となるカルシウムです。カルシウムを効率よく摂取するためには、たんぱく質、ビタミンD、マグネシウムなども欠かせません。また、ホルモンの異常で爪が割れるということもよくありますから、ホルモンの調整に役立つヨード（ヨウ素）も多めにとる必要があります。

すでに割れてしまった爪をもとどおりにすることはできませんが、食事内容にちょっと心を配るだけで、健康な爪に生え変わるはずです。

なお、最近はペディキュアをしている女性も少なくありませんが、爪の健康を考えるなら、爪の呼吸を妨げるペディキュアは、家では落としたいもの。爪を切るときに、〝スクエアカット〟を心がけることもトラブル防止に役立ちます。

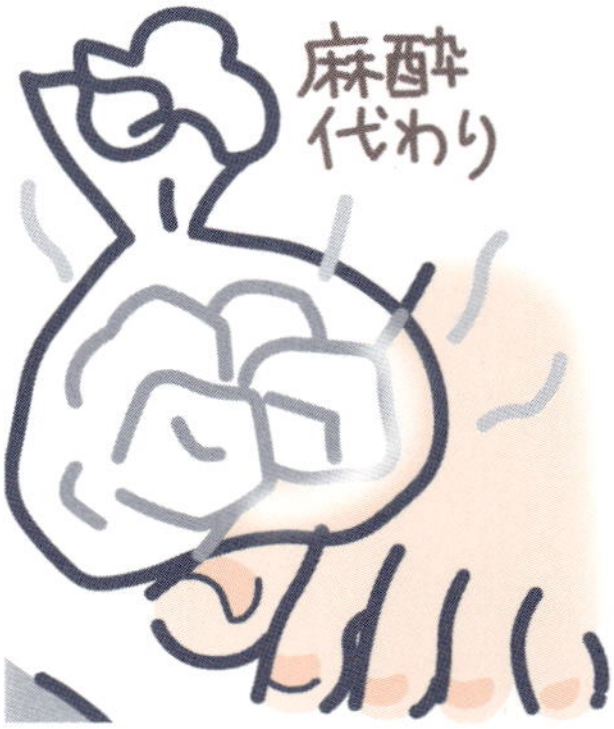

①氷で指先を冷やします

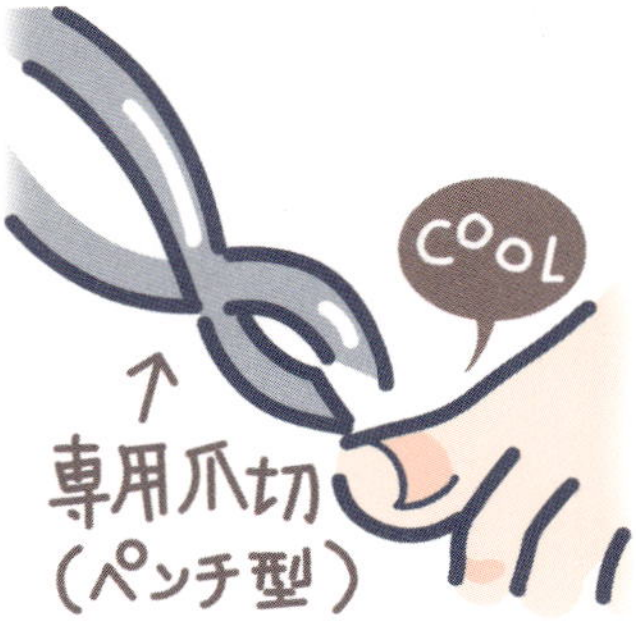

②ペンチ型の小さな専用爪切りで、食い込んでいる爪を慎重に切ります

陥入爪、巻爪は正しい爪の切り方で予防

爪の異常では、爪が指の皮膚に食い込むように伸びていく陥入爪、爪が横側に巻き込んで筒のように丸まってしまう巻爪も多く見られます。

いずれもおもに親指に現れる症状で、幼児から高齢者まで幅広い年代に起こります。軽いものも含めると、10人に1人がこのようなトラブルを抱えているといわれます。

原因は、ともに、合わない靴による圧迫と深爪です。陥入爪、巻爪は癖になりやすく、症状が悪化すると痛みのために歩くこともできなくなりますから、早めのケアが必要です。

予防としては、まず靴選びが重要になります。先がとがった靴、ヒールの高い靴は極力避け、指が中で自由に動かせるものを選びましょう。

そして、爪の切り方。深爪をすると、爪が伸びるときに側面部分の先端が本来、爪の下にある軟らかい皮膚に食い込んでしまいます。

最初は歩くと少し痛いという程度ですが、そのうちに痛みをやわらげようとさらに爪を切って皮膚への食い込みを進めてしまうという悪循環が生じ、はれて炎症を起こしたりします。〝スクエアカット〟を基本に対処しましょう。

なお、病院での治療法としては、爪を根元から切除する外科手術のほか、最近ではアクリルの人工爪を使った治療も効果を上げています。化のうしたり、肉芽が生じて痛みがひどい場合は、専門医に相談してみてください。

かかとを美しくスベスベに

ゴワゴワかかとは歩き方に原因あり

かかとは、からだの中でもとくに皮脂の分泌が少ない部位といえます。皮脂膜が少ない分、角質から組織の水分や細胞間脂質などが逃げやすく、皮膚そのものがもともとかさつきやすい構造になっています。

加えて、顔などからだのほかの部分と比べて、古い角質層がはがれ落ちずに堆積してしまいがちです。かかとの表面に分厚く残った角質には、もはや水分を封じ込める働きはありません。ゴワゴワは古い角質そのものです。

さらに、そっくり返って歩いたり、靴を引きずるような歩き方も、かかとに負担をかけ、かさつきに拍車をかけます。

ゾウの肌のような荒れたかかとは、見た目が悪いだけではありません。そのまま放置しておくと、地面からの衝撃を吸収するという、かかと本来のクッションの役目が果たせなくなり、坐骨神経痛や骨盤のずれ、痔などを引き起こすことにもなりかねません。

かかとの手入れをきちんと行うことはもちろん、背筋を伸ばし、からだの重心を前にかけるように意識しながら歩くことも心がけてください。適切なケアなしでは、かかとをきれいに保つことはできません。

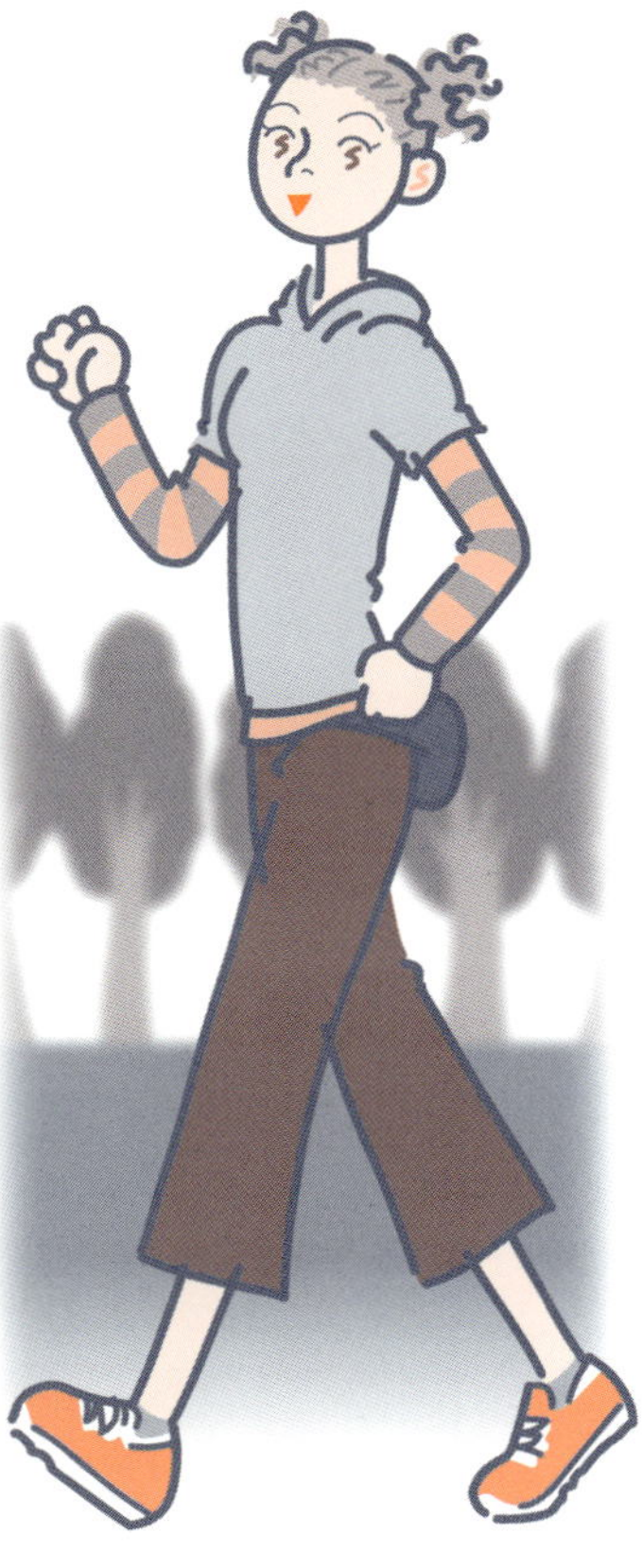

古い角質をとってスベスベかかとに

かさついて硬くなったかかとは、分厚く堆積した不要な角質をとり除くことが第一ステップ。角質の表層部分にいくら保湿クリームなどを塗っても、大きな効果は期待できません。まずは、古い角質を除去し、28日サイクルで生まれ変わる下側の元気な皮膚を表面に出してやりましょう。

また最近では、AHAという酸を配合した角質除去用のジェルやローションなどが各種市販されています。これらを塗ってしばらく置いてからこすると、荒れた角質がポロポロ落ちてきます。

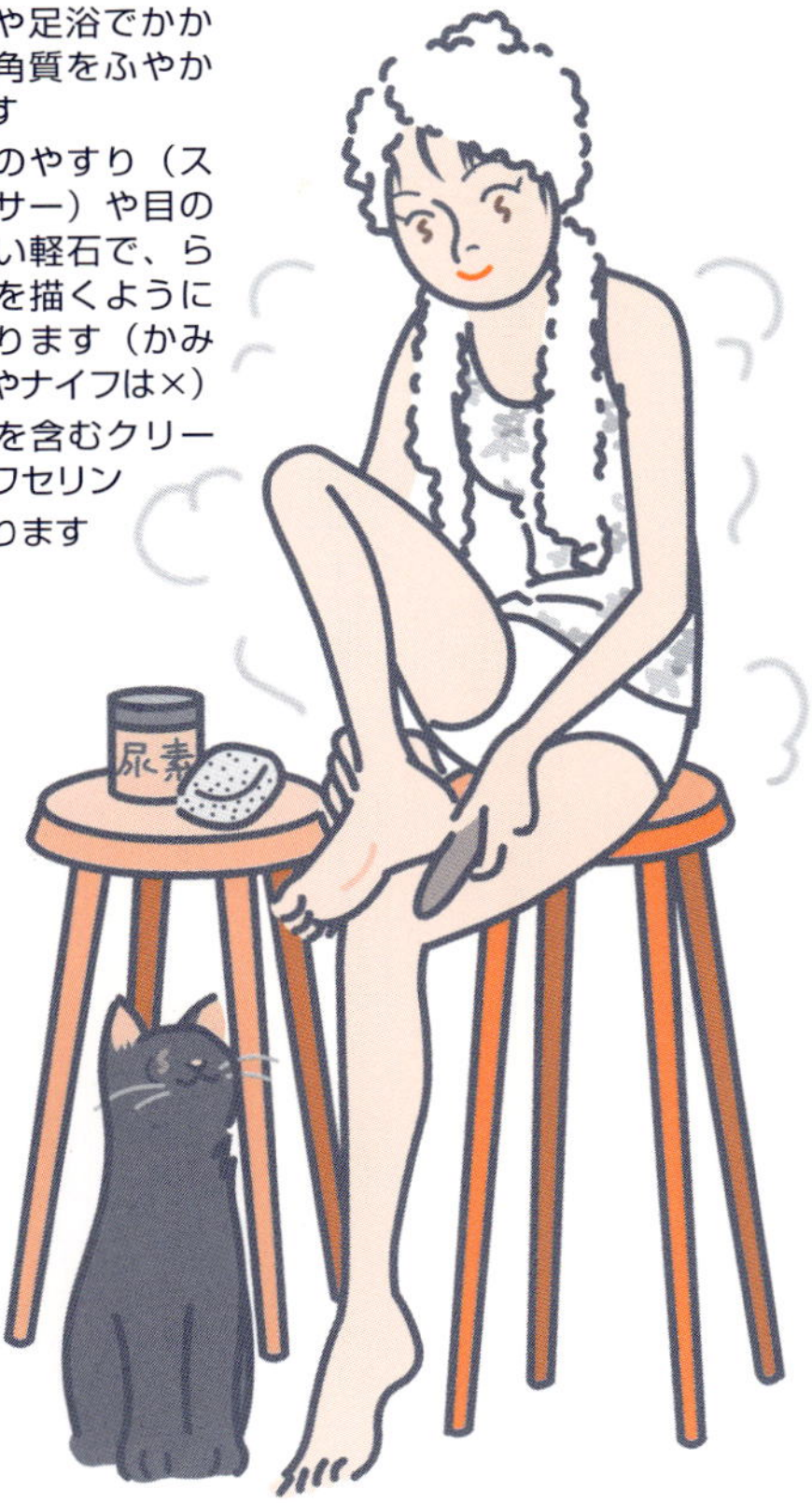

①入浴や足浴でかかとの角質をふやかします
②専用のやすり（スムーサー）や目の細かい軽石で、らせんを描くようにこすります（かみそりやナイフは×）
③尿素を含むクリームやワセリンを塗ります

角質の除去後は、尿素入りクリームやワセリンでケアします。

●尿素入りクリーム

天然保湿因子（NMF）の一つとして知られる尿素は、角質層を膨潤させて角質をはがれやすくしたり、角質層をやわらかくして角質内に水分を抱き込むなどの働きをしてくれます。

●ワセリン

ワセリンは、純化された油脂で、かぶれたりする心配がありませんから、敏感肌の人やアレルギー体質の人におすすめです。殺菌作用もあります。

以上のような直接的な手入れのほか、かかとの荒れ防止策としては、靴下をはいて寝るのもよい方法です。また、甘いもののとりすぎは、皮膚の角質化を促進するといわれます。ケーキや大福なども少しの間、我慢です。

正しい歩き方、座り方でからだも生き生き！

正しい歩き方は足腰への負担が少ない！

おなかを突き出すようにして後ろにそっくり返って歩いたり、靴をズルズル引きずって歩いたりしていると、地面からの衝撃を吸収する足によけいな力がかかり、外《がい》反母趾《はんぼし》、タコ、ウオノメといったトラブルが起こりやすくなります。

疲れていたり、寒いときなど背中を丸めて歩きがちですが、もちろんこのような歩き方も感心できません。足ばかりか腰にも負担がかかり、腰痛や坐骨神経痛、さらに内臓にまでダメージが及ぶこともあります。

歩くときの姿勢は、背筋を伸ばし、重心をやや前に置く感じにしましょう。

また、いつもはいている靴をチェックしてみてください。足先寄りとかかと側で靴底の減り方が大きく違う、あるいは靴の左右を見て一部分だけ目立って減っているとしたら、歩行のバランスが崩れていると考えられます。

正しい歩行は、肩の揺れも少なく、さっそうとして生き生きと見えるものです。からだ全体の健康を守るためにも、ぜひ正しい歩き方を身につけましょう。

なお、足が健康な状態でないと、どんなに正しく歩こうと努めても、実践できなくなります。扁平《へんぺい》足《そく》や痛みを伴う外反母趾、ウオノメなどは、早めに治しておきましょう。

椅子でも床でも重心が中央にくる座り方を

椅子に足を組んで座るのは、欧米では親愛の気持ちを示すポーズとされていますが、日本では横柄な態度と見られがちです。

それればかりか、重心がからだの中心をそれるため、からだにはかなりの負担になります。支えなくてはならない一方の腰やひざが圧迫され、痛くなったり、ねじれたりします。腰を伸ばし、両太ももに均等に重心をかけて腰かけましょう。

床に座る場合、斜め座り、あぐら座りには要注意です。座るなら、正座が関節などに負担をかけにくいといえます。

●斜め座り

足を横に崩した斜め座りは、足を組んで椅子に座る場合と同様の理由で、腰やひざを傷めます。

●あぐら座り

自然に前かがみの姿勢になるあぐら座りは、腰や肩に大きな負担をかけます。

●正座

床では、正座が一番です。正座が苦手な人は、正座用の座椅子や二つ折りにした座布団などをおしりの下に敷くとよいでしょう。足のしびれが防げます。

足によい歩き方

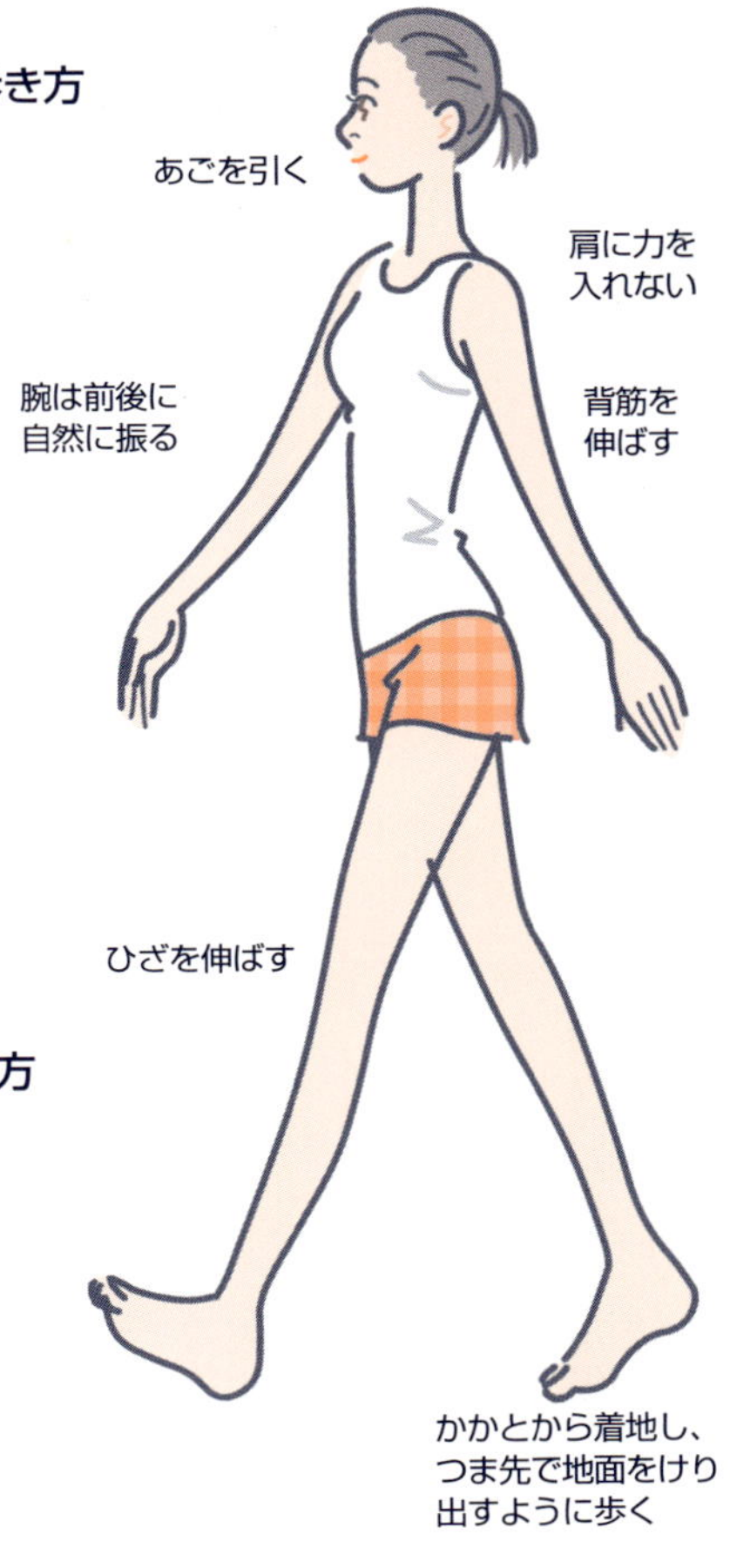
あごを引く
肩に力を入れない
腕は前後に自然に振る
背筋を伸ばす
ひざを伸ばす
かかとから着地し、つま先で地面をけり出すように歩く

足によい腰かけ方

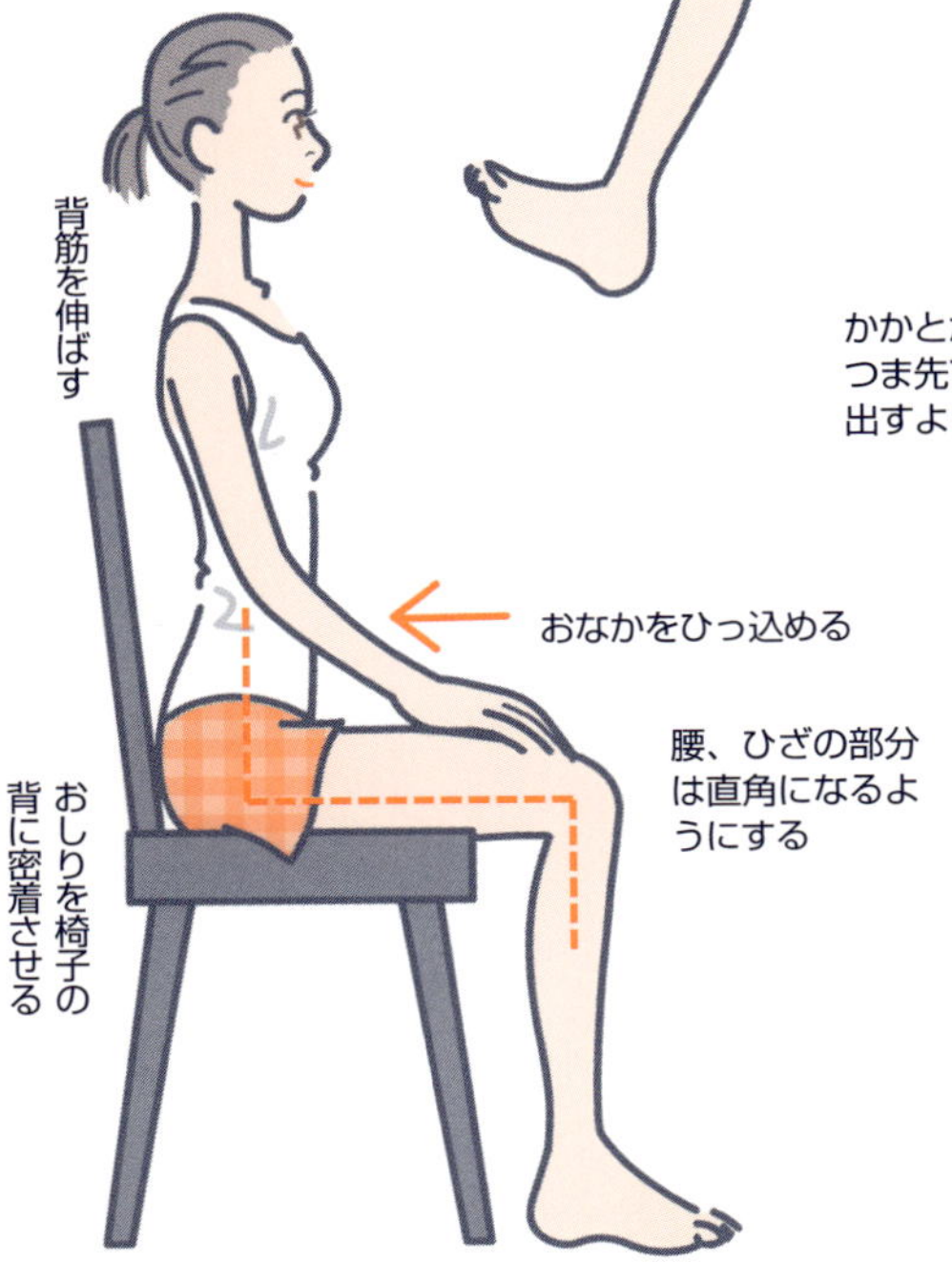
背筋を伸ばす
おなかをひっ込める
腰、ひざの部分は直角になるようにする
おしりを椅子の背に密着させる

足にジャストフィットの靴を見つけよう！

じょうずな靴選びのポイント

外反母趾《がいはんぼし》、タコ、ウオノメ、陥入爪など足や指、爪に見られるトラブルの多くは、合わない靴をはいていることが直接の原因になっています。

合わない靴によって、ひざ関節の痛みや変形、椎間板《ついかんばん》ヘルニア、精神不安、気力減退、集中力低下、食欲不振、頭痛、めまい、不妊症、難産、流産、腰痛、肩こり、ホルモンの異常などが引き起こされることもあります。

おしゃれな女性は、機能よりもファッション性を重視しがちですが、ふだんの靴は自分の足に合った歩きやすいものにしたいもの。靴を替えるだけで、からだの状態がガラリと一変することも少なくありません。

なお、最近は外国製のブランドシューズの人気が高いようですが、これらはその国の人の足型をベースに作られたもので、一部の人を除いて、日本人の足には合いにくいものです。日本人の足に合わせて作られた靴を選ぶのが、やはり無難でしょう。

材質としては、合成皮革より、布や本革製のものをおすすめします。

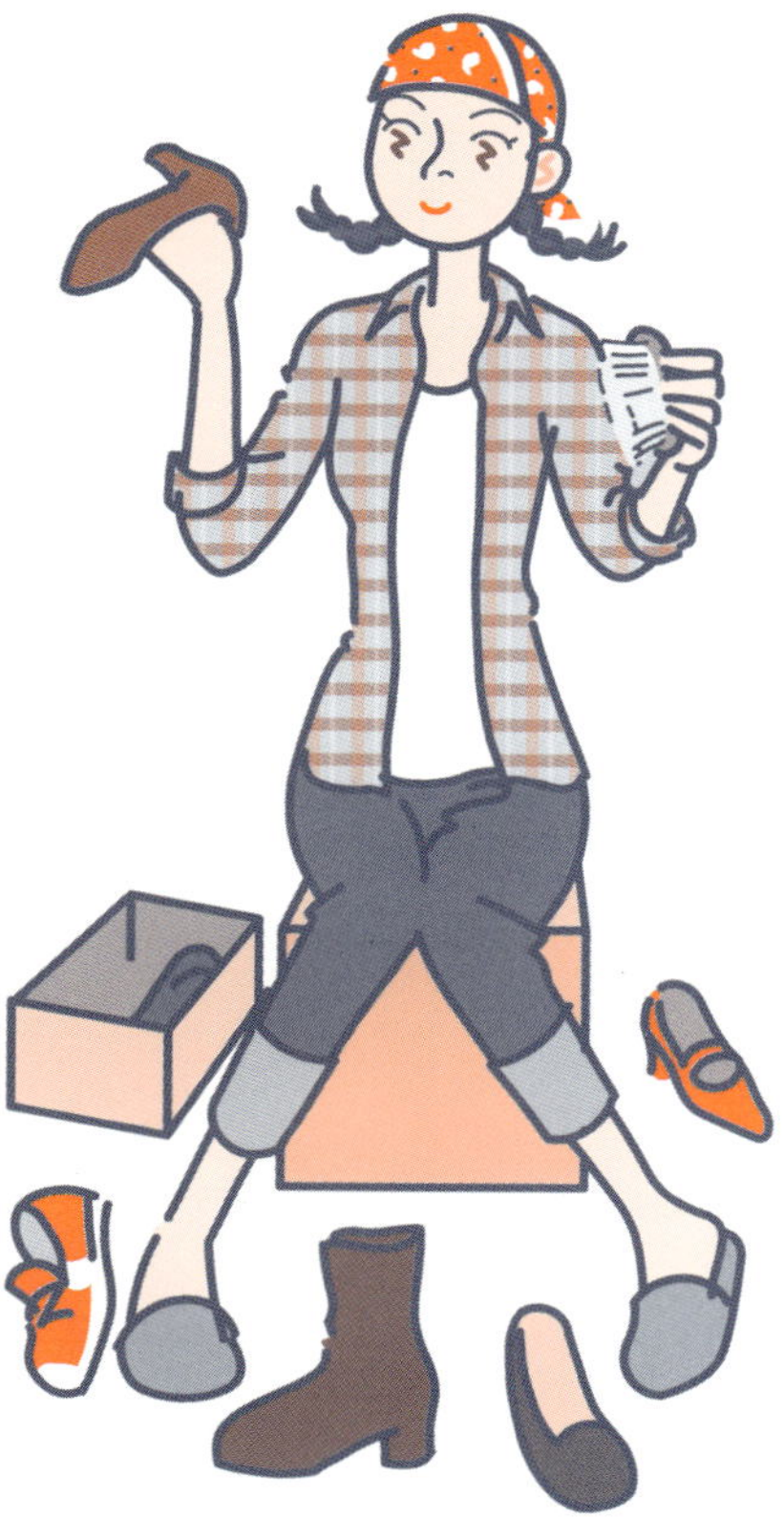

靴を購入するときの試しばきは必ず両足で

さて、靴屋さんでの実際の靴選びですが、靴は午後に買うのが賢明です。足は時間とともにむくみ、大半の人は午前よりも午後のほうが足周りや幅がひと回り大きくなるからです。午前の足の状態に合わせて買った靴は、午後の足には窮屈に感じるはずです。

目星をつけた靴は、必ず両足で試しばきをします。左右の足の大きさや形は、異なるのが普通だからです。

また、ストッキング着用のときとソックス着用のときでは必要なアキが違いますから、試しばきのときは、どちらではくのかを考え、それに合ったものを着用するようにしましょう。

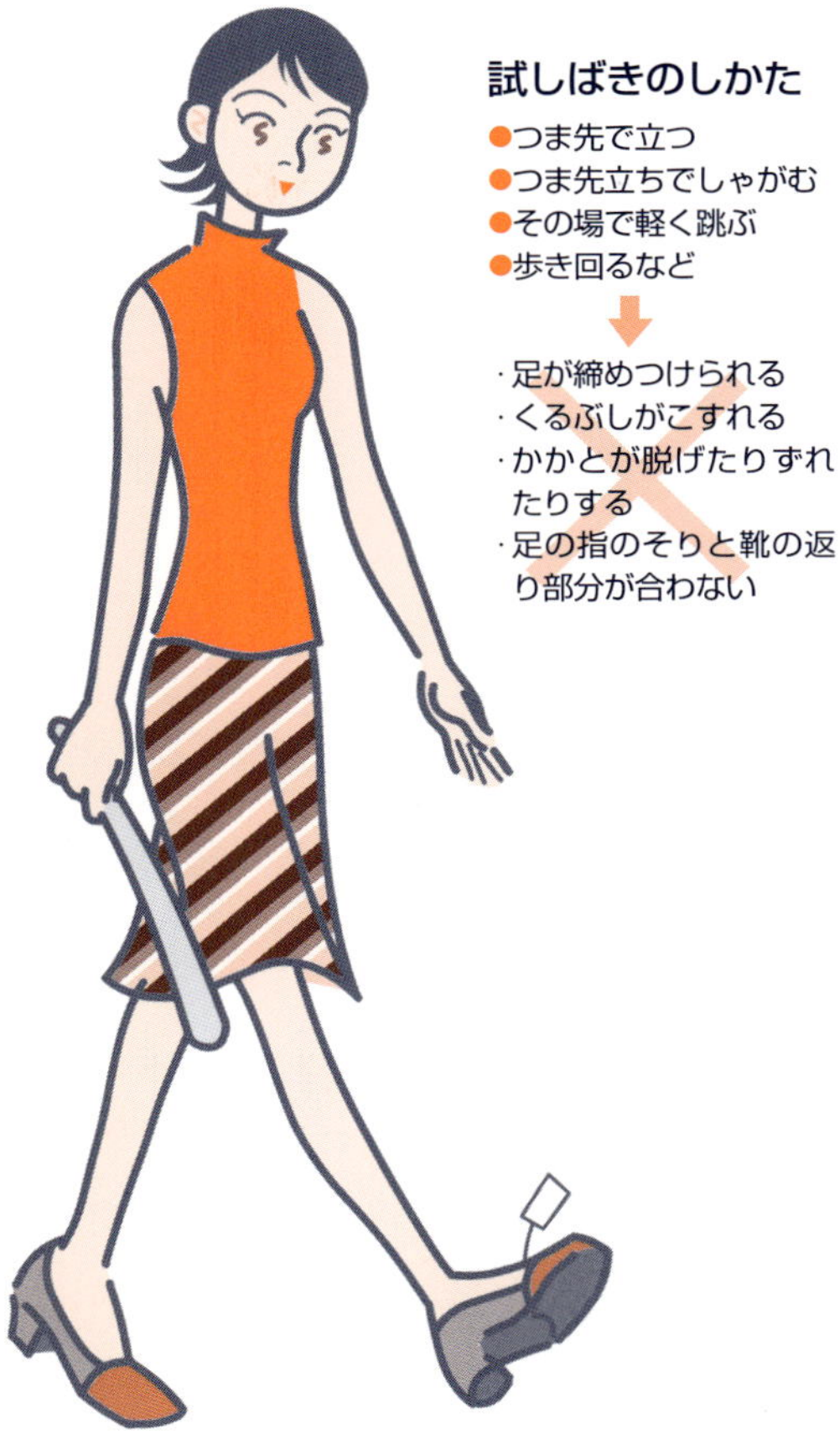
試しばきのしかた
●つま先で立つ
●つま先立ちでしゃがむ
●その場で軽く跳ぶ
●歩き回るなど
・足が締めつけられる
・くるぶしがこすれる
・かかとが脱げたりずれたりする
・足の指のそりと靴の返り部分が合わない

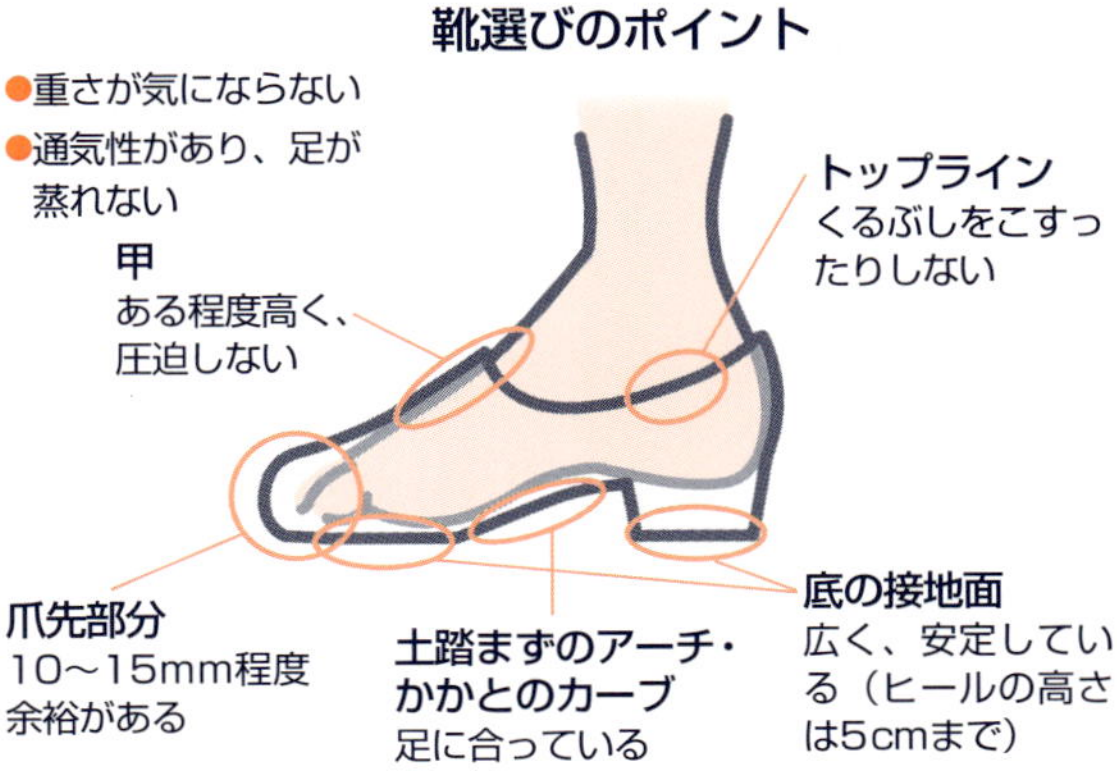
靴選びのポイント
●重さが気にならない
●通気性があり、足が蒸れない
甲
ある程度高く、圧迫しない
トップライン
くるぶしをこすったりしない
爪先部分
10〜15mm程度余裕がある
土踏まずのアーチ・かかとのカーブ
足に合っている
底の接地面
広く、安定している（ヒールの高さは5cmまで）

足と靴のいや～なにおいはこれで解消！

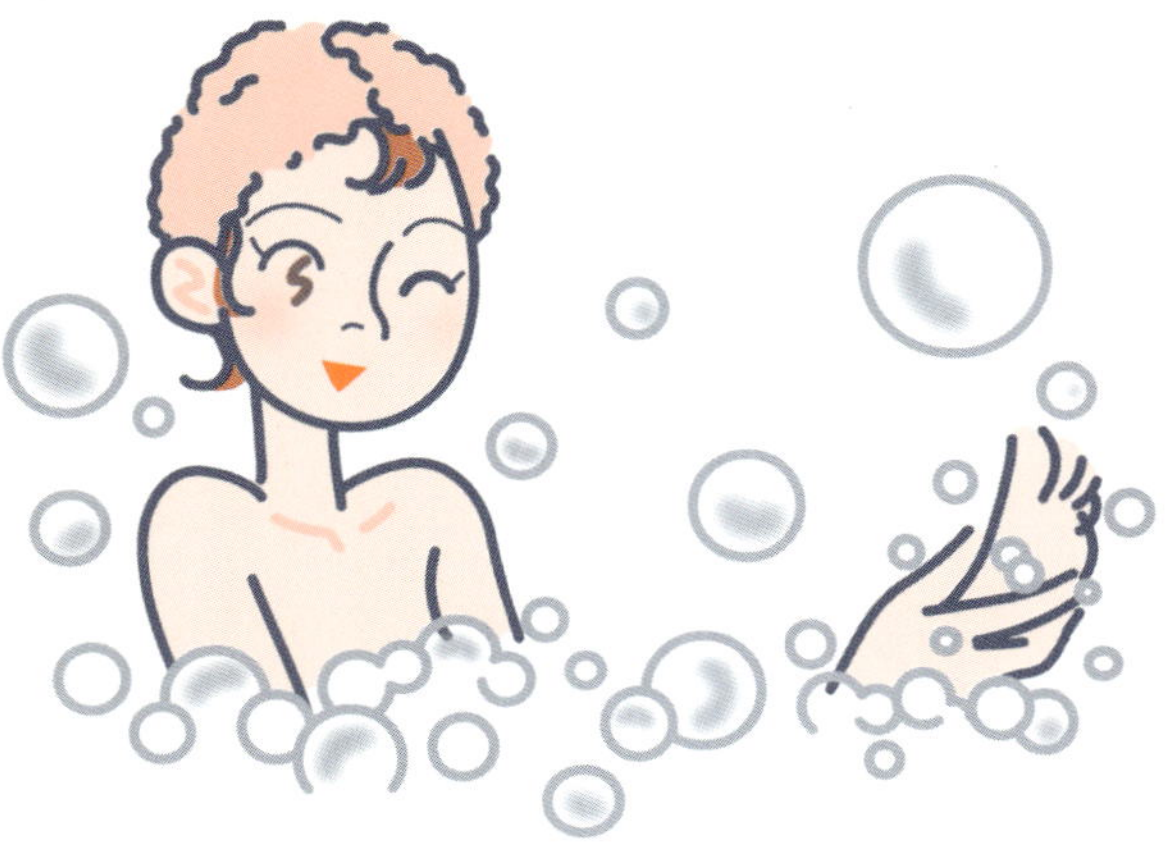

においのもとを探し出す

足の裏は、からだの中でもとくに汗をかきやすい部位で、1日に両足でコップ1杯分もの汗をかくといわれています。足のいやなにおいは、この汗が原因です。

とはいっても、汗そのものににおいがあるわけではありません。雑菌によって分解され、においを放つようになるのです。

足のにおいが気になるという人は、足を清潔に保ち、できるだけ雑菌を寄せつけないようにすることです。毎日、せっけんで足を、指の間まで丁寧に洗って、よく乾かす――これを心がけるだけで、足のにおいはかなり解決できるはずです。

また、同じ足のにおいでも、きついにおいとそうでないにおいがあります。これには、遺伝的なものもありますが、食事も関係しているようです。一般に、からだが酸性に傾くと、臭みのある汗をかくようになるといわれます。足のにおいがとくにきついという人は、肉類を控え、野菜中心のメニューに切り替えるのもよいかもしれません。

なお、ときに、自律神経系の病気、甲状腺の病気、糖尿病、肝臓病、腎臓病などが原因で、汗の分泌量が多くなり、足のにおいがきつくなることがあります。このような場合は、原因となる病気をきちんと治すことが第一です。

中敷などを有効に使っていやなにおいを絶つ

足のにおい対策の第一のポイントは、同じ靴を毎日続けてはかないことです。靴の中にかいた汗が乾くのには、最低2日かかるといわれます。1日はいたら2日以上休ませるのが理想です。吸湿性のある靴下をはく、通気性のよい靴を選ぶというのも、ポイントとなります。

さらに、靴の中の環境を整えるインソール（中敷）も役立ちます。湿気を吸収する備長炭を使用したもの、においを分解する特殊繊維を使用したもの、むれ感を少なくするためにエアポンプを内蔵したもの、マイナスイオンが出るものなど、消臭用インソールが各種市販されています。

そのほか、次のような靴のにおいの撃退法も試してみてください。

❶新聞紙吸湿法

新聞紙を丸めて靴の中に入れ、一晩おきます。靴の中の湿気を吸収してくれます。雨でぬれた靴にも効果的です。

❷10円玉殺菌法

10円硬貨を靴の中に3～4枚入れ、一晩おきます。10円玉に含まれている銅が、においのもとのバクテリアを殺してくれます。

❸乾燥剤除湿法

食品についている乾燥剤を靴の中に入れ、一晩おくと、湿気やにおいがとれます。使用済みの使い捨てカイロも、除湿剤、消臭剤代わりに使えます。

❹アロエ消臭法

アロエのしぼり汁を布に含ませて靴の中をふき、さらに乾いた布でふきます。アロエが身近になければ、野菜のしぼり汁でもOK。

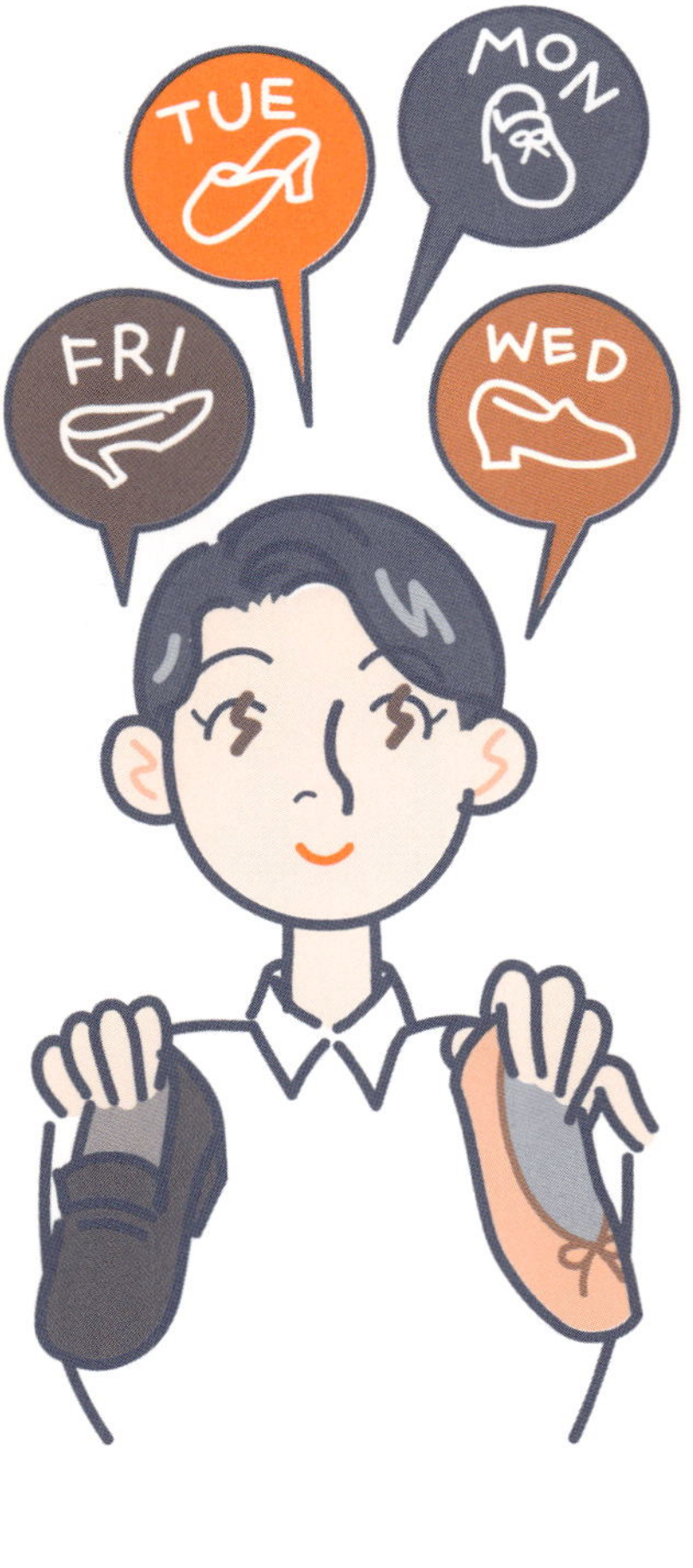

●著者
五十嵐康彦（いがらし　やすひこ）
1941年横浜生まれ。指圧マッサージ師。
ヨーガの本格的な指導を受けた後、欧州・アジア諸国をめぐり「ゾーンセラピー（反射帯治療）」と出合う。その海外での豊富な臨床例をもとに、足ウラ健康法を分かりやすく実践している。著書は「足もみ爽快術」（青春出版社）「足もみ奇穴健康法」（講談社）「すぐできる足もみ健康法」（弊社刊）ほか、ベストセラー多数。

〈連絡先〉
〒233-0015　横浜市港南区日限山1-66-8-204

爽快！　すぐ効く
足ツボ・リンパマッサージ

著　者　五十嵐康彦
発行者　高橋秀雄
印刷所　フクイン
発行所　**高橋書店**
〒112-0013
東京都文京区音羽1-26-1
電話 03-3943-4525（販売）/03-3943-4529（編集）
FAX 03-3943-6591（販売）/03-3943-5790（編集）
振替 00110-0-350650

ISBN4-471-03219-4